Dr. Roy Macgregor, der Herausgeber, moderiert eigene TV-Sendungen über medizinische Probleme. Er hielt medizinische Vorlesungen in Cambridge und verfügt über eine mehr als zehnjährige Erfahrung als Hausarzt eines Gesundheitszentrums im Norden Londons. Er ist Autor eines Standardwerks über 300 verbreitete Krankheiten und Verfasser zahlreicher medizinischer Abhandlungen.

Dr. Michael Apple lehrte Psychologie an der Universität von Liverpool und studierte dann später Medizin in Birmingham, um sich auf das Fachgebiet der Psychiatrie zu spezialisieren. Er bekleidete verschiedene chirurgische, allgemeinmedizinische und kindermedizinische Positionen, um dann 1980 in eine Praxis für Allgemeinmedizin einzutreten.

Dr. Jason Payne-James lehrte Medizin am London Hospital Medical College und arbeitete danach in verschiedenen Krankenhäusern. Hier hatte er beruflich vor allem mit Allgemeinmedizin, Chirurgie, Orthopädie, Unfall- und Notfallmedizin sowie mit Magen-Darm-Krankheiten zu tun. Derzeit arbeitet er als Prüfer für forensische Medizin und als Forscher, Autor und Lektor mit speziellen Interessen für klinische Ernährung sowie für Therapie und Pflege zu Hause.

Vollständige Taschenbuchausgabe März 1997
Droemersche Verlagsanstalt Th. Knaur Nachf., München

Titel der Originalausgabe: »Symptoms and Early Warning Signs«

Originalverlag: Penguin Books Ltd., Middlesex, England
Übersetzung aus dem Englischen, medizinische Lektorierung und deutsche Bearbeitung: Dr. Heinz von Lichem, Dr. Marietta Lubarsch, Karen Amrein, Ursula Dietrich, Victoria von Loewen
Umschlaggestaltung: Alexander Urban, Wiesbaden
Druck und Bindung: Ebner Ulm
Printed in Germany
ISBN 3-426-82109-5

5 4 3 2 1

Michael Apple / Jason Payne-James
Herausgegeben von Dr. Roy Macgregor

# Knaurs Buch der Symptome

**Krankheiten erkennen, richtig reagieren**

Aus dem Englischen von Dr. Heinz von Lichem

Knaur

# Inhalt

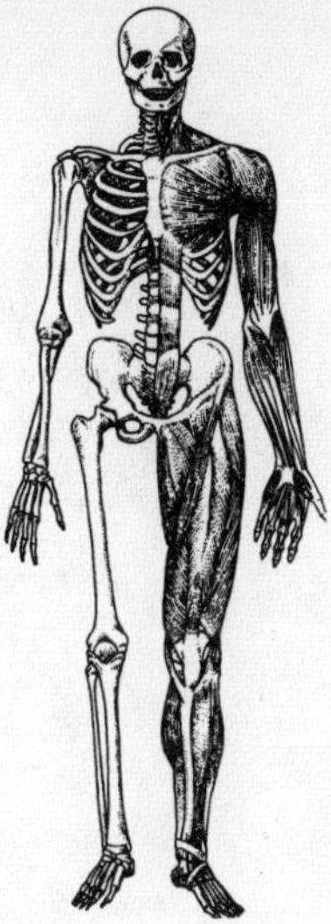


Vorwort ... 7
Zu den Autoren ... 8
Hinweise für den Benutzer ... 9

Augen, Nase und Ohren ... 15
- Augen ... 17
- Nase ... 74
- Ohren ... 87

Mund, Gesicht, Kopf, Rachen und Hals ... 113
- Mund ... 115
- Gesicht ... 144
- Kopf ... 156
- Rachen und Hals ... 167


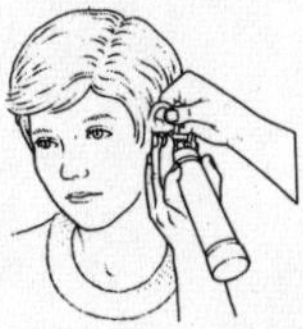


Bauch, Verdauungstrakt und Harnwege ... 203
- Bauch ... 205
- Verdauungsorgane ... 222
- Harnwege ... 258

Herz, Brustkorb, Lungen und Atmungsorgane ... 281
- Herz ... 283
- Atmung ... 300
- Husten und Brustbeschwerden ... 321

Haut und Haare ... 343
- Haut ... 345
- Haare ... 383

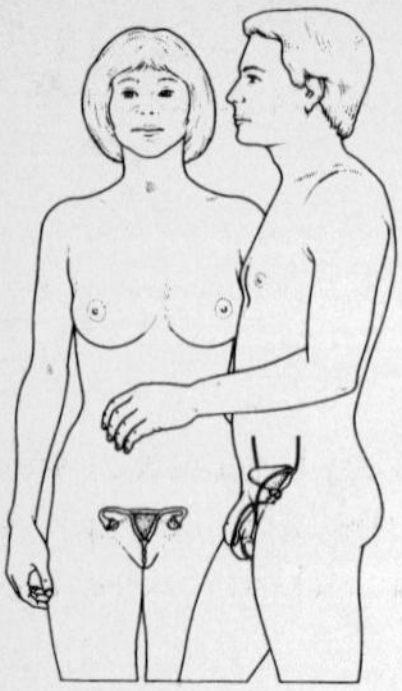

Skelett und Muskulatur ........ 391
Muskeln ........ 394
Skelett ........ 399

Fortpflanzungs- und Geschlechtsorgane ........ 471
Genitalbereich von Mann und Frau ........ 473
Weibliche Brust ........ 492
Menstruation ........ 500
Scheide ........ 516
Männliche Sexualorgane ........ 525

Gehirn und Nervensystem ........ 547

Allgemeinsymptome ........ 599

Anhang ........ 717
Adressen ........ 719
Register ........ 725

# Vorwort

Dieses Buch will Sie mit den verschiedenen Symptomen von Krankheiten vertraut machen und Sie in die Lage versetzen – sollten Sie Anzeichen einer Erkrankung an sich beobachten –, selbst die richtige Diagnose zu stellen.
Gewiß ein hochgestecktes Ziel – darin unterscheidet sich dieses Buch von anderen medizinischen Ratgebern. *Knaurs Buch der Symptome* zeigt, wie ein Arzt denkt, wenn ihm ein Patient bestimmte Symptome schildert. Die Verfasser sind der Überzeugung, daß es für jeden Patienten von Bedeutung ist, zu durchschauen, wie sein Arzt die Diagnose stellt und vor allem, wie der Arzt zu gerade dieser Diagnose gelangt.
Die Autoren bieten eine umfassende und praxisnahe Beschreibung möglicher Krankheitssymptome sowie eine umfassende Darstellung der körperlichen (physiologischen) Vorgänge.
Wenn der Leser überlegt, welche Diagnose in Frage kommen kann, so geht er den gleichen Weg wie ein Arzt, der der Reihe nach bestimmte Krankheiten als unwahrscheinlich ausschließt, um so schließlich zu einer endgültigen Entscheidung (Diagnose) zu kommen.
Dieses Buch möchte den interessierten Leser dazu befähigen, Fragen des Arztes richtig zu beantworten, um in aktiver Zusammenarbeit mit dem Arzt die zutreffende Diagnose und Behandlung zu finden.
*Knaurs Buch der Symptome* soll keinesfalls einen notwendigen Arztbesuch ersetzen. Es will aber dabei behilflich sein, zu entscheiden, wann man einen Arztbesuch ins Auge fassen sollte – mit ausreichendem Wissen, die Anzeichen einer Krankheit zu verstehen und richtig zu deuten.
Die Verfasser hoffen, daß der vorliegende Ratgeber Ihnen das notwendige Know-how vermittelt, um wichtige Entscheidungen, die Ihre Gesundheit betreffen, selbst fällen zu können. Sie sind sicher, daß die Fülle der dargebotenen Information einen wertvollen Beitrag zum besseren Verständnis vom Kranksein und von der Gesundheit unseres Körpers leistet.

*Dr. Roy Macgregor*

# Hinweise für den Benutzer

In diesem medizinischen Ratgeber werden alle Symptome für den Leser leicht verständlich dargestellt. Eine Diagnose kann meist auch dann gestellt werden, wenn nur wenige Symptome vorliegen. Generell ist es nicht notwendig, alle Symptome zu kennen, um zu einer Diagnose zu gelangen oder diese zu bestätigen.

Zur Stellung einer Diagnose haben wir daher in diesem Buch folgende Unterscheidungen getroffen:

### Was ist **Wahrscheinlich**?

Gängige Ursachen eines Symptoms, die dem Arzt sofort in den Sinn kommen. Die meisten der hier genannten Diagnosen sind häufig, und Ärzte sind damit regelmäßig konfrontiert.

### Was ist **Möglich**?

Im Bereich möglicher Krankheitsursachen wird ein Arzt zuerst der Reihe nach die unwahrscheinlichen Krankheitsursachen ausschließen, um dann schließlich die richtige Diagnose stellen zu können. Dazu bedarf es aber eingehender Tests und weiterer medizinischer Untersuchungen.

### Was ist **Selten**?

Es würde zu weit führen, hier zu definieren, inwieweit bestimmte Krankheiten seltener oder gar äußerst selten auftreten können. Die Häufigkeit dieser Diagnosen kann sich extrem ändern. Auch wenn Krankheitssymptome mit bestimmten, hier genannten Symptomen übereinstimmen, so kann eine daraus gestellte Diagnose dennoch unwahrscheinlich sein. Ausgedehnte medizinische Untersuchungen sind erforderlich, um eine Diagnose tatsächlich mit großer Sicherheit stellen zu können – und dennoch können in manchen Fällen Zweifel bestehen bleiben, ob es sich hierbei um die richtige Diagnose handelt.

## Die Vorgehensweise bei der Diagnosefindung

- Suchen Sie im Buch Ihr Symptom bzw. Ihre Symptome (oft kann es eine Kombination von mehreren Symptomen sein), und schlagen Sie dieses im Stichwortregister nach. Suchen Sie die angegebenen Seiten, und lesen Sie nun alles Wissenswerte über Ihr(e) Symptom(e) nach.
- Kann Ihr Symptom nicht eindeutig bezeichnet werden, so versuchen Sie herauszufinden, ob dieses Symptom einem bestimmten Körperteil – zum Beispiel dem Knie oder dem Magen usw. – zugeordnet werden kann. Oder entscheiden Sie, ob es sich um ein allgemeines Symptom handelt, das sich auf den gesamten Körper erstreckt, wie zum Beispiel Fieber oder Gewichtsverlust.

Wenn das Symptom einwandfrei zu einem einzelnen Körperteil oder einem anatomischen System des Körpers (zum Beispiel Verdauungssystem) gehört, so suchen Sie das betreffende Kapitel auf und lesen Sie es durch. Jeder Körperteil hat in diesem Buch seinen eigenen Abschnitt, der mühelos anhand einer entsprechenden Titelzeile aufzufinden ist.
Die Abschnitte dieses Buches sind logisch gereiht. Sie beginnen mit dem Kopf und gehen hinunter bis zu den Zehen. Das letzte Kapitel beschäftigt sich mit allgemeinen Symptomen, die man weder einem einzelnen Körperteil noch einem anatomischen System zuordnen kann.
Die einzige Ausnahme innerhalb dieser Reihung bilden jene Symptome, welche den Bauch und die inneren Organe betreffen.

## Benutzerhinweise

Die Vorschläge dieses Buches sind **kein** Ersatz für den Arztbesuch. Dieses Buch soll den Patienten aber dabei helfen, besser und effektiver mit Ärzten, bei der Bekämpfung von Krankheiten, zusammenzuarbeiten. Jede Beschäftigung mit Krankheiten erfordert eine mehr oder weniger umfangreiche medizinische Kontrolle und Aufsicht. Die Anwendung der hier gemachten Behandlungsvorschläge durch den Leser geschieht auf dessen eigenes Risiko.

## Der Aufbau des Buches

In jedem Kapitel werden zuerst die speziellen Symptome und dann die allgemeinen behandelt. Symptome, die klar und deutlich zu sehen sind, wie zum Beispiel ein Hautausschlag oder Abgespanntheit, werden daher immer zu Beginn angeführt. Symptome hingegen, die wir nur in uns selbst wahrnehmen bzw. fühlen, wie zum Beispiel der Verlust des Geruchssinnes, werden nachfolgend in einem eigenen Abschnitt behandelt. Die seelischen und neurologischen Symptome im Kapitel »Gehirn und Nervensystem« bilden eine Ausnahme von dieser Regel. Sie werden in alphabetischer Reihenfolge dargestellt.
Sich ähnelnde Symptome wurden zusammengefaßt, und zwar so, daß zum Beispiel eine gewöhnliche Erkältung, Schüttelfrost, Fieber und Schwitzen auf wenigen Seiten zusammen behandelt werden.
Lesen Sie einfach den betreffenden Abschnitt als Ganzes durch, beachten Sie die einzelnen Symptombeschreibungen und versuchen Sie, die Beschreibung, die auf Sie paßt, herauszufinden. Falls notwendig, folgen Sie den Querverweisen, welche wir an manchen Stellen hinzugefügt haben, um Ihnen unnötige Arbeit zu ersparen.

– Wenn Sie Ihre Krankheitssymptome nicht genau einem einzelnen Körperteil zuordnen können, suchen Sie den Abschnitt über die allgemeinen Symptome am Ende des Buches auf. Hier wurden zahlreiche allgemeine Symptome erfaßt und interpretiert. Es gibt viele allgemeine Symptome, die bei näherer Betrachtung und genauerer Untersuchung sehr wohl einem einzelnen Körperteil oder anatomischen System des Körpers zuzuordnen sind.

Innerhalb des letzten Abschnittes dieses Buches erfassen wir die einzelnen Symptome wiederum so, daß die wahrscheinlichen, die möglichen und die seltenen Krankheitsursachen anhand dieser Symptombeschreibungen eingekreist werden können. Die Klassifizierung dieser Symptome gelingt aber nicht ohne weiteres.

## Medizinische Fachausdrücke

Einige medizinische Fachausdrücke werden in diesem Buch so oft genannt, daß wir ihre Bedeutung zu Beginn einmal erklären möchte, um uns spätere Wiederholungen zu ersparen.
Gängige lateinische Begriffe, wie zum Beispiel Glaukom, wurden der deutschen Bezeichnung beigestellt.

**Akut**
Plötzliches Auftreten von Symptomen; schnelle Verschlimmerung.

**Angst, Besorgnis**
Plötzliches Furchtgefühl; ängstliche und besorgniserregende Stimmungslage; Furchtgefühle.

**Chronisch**
Unwohlsein oder Krankheiten, die lange Zeit anhalten, auch über Jahre.

**Diagnostik**
Wissenschaft von Erkennung und Identifizierung der Krankheiten und ihrer Erscheinungsformen.

**Follikel**
»Haarbalg«, Teil des Haares, der die Haarwurzel umschließt.

**Gutartiger Tumor**
Eine gutartige Geschwulst, auch Wucherung; aber kein Krebs.

**Hautverletzung (Läsion)**
Eine Wunde, ein Schnitt, ein leichter Riß an der Hautoberfläche.

**Immunsuppression**
Das Immunsystem des menschlichen Körpers dient zur Verteidigung gegen Krankheiten und andere Attacken auf die Gesundheit. Wenn es durch Krankheit oder Medikamente geschwächt wird, ist die Abwehr des Körpers vermindert. Eine Immunsuppression kann aber auch absichtlich herbeigeführt werden, um bei Organverpflanzungen eine Abstoßungsreaktion zu vermeiden.

**Indigestion, Übersäuerung**
Beide Fachausdrücke werden verwendet, um leichte Verdauungsstörungen oder ein Ansteigen der Magensäure nach dem Essen zu beschreiben.

**Knötchen, Knoten**
Eine knotenartige Schwellung, die man an der Körperoberfläche spürt.

**Kreislaufkrankheiten**
Erkrankungen der Arterien oder der Venen, also des Gefäßsystems.

**Malignität (maligne)**
Schlechter Verlauf einer Krankheit, bösartiger Verlauf; in Verbindung mit Krebs ist ein bösartiger Krebs gemeint.

**Nicht spezifisch/Unspezifisch**
Fachausdruck zur Beschreibung eines oder mehrerer Symptome, die man nicht einer bestimmten Krankheit zuordnen kann.

**Palpabel, Palpation**
Etwas, das man tasten kann. Generell versteht man darunter eine ärztliche Untersuchung durch Betasten. Als Ergebnis kann ein Tastbefund entstehen. Altbewährtes medizinisches Untersuchungsmittel.

**Schleim**
Typische Reaktion der Lungen und der oberen Luftwege als Ergebnis einer einschlägigen Erkrankung (zum Beispiel Lungenentzündung).

**Schüttelfrost**
Tritt wiederholt auf, wird von Fieberschüben begleitet.

**Sepsis**
Blutvergiftung, Infektion.

**Systemerkrankung**
Ein komplettes Körpersystem, ja sogar der gesamte Körper wird von der Krankheit erfaßt; tritt nicht an einzelnen Körperteilen auf (zum Beispiel Erkrankung sämtlicher Atmungsorgane).

**Tumor**
Ein Gewächs, ein Knoten, eine Geschwulst – entweder gutartig (benigne) oder bösartig (maligne).

**Unwohlsein**
Gefühl allgemein schlechter Körperverfassung.

**Zyanose**
Bläuliche Färbung der Haut, vor allem im Gesicht, unter den

Augen, rund um den Mund; verursacht durch Sauerstoffmangel im Gewebe.

**Zyste**

Ein sackförmiges, in das Körperinnere hineinragendes Gebilde; unterschiedliche Größe. Normalerweise mit Flüssigkeit gefüllt. Kann als Schwellung im Inneren oder an der Körperoberfläche wahrgenommen werden.

# Augen, Nase und Ohren

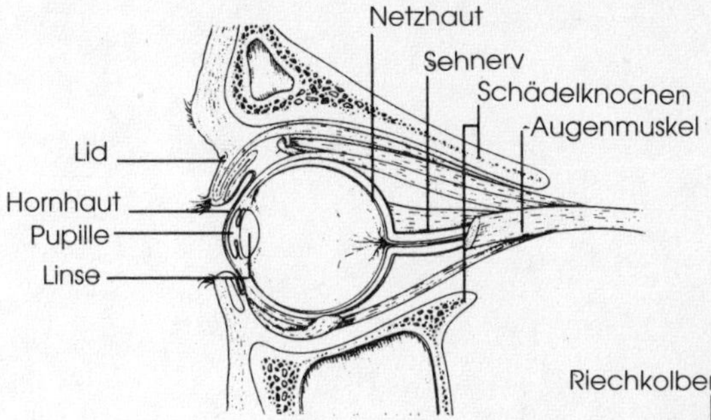


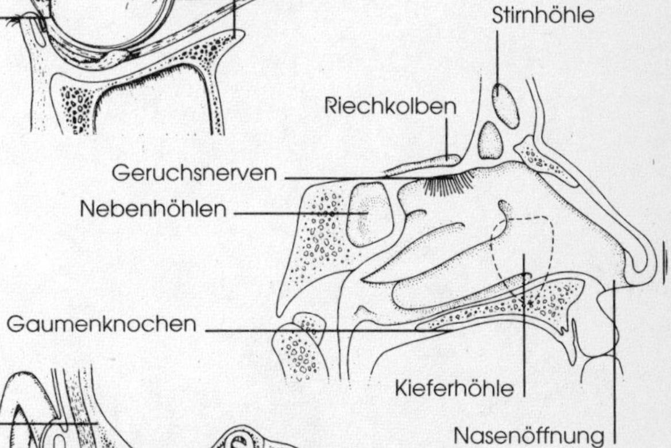


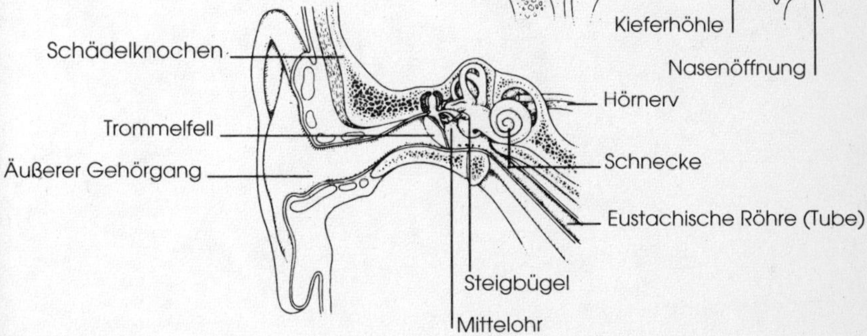

## Die Augen

Das menschliche Auge ist außergewöhnlich fein aufgebaut, trotzdem ist es widerstandsfähig und hoch sensibel. Ebenso interessant sind die Funktionen im Inneren des Gehirns, wo die Sehimpulse vom Auge in das Gehirn eintreten.

Aber auch dann, wenn wir glauben, die Funktion des Auges begriffen zu haben, werden wir sie nur in groben Zügen verstehen können. Das medizinische Studium des Auges zählt zu den am meisten spezialisierten Fachrichtungen in der Medizin. Es existieren nur einige wenige allgemeine Krankheitssymptome, die auf Augenkrankheiten hinweisen – dazu zählen z. B. gerötete Augen oder verschwommenes Sehen. Die meisten Hausärzte verfügen über ein solides Basiswissen im Bereich der Augenmedizin, ausreichend, um eine Diagnose bei alltäglichen Problemen stellen zu können. Alle anderen Probleme im Bereich der Augen, die über das Alltägliche hinausgehen, müssen unbedingt von einem Augenarzt behandelt werden. Probleme mit den Augen treten im modernen Leben sehr häufig auf. Kinder neigen zu Augeninfektionen; Erwachsene hingegen zu Augenreizungen; und im Alter werden unsere Augen normalerweise zunehmend schlechter.

Informieren Sie Ihren Arzt auch über scheinbar belanglose Augenprobleme, berichten Sie ihm unbedingt über Schmerzen oder wenn Sie verschwommen sehen. Kommen in Ihrer Familie häufiger bestimmte Augenkrankheiten vor, wie zum Beispiel der Grüne Star (Glaukom), so sollten Sie das grundsätzlich Ihrem Arzt sagen und in regelmäßigen Zeitabständen Ihre Augen untersuchen lassen. Grüner Star schädigt den Sehnerv und die Netzhaut und kann zur Erblindung führen.

# Hautveränderungen rund um das Auge

Kurzfristige farbliche Veränderungen deuten meist auf kleinere Infektionen hin. Nachfolgend finden Sie noch andere Erklärungen für länger andauernde Farbveränderungen der Haut.

| | |
|---|---|
| Wahrscheinlich | **Verletzung** |
| Möglich | **Ekzem**<br>**Xanthelasma** |
| Selten | **Ein sich ausbreitendes Geschwür** |

Wahrscheinlich

**Verletzung**

Jede Verletzung, die eine Schwellung im Stirnbereich oder über dem Auge hervorruft, führt zu den bekannten blauen Flecken. Ein blaues Auge muß nicht unbedingt durch eine direkte Verletzung des Augapfels verursacht sein.

- Zuerst treten Rötung und Schmerz auf
- Erst nach einigen Stunden tritt das blaue Auge zutage
- Kann ohne weiteres sieben bis zehn Tage dauern

Möglich

**Ekzem**

Die Haut der Augenlider und unterhalb des Auges reagiert sehr empfindlich auf viele Beeinflussungen.

- Es zeigt sich Rötung und gereizte Haut
- Die Haut wird trocken und schuppig

Dieses Problem tritt vor allem bei jenen Menschen auf, die zu Ekzemen neigen. Manchmal liegt der Grund aber auch in einer Allergie gegen Make-up, Nagellack oder Seife. Häufig kann ein Allergietest derartige Ursachen nachweisen bzw. ausschließen.

**Xanthelasma**

- Gelbliches, langsam wachsendes, knotenförmiges Gebilde unterhalb oder in den Ecken des Auges, vor allem bei Erwachsenen.
- Schmerzfrei
- Vergrößert sich sehr langsam
- Ähnliche Knötchen können auch an Ellbogen, Händen, Knien, auftreten

Wenn Sie das feststellen, sollten Sie Ihren Cholesterin-Stoffwechsel untersuchen lassen, da Xanthelasma oft auf erhöhte Cholesterinwerte deutet. Aber auch eine generelle Fettstoffwechselstörung kann die Ursache dafür sein.

Selten

**Ein sich ausbreitendes Geschwür**

Es kann sich um Hautkrebs handeln, der langsam wächst. Besonders am Nasenrücken oder auf der Haut rund um das Auge. Tritt normalerweise bei älteren Personen auf.

- Beginnt als leicht erhabener Punkt
- Verkrustet mit zunehmendem Wachstum, verschorft
- Kann auch bluten

Je früher das erkannt wird, je schneller die Behandlung einsetzt, desto größer sind die Heilungschancen.

## Ring um die Hornhaut

| | |
|---|---|
| Wahrscheinlich | **Greisenbogen** |
| Möglich | **Eisenablagerung** |
| Selten | **Kupferablagerung** |

Wahrscheinlich

**Greisenbogen**

Ein weißer Ring rund um die Hornhaut tritt häufig im Lebensalter über 60 auf. Wenn er bei jüngeren Personen vorkommt, kann die Ursache in erhöhten Blut-Cholesterinwerten liegen, die daher zu prüfen sind. Ansonsten ist er nicht von Bedeutung.

Möglich

**Eisenablagerung**

Ein brauner Ring kann zurückbleiben, wenn Eisen-Feilspäne von der Hornhaut entfernt worden sind.

Selten

**Kupferablagerung**

Er wird auch als Kayser-Fleischer-Ring bezeichnet und zeigt sich als ein braungrüner Ring, der mit der seltenen Wilson-Erkrankung zusammenhängt, bei der im Körper Kupfer gespeichert wird. Kommt besonders bei Kindern vor.

- Leberkrankheit (Schwellung , leichte Gelbsucht)
- Demenz (Geistesschwäche, Verlust des Verstandes)
- Zittern der Gliedmaßen

Früherkennung und Behandlung bieten heute gute Prognosen zur Heilung.

# Gerötete, schmerzende Augen

Ignorieren Sie niemals dieses Symptom. Es kann ein Zeichen einer ernsthaften Augenerkrankung sein. Suchen Sie unverzüglich den Arzt auf.

| | |
|---|---|
| Wahrscheinlich | **Bindehautentzündung/Konjunktivitis** |
| Möglich | **Entzündung der Regenbogenhaut/Iritis**<br>**Hornhautentzündung/Keratitis** |
| Selten | **Grüner Star/Glaukom** |

Wahrscheinlich

## Bindehautentzündung/Konjunktivitis

Bei der Bindehautentzündung zeigen sich zahlreiche rote Stellen auf dem Augapfel. Sie ist sehr ansteckend und neigt dazu, sich in der ganzen Familie auszubreiten.

- Juckreiz am Anfang
- Beide Augen werden rot
- Die Rötung ist am größten auf dem äußeren Teil des Augapfels
- Helles Licht wird als unangenehme Reizung empfunden
- Ein gelblicher Ausfluß tritt auf
- Die Augenlider verkrusten

Antibiotische Augentropfen helfen. Mitunter treten die Symptome nur an einem Auge auf. In diesem seltenen Fall wird der Arzt überaus sorgfältig untersuchen, um andere Krankheitsursachen auszuschließen.

Möglich

## Entzündung der Regenbogenhaut/Iritis

Hier handelt es sich um eine Entzündung der Regenbogenhaut/Iris und benachbarter Teile des Auges. Iritis stellt keine endgültige Diagnose dar, sondern wird meist durch viele andere Krankheiten verursacht sein: zum Beispiel durch Arthritis, ebenso ist eine Übertragung durch Taschentücher möglich.

- Normalerweise ist nur ein Auge davon befallen
- Geringe Schmerzen und Rötung
- Die Rötung ist am größten rund um die Iris
- Die Pupille ist im Bereich der befallenen Stellen kleiner
- Verringerte Sehkraft, verschwommenes Bild
- Die Pupille kann nach wiederholten Attacken dieser Krankheit unregelmäßig aussehen
- Augentropfen verringern die Entzündung und erweitern die Pupille

### Hornhautentzündung/Keratitis

Auch bei dieser Erkrankung handelt es sich nicht unbedingt um eine endgültige Diagnose, denn sie kann verschiedene Ursachen haben, die sich in Form einer Entzündung der Hornhaut auf das Auge auswirken. Die verbreitetste Ursache ist ein Geschwür auf der Hornhaut oder eine Verletzung derselben.
- Die Symptome treten schlagartig auf
- Nur ein Auge wird davon befallen
- Keine Beeinträchtigung des Sehens
- Tränendes Auge
- Licht wird als unangenehm empfunden

Es gibt inzwischen sehr wirksame Medikamente, um das auslösende Herpes-Virus erfolgreich zu behandeln. Dieses Virus ist normalerweise die Ursache der Erkrankung, die eine sofortige Behandlung erfordert.

Selten

### Grüner Star/Glaukom

Der Grüne Star oder das Glaukom ist die häufigste Ursache für Erblindung, und tritt vor allem vermehrt in der zweiten Lebenshälfte auf. 20% aller Blinden haben durch ein Glaukom das Augenlicht verloren. Rechtzeitige Behandlung ist heutzutage durchweg erfolgreich. Die Ursachen eines Glaukoms liegen meistens im Druckanstieg des Innenauges. Das Abfließen des Kammerwassers wird beeinträchtigt. Frühursachen dafür können zum Beispiel eine Thrombose in einem Blutgefäß des Auges sein, aber auch Verletzungen, die nicht erkannt oder behandelt wurden. Die frühen Symptome des Glaukoms sind:
- Nicht nennenswert zu spüren
- Kopfweh und eingeschränktes Gesichtsfeld
- Man sieht verschwommen
- Man benötigt öfter eine neue Brille
- Die Fehlsichtigkeit variiert laufend
- Lichtquellen in der Nacht werden mit einem Lichthof (ein heller Ring rund um die Lichtquelle) gesehen
- Wenn man immer wieder farbige Ringe um Lichtquellen sieht, wenn man meint, Nebel zu sehen, so handelt es sich um ernst zu nehmende Frühwarnzeichen

Das akute Glaukom ist ein absoluter medizinischer Notfall:
- Schlagartig auftretender heftiger Schmerz in den Augen
- Rötung um die Iris und Hornhaut
- Stark eingeschränkte Sicht
- Heftige Schmerzen im Stirnbereich
- Fieber, Erbrechen, Schüttelfrost, Depressionen, erweiterte Pupille, der Augapfel fühlt sich hart an

Gefahr von Fehldiagnosen, da der Arzt anhand der obigen Symptome auch an eine Erkrankung der inneren Organe denkt und die Untersuchung des Auges unterbleibt.

Sofortige Notfallbehandlung führt zur Verringerung des Augeninnendrucks und kann das Sehvermögen retten.

## Leicht gerötetes Auge ohne Schmerzen

Diese Symptome deuten kaum auf eine ernste Erkrankung hin, auch wenn die Sicht ein wenig verschwommen ist oder Licht als unangenehm empfunden wird.

| | |
|---|---|
| Wahrscheinlich | **Bindehautentzündung**<br>**Allergie** |
| Möglich | **Bindehautblutungen**<br>**Fieberhafte Erkrankungen** |
| Selten | **Lederhautentzündung/Skleritis/Episkleritis**<br>**Hirnhautentzündung/Meningitis** |

Wahrscheinlich **Bindehautentzündung**

Eine Entzündung der Bindehaut, die in Form einer dünnen Membrane das Weiße des Auges bedeckt.

- Das Auge juckt
- Die Rötung erscheint schlagartig, wird durch Erweiterung zahlreicher Blutgefäße verursacht
- Die Rötung ist am geringsten in der Nähe der Iris, am größten auf den Seiten des Augapfels
- Gelblicher Eiter in den Augenwinkeln
- Das Augenlid kann verkrusten

Bindehautentzündung ist üblicherweise keine besorgniserregende Diagnose, sollte aber sehr sorgfältig untersucht werden, wenn nur ein Auge davon befallen wird, da dann auch andere Krankheitsursachen in Frage kommen. Behandlung evtl. mit antibiotischen Augentropfen.

*Kontaktlinsen oder Haftschalen können ebenfalls gesundheitliche Probleme verursachen. Wenn weiche Haftschalen zu lange und ununterbrochen verwendet werden, kann dies zu häufigen Augeninfektionen oder zur Bindehautentzündung führen. Es ist viel zweckmäßiger, Kontaktlinsen über kürzere Zeitdauer zu verwenden. Eine weitere mögliche Ursache kann auch in einer Infektion liegen, die durch mangelhafte Reinigung der Haftschalen oder des Haftschalenbehälters verursacht ist.*

**Allergie**

Leicht gerötete Augen deuten häufig auf eine Allergie hin. Verbreitete Ursachen dieser Allergie sind Pollenflug, Räume, in denen stark geraucht wird, und zahlreiche pflanzliche Allergene in der Luft.

- Leichte Rötung, Juckreiz
- Tritt mit den Jahreszeiten auf, meist verbunden mit Schnupfen und laufender Nase
- Kann in Verbindung gebracht werden mit den oben genannten Allergenen
- Ausfluß, falls vorhanden, tendiert er zu weißer Farbe und nicht zu gelber
- Unter der Oberfläche der Augenlider können grießartige Körnchen auftreten

Verschiedene antiallergische Therapien können helfen, wobei man davon ausgehen muß, daß es sich um eine lange andauernde Erkrankung handeln wird.

Möglich

**Bindehautblutungen**

Es handelt sich hier um keine besorgniserregende Diagnose, weil die Patienten nach dem Abklingen der Symptome keine weiteren Beschwerden zu befürchten haben.

- Schmerzfrei, meist wird man von einem Menschen darauf aufmerksam gemacht
- Ein Auge hat einen hellroten Fleck
- Dieser Fleck kann mehr als die Hälfte des weißen Teils des Auges bedecken
- Endet kurz vor der Iris
- Verschwindet zu den Seiten des Augapfels

Kann gefährlich aussehen, ist aber normalerweise das Ergebnis einer winzigen Blutung eines dünnen Blutgefäßes und wird im Laufe von einigen Wochen verschwinden. Bei älteren Patienten sollte aber vorsichtshalber der Augendruck geprüft werden.

Bei häufigerem Auftreten muß auf jeden Fall eine gründliche Augenuntersuchung durchgeführt werden.

**Fieberhafte Erkrankungen**

Jede dieser Krankheiten verursacht eine leichte Rötung der Augen und ist meist sogar typisch für die.

Selten

**Lederhautentzündung/Skleritis/Episkleritis**

- Eine teilweise Rötung im weißen Teil des Auges
- Man nimmt an, daß Blutgefäße die Ursache dafür sind

- Geringfügige Beschwerden
- Tritt immer wieder auf

Diese Beschwerden sollten vor allem dann beachtet werden, wenn sie in Verbindung mit anderen Krankheiten auftreten, wie z. B. bei Gelenkerkrankungen. In diesen Fällen muß intensiver untersucht werden.

### Hirnhautentzündung/Meningitis

In den weißen Teilen des Auges tauchen schlagartig rote Flecken auf. Sie können allererste Anzeichen einer Meningitis bei Babys oder Kindern sein. Folgende Symptome können ebenfalls auftreten:

- Lichtempfindlichkeit
- Schläfrigkeit bzw, Bewußtlosigkeit
- Krampfanfälle
- Bauchschmerzen
- Nackensteife
- Vorgewölbte Fontanelle
- Ein roter Hautausschlag am Körper

Das ist ein medizinischer Notfall: Bringen Sie Ihr Baby oder Kind sofort in das Krankenhaus oder zu einem Arzt.

## Abnormal kleine Pupillen

Als Pupillen bezeichnet man jene Öffnungen, durch die das Licht in das Auge eintritt. Ihre Größe wird vom Nervensystem gesteuert, das die Pupillen öffnet oder schließt. Diese Nerven werden beeinflußt durch Vorgänge im Gehirn und erstaunlicherweise auch durch die Atmungsorgane. Es ist keineswegs immer deutlich zu sehen, ob eine Pupille abnormal klein oder abnormal groß ist.

Normalerweise werden beide Pupillen in hellem Licht kleiner. Pupillen von Kindern und von älteren Menschen tendieren dazu, kleiner zu werden als jene der Erwachsenen. Wenn ein junger Mensch mit ganz kleinen Pupillen in bewußtlosem Zustand aufgefunden wird, so handelt es sich meistens um eine Überdosierung von Drogen (Rauschgift etc.).

| | |
|---|---|
| Wahrscheinlich | **Weitsichtigkeit** |
| Möglich | **Drogen**<br>**Regenbogenhautentzündung/Iritis** |
| Selten | **Horner-Syndrom** |

Wahrscheinlich

**Weitsichtigkeit**

Kleine Pupillen sind normal bei Weitsichtigkeit.

- Beide Pupillen sind klein
- Die Pupillen reagieren lebhaft auf Helligkeit und Dunkelheit

Möglich

**Drogen**

Zahlreiche Drogen können ähnliche Symptome hervorrufen wie beim Grünen Star. Der Drogensüchtige verliert die Kontrolle über jene Nerven, die das Auge steuern. Kleine Pupillen können auch als Nebenwirkungen bei der Einnahme von sehr starken Schmerzmitteln (z. B. Morphium, Dihydrocodeine, Analgetika etc.) auftreten – oder wenn Medikamente als Suchtgift eingenommen werden.

**Regenbogenhautentzündung/Iritis**

Beachten Sie bitte das vorhergehende Kapitel.

- Kleine, unregelmäßige Pupille, nur in einem Auge
- Schmerzen
- Rötung rund um die Iris

Selten

**Horner-Syndrom**

Diese Krankheit setzt sich aus verschiedenen Kombinationen zusammen:

- Eine abnormal kleine Pupille
- Hängendes Augenlid an derselben Seite
- Das befallene Auge wölbt sich leicht nach außen vor
- Verminderte Schweißbildung auf dieser Gesichtshälfte

Das wesentliche Merkmal des Hornerschen Syndroms ist, daß damit eine Reizung eines jener Nerven angezeigt wird, welche die Pupille versorgen. Dabei kann dieser Nerv entweder auf seinem Weg vom Gehirn hinunter in den Brustkorb oder auf dem Weg empor zum Auge gereizt sein. Die Reizung wird meist verursacht durch einen Lungentumor, durch Multiple Sklerose, durch eine Gehirnerkrankung oder durch vergrößerte Lymphdrüsen im Brustraum. Eine seltene, aber äußerst ernst zu nehmende Krankheit. Dies gilt um so mehr dann, wenn noch folgende weitere Symptome dazukommen:

- Schmerzen im Brustbereich
- Bluthusten
- Gehunsicherheit
- Sehstörungen. Taube, starre, empfindungslose Hände

# Vergrößerte Pupillen

| | |
|---|---|
| Wahrscheinlich | **Erregung**<br>**Medikamente** |
| Möglich | **Lähmung des III. Hirnnervs**<br>**Verletzung**<br>**Koma**<br>**Blindheit** |
| Selten | **Reizung der Augennerven** |

Wahrscheinlich

**Erregung**

Beide Pupillen weiten sich bei plötzlicher Erregung, Aufregung oder Furcht.

Begleitende Symptome sind:
- Schneller Puls
- Heftiger Herzschlag
- Trockener Mund

**Medikamente**

Zur Behandlung der Regenbogenhautentzündung/Iritis verschriebene Augentropfen, wie zum Beispiel Atropin, können eine Vergrößerung der Pupillen nach sich ziehen.

Möglich

**Lähmung des III. Hirnnervs**

Ursache ist eine mehr oder weniger fortschreitende Lähmung des dritten Gehirnnervs, der die Bewegung des Auges steuert.
→ s. S. 39.
- Das Auge wölbt sich stark nach vorne
- Das Augenlid hängt herab
- Die Pupille ist vergrößert

**Verletzung**

Ein starker Luftzug kann schon ausreichen, um die inneren Strukturen des Auges zu beschädigen, und zu einer augenblicklichen Schutzbewegung der Pupille führen. Diese tritt z. B. bei Ballsportarten wie Tennis oder Squash ein.
- Vergrößerte Pupille, keine Reaktion auf Licht
- Verschwommenes Sehen ist häufig
- Schwellungen rund um das Auge
- Selbstverständlich ist ärztliche Behandlung sofort notwendig

### Koma

Ein Gehirnschlag oder andere schwere Gehirnerkrankungen können zu erweiterten Pupillen führen.

- Tiefe Bewußtlosigkeit
- Keine Reaktion auf absichtliche Schmerzreizung

Am schlimmsten ist es, wenn trotz erweiterter Pupillen beide Augen nicht mehr auf Licht reagieren. Das ist fast immer ein Zeichen für den Hirntod.

### Blindheit

Die Pupille eines blinden Auges ist normalerweise größer als die eines gesunden Auges, da das blinde Auge nicht auf helles Licht reagieren kann.

Selten

### Reizung der Augennerven

Derselbe Vorgang, welcher auch das Horner-Syndrom erzeugt → s. S. 25 kann im Frühstadium den Nerv so stimmulieren, daß sich die Pupille erweitert. Begleitende Symptome dabei sind:

- Brustschmerzen
- Bluthusten
- Gehunsicherheit
- Sehstörungen – Gefühllosigkeit der Hände

## Unregelmäßige Pupillen

Normalerweise sind die Pupillen rund bzw. ganz leicht oval, kleinere Unregelmäßigkeiten sind normal und hängen nicht selten vom individuellen Gesundheitszustand ab.

| | |
|---|---|
| Wahrscheinlich | **Normale Abweichungen** |
| Möglich | **Regenbogenhautentzündung/Iritis** |
| Selten | **Multiple Sklerose**<br>**Syphilis**<br>**Gehirntumor** |

Wahrscheinlich

### Normale Abweichungen

Sind ohne Bedeutung, können vererbt sein.

- Kein Schmerz und keine Beeinträchtigungen des Sehens
- Keine Veränderungen im Laufe der Zeit
- Ansonsten guter Gesundheitszustand

Möglich

### Regenbogenhautentzündung/Iritis

→ s. S. 20

Eine kleine unregelmäßige Pupille zählt zu den Symptomen dieser schmerzhaften Erkrankung, die meist nach äußeren Verletzungen auftritt.

Selten

### Multiple Sklerose

Eine neurologische Erkrankung des zentralen Nervensystems, die schubweise verläuft und meist zwischen dem 20. und 40. Lebensjahr auftritt. Die Ursache dieser Krankheit ist noch unbekannt.

- Plötzlich verringertes oder verschwommenes Sehen auf einem Auge
- Starrheit, Gefühllosigkeit und Schwäche von unterschiedlichen Teilen des Körpers
- Zittern, unsicherer Gang

Es ist sehr schwer, am Beginn dieser Erkrankung eine sichere Diagnose zu stellen, man benötigt oft mehrere Jahre dazu.

### Syphilis

Vor noch nicht allzu langer Zeit waren kleine, unregelmäßige Pupillen ein sicherer Hinweis darauf, daß der Patient an Syphilis erkrankt ist. Andere Hinweise sind:

- Schmerzen in den Gliedmaßen
- Unsicherer Gang
- Häufige Schmerzanfälle in den Gelenken, z. B. in den Knien
- Beide Augenlider hängen herab

### Gehirntumor

Kann die Ursache sein, wenn eine unregelmäßige Pupille mit anderen Symptomen zusammen auftritt:

- Ernsthafte und ständig zunehmende Kopfschmerzen
- Auffällige Wesens- und Persönlichkeitsveränderungen
- Zunehmende Schwäche auf einer Körperseite

# Vergrößerter Augapfel

| | |
|---|---|
| Wahrscheinlich | **Überfunktion der Schilddrüse/Hyperthyreoidismus** |
| Selten | **Tumor**<br>**Thrombose**<br>**Angeborenes Glaukom/Grüner Star** |

Wahrscheinlich

**Überfunktion der Schilddrüse/Hyperthyreoidismus**

Strenggenommen wird keine Vergrößerung des Augapfels verursacht, sondern der Augapfel tritt weiter hervor.

- Beide Augäpfel sind davon befallen
- Schwitzen, Gewichtsverlust
- Leichtes Zittern, Überaktivität
- Durch medizinische Behandlung läßt sich die Erkrankung gut behandeln, die Augäpfel bleiben jedoch meist leicht hervorstehend

Selten

**Tumor**

- Ständig zunehmende Schwellung des Augapfels (bei Kindern und bei Erwachsenen gleichermaßen)
- Schwinden der Sehkraft, Schmerzen

Nur nach einer gründlichen medizinischen Untersuchung kann über die Behandlung entschieden werden.

**Thrombose**

Kann vor allem bei Kindern auch als Folge von Meningitis auftreten. Das Blut verdickt in seinen Strukturen, bildet Plättchen, schließlich entsteht ein Blutgerinnsel.

- Stark schmerzende Augen
- Eingeschränkte Beweglichkeit der Augen
- Die Augen wirken geschwollen

**Angeborenes Glaukom/Grüner Star**

Erhöhter Augeninnendruck, führt besonders bei Kindern zu:

- Kalbs- oder Glotzaugen
- Die Hornhaut wölbt sich nach vorne

# Farbige Flecken auf dem Augapfel

Ärzte prüfen oft routinemäßig die Augen, da man dadurch viele Hinweise auf andere Krankheiten (zum Beispiel Blutarmut oder Gelbsucht) finden kann. Man bezeichnet dies auch als Augendiagnose.

Die möglichen und seltenen Ursachen für das Auftreten farbiger Flecken sind sehr unterschiedlich.

| | |
|---|---|
| Wahrscheinlich | **Flügelfell/Pterygium**<br>**Lidspaltenfleck/Pinguecula** |
| Möglich | **Lederhautentzündung/Skleritis** |
| Selten | **Wucherungen** |

Wahrscheinlich

**Flügelfell/Pterygium**

Als Flügelfell bezeichnet man u. a. auch eine dreieckige Bindehautfalte oder Bindehautwucherung. Diese schiebt sich vom Winkel des Augenlids ausgehend über die gesamte Hornhaut. Man spricht auch von einem degenerativen Leiden der Hornhaut oder der Bindehaut.

- Tritt häufig im mittleren Alter auf
- Klein und dreieckig geformt
- Die längere Basis des Dreiecks ist von der Hornhaut weggerichtet

Ein Pterygium ist im Grunde genommen nichts anderes als ein kosmetisches Problem, kann aber zu leichten Reizungen und Beeinträchtigungen des Auges führen. Wenn es zu groß wird und die Sicht beeinträchtigt, sollte es chirurgisch entfernt werden.

**Lidspaltenfleck/Pinguecula**

Der sogenannte Lidspaltenfleck ist meist graugelb, erhöht und findet sich im Bereich der Lidspalte und der Augenhornhaut. Besteht aus degeneriertem Fasergewebe. Normalerweise nur in höheren Jahren.

- Gelbliche, trübe Stellen im Weißen des Auges
- Dreieckige Form, mit der größten Seite des Dreiecks am nächsten zur Hornhaut

Möglich

**Lederhautentzündung/Skleritis**

Es entsteht eine immer wiederkehrende Entzündung der Lederhaut, außerdem zeigen sich unterschiedlich gefärbte Zonen auf einer Seite des Augapfels.

Selten

**Wucherungen**
Alle Erhöhungen, krankhaften Ausbuchtungen, Zysten, Krebsgeschwüre, die irgendwo auf der Haut des Körpers wachsen, können auch im weißen Teil des Auges sichtbar werden. Die Diagnose ist eine ausgesprochene Sache für den Spezialisten. Berichten Sie Ihrem Arzt sofort darüber, wenn Sie derartige Änderungen feststellen. Beachten Sie aber, daß das Auftauchen dieser Erscheinungen auf dem Auge sehr selten ist.

## Eiterungen, Augenausfluß

Die Augen können Tränen oder Eiter absondern, oft auch eine Kombination von beidem.

| | |
|---|---|
| Wahrscheinlich | **Bindehautentzündung/Konjunktivitis**<br>**Allergie** |
| Möglich | **Verstopfter Tränenkanal**<br>**Ektropium/Lidumstülpung nach außen** |
| Selten | **Gonorrhö/Tripper** |

Wahrscheinlich

**Bindehautentzündung/Konjunktivitis**
- Gerötete, entzündete Augen, entwickeln sich innerhalb eines Tages
- Konstantes Auftreten von Eiter oder Ausfluß in Form von kleinen gelblichen Partikeln
- Die Augenlider kleben nach dem Aufwachen zusammen

Kleinere Infektionen lassen sich gut mit einem Augenbad aus warmem Wasser behandeln. Bei ernsthafteren Infektionen sollte unbedingt der Arzt aufgesucht werden. Er wird sie eventuell mit antibiotischen Tropfen behandeln.

**Allergie**
Kann durch die verschiedensten Auslöser verursacht werden:
- Saisonbedingte Entzündung der Augen, verbunden mit ständigem Tränen, zum Beispiel durch Pollenflug
- Juckreiz, ebenfalls abhängig von den Jahreszeiten

Möglich

### Verstopfter Tränenkanal

Vor allem bei Babys weit verbreitet. Ursache ist entweder ein zu enger Tränenkanal oder wiederholte Bindehautentzündung.
- Normalerweise ist nur ein Auge davon befallen
- Das Auge tränt auch dann, wenn das Baby ansonsten kerngesund ist

Die meisten Babys überwinden diese Krankheit nach dem ersten Lebensjahr.
Falls erforderlich, kann der Tränenkanal mit einem kleinen chirurgischen Eingriff erweitert werden.

### Ektropium/Lidumstülpung nach außen

Meistens dreht sich das untere Augenlid nach außen, die Tränen spülen darüber. Häufig im Alter.

Selten

### Gonorrhö/Tripper

Eine Geschlechtskrankheit, welche in erster Linie die Schleimhäute der Genitalien befällt. Die Gonorrhö wurde früher bei Kleinkindern als Ursache für eine chronische Bindehautentzündung angesehen. Heute zählt diese Erkrankung in der zivilisierten Welt zu den selteneren Geschlechtskrankheiten. Kann bei Neugeborenen zum sogenannten Augentripper führen.
- Es tritt dicker gelblicher Eiter rund um das Auge und unter den Augenlidern aus
- Starke Anschwellung der Augenlider, diese lassen sich nur noch unter Schmerzen öffnen
- Führt ohne Behandlung zu Blindheit

# Ständiges Augenzucken

Der Fachausdruck dafür lautet Nystagmus. Dieses Augenzittern kann angeboren sein, aber auch ein Begleitsymptom bestimmter Krankheiten darstellen. Grundsätzlich wird zwischen dem sogenannten Rucknystagmus und dem Pendelnystagmus unterschieden. Ersterer äußert sich durch eine langsame und in der Gegenrichtung schnelle Phase der Augenbewegung, zweiterer mit gleichbleibend schnellen Augenbewegungen in beide Richtungen.

| | |
|---|---|
| Wahrscheinlich | **Vestibulitis** |
| Möglich | **Unkorrigiertes Sehvermögen**<br>**Alkoholismus**<br>**Multiple Sklerose** |
| Selten | **Tumor**<br>**Angeborene Blindheit** |

Wahrscheinlich

**Vestibulitis**

Eine Viruserkrankung, die vom Gleichgewichtsorgan des Ohres ausgehend das Augeninnere beeinflußt.

- Plötzlich auftretendes Schwindelgefühl
- Übelkeit; Schwindelanfälle während des Gehens
- Augenzittern, welches zuerst meist einem Außenstehenden auffällt

Obwohl alarmierend, handelt es sich um harmlose Erscheinungen, die allmählich verschwinden.

*Es gibt auch ein natürliches Augenzittern, das manchen Menschen angeboren ist. Dabei handelt es sich allerdings um keine Erkrankung.*

Möglich

**Unkorrigiertes Sehvermögen**

Ein Augentest ist zu empfehlen, vor allem, wenn bei ansonsten gesunden Kindern Augenzittern beobachtet wird.

**Alkoholismus**

Alkoholmißbrauch erzeugt Mangelerscheinungen, zum Beispiel von Vitamin $B_1$. Als Ergebnis davon kommt es zu Schädigungen im Gehirn:

- Augenzittern
- Gedächtnisschwund

- Verlust der Orientierung (Desorientierung)
- Schwache, zittrige Gliedmaßen

**Multiple Sklerose**

Augenzittern zählt nicht zu den Frühwarnzeichen für diese Erkrankung, es kann aber bei fortgeschrittener Multipler Sklerose vorkommen.

- Muskelschwäche
- Zittern
- Steife Gliedmaßen
- Verschwommenes Sehen, das kommt und geht

Selten

**Tumor**

Werden keine einleuchtenden Erklärungen für ein Augenzittern gefunden, so sollte diese Tatsache dazu führen, daß der Arzt auch auf den Verdacht eines Gehirntumors hin untersucht. Vor allem dann, wenn noch folgende Aspekte zum Augenzittern hinzukommen:

- Persönlichkeitsveränderung
- Starke Kopfschmerzen
- Beidseitige Schwerhörigkeit, Ohrensausen
- Unstete Gehweise

**Angeborene Blindheit**

Die Augen von blindgeborenen Menschen zeigen immer wieder Beweglichkeit und ein leichtes Zittern.

## Hornhaut- oder Linsentrübung

Für diese Erkrankung gibt es verschiedene Ursachen.
Nur durch gezielte augenärztliche Untersuchung läßt sich feststellen, ob es sich bei dieser Trübung um eine Hornhaut- oder um eine tiefergehende Linsentrübung handelt.

| | |
|---|---|
| Wahrscheinlich | **Grauer Star/Katarakt**<br>**Verletzung** |
| Möglich | **Angeboren** |
| Selten | **Körnerkrankheit/Trachom**<br>**Hornhauterweichung durch Vitaminmangel**<br>**Entzündung**<br>**Grüner Star/Glaukom**<br>**Tumor** |

Wahrscheinlich

### Grauer Star/Katarakt

Die trübe Erscheinung des Grauen Stars wird verursacht durch:
- Kreisförmige graue Erscheinungen, die die Pupille überdecken
- Eine teilweise schlechtes, ungenaues Sehvermögen

Eine Erkrankung vor allem in höheren Lebensjahren.
Im allgemeinen wird der Graue Star durch Einsetzen einer künstlichen Linse behandelt.

### Verletzung

Jede ernsthaftere Verletzung an der Hornhaut hinterläßt einen milchigen, trüben Fleck, der ungenaues Sehvermögen, abhängig von seiner Lage, verursacht.

Möglich

### Angeboren

Mehrere ungewöhnliche, vererbte Bedingungen können den Grauen Star verursachen und so zur Verschlechterung der Hornhaut während der Kindheit führen. Die Diagnose kann nur durch einen Spezialisten gestellt werden.

Selten

### Körnerkrankheit/Trachom

Obwohl in hochentwickelten Staaten nur noch selten, zählt diese Infektion zu einer der weltweit am verbreitetsten Ursachen für Blindheit.
- Geschwollene Augenlider
- Unter der Oberfläche der Augenlider Ablagerung von Körnchen und Granulation
- Teilweise Trübung der Hornhaut

### Hornhauterweichung durch Vitaminmangel

Eine auf der ganzen Welt verbreitete, aber vermeidbare Ursache für Blindheit, besonders bei Kindern. Selten in hochentwickelten Ländern.
- Schleier auf der Hornhaut
- Nachtblindheit
- Verfärbungen im Weißen des Auges

### Entzündung

Vor allem in unterentwickelten Ländern eine Ursache für schlechtes Sehvermögen. Mögliche Infektionsquellen sind Parasiten, Gonorrhö (Tripper), Syphilis – jede dieser Ursachen kann zur Hornhauterweichung führen.

### Grüner Star/Glaukom

Verursacht eine getrübte Hornhaut, verbunden mit einem roten und sehr schmerzempfindlichen Auge.

**Tumor**

Frühes Zeichen eines Tumors bei Kindern ist, wenn das Auge und die Linse trüb erscheinen.

- Oft sind beide Augen befallen
- Kann vererbt sein
- Früh auftretendes Schielen kann ebenfalls die Ursache sein

## Grauer Star/Katarakt

Der Graue Star wird in der medizinischen Terminologie als Katarakt bezeichnet und ist ein trüber Fleck in der Augenlinse. Er verringert die Menge des in das Auge eintretenden Lichtes und läßt dieses dort verwischt und verschwommen ankommen. Im Frühstadium zeigt der Graue Star kaum Symptome und kann nur durch eine Spezialuntersuchung des Auges ermittelt werden. Im fortgeschrittenen Stadium erkennt man ihn mitunter an einem weißen Schleier, welcher die Linse überzieht. Am meisten verbreitet ist der sogenannte Altersstar. Gelegentlich tritt er auch als Folge von Verletzungen oder Erkrankungen auf. Ganz selten werden Kinder bereits mit dem Grauen Star geboren. Die Ursache hierfür ist entweder Vererbung oder die Erkrankung der Mutter während der Schwangerschaft, zum Beispiel an Masern oder Mumps.

| | |
|---|---|
| Wahrscheinlich | **Alter**<br>**Verletzung** |
| Möglich | **Zuckerkrankheit/Diabetes**<br>**Kortikoidhaltige Medikamente** |
| Selten | **Röteln während der Schwangerschaft**<br>**Stoffwechsel- bzw. angeborene Erkrankungen** |

Wahrscheinlich **Alter**

Die meisten Leute über 60 leiden an einer Linsentrübung und nehmen ihre Umwelt wie durch einen leichten Schleier wahr. Erstes Anzeichen für den beginnenden Grauen Star ist eine Überempfindlichkeit gegen Blendung bzw. sehr helles Sonnenlicht.

- Keine andere Erkrankung

- Das Sehvermögen geht langsam zurück
- Die Augen sind schmerzfrei

Eine Operation des Grauen Stars ist heute bereits eine Routineangelegenheit und nur sehr selten mit Komplikationen verbunden.

### Verletzung

Viele oberflächliche Verletzungen der Hornhaut oder der Augenlinse hinterlassen permanente Beeinträchtigungen. Das gilt vor allem für Verbrennungen und Infektionen (→ Trachom).

- Die Größe der getrübten Stelle bleibt gleich
- Die Beeinträchtigung des Sehvermögens hängt von der Größe der Linsentrübung ab

Möglich

### Zuckerkrankheit/Diabetes

Sie bedeutet ein erhöhtes Risiko zur Entstehung eines Grauen Stars im Alter.

### Kortikoidhaltige Medikamente

Kortikoidhaltige Medikamente werden zur Behandlung von vielen Krankheiten wie zum Beispiel schweres Asthma, Gelenkerkrankungen, Augenentzündungen usw. verwendet. Die langfristige Einnahme dieser Medikamente kann zahlreiche Nebenwirkungen haben, zu denen auch die frühzeitige Entstehung des Grauen Stars zählt. Verwenden Sie daher keine Augentropfen mit Cortison, ohne einen Augenarzt gefragt zu haben, da das Risiko für die Verursachung des Grauen Stars erhöht ist und sich zusätzlich weitere Infektionen auf der Hornhaut bilden können.

Selten

### Röteln während der Schwangerschaft

Die Röteln können, wenn sie innerhalb der ersten vier Schwangerschaftsmonate auftreten, die Ursache für zahlreiche Abnormalitäten in der Entwicklung des Babys sein, u.a.:

- Grauer Star
- Geistige Behinderung
- Herzkrankheiten
- Schwerhörigkeit

Die tragischen Folgen dieser Krankheit kann man durch Impfung der Mädchen im Kindesalter sowie durch die Bestimmung der Rötelntiter vor einer geplanten Schwangerschaft vermeiden.

### Stoffwechsel- bzw. angeborene Erkrankungen

Mehrere ungewöhnliche Umstände können einen Grauen Star in der Kindheit entstehen lassen, wie zum Beispiel:

- Stoffwechsel- und Wachstumsstörungen
- Verzögerte geistige Entwicklung

## Zuckendes Augenlid

Eine harmlose Erkrankung, die aber durchaus beim Betroffenen zur Besorgnis führen kann. Es mag vielleicht darin liegen, daß das Zucken der Augenlider von zahlreichen Hollywood-Regisseuren in ihren Filmen, als dramaturgisches Anzeichen eines bevorstehenden Nervenzusammenbruchs verwandt wurde.
- Kurzes wiederholtes Zucken
- Dasselbe Augenlid ist betroffen
- Verschlimmert sich bei Ermüdung oder Streß
- Dauert selten länger als einige wenige Tage

## Herabhängende Augenlider

| | |
|---|---|
| Wahrscheinlich | **Lidumstülpung/Ektropium** |
| Möglich | **Fazialislähmung/Bellsche Parese**<br>**Angeboren** |
| Selten | **Lähmung des III. Hirnnervs**<br>**Muskelschwäche/Myasthenie**<br>**Syphilis** |

Wahrscheinlich

**Lidumstülpung/Ektropium**

Umstülpung des unteren Augenlides, häufig im Alter auftretend.
- Die rote Innenseite des Lides stülpt sich nach außen
- Erhöhter Tränenfluß
- Erhöhtes Risiko einer Bindehautentzündung

Ernsthaftere Fälle können durch eine einfache Operation völlig behoben werden.

Möglich

**Fazialislähmung/Bellsche Parese**

Lähmung aller vom Fazialisnerv versorgten Muskeln.
- Ein Augenlid hängt meistens nach unten
- Plötzliches Auftreten
- Das Auge kann nicht vollständig geschlossen werden, da der Lidspaltenschluß nicht mehr einwandfrei funktioniert
- Die zum Auge gehörende Gesichtshälfte wird ebenfalls betroffen und hängt schlaff nach unten
- Stirnrunzeln auf der betroffenen Seite nicht möglich

Die Wiederherstellung benötigt Zeit und ist oft nicht vollständig durchführbar. Durch die medizinische Untersuchung sollte ausgeschlossen werden, daß es sich um einen Schlaganfall handelt, da dieser ein ähnliches Krankheitsbild mit nur subtilen Unterschieden zeigen kann.

## Angeboren

Diese Diagnose ist bei einem Kind mit herabhängenden, oberen Augenlidern wahrscheinlich, wenn:
- Die Augen sich normal bewegen können
- Die Augenmuskeln über normale Kraft verfügen

Selten

## Lähmung des III. Hirnnervs

Steht im Zusammenhang mit Verletzung bzw. Beschädigung des dritten Hirnnervs, zum Beispiel durch Druck.
- Die Lähmung erfaßt nur ein Auge
- Das obere Augenlid hängt herab
- Das Auge tritt nach vorne heraus
- Vergrößerte Pupille

Die Untersuchung durch einen Spezialisten ist unbedingt notwendig, um eventuelle andere Krankheitsursachen, wie zum Beispiel einen Gehirntumor oder eine vergrößerte Arterie im Gehirn, auszuschließen.

## Muskelschwäche/Myasthenie

Ein behandelbarer Zustand, welcher die Ermüdbarkeit der Muskeln bedingt. Herabhängende Augenlider können ein frühes Symptom dafür sein.
- Beide oberen Augenlider sind davon betroffen
- Auch andere Muskeln ermüden abnormal schnell

## Syphilis

Das letzte Stadium der Geschlechtskrankheit Syphilis, verursacht weitverbreitete Erkrankungen und Ausfälle des Nervensystems. Das ist vor allem dann der Fall, wenn die erste Syphilisinfektion ca. 20 Jahre zurückliegt.
- Zitternde Füße
- Schlagartig auftretender Schmerz in den Gliedmaßen
- Unsichere Bewegungen
- Verminderte Schmerzempfindlichkeit
- Herabhängende Augenlider auf beiden Seiten

## Entzündete oder juckende Augenlider

Örtliche Entzündungen deuten zumeist auf eine Infektion hin. Handelt es sich hingegen mehr um ein allgemeines Jucken, so dürfte eine Allergie die Ursache sein.

| | |
|---|---|
| Wahrscheinlich | **Lidrandentzündung**<br>**Allergie** |
| Möglich | **Insektenstiche**<br>**Filzläuse** |
| Selten | **Körnerkrankheit/Trachom** |

Wahrscheinlich

### Lidrandentzündung

Eine unangenehme Erscheinung, bei der die Lidränder sowie die Haarwurzeln der Augenwimpern chronisch entzündet sind.

- Konstantes Auftreten
- Krusten an den Haarwurzeln der Wimpern
- Die Haut der Augenlider wird befallen
- Intensive Reizung

Dieses Problem wird häufig mit einem Ekzem in Verbindung gebracht, das sich irgendwo am Körper befindet. Jeder Arzt hat dafür seine eigenen, bevorzugten Behandlungsmethoden (ein sicheres Zeichen dafür, daß keine wirklich hilft). Am ehesten kann noch eine antibiotische Behandlung helfen. Allgemein betrachtet, ist dies ein schuppiger, mitunter von Borken besetzter Befall der Lidränder. Viele Leute behelfen sich, indem sie ihre Augenlider vor dem Schlaf mit desinfizierenden Augensalben einreiben.

### Allergie

Fast immer ist nur das obere Augenlid betroffen, der Patient möchte sich ständig kratzen.

- Die Haut ist leicht gerötet
- Trockene, schuppige Haut auf dem oberen Augenlid
- Häufig findet sich noch an anderer Körperstelle ein Ekzem

Es handelt sich um eine harmlose, aber dennoch unangenehme Erscheinung, die vermutlich auf eine allergische Reaktion zurückzuführen ist. Möglich ist auch, daß Haarspray, Augen-Make-up oder Nagellack diese Krankheit verursacht hat. Der tatsächliche Grund dafür kann aber nur durch einen Allergietest ermittelt werden.

Möglich

**Insektenstiche**

Häufig während des Sommers oder im Herbst auftretend.
- Örtlich begrenzte, rötliche und meist unterschiedlich stark geschwollene Erhebungen
- Juckreiz für einige Stunden

**Filzläuse**

Läuse kommen vor allem an allen behaarten Stellen des Körpers einschließlich der Augenlider vor. Eine Diagnose sollte diese Tatsache unbedingt berücksichtigen.
- Kleine runde Insekten befinden sich an den Haarwurzeln der Wimpern
- Unbedingt auch die Augenbrauen untersuchen
- Filzläuse können auch die Schamgegend befallen

Selten

**Körnerkrankheit/Trachom**

Eine Infektion, die vor allem in der Dritten Welt verbreitet ist.
- Geschwollene Augenlider
- Rote Körnchen (Granulation) auf der Unterseite der Augenlider

Eine häufige, wenn auch vermeidbare Ursache für Blindheit.

## Knoten auf den Augenlidern

| | |
|---|---|
| Wahrscheinlich | **Gerstenkorn**<br>**Hagelkorn/Infizierte Zyste der Meibomschen Drüse** |
| Möglich | **Dellwarze** |
| Selten | **Tränendrüsenentzündung**<br>**Basaliom** |

Wahrscheinlich

**Gerstenkorn**

Eine Infektion an der Haarwurzel einer Wimper oder von Schweißdrüsen.
- Häufig begleitet durch geringere Beschwerden, die nur einen Tag andauern
- Schwellungen an der Haarwurzel
- Rötung der Bindehaut möglich
- Eiterung

Rotlichtbestrahlung und heiße Kompressen können zur Linderung beitragen. Ebenso bewährt ist das Auszupfen des Haares, um dem Eiter einen Abfluß zu ermöglichen. Antibiotische Salben nur nach Anweisung des Arztes auftragen.

### Hagelkorn/Infizierte Zyste der Meibomschen Drüse

Die Meibomschen Drüsen sind kleine Talgdrüsen der Augenlider, welche am freien Lidrand münden und gleichsam ein Schmiermittel für die Augenlider erzeugen. Infektionen erreichen sie auf dem Umweg über die Haarwurzeln.

Hauptunterschied zwischen dieser Erkrankung und einem Gerstenkorn ist, daß der schmerzfreie, reizlose Knoten auf dem flachen Teil des Augenlides entsteht. Man kann ihn fühlen und als einen kleinen Knoten unter der Haut sehen und frei bewegen.

- Sehr schmerzhaft, wenn das Hagelkorn sich entzündet
- Ein kleines Knötchen erscheint

Ähnlich wie ein Gerstenkorn zu behandeln, mitunter muß das Hagelkorn aber operativ entfernt werden.

Möglich

### Dellwarze

Weltweit verbreitete Hautinfektion, die vor allem bei Kindern vorkommt und durch eine Schmierinfektion übertragen wird.

- Kleine runde, leicht gerötete Knötchen
- Nach innen gerichtet
- Andere, ähnliche Knötchen kommen häufig an anderen Körperstellen vor

Harmlos, können entfernt werden.

Selten

### Tränendrüsenentzündung

Infektion der Tränendrüse, welche auch die Augenwinkel erfaßt.

- Schmerzhafte, starke Schwellungen neben dem Nasenrücken
- Die Haut wird rot und gespannt
- Eiter tritt aus dem Auge aus

Eine ernsthafte Erkrankung, die frühzeitig behandelt werden muß.

### Basaliom

Eine langsam wachsende Form des Hautkrebses, tritt in späteren Jahren bei Menschen auf, die sich viel im Freien aufgehalten haben.

- Beginnt als kleiner perlenförmiger Knoten
- Wächst langsam
- Im Zentrum des Knotens bildet sich ein blutendes Geschwür

Mit großer Wahrscheinlichkeit heilbar, verlangt aber frühe Behandlung – je früher, desto besser.

# Geschwollene Augenlider

Die lockere Haut der Augenlider kann leicht anschwellen,was aber nur selten ein Anzeichen einer ernsthaften Erkrankung ist.

| | |
|---|---|
| Wahrscheinlich | **Allergie**<br>**Gerstenkorn**<br>**Chronische Lidrandentzündung** |
| Selten | **Augenhöhlenentzündung**<br>**Degenerative Nierenerkrankung** |

Wahrscheinlich

**Allergie**

Eine allergische Reaktion der Augenlider auf Seife, Haarspray oder andere Mittel, die häufig verwendet werden. Normalerweise werden beide Augen davon befallen.

- Schmerzfrei
- Leichter Juckreiz, schuppende Haut
- Sieht nach dem Schlafen besonders schlimm aus, weil Schwellungen im Liegen größer werden

**Gerstenkorn**

Obwohl das Gerstenkorn oft nur ein kleiner Punkt ist, kann die Schwellung dennoch das gesamte Augenlid erfassen.

- Nur ein Auge ist davon betroffen
- Behandlung wie vorher unter → Gerstenkorn erwähnt

**Chronische Lidrandentzündung**

Eine schwere Entzündung mit permanent geschwollenen und an den Ecken eingerollten Augenlidern.

Selten

**Augenhöhlenentzündung**

Eine sich ausbreitende Infektion, die die Haut auf den Augenlider und der umgebenden Gesichtspartien erfaßt.

- Beschränkt sich auf ein Auge
- Kann als Gerstenkorn beginnen
- Die Schwellung wird so groß, daß das befallene Lid nicht mehr geöffnet werden kann
- Rote Augenlider
- Unwohlsein, Fieber

Benötigt unverzügliche und energische Behandlung mit Antibiotika, um eine Ausbreitung auf das Auge oder auf das Gesicht zu vermeiden.

**Degenerative Nierenerkrankung**
Störung der Nierenfunktion mit unterschiedlichen Ursachen, die zu Flüssigkeitsablagerungen in verschiedenen Körperteilen führen kann. Kommt normalerweise bei Knaben im Alter von 2–3 Jahren vor.
- Tritt stufenweise auf
- Bauch, Gelenke und das Gesicht können anschwellen
- Atemnot

## Größere und kleinere Beschwerden in der Augenpartie

| | |
|---|---|
| Wahrscheinlich | **Überanstrengung der Augen**<br>**Verstopfte Nase**<br>**Bindehautentzündung** |
| Möglich | **Grüner Star/Glaukom**<br>**Tränendrüsenentzündung**<br>**Grippeähnliche Erkrankungen**<br>**Nebenhöhlenentzündung/Sinusitis** |
| Selten | **Tumor** |

Wahrscheinlich

**Überanstrengung der Augen**
Dieses Symptom tritt besonders nach Stunden angestrengter Arbeit auf, vor allem dann, wenn diese unter schlechten oder gleißenden Lichtverhältnissen ausgeführt wurde.
- Das Sehvermögen ist nicht beeinträchtigt
- Schmerzen in und rund um die Augen
- Verschwinden nach einigen Stunden der Erholung

Häufig wiederkehrende Überanstrengung der Augen sollte eine gründliche Augenuntersuchung nach sich ziehen. Die Lichtverhältnisse am Arbeitsplatz müssen unbedingt überprüft werden.

**Verstopfte Nase**
Zusammen mit einer allgemeinen Erkältung treten folgende Symptome auf:
- Schmerzen hinter und rund um den Augapfel
- Verstopfte, laufende Nase
- Leichte Kopfschmerzen

Die Symptome verschwinden nach einigen Tagen.

### Bindehautentzündung

Führt zu einer allgemeinen Reizung, verbunden mit:
- Vor allem an den Rändern stark geröteten Augen
- Lichtempfindlichkeit
- Keine Verringerung des Sehvermögens
- Häufig verkrustete Ablagerungen an den Augenwimpern

Möglich

### Grüner Star/Glaukom

Siehe auch in den vorhergehenden Kapiteln. Diese ernsthafte, aber gut behandelbare Krankheit, verursacht normalerweise keine anderen Symptome als vage Schmerzen in und rund um die Augen.
Kann leicht durch einen Augentest ermittelt werden.

### Tränendrüsenentzündung

Infektion des Tränenkanals am inneren Augenwinkel.
- Schmerzhafte Schwellung
- Ein roter Knoten tritt auf
- Das Auge tränt und sondert Eiter ab

Eine frühzeitige Behandlung mit einem Antibiotikum ist angebracht.

### Grippeähnliche Erkrankungen

Fieberhafte Erkrankungen werden oft durch Schmerzen in den Augen begleitet.
- Das Sehvermögen ist nicht betroffen
- Leicht gerötete Augen
- Fieber, Muskelschmerzen

Nach einigen Tagen verschwinden die Krankheitszeichen von selbst.

### Nebenhöhlenentzündung/Sinusitis

Häufige Ursache für das Auftreten von Schmerzen rund um die Augen.
- Tritt gewöhnlich nach einer allgemeinen Erkältung auf
- Schmerzen oder Druckgefühle kommen vor allem im Stirnbereich und unterhalb der Augen vor
- Verstärken sich bei vorgebeugter Haltung sowie morgens

Selten

### Tumor

Muß bei fortgesetzten Schmerzen, vor allem bei Kindern, in Erwägung gezogen werden.
- Vorwölbung des Auges
- Beeinträchtigung des Sehvermögens
- Plötzlich auftretendes Schielen

# Trockene Augen

- Ständige Reizung der Augen
- Leichte Form der Bindehautentzündung

| | |
|---|---|
| Wahrscheinlich | **Alterserscheinung** |
| Möglich | **Trockene Luft** |
| Selten | **Sjøgrens-Syndrom** |

Wahrscheinlich

**Alterserscheinung**

Die Fähigkeit des Auges, sich selbst mit Tränenflüssigkeit zu schmieren, nimmt mit zunehmendem Lebensalter ab. Augentropfen zur künstlichen Anfeuchtung helfen wirksam, sollten aber regelmäßig verwendet werden.

*Langes Arbeiten am Monitor oder Bildschirm kann Beschwerden und trockene Augen hervorrufen. Man nimmt an, daß die elektrostatische Aufladung zwischen den Augen und dem Bildschirm die Ursache ist. Dadurch entsteht vermehrt Staub, der die Augen reizt.*

*Tip: Achten Sie darauf, daß Ihr Arbeitsplatz so staubfrei wie möglich gehalten wird.*

Möglich

**Trockene Luft**

Viele Menschen bekommen während des Winters trockene Augen. Ursache dafür ist vor allem die extrem trockene Luft in beheizten Räumen.

Selten

**Sjøgrens-Syndrom**

Diese Erkrankung führt letztlich zum Versiegen der Tränen-, Speichel- und Talgdrüsensekretion. Dieses Syndrom kann auch mit rheumatischen Beschwerden in Verbindung gebracht werden. Ebenso nimmt man an, daß Störungen des Autoimmunsystems vorliegen. Die Austrocknung der Augen oder des Mundes kann begleitet werden von:
- Gelenkschmerzen
- Geschwollene Gelenke
- Hautausschlag in Form einer Rötung

Ein Bluttest kann die tatsächliche Ursache ermitteln.

# Fremdkörpergefühl im Auge

Bedenkt man, wieviel Staub und Fuseln überall herumfliegen, so ist es erstaunlich, wie selten derartige Fremdkörper ins Auge gelangen.

- Ein plötzliches, kitzelndes Gefühl in einem Auge
- Schnelles Blinzeln
- Tränen, Lichtempfindlichkeit
- Leichtes Unbehagen im Auge
- Bedürfnis, den Fremdkörper aus dem Auge zu entfernen

| | |
|---|---|
| Wahrscheinlich | **Fremdkörper**<br>**Bindehautentzündung** |
| Möglich | **Eingewachsene Wimpern**<br>**Allergie**<br>**Gerstenkorn** |
| Selten | **Hornhautgeschwür** |

Wahrscheinlich

**Fremdkörper**

Meistens Staub. Oft kann eine zweite Person den Fremdkörper sehen und aus dem Auge entfernen. Seien Sie aber vorsichtig, wenn der Fremdkörper aus großen Teilen besteht, und besonders dann, wenn er mit hoher Geschwindigkeit in das Auge gelangt ist: Das passiert zum Beispiel bei Heimwerkerarbeiten, wenn man hämmert oder in Beton bohrt. Wenn die Symptome anhalten und es Anzeichen einer Infektion gibt, sollte das Auge sofort von einem Spezialisten untersucht werden. Fremdkörper, die tief in das Auge eindringen, sind sehr gefährlich.

**Bindehautentzündung**

Im Frühstadium ist diese Erkrankung kaum wahrnehmbar, erst Rötung und Schmerzen zeigen eine Bindehautentzündung an. Wird häufig durch einen kleinen Fremdkörper, der unbemerkt ins Auge gelangte, ausgelöst.

Möglich

**Eingewachsene Augenwimpern**

Ständiges Gefühl der Reizung in einem Teil des Auges deutet auf diese Ursache hin.

**Allergie**

Eine ständig wiederkehrende Reizung kann auch auf eine allergische Ursache hindeuten:

- Leichte Rötung
- Juckreiz, aber nicht schmerzhaft

**Gerstenkorn**

Eine Infektion an der Haarwurzel einer Wimper.
- Sichtbar als gelbliche Schwellung
- Rötung des Auges
- Häufig auch Schwellung des Augenlids

Wenn möglich, sollte man die betroffene Wimper mit der Haarwurzel auszupfen (lassen), denn dadurch kann der Eiter abfließen. Ansonsten wird eine örtliche Behandlung notwendig sein.

Selten

**Hornhautgeschwür**

Vor allem wenn nur ein Auge entzündet ist, kann dies auf ein Geschwür hinweisen. Diese an sich seltene Infektion beginnt mit:
- Juckreiz auf einem Auge
- Extreme Lichtempfindlichkeit
- Rötung, vor allem rund um die Iris

Eine spezielle Untersuchung ist unbedingt notwendig. Häufige Ursache für ein Hornhautgeschwür ist das Herpes-Virus. Konsequente Behandlung des Virus mit Augentropfen ist unbedingt notwendig.

## Leichte bis starke Schmerzen im Auge

Abgesehen von einem offenkundigen Fremdkörper im Auge, erfordern derartige Schmerzen unverzügliche Behandlung, vor allem dann, wenn man bereits meint, eine Verschlechterung des Sehvermögens zu bemerken.

| | |
|---|---|
| Wahrscheinlich | **Fremdkörper**<br>**Geschwür oder Ablösung der Hornhaut** |
| Möglich | **Entzündung der Regenbogenhaut**<br>**Entzündung der Lederhaut**<br>**Gürtelrose** |
| Selten | **Grüner Star/Glaukom**<br>**Sehnervenentzündung**<br>**Thrombose** |

Wahrscheinlich

### Fremdkörper

Staub und Schmutz oder eingewachsene Wimpern können derartige Beschwerden hervorrufen.

- Nur ein Auge ist davon betroffen
- Plötzliches Auftreten eines Fremdkörpergefühls im Auge
- Intensive Reizung und starker Tränenfluß
- Lichtempfindlichkeit des Auges
- Die Sehkraft ist nicht beeinträchtigt, es kann aber durch die Tränen zu verwischtem Sehen kommen

Normalerweise wird der Schutzmechanismus des Auges in den meisten Fällen den Fremdkörper selbst ausspülen.

### Geschwür oder Ablösung der Hornhaut

Ein Geschwür kann relativ rasch auf der empfindlichen Hornhaut entstehen, so zum Beispiel durch einen Fremdkörper oder durch eine Infektion. Die Symptome sind:

- Extremes Unbehagen in einem Auge
- Entsteht innerhalb weniger Stunden
- Licht erhöht das Unbehagen noch
- Rötung rund um die Iris (das ist der farbige Teil des Auges)

Möglich

### Entzündung der Regenbogenhaut

Sie wird häufig mit einer Reihe von rheumatischen Beschwerden in Verbindung gebracht, die im Einzelfall unbedingt näher untersucht werden müssen.

- Ein Auge ist davon betroffen
- Rötung am stärksten rund um den farbigen Teil der Iris
- Deutliche Lichtempfindlichkeit
- Verwischtes Sehen
- Am betroffenen Auge verkleinert sich die Pupille

Länger andauernde Behandlung mit Augentropfen, um vor allem eine dauerhafte Schädigung der Iris zu vermeiden.

### Entzündung der Lederhaut

Es handelt sich strenggenommen um eine Entzündung des Bindegewebes zwischen Bindehaut und Lederhaut des Auges.

- Rötung an einer deutlich erkennbaren Fläche im weißen Teil des Auges
- Hervortretende Blutgefäße
- Der Schmerz hält sich in Grenzen
- Nur mäßige Lichtempfindlichkeit
- Die Sehkraft ist nicht betroffen, abgesehen von gelegentlichen Verwischungen infolge des Tränenflusses

### Gürtelrose

Jeder Arzt kann Ihnen eine Menge darüber erzählen, wie sich diese Erkrankung im frühen Stadium zeigt. Ausgelöst wird sie durch das Herpes-zoster-Virus, welches auch die Windpocken auslöst.

- Zuerst zeigt sich ein ungutes Gefühl auf einer Seite des Gesichts, wobei sich die Haut noch nicht verändert
- Nach fünf bis zehn Tagen erscheint ein Hautausschlag
- Krustige Ränder bedecken die Augenlider, ebenso die Nasenöffnungen
- Jetzt tritt ernsthafter Schmerz auf
- Wenn auf der Nasenspitze ein pünktchenförmiger Ausschlag erkennbar ist, so ist die Gefahr, daß auch die Augen davon befallen werden können, stark vergrößert. An sich ist diese relativ harmlose Krankheit nicht besonders besorgniserregend, würde sie nicht Geschwüre auf der Hornhaut erzeugen! Glücklicherweise kann man mit relativ sanften Medikamenten dieses Virus bekämpfen, und reduziert damit die Möglichkeit eines Hornhautgeschwürs. Aus diesem Grund aber sollte das spezifische Medikament möglichst früh gegeben werden.

Selten

### Grüner Star/Glaukom

Siehe frühere Abschnitte.

### Sehnervenentzündung

Eine Nervenentzündung des Sehnerves hinter dem Augapfel (=Bulbus). Sie wird häufig mit Multipler Sklerose in Verbindung gebracht.

- Sehr schneller Verlust der Sehkraft auf einem Auge
- Mäßige Schmerzen, wenn man das Auge bewegt

### Thrombose

Ein Blutklumpen im Gefäßsystem des Auges:

- Schlagartiger Schmerz hinter beiden Augen
- Die Augen treten nach außen vor

# Abnormale Lichtempfindlichkeit des Auges

Reizungen des Auges verursachen Unbehagen und Lichtempfindlichkeit, vor allem gegenüber hellem Licht. Ständige und starke Lichtempfindlichkeit des Auges wird als Photophobie bezeichnet und kann verschiedene Ursachen aufweisen:

| | |
|---|---|
| Wahrscheinlich | **Bindehautentzündung**<br>**Allergie** |
| Möglich | **Regenbogenhautentzündung/Iritis**<br>**Verletzung der Hornhaut**<br>**Masern** |
| Selten | **Hirnhautentzündung/Meningitis**<br>**Albinismus/Störung der Melaninbildung** |

Wahrscheinlich

**Bindehautentzündung**

Leichte Rötung rund um die äußeren Teile im weißen Bereich des Auges, mit:

- Dickflüssigem Ausfluß
- Leichtes, körniges Gefühl in den Augen

Eine Behandlung mit einem Antibiotikum ist normalerweise sinnvoll.

**Allergie**

Häufig wiederkehrende Photophobie (Lichtempfindlichkeit), deutet auf eine Allergie hin, vor allem dann, wenn noch andere allergische Anzeichen auftreten, wie:

- Ekzem
- Laufende Nase, häufig bei Pollenflug oder bei Kontakt mit Tierhaaren
- Juckreiz gegenüber Staub
- Keine Sehkraftbeeinträchtigung, höchstens durch allergisch bedingtes Tränen

Behandlung normalerweise mit einer Kombination von Antihistamin-Tabletten und antiallergischen Augentropfen.

Möglich

**Regenbogenhautentzündung/Iritis**

Siehe vorhergehende Kapitel.

### Verletzung der Hornhaut

Ähnliche Symptome wie mit der Iritis, zusätzlich aber verbunden mit:

- Weniger starken Schmerzen
- Rötung rund um die Hornhaut
- Geschwüre können auf früheren kleinen Hornhautabschürfungen basieren

### Masern

Kommen heutzutage in modernen Staaten nur noch selten vor, da sich die Impfprogramme positiv auswirken. In den Ländern der Dritten Welt dagegen werden oft über 20% der Kinder davon erfaßt.

Lichtempfindlichkeit ist eines der ersten Anzeichen, ehe der Ausschlag auftritt und erkennbar ist.

- Beginnt mit Fieber um ca. 39°, welches bis auf 40° C steigen kann und drei bis vier Tage anhält
- Hellrote Flecken hinter den Ohren
- Hohes Fieber für vier Tage
- Blutunterlaufene Augen
- Rinnende Nase, Schnupfen
- Roter Ausschlag im Bereich der Augen und nachfolgend Ausbreitung über den ganzen Körper

Selten

### Hirnhautentzündung/Meningitis

Abneigung gegen Licht ist eines der ersten signifikanten Anzeichen für Meningitis, wird aber normalerweise noch von einer Reihe anderer Symptome begleitet:

- Kopfschmerzen
- Steifes Genick und Schmerzen im Bereich des Genicks
- Übelkeit
- Verwirrtheit
- Bei Babys tritt oft ein anschwellender, sich nach außen vorwölbender Punkt im Bereich der Fontanellen auf. Bereits beim geringsten Verdacht sollte der Arzt aufgesucht werden

### Albinismus/Störung der Melaninbildung

Hierbei handelt es sich meistens um ein vererbtes Fehlen der Pigmentbildung in Haaren, Haut und Augen. Man bezeichnet derartige Menschen auch als Albinos. Sie haben von Geburt an eine erhöhte Empfindlichkeit gegen helles Licht und zeigen abnormale Augenbewegungen.

# Unscharfes Sehen

Die tägliche Erfahrung zeigt uns, daß es häufig Probleme dabei gibt, etwas scharf zu sehen. Anders ausgedrückt, wir benötigen eine Sehhilfe, also eine Brille oder eventuell Kontaktlinsen. Verwischtes Sehen kann aber auch die Folge einer Augenreizung, des Tränenflusses oder einer Bindehautentzündung sein. Andauernde oder wiederkehrende Symptome dieser Art können folgende Ursachen haben:

| | |
|---|---|
| Wahrscheinlich | **Unkorrigierte Sehkraft** |
| Möglich | **Makuladegeneration**<br>**Grauer Star/Katarakt**<br>**Nebenwirkungen von Medikamenten** |
| Selten | **Zuckerkrankheit/Diabetes** |

Wahrscheinlich

**Unkorrigierte Sehkraft**

Im Laufe der Zeit nimmt die Sehkraft der Augen für Objekte in der Nähe zunehmend ab. Es hängt damit zusammen, daß die Augenlinse verhärtet und dadurch die Wölbungsfähigkeit für die Naheinstellung vermindert wird.

- Deutlich bemerkbar, wenn beim Sehen rasch von der Ferne zur Nähe gewechselt wird
- Korrektur mit Augengläsern
- Tritt mit zunehmendem Alter auf
- Rasche Ermüdung beim Lesen oder Arbeiten mit feinen, kleinen Gegenständen

Jugendliche sind normalerweise dagegen gefeit. Demgegenüber können Kinder sehr oft eine Augenkorrektur mittels Brille benötigen. Kinder bemerken allerdings eine Fehlsichtigkeit an sich selbst nur selten. Daher sind regelmäßige Tests der Sehstärke in der Kindheit von großer Bedeutung.

Möglich

**Makuladegeneration**

Teile der Netzhaut werden zerstört, vor allem im Alter. Es zeigen sich zahlreiche Sehfehler unterschiedlichen Grades, welche nicht mit Hilfe einer Brille korrigiert werden können.

**Grauer Star/Katarakt**

Darf nicht mit unscharfem Sehen verwechselt werden. Erfordert unbedingt sofortige ärztliche Behandlung.

**Nebenwirkungen von Medikamenten**
Viele Medikamente beeinflussen die Muskulatur des Auges und bewirken eine Sehunschärfe. Es muß unbedingt geprüft werden, ob diese Unschärfe mit der Einnahme eines Medikaments in Verbindung gebracht werden kann.
Diese Symptome zeigen sich häufig bei Medikamenten, welche gegen Blasenbeschwerden oder gegen Depressionen genommen werden.

Selten **Zuckerkrankheit/Diabetes**
Schwankungen des Blutzuckerspiegels können eine Sehunschärfe verursachen.
- Das Symptom tritt nur zeitweise auf, dauert nur wenige Minuten
- Eine nicht erkannte Zuckerkrankheit verursacht Durst, starke Urinproduktion und Müdigkeit

## Verzerrter Blickwinkel

Wir sehen ein Objekt zu klein oder zu groß, gerade Linien werden als Kurven wahrgenommen. Ein eher seltenes Symptom, das eine Untersuchung durch den Spezialisten erfordert.

| | |
|---|---|
| Wahrscheinlich | **Unbekannte Ursache** |
| Möglich | **Netzhautablösung** |
| Selten | **Netzhautverzerrung** |

Wahrscheinlich **Unbekannte Ursache**
Das Auftreten der Verzerrung kommt mitunter nur kurzfristig vor. Wir haben das Gefühl, daß ein Objekt plötzlich weiter entfernt zu sehen ist.
- Das Sehvermögen ist ansonsten nicht betroffen
- Dauert einige Minuten

Möglich **Netzhautablösung**
Erfordert unverzügliche Untersuchung und Behandlung durch den Augenspezialisten.
- Begleitet durch zahlreiche schwimmende Punkte vor den Augen
- Das klassische Symptom wird oft beschrieben als ein Vor-

hang, der vor dem Auge niedergeht und die Sicht verschlechtert
- Viele blitzende Lichterscheinungen werden gesehen

Es besteht die Gefahr der Erblindung.

Selten

### Netzhautverzerrung

Wenn ein Bild auf eine Mattscheibe (Film, Fotografie) mit Verdrehung projiziert wird, so zeigt sich dieses Bild verzerrt. Genau gleich ist der Effekt einer Verzerrung der Retina (Netzhaut). Diese Krankheit kann durch Tumoren, Blutungen oder Entzündungen verursacht werden. Andere mögliche Symptome sind:
- Vorwölbung des Auges
- Verlust der Sehkraft
- Vor allem bei Kindern zeigt sich ein weißer Fleck in der Augenlinse

## Doppeltsehen

Die Bewegungen des Auges werden sehr feinfühlig durch einen automatischen Ablauf im Gehirn koordiniert. Dieser Vorgang wird von Kindheit an gelernt, bereits ein Baby beginnt damit. Wir sehen mit unseren Augen zwei einzelne Bilder, welche vom Gehirn zu einem einzigen Gesamtbild vereinigt werden. Tritt hier ein Fehler auf, so sehen wir jedes Motiv, Bild, Objekt doppelt, weil das Gehirn nicht in der Lage ist, aus zwei Bildern eines zu machen. Man achte darauf, daß dieses Symptom nicht mit verschwommenem Sehen verwechselt wird.

| | |
|---|---|
| Wahrscheinlich | **Extremes Verdrehen der Augen**<br>**Lähmung des Augenmuskels** |
| Möglich | **Multiple Sklerose** |
| Selten | **Verlagerung des Augapfels**<br>**Erb-Goldflam-Krankheit/Myasthenia gravis** |

Wahrscheinlich

### Extremes Verdrehen der Augen

Doppeltsehen tritt normalerweise auch auf, wenn die Augen extrem nach links oder rechts bzw. nach oben oder unten verdreht werden.

### Lähmung des Augenmuskels

Das Auge wird von sechs Muskeln bewegt, jeder Muskel dreht

das Auge in eine bestimmte Richtung. Die Lähmung auch nur eines dieser Muskeln bewirkt, daß wir doppelt sehen. Das Krankheitsbild kann einen Hinweis geben, welcher Muskel erfaßt ist:

- Das betroffene Auge dreht sich einwärts oder auswärts
- Das Augenlid hängt herab
- Die Pupille des befallenen Auges ist größer als die des gesunden Auges

Viele dieser Krankheitsfälle aber lassen sich nicht erklären. Oft ist eine Kopfverletzung die Ursache. Andere Möglichkeiten sind Meningitis oder Infektionen. Auch Lebensmittelvergiftungen können der Auslöser sein. Sie alle ergeben aber noch viel dramatischere Krankheitssymptome, welche das Doppeltsehen überlagern.

- Schwerer Kopfschmerz
- Verwirrung, Abgeschlagenheit
- Extreme Lichtempfindlichkeit, teilweise mit Schmerzen verbunden

Möglich

### Multiple Sklerose

Eine Erkrankung des Nervensystems, oft an der Schwelle zum Erwachsenwerden beginnend. Das Doppeltsehen resultiert aus teilweiser Schwäche der Augenmuskeln.

- Verwischtes Sehen
- Leichtes Unbehagen im Auge
- Unsicherheit beim Gehen
- Zittern oder Schwäche in Armen und Beinen

Das Doppeltsehen dauert normalerweise einige Wochen.

Selten

### Verlagerung des Augapfels

Verursacht, indem etwas das Auge nach vorne drückt. Verdacht auf Blutungen hinter dem Auge, auch Thrombose.

- Plötzliches Auftreten
- Schmerzen in den Augen
- Eines oder beide Augen treten plötzlich nach vorne

Diese Erkrankung kann man auch mit einer Überfunktion der Schilddrüse oder mit einem Tumor an der Augenrückseite in Verbindung bringen. Hier ergibt sich allerdings:

- Langsameres Auftreten der Symptome
- Stufenweises Hervortreten von einem oder beiden Augen
- Schwitzen, erhöhter Puls und Gewichtsverlust

### Erb-Goldflam-Krankheit/Myasthenia gravis

Man versteht darunter eine krankhaft gesteigerte Ermüdung einzelner Muskeln, aber auch von ganzen Muskelpartien. Diese Erkrankung kann sogar zu zeitweisen Lähmungen führen, vermutlich handelt es sich um eine Stoffwechselstörung. Diese

Autoimmunerkrankung kommt relativ selten vor. Sie zeigt sich unter anderem auch durch Symptome an den Augen.
- Die Augenlider hängen herab
- Doppeltsehen tritt bei gleichzeitigem Starren auf
- Beide Augen sind betroffen

Eine Diagnose läßt sich durchführen, indem bestimmte Reaktionen auf Medikamente geprüft werden.

## Lichtblitze

Sie werden durch unterschiedliche Substanzen in der Netzhaut verursacht.

| | |
|---|---|
| Wahrscheinlich | **Normal** |
| Möglich | **Migräne** |
| Selten | **Ablösung der Netzhaut** |

Wahrscheinlich

**Normal**

Lichtblitze werden häufig wahrgenommen, wenn jemand sehr plötzlich aufsteht oder wenn der Kreislauf kurzfristig durcheinander ist.
- Beide Augen sind davon betroffen
- Der Normalzustand kehrt nach kurzer Zeit wieder zurück

Möglich

**Migräne**

Wenn Lichtblitze nur in einem Teil des Gesichtsfeldes auftauchen, so ist das ein typisches Warnzeichen für das Einsetzen der Migräne.
- Normalerweise sind beide Augen davon betroffen
- Kopfschmerzen
- Übelkeit und Brechreiz

Selten

**Ablösung der Netzhaut**

Siehe auch vorhergehende Kapitel.
- Ein Auge ist betroffen
- Die Lichtblitze treten wie ein Schauer auf
- Zahlreiche verschwimmende Punkte vor dem Auge

Diese Symptome verlangen unverzügliche Behandlung durch einen Spezialisten.

## Schwimmende Punkte vor den Augen

Das Innere des Auges besteht aus einer Flüssigkeit, in der zahlreiche Zellklumpen herumschwimmen.

| | |
|---|---|
| Wahrscheinlich | **Normal** |
| Möglich | **Kurzsichtigkeit** |
| Selten | **Ablösung der Netzhaut**<br>**Verletzung der Netzhaut** |

Wahrscheinlich

**Normal**

So ein schwimmender Punkt ist normalerweise harmlos,wenn:
- Es sich nur um ein oder zwei Punkte handelt
- Das Sehvermögen normal ist
- Die Augen schmerzfrei sind

Möglich

**Kurzsichtigkeit**

Bei stärkerer, nicht korrigierter Kurzsichtigkeit kann eine größere Anzahl dieser schwimmenden bzw. fliegenden Punkte auftreten.

Selten

**Ablösung der Netzhaut**

Siehe auch vorherige Kapitel.
Ehe es zu einer vollkommenen Netzhautablösung kommt, treten folgende Warnzeichen auf:
- Große Anzahl schwimmender Punkte
- Regelrechte Schauer von Lichtblitzen

Wenn Sie diese Symptome haben, sollten Sie sofort einen Augenarzt aufsuchen.

**Verletzung der Netzhaut**

Entzündungen oder Blutungen im Inneren des Auges verursachen:
- Zahlreiche schwimmende Punkte bei einem Auge
- Verwischtes Sehen
- Schmerzen
- Rötung

Behandlung je nach Ursache verschieden.

## Lichthöfe um Lichtquellen

Unter einem Halo versteht man einen ringförmigen Lichtkreis, der eine Lichtquelle umgibt. Bekannt ist der Lichthof des Vollmondes, wir sagen, der Mond hat einen Hof. Ein Halo tritt auf, wenn die Hornhaut sich mit Wasser füllt, wie bei einem Glaukom, oder wenn etwas in der Linse Licht einfängt.

| | |
|---|---|
| Wahrscheinlich | **Grüner Star/Glaukom** |
| Möglich | **Grauer Star/Katarakt** |

Wahrscheinlich **Grüner Star/Glaukom**

Siehe auch vorige Kapitel.

- Lichthöfe werden vor allem in der Nacht gesehen
- Tunnelsichtigkeit

Ein unbehandeltes Glaukom führt zur Zerstörung des Sehvermögens und wird durch eine Reihe von Symptomen begleitet, bis die Krankheit weit fortgeschritten ist. Um so wichtiger ist es daher, die Augen regelmäßig überprüfen zu lassen, vor allem, wenn man über 60 Jahre alt ist.

Möglich **Grauer Star/Katarakt**

Siehe vorhergehende Kapitel.

Die Entwicklung kann über Monate oder Jahre hinweg andauern, bis das Auge schließlich nur noch hell und dunkel unterscheiden kann.

## Tunnelsichtigkeit

Man hat das Gefühl, die Welt durch eine Röhre zu sehen.

| | |
|---|---|
| Wahrscheinlich | **Grüner Star/Glaukom** |
| Möglich | **Retinitis pigmentosa**<br>**Migräne** |
| Selten | **Gehirntumor**<br>**Syphilis** |

Wahrscheinlich

**Grüner Star/Glaukom**

Verdacht darauf besteht bei der Kombination von:
- Tunnelsichtigkeit
- Helle Lichtquellen werden in der Nacht von einem Lichthof (Halo) umgeben gesehen. Besonders Autofahrer sollten darauf achten
- Seltener Schmerzen in den Augen

Möglich

**Retinitis pigmentosa**

→ S. 63

**Migräne**
- Die Symptome tauchen innerhalb weniger Minuten auf
- Das Gesichtsfeld erscheint eingeschränkt
- Übelkeit und schwerer Kopfschmerz folgen
- Das Sehvermögen kehrt zurück

Selten

**Gehirntumor**

Kann ebenfalls Tunnelsichtigkeit verursachen durch Druck auf die Innenseite des Gehirns, ebenso durch eine direkte Zerstörung jenes Teils des Gehirns, der für das Sehen verantwortlich ist. Wahrscheinlich kommen noch andere Symptome hinzu:
- Schwere Kopfschmerzen, typisch während des Aufwachens in der Nacht
- Anhaltende Übelkeit
- Änderung der Persönlichkeit
- Furchtsamkeit

**Syphilis**

Jahre nach der Ansteckung können zahlreiche Spätfolgen dieser Krankheit auftreten, die verschiedene Symptome beinhalten:
- Starke Schmerzen, die plötzlich in die Gliedmaßen einschießen
- Unsicherer Gang
- Herabhängende Augenlider
- Schmerzempfindungen in den Gliedmaßen, welche zu deformierten Gelenken führen
- Geistige Störungen

## Blindheit

Zahlreiche Ursachen, die zur Erblindung führen, sind immer noch unheilbar. Um so wichtiger ist daher das Wissen um jene Ursachen, von Erblindung, die heilbar oder zumindest medizinisch kontrollierbar sind. Wer zu hohem Blutdruck, zur Zuckerkrankheit oder zum vererbten Grünen Star neigt, sollte seine Augen einer regelmäßigen Kontrolle durch den Augenarzt unterziehen und alle eventuellen Warnzeichen unbedingt beachten. Sie finden sie in diesem Buch reichlich und ausführlich beschrieben.

## Teilweise Erblindung

Teilweise, aber dauerhafte Erblindung.

| | |
|---|---|
| Wahrscheinlich | **Grauer Star/Katarakt**<br>**Makuladegeneration**<br>**Zuckerkrankheit/Diabetes**<br>**Grüner Star/Glaukom** |
| Möglich | **Erhöhter Blutdruck**<br>**Aderhautentzündung des Auges/Choroiditis**<br>**Retinitis pigmentosa** |
| Selten | **Körnerkrankheit/Trachom** |

Wahrscheinlich

**Grauer Star/Katarakt**

Erkennbar durch einen weißen Fleck in der Augenlinse. Mit dem Alter zunehmender Sehkraftverlust.

- Teilweiser Verlust des Sehvermögens
- Die Wahrnehmungsfähigkeit für Licht wird nicht verloren
- Grauer Star läßt sich chirurgisch behandeln

**Makuladegeneration**

Makula wird abgeleitet vom lateinischen Wort Macular, Fleck, Mal. Man versteht medizinisch darunter eine fleckenartige Änderung der Haut bzw. der Schleimhäute etc. Im Bereich der Augenmedizin ist darunter meistens eine Hornhauttrübung zu verstehen, die häufig das Resultat von Verletzungen durch Fremdkörper, aber auch durch eine Erkrankung der Hornhaut

verursacht werden kann. Die Makula ist jene Stelle, an welcher die Augenachse auf die Netzhaut trifft, also jener Punkt, wo man am schärfsten sieht.
Dieser Ausdruck wird auch in Verbindung mit der Retina/Netzhaut verwendet. Hier kann es zum Beispiel zu einem Symptom kommen, das als Macula lutea, als gelber Fleck, bezeichnet wird. Unter einer Degeneration in diesem Zusammenhang versteht man eine Schwächung der Funktion, meist als Resultat des natürlichen Alterungsprozesses. Sie gilt als eine der häufigsten Ursachen für eine altersbedingte Sehschwäche.
Diese Erkrankung zieht eine ernsthafte Schwächung des Sehvermögens nach sich, führt aber nicht zu vollkommener Blindheit. Die Ursache ist normalerweise eine Verschlechterung der Blutversorgung oder der Nervenversorgung dieses Augenteiles. Unglücklicherweise kann nur wenig getan werden, um diese Degeneration aufzuhalten, heute ergeben sich aber immer mehr Heilungschancen, indem zum Beispiel die Blutgefäße mittels Lasertechnik behandelt werden.

- Schrittweiser, schmerzloser Rückgang des Sehvermögens
- Unscharfes Bild in der Augenachse
- Das Sehvermögen, besonders auf kurze Distanz, ist verschwommen und läßt sich auch durch Augengläser nicht verbessern
- Das Objekt/Motiv, das wir betrachten, kann zu klein und verzerrt wirken

Es gibt keinen vollständigen Verlust des Sehvermögens, weil die äußeren Teile der Netzhaut von dieser Erkrankung nicht erfaßt werden.

### Zuckerkrankheit/Diabetes

Eine Langzeitwirkung der Zuckerkrankheit ist die Degeneration der Blutgefäße in der Netzhaut. Dies verursacht ein verringertes Sehvermögen, langsam oder plötzlich auftretend und abhängig vom Ausmaß der Degeneration. Zuckerkranke benötigen daher regelmäßige und vor allem häufige Kontrolluntersuchungen der Retina/ Netzhaut. Heute eröffnet die Lasertechnik auch hier beachtliche Möglichkeiten. Augenerkrankungen infolge Diabetes zeigen praktisch keine begleitenden Symptome, nur der Spezialist kann hier die Diagnose stellen.

### Grüner Star/Glaukom

Erhöhter Augeninnendruck, oft vererbt, häufig bei älteren Menschen auftretend, kann zum Grünen Star führen. Diese Erkrankung ist aber in vielen Familien auch erblich bedingt. Merkmale dieser Krankheit sind:

- Schmerzlosigkeit
- Das Sehvermögen am Rand wird verloren und kann sich der Tunnelsichtigkeit nähern
- Nur selten Schmerzen in den Augen
- Bei Dunkelheit werden Lichtquellen, zum Beispiel Straßenlampen beim Autofahren, mit einem Lichthof umrandet gesehen

Möglich

### Erhöhter Blutdruck

Kann eine Makuladegeneration verursachen und sollte behandelt werden. Leicht erhöhter Blutdruck zeigt keine Symptome. Ständig erhöhter Blutdruck hingegen geht mit folgenden Symptomen einher:
- Ernsthafte Kopfschmerzen
- Herzschmerzen, Atemlosigkeit, Schwellungen der Fußknöchel, Brustschmerzen

### Aderhautentzündung des Auges/Choroiditis

Die Aderhaut ist die mittlere Hautschicht des Auges und besitzt zahlreiche Blutgefäße. Eine Entzündung der Aderhaut führt schrittweise zum Verlust des Sehvermögens in jenem Auge, das befallen ist. Die wahre Krankheitsursache dafür ist unbekannt, man vermutet aber einen Zusammenhang mit Toxoplasmose, einer Infektionskrankheit. Auch Syphilis wird unter Umständen als Ursache angesehen.
- Man sieht zeitweise mit einem Auge ein verzerrtes Bild
- Dann entsteht teilweise Blindheit an diesem Auge
- Nur ein Auge ist davon betroffen
- Die Stelle ist begrenzt und wird weder größer noch kleiner

### Retinitis pigmentosa

Eine degenerative Krankheitserscheinung der Netzhaut, die bei der Untersuchung mit dem Ophthalmoskop (Augenspiegel) gesehen werden kann. Man geht von Vererbung aus und kann nur wenig gegen diese Erkrankung tun.
- Die ersten Symptome treten schon in der Jugend auf
- Schrittweise verschlechtert sich das Sehen zu den Rändern hin, evtl. kann Tunnelsichtigkeit folgen
- Nachtblindheit

Selten

### Körnerkrankheit/Trachom

Eine durch Virusinfektion bedingte Krankheit, die bereits den alten Ägyptern bekannt war. Es entstehen in der Bindehaut Entzündungen, Follikel und Narben. Langwierige Krankheit.

Weltweit zählt das Trachom zu den Hauptursachen für Erblindung, kommt aber selten in den hochentwickelten Ländern vor. Diese Infektion zeitigt:

- Entzündete Augen
- Triefende Augen
- Schädigung der Hornhaut, die zur teilweisen oder vollständigen Erblindung führen

## Plötzliche Erblindung

Tritt selten auf, hat dann aber einen ernsten und besorgniserregenden Hintergrund.

| | |
|---|---|
| Wahrscheinlich | **Verschluß der zentralen Netzhautarterie**<br>**Verschluß der zentralen Netzhautvene**<br>**Netzhautablösung**<br>**Flüchtige Erblindung**<br>**Schlaganfall** |
| Möglich | **Zeitweise Arterienentzündung**<br>**Migräne**<br>**Entzündung des Sehnervs**<br>**Bluterguß/Blutgerinnsel**<br>**Grüner Star/Glaukom** |
| Selten | **Methylalkoholvergiftung**<br>**Verletzung**<br>**Hysterie** |

Wahrscheinlich **Verschluß der zentralen Netzhautarterie**

Diese Arterie versorgt die Rückseite des Auges mit Blut. Eine Blockade kann zum Beispiel durch ein Blutgerinnsel verursacht werden, aber auch durch eine Verengung der Arterie.

- Schlagartige, totale Erblindung
- Kein Schmerz
- Nur ein Auge ist davon betroffen

Wenn die Blockade das Ergebnis eines spastischen Krampfes der Arterie ist, so besteht eine Chance, daß die Sehkraft nach einigen Stunden wieder zurückkehrt. Ansonsten gibt es keine Behandlung. Um so bedeutender ist es daher, nach den Ursachen zu forschen, um für das andere, noch gesunde Auge, medizinisch vorsorgen zu können. Es kann zum Beispiel ein Blutgerinnsel im Körper die Ursache dafür sein, ebenso eine zeitweise Entzündung der Arterie.

### Verschluß der zentralen Netzhautvene

Dieses Blutgefäß transportiert Blut vom Auge weg. Die Blockade wird üblicherweise durch Druck einer erkrankten Netzhautarterie verursacht, die ganz nahe bei der Vene verläuft.

- Ältere Menschen sowie Diabetiker oder Menschen mit hohem Blutdruck gehören zu den Risikopatienten
- Der Verlust des Sehvermögens tritt schnell ein, ist aber nicht andauernd wie bei der arteriellen Blockade
- Licht kann normalerweise noch gesehen werden

Gelegentlich kehrt das Sehvermögen teilweise zurück, das kann aber mehrere Wochen dauern.

### Netzhautablösung

Die Netzhaut ist nicht fest im Auge befestigt , sondern wird durch den Druck im Inneren des Auges sozusagen gehalten, und sie kann sich zum Beispiel durch Flüssigkeitsabsonderung vom Hintergrund des Auges lösen. Auch äußere Einwirkungen können zu einer Netzhautablösung führen, ebenso – wenn auch selten – ein Tumor, der an der Augenrückseite sitzt.

- Meist in Verbindung mit extremer Kurzsichtigkeit
- Nach Unfällen
- Das Auftreten von vielfach zu sehenden Lichtblitzen kann ein Warnzeichen sein
- Ein Schatten kann über das Gesichtsfeld fallen. Oft läßt sich das als ein Vorhang beschreiben, der vor dem Auge niedergeht

Frühzeitige Behandlung kann zu großen Erfolgen führen.

### Flüchtige Erblindung

Hier handelt es sich ebenfalls um eine Blockierung der zentralen Netzhautarterie. Der Blutpfropfen kann sich rasch örtlich verlagern.

- Plötzliche Blindheit ohne Schmerzen
- Sehvermögen kann nach einigen Minuten zurückkehren

Ihr Arzt muß sofort danach suchen, woher der Blutpfropfen ursprünglich gekommen ist. Normalerweise wird das die Kopfschlagader sein, die am Genick verläuft.

### Schlaganfall

Verursacht durch eine plötzliche Blockade der Blutversorgung im Inneren des Gehirns. Kann auch jenen Teil des Gehirns erfassen, der das Sehvermögen steuert, in diesem Fall ist unter anderem Erblindung das Resultat.

- Rasches, schmerzloses Auftreten
- Das Sehvermögen geht normalerweise in beiden Augen gleichzeitig verloren

- Plötzliche Lähmung einer Körperhälfte
- Bei schweren Schlaganfällen folgt Bewußtlosigkeit

Durch die Ermittlung der genauen Erblindungsursache können umgekehrt Rückschlüsse darauf gezogen werden, welcher Teil des Gehirns betroffen ist.

Möglich

### Zeitweise Arterienentzündung

Die Erblindungsursache sollte genauer erforscht werden, damit diese Erkrankung auch behandelt werden kann. Oft wird damit auch ein umfassendes rheumatisches Leiden in Verbindung gebracht, das vor allem in späteren Jahren auftritt.

- Schrittweise Müdigkeit und Unwohlsein
- Muskelverspannung, besonders rund um die Schultern und im Nacken
- Schmerzempfindlichkeit auf beiden Schläfen, ist ein typisches Symptom

Diese Krankheit reagiert hervorragend auf Kortisonbehandlung, die das Sehvermögen retten kann.

### Migräne

Ein verzerrtes Bild, mit zeitweiser Blindheit gehört zu den Begleitsymptomen der Migräne. Sie tritt meistens in jüngeren oder mittleren Jahren auf.

- Schimmernde Lichteindrücke in den Augen
- Brechreiz
- Einseitige Blindheit
- Undeutliches Sprechen
- Wenn die Symptome verschwinden, beginnen schwere Kopfschmerzen

Der erste Migräneanfall kann für den Betroffenen wie ein Schlaganfall wirken. Die Behandlung differiert von Arzt zu Arzt. Eine ausführliche Untersuchung ist aber durchaus angebracht, da der Migräneanfall auch durch eine Gehirnerkrankung verursacht werden kann.

### Entzündung des Sehnervs

Tritt vor allem bei jungen Menschen auf.

- Plötzlicher Verlust des Sehvermögens auf einem Auge
- Meistens ist die Beeinträchigung des Sehens begrenzt auf das zentrale Sehfeld, so daß man sozusagen nur noch an den Ecken sehen kann
- Das Auge kann schmerzen

Wiederherstellung und Heilung nach einigen Tagen. Die Entzündung des Sehnervs kann ein Warnsignal für Multiple Sklerose sein. Andere Ursachen können auch Syphilis, Diabetes und Vitamin-B-Mangel sein.

### Bluterguß/Blutgerinnsel

Blutungen im Augapfel. Werden mit Diabetes sowie mit allgemeinen arteriellen Erkrankungen in Verbindung gebracht.

- In leicht verlaufenden Fällen Wahrnehmung schwirrender Punkte
- Auftreten von schmerzloser, teilweiser Erblindung auf einem Auge

Eine Untersuchung mit dem Ophthalmoskop kann die Diagnose bestätigen. Es gibt nur wenige Behandlungsmöglichkeiten. Das Resultat hängt von der Größe der Blutung und eventuellen anderen Erkrankungen ab.

### Grüner Star/Glaukom

Siehe vorhergehende Kapitel.
Begleitet von:

- Plötzlichen Schmerzen an einem Auge
- Gerötetes Auge
- Das Auge sieht glasig aus

Sofortige Behandlung notwendig.

Selten

### Methylalkoholvergiftung

Alkoholiker, die Methylalkohol trinken, erblinden auf der Stelle auf einem, mitunter sogar auf beiden Augen. Unheilbar.

### Verletzung

Eine Kopfverletzung kann sofortige Erblindung verursachen, wenn jener Teil des Gehirns verletzt wurde, der für die Sehkraft zuständig ist. Auch eine Netzhautverletzung – siehe vorher – führt dazu.

### Hysterie

Erblindung kann auch auf seelische Ursachen zurückgeführt werden, wenn der Augenhintergrund normal erscheint und wenn sich durch elektrische Tests zeigt, daß die Funktionen der Nervenversorgung von Augen und Gehirn einwandfrei arbeiten. Beim erkrankten Menschen zeigen sich normalerweise auch noch andere seelische Symptome, wie:

- Unerklärliche Lähmungen
- Sprachschwierigkeiten
- Unsichere Gehweise
- Der Patient zeigt in bezug auf die Erblindung nicht jene Betroffenheit, die zu erwarten wäre. Der Verlust des Augenlichts ist ja wohl für die meisten Menschen ein katastrophales Ereignis. Nicht selten gibt es in diesen Fällen auch eine psychosomatische Krankheitsgeschichte

## Blinde Flecken

Es kann vorkommen, daß Sie in Ihrem Gesichtsfeld den Eindruck haben, etwas nur schlecht bzw. zu schwach zu sehen. Sie haben das Gefühl, einen Fleck zu sehen, und wo immer man hinblickt, bleibt er gleichsam an derselben Stelle in bezug zum anderen Bild, das Sie sehen. Diese Krankheit wird als Skotom oder Gesichtsfeldausfall bezeichnet und durch Beschädigungen an beiden Sehnerven innerhalb des Gehirns verursacht. Auswirkungen können Störungen beim ruhigen Geradeaussehen sein, aber es können auch Einschränkungen des normalen Gesichtsfeldes von links nach rechts sowie von oben oder unten her bestehen. Diese Einschränkungen sind fast immer ein Zeichen dafür, daß an der Netzhaut oder an jenen Nervenbahnen, welche das Sehzentrum steuern, ein Defekt besteht. Es sollte sofort eine fachärztliche Untersuchung erfolgen. Eine Gesichtsfeldeinschränkung ist auch bei Trägern extrem starker Brillengläser möglich.

| | |
|---|---|
| Wahrscheinlich | **Makuladegeneration**<br>**Schlaganfall**<br>**Verletzung** |
| Möglich | **Hirnanhangdrüsen-Tumor** |
| Selten | **Vergiftung**<br>**Halsschlagader-Aneurysma**<br>**Vererbung** |

Wahrscheinlich

**Makuladegeneration**

Eine altersabhängige Beeinträchtigung, die an einer bestimmten Stelle zu verringertem Sehen, teilweise sogar bis zur Erblindung führt. Siehe vorher.

- Ein Auge ist mehr betroffen als das andere
- Im Zentrum des Gesichtsfeldes wird schlecht gesehen
- Die Stelle, an der schlecht gesehen wird, nimmt langsam zu

**Schlaganfall**

Kann im Gehirn folgendes verursachen:

- Zunehmendes schlechtes Sehen im gesamten Gesichtsfeld
- Beide Augen sind davon betroffen
- Zusätzliche Symptome eines Schlaganfalls, zum Beispiel Lähmungen, Verwirrtheit

### Verletzung

Ein schwerer Schlag gegen den Kopf kann das Auge oder Gehirn so schädigen, daß Erblindung die Folge ist.

- Normalerweise sind beide Augen davon betroffen.

Möglich

### Hirnanhangdrüsen-Tumor

Die Hirnanhangdrüse liegt im Gehirn sehr nahe an den Augennerven, und zwar dort, wo diese die Augen verlassen. Jeder Tumor in diesem Bereich drückt auf die Augennerven und erzeugt einen charakteristischen blinden Fleck.

- Schmerzfrei
- Verlust der Sehkraft im äußeren Gesichtsfeld
- Beide Augen sind betroffen
- Leichte Kopfschmerzen

Es können auch noch andere Symptome vorkommen, zum Beispiel eine abnormale Hormonproduktion, Phasen von Geistesabwesenheit, die Brustdrüsen geben ständig Milch.

Selten

### Vergiftung

Tabak und Aethylalkohol können, ebenso wie andere Gifte, den Sehnerv schädigen.

- Zuerst geht die Sehkraft im zentralen Gesichtsfeld schrittweise verloren
- Das Sehvermögen nimmt allgemein ab
- Der Verlust des Sehvermögens kann plötzlich auftreten

Eine Heilung ist davon abhängig, wie lange die Schädigung zurückliegt.

### Halsschlagader-Aneurysma

Eine geschwollene Halsschlagader drückt auf das Gehirn, dieses wiederum auf den Sehnerv.

- Ein blinder Fleck im äußeren Gesichtsfeld tritt auf
- Zuerst nur an einem Auge
- Allmählich werden beide Augen erfaßt

### Vererbung

Wenn diese Erkrankung schon bei jungen Menschen auftritt, kann es sich um Vererbung handeln.

# Nachtblindheit

| | |
|---|---|
| Wahrscheinlich | **Retinitis pigmentosa** |
| Möglich | **Schwere Kurzsichtigkeit**<br>**Angeboren** |
| Selten | **Vitamin-A-Mangel** |

Wahrscheinlich

**Retinitis pigmentosa**

Siehe auch vorher. Bei Jugendlichen verbunden mit:
- Nachtblindheit
- Tunnelsichtigkeit

Möglich

**Schwere Kurzsichtigkeit**
- Reduziertes Sehvermögen bei schlechten Lichtverhältnissen
- Verwischtes Sehen, das sich durch Augengläser beheben läßt

**Angeboren**

Gelegentlich kommt Nachtsichtigkeit schon von Geburt an vor.

Selten

**Vitamin-A-Mangel**

Vitamin-A ist die wichtigste Basis, um das Sehvermögen zu erhalten. Mohrrüben enthalten viel natürliches Vitamin A, und ihr Verzehr ist daher wichtig für tadellose Nachtsichtigkeit. Diese Erklärung wird mit Sicherheit Kinder unbeeindruckt lassen. Man sollte diese aber darüber aufklären, daß der Mangel an Vitamin A, mit ein Hauptgrund für Erblindung in der Dritten Welt ist.
- Nachtblindheit ist ein frühes Symptom
- Das Auge erscheint lederartig, die Linse wolkig

Geben Sie frühzeitig und in hohen Dosierungen Vitamin A.

# Farbenblindheit

Einer von zwölf Männern und eine von 200 Frauen sind davon betroffen. Meistens ist das Rot-Grün-Sehen teilweise oder vollständig fehlend. Weniger häufig tritt Blau-Grün-Blindheit auf. Völlige Farbblindheit kommt selten vor. Die Anpassungsfähigkeit des Gehirns ist so hervorragend, daß junge Menschen nicht selten erst, wenn sie erwachsen sind, bemerken, daß diese Erkrankung vorliegt. Der Mensch unterscheidet dann die Farben, die er nicht sehen kann, durch feine Differenzierungen in der Helligkeit und in den Grautönen. Der betroffene Mensch weiß, daß das unterste Licht an einer Ampel grün ist. Die Verfasser haben sogar einen überaus erfolgreichen farbenblinden Innenarchitekten kennengelernt. Normale Farbsichtigkeit wird für bestimmte Berufe benötigt, wie zum Beispiel bei Piloten oder Zugführern, die absolut einwandfrei die verschiedenen Farben unterscheiden können müssen.

Gelegentlich können auch folgende Gründe vorliegen:

| | |
|---|---|
| Wahrscheinlich | **Grauer Star/Katarakt**<br>**Netzhautbeschädigung** |
| Möglich | **Falsche Ernährung** |
| Selten | **Drogen** |

Wahrscheinlich

**Grauer Star/Katarakt**

Diese Erkrankung führt nicht generell zum Verlust der Farbsichtigkeit, macht aber die Unterscheidung von Farben schwieriger. Siehe vorher.

**Netzhautbeschädigung**

Viele Netzhauterkrankungen können die Farbsichtigkeit beeinträchtigen. Die für das Farbensehen verantwortlichen Teile der Netzhaut wurden beschädigt. Andere Symptome können zum Beispiel sein:

- Schrittweiser Verlust des Sehvermögens
- Plötzlicher Verlust des Sehvermögens
- Blinde Flecken

Möglich

**Falsche Ernährung**

Vitamin- und Proteinmangel kann die Farbsichtigkeit beeinträchtigen. Außerdem kann Alkoholismus zu verschiedenen Krankheiten und Gehirnschädigungen führen, die wiederum das Sehvermögen beeinträchtigen.

- Nachtblindheit
- Verzögertes Wachstum in der Kindheit
- Haarausfall, die Haut verliert ihre Färbung
- Geschwollene Fußgelenke

Selten

**Drogen**

Dazu zählen auch massiver Mißbrauch von Tabak und Alkohol. Eine Überdosierung von Digoxin, einem Herzmedikament, bewirkt, daß wir die Welt gelb oder grün sehen.

## Schielen

Schielen ist eine Fehlstellung der Augen, bei der beide Augen außerhalb der Augenachse sehen. Ein Punkt wird in unterschiedlichen Richtungen gesehen. Wir wiederum haben das Gefühl, daß die Augen eines schielenden Menschen nicht in die gleiche Richtung blicken. Tritt diese Fehlstellung bei Säuglingen oder Kleinkindern auf, so gehört sie unbedingt behandelt. Schenken Sie bitte überlieferten Weisheiten, daß heranwachsende Kinder das Schielen verlieren, keine Beachtung. Es wird mit Sicherheit nicht eintreten. Im Gegenteil: Das Kind wird sich an das Schielen gewöhnen, und das Gehirn wird ebenfalls versuchen, sich an den Defekt anzupassen bzw. diesen auszugleichen. Auf Dauer gesehen wird dies aber zu einer Sehschädigung in einem Auge führen. Symptome, die auf Schielen deuten, sind:
- Offensichtliche Abweichung von einem oder beiden Augen
- Der Kopf wird in einer unnatürlichen Haltung gehalten, um das Schielen zu kompensieren
- Schielen tritt verstärkt auf, wenn das Kind ermüdet

Diagnose und Behandlung des Schielens sind ein weites Feld. Die Ursache ist in den meisten Fällen in einer Störung der Augenmuskeln oder in unterschiedlichen Stärken der Augenlinsen zu suchen. Beide Ursachen lassen sich operativ oder durch eine Brille behandeln.

| | |
|---|---|
| Wahrscheinlich | **Balancestörung der Augenmuskeln oder ungleiches Gesichtsfeld** |
| Möglich | **Starke Hautfaltung** |
| Selten | **Nervenlähmungen**<br>**Tumor des Auges oder der Augenhöhle** |

Wahrscheinlich **Balancestörung der Augenmuskeln oder ungleiches Gesichtsfeld**

Wird der Kopf in einer unnatürlichen Haltung gehalten, so deutet dies auf eine Balancestörung der Muskeln hin. Man wird außerdem bemerken, daß sich ein Auge nicht über einen bestimmten Punkt hinaus dreht. Ebenso kann es sein, daß das eine Auge kurzsichtig, das andere weitsichtig ist. Wie immer es sei, ein Spezialist muß die Ursachen feststellen.

Möglich

### Starke Hautfaltung

Bei Kindern kann es vorkommen, daß die Falten der Haut am Nasenrücken so dick sind, daß das Auge sich dahinter sozusagen versteckt. Auch das erfordert eine genauere Untersuchung.

Selten

### Nervenlähmungen

Darüber haben wir schon vorher an vielen Stellen berichtet: Sechs Muskeln kontrollieren die Bewegungen jedes Auges. Jeder dieser Muskeln kann aus verschiedenen Gründen gelähmt werden. Schielen, bedingt durch eine Nervenlähmung,wird von folgenden Symptomen begleitet:

- Plötzliches Auftreten eines bisher nicht bemerkten Schielens
- Ein herabhängendes Augenlid
- Ständiger Wechsel der Pupillengröße

Nervenlähmungen haben eine Vielzahl von Ursachen und erfordern ausführliche Untersuchungen.

### Tumor des Auges oder der Augenhöhle

Ein Tumor des Auges oder der Augenhöhle kann in jedem Lebensalter vorkommen und führt zu Schielen, da der Tumor auf den Augapfel drückt. Ignorieren Sie daher niemals plötzlich auftretendes Schielen, besonders nicht bei Kindern.

- Das Auge tritt mehr und mehr nach außen
- Schmerzgefühl hinter dem Auge
- Die Pupille erscheint weiß, wenn sich im Inneren des Auges ein Tumor befindet

## Nase und Nasendeformierung

Es gibt keinen anderen Körperteil, der so unterschiedliche Formen aufweist wie die Nase. Außerdem kann die Nase anatomisch deformiert sein. Gründe dafür sind:

| | |
|---|---|
| Wahrscheinlich | **Verletzung** |
| Möglich | **Knollennase** |
| Selten | **Gewebe-Erkrankung der Nasenscheidewand**<br>**Aussatz/Lepra**<br>**Nasenkrebs** |

Wahrscheinlich

### Verletzung

Kleinere Verletzungen sind hier nicht von besonderer Bedeutung und können zu keiner nachhaltigen Verformung der Nase führen. Wesentlich wichtiger aber sind Verletzungen durch Bruch des Nasenbeins mit Schwellungen und Blutungen. Normalerweise benötigt eine Schwellung der Nase mindestens eine Woche, bis sie zurückgeht. Erst dann kann man in einer Untersuchung klären, ob die Nase zum Beispiel eine Korrektur oder eine Operation benötigt.

- Gebrochenes Nasenbein
- Eingedrückte Nase
- Verschiebung der Nase
- Schwellung
- Blutung

Möglich

### Knollennase

Auch bekannt als Kartoffelnase. Verursacht durch eine Überaktivität der Nasensekretion. Es dauert einige Jahre, bis so eine Nase entsteht.

- Große knollenartige Nase
- Purpurrote Farbe
- Unregelmäßige Oberfläche, Drüsenprobleme

Einfache Heilung durch Operation möglich.

Selten

### Gewebe-Erkrankung der Nasenscheidewand

Selbstverständlich kann ein kräftigerer Lufthauch das Nasenbein nicht brechen, dagegen ist die Nasenscheidewand, eine dünne Trennwand zwischen beiden Nasenhälften, leicht zu verletzen. So kann zum Beispiel schon der Druck eines Blutklumpens zu folgenden Erscheinungen führen:

- Kopfweh
- Örtlich begrenzter Schmerz an der Nasenspitze bzw. an den Nasenöffnungen
- Geweitete Nasenöffnungen
- Reduziertes Gefühl der Haut auf der Nase
- Nachhaltige Beeinträchtigungen der Nasenscheidewand über einen Zeitraum von mehreren Wochen

### Aussatz/Lepra

Führt zu einem kompletten Ausfall der Nasenfunktion infolge eines nekrotischen Geschwürs der Nasenscheidewand.

### Nasenkrebs

Jede ungewöhnliche Krankheitserscheinung an der Nase, die sich über Monate oder Jahre hinweg vergrößert, kann einen bösartigen Krebs zur Ursache haben. Dazu gehören zum Beispiel die Symptome Blutungen, Geschwüre, Schmerzen, Drüsenentzündungen etc.

## Gerötete Nase

| | |
|---|---|
| Wahrscheinlich | **Staphylokokken-Infektion** |
| Möglich | **Akne rosazea/Rotfinnen**<br>**Wundrose**<br>**Knollennase** |

Wahrscheinlich

### Staphylokokken-Infektion

Die Infektion erstreckt sich auf kleine Follikel der Haut in einem Teil der Nase.

- Örtliche Schwellungen
- Örtliche Rötungen
- Örtlicher Schmerz
- Örtliche Erwärmung

Unter örtlich versteht man grundsätzlich, daß das Symptom auf einen genau begrenzten Teil beschränkt ist.
Benötigt antibiotische Behandlung.

Möglich

### Akne rosazea/Rotfinnen

Eine Rötung, verursacht durch eine Überfunktion der Talgdrüsen in der Nase.

- Kombiniert mit starker Rötung des Gesichtes
- Besonders gerötete kleine Blutgefäße

- Die Rötung überzieht Nase, Augenbrauen, Gesicht und das Kinn
- Kleine Pusteln können auftreten
- Kann mehrere Jahre andauern

Diese Krankheit läßt sich, wenn auch schwierig, behandeln.

**Wundrose**

Eine bakterielle Hautinfektion.
- Zeigt sich auf der Hautoberfläche
- Rötungen nahe der Nase, den Augen und dem Mund
- Fieber
- Unwohlsein
- Wärmegefühl in den geröteten Schwellungen auf der gesamten befallenen Fläche
- Schmerzhaft
- Bläschen können auftreten

Frühzeitige Gaben von Antibiotika helfen wirkungsvoll.

**Knollennase**

Siehe vorher.

## Laufende Nase

| | |
|---|---|
| Wahrscheinlich | **Allgemeine Erkältungskrankheit**<br>**Vasomotorische Rhinitis**<br>**Katarrh**<br>**Allergische Rhinitis** |
| Möglich | **Entzündung der Nasennebenhöhlen/Sinusitis**<br>**Fremdkörper**<br>**Nasenpolypen**<br>**Nebenwirkungen von Medikamenten** |
| Selten | **Nasenkrebs** |

Wahrscheinlich

**Allgemeine Erkältungskrankheit**

Siehe auch andere Kapitel dieses Buches.

Es existieren zahlreiche unterschiedliche Arten von Viren, die allgemeine Erkältungskrankheiten verursachen. Wann immer wir ein Virus überwunden haben, so entwickeln wir eine natürliche Abwehrkraft dagegen. Kinder neigen besonders häufig zu ständig rinnenden Nasen. Die Ursache liegt darin, daß Kinder im

Kindergarten und in der Schule jeden Tag mit neuen Viren konfrontiert werden. Je älter die Kinder werden, desto seltener werden sie an einer derartigen Erkältungskrankheit leiden, da sie gegen die meisten Krankheitserreger eine dauerhafte Immunität aufgebaut haben.

### Vasomotorische Rhinitis

Hierbei handelt es sich um einen Nasenkatarrh, der von den Gefäßnerven der Nase gesteuert wird. Diese Erkrankung zählt zu den einfacheren Nasenerkrankungen. Behandlungen mit Medikamenten oder Nasensprays helfen hervorragend. Sehr ähnlich mit der allergischen Rhinitis.

### Allergische Rhinitis

Wird in der gleichen Weise wie Heufieber durch Staub und Pollenflug verursacht, zusätzlich können viele andere Allergene eine rinnende Nase bewirken. Örtliche Behandlung mit Kortison wird in besonders schweren Fällen unumgänglich sein.

Möglich

### Entzündung der Nasennebenhöhlen/Sinusitis

Bei Entzündung einer oder beider Nasennebenhöhlen ist das Nasensekret oft gelb oder grün gefärbt, oft auch zähflüssig. Zugleich tritt als Begleitsymptom Kopfschmerz auf.

### Fremdkörper

Das Nasensekret riecht schlecht und tritt normalerweise nur auf einer Seite auf. Antibiotische Behandlung ist angebracht.

### Nasenpolypen

Gutartige Nasenpolypen zeigen keine unangenehmen Wirkungen. Erst dann, wenn sie durch ihre Größe zum Beispiel das Innere der Nase einengen und blockieren, führt dies zu einem Verdicken und gleichzeitigen Anstieg der Nasensekretmenge. Als erstes Symptom registrieren wir eine Triefnase.
Die einzig richtige Behandlung besteht in einer chirurgischen Entfernung der Polypen.

### Nebenwirkungen von Medikamenten

Oft müssen Medikamente in der Nase hochgezogen werden, so daß das Sekret sich in Farbe und Konsistenz ändern kann. Diese Nebenwirkungen haben normalerweise keine Bedeutung und werden außerdem in den Beipackzetteln der betreffenden Medikamente beschrieben. Wenn dagegen jemand durch die Nase Heroin, Kokain etc. schnupft, so führt dies zu einem klaren, flüssigen Nasensekret. Zusätzlich können noch auftreten:

- Triefaugen
- Schwitzen
- Magenkrämpfe
- Durchfall
- Gänsehaut
- Gähnen

Selten **Nasenkrebs**

Jeder Tumor in oder rund um die Nase verursacht Nasenbeschwerden. Ständiges Nasenbluten, regelmäßig wiederkehrende Blutungen sowie Blutspuren im Nasensekret können ein frühes Warnsymptom für Nasenkrebs sein.

## Nasenbluten

| | |
|---|---|
| Wahrscheinlich | **Leichte Infektion**<br>**Nasenbohren**<br>**Verletzung**<br>**Allgemeine Erkältung** |
| Möglich | **Fremdkörper**<br>**Chronische Sinusitis**<br>**Nebenwirkungen von Medikamenten**<br>**Gutartiger Tumor** |
| Selten | **Erweiterung der kleinen Blutgefäße**<br>**Störung der Blutgerinnung**<br>**Hoher Blutdruck**<br>**Nasenkrebs** |

Vor allem ein Problem vieler Kinder, aber auch Erwachsene leiden von Zeit zu Zeit daran. Es gibt viele Ursachen dafür, so zum Beispiel rein örtliche in der Nase gelegene, manchmal liegt aber auch eine Erkrankung des gesamten Körpers vor. Meistens läßt sich Nasenbluten durch das Einführen eines feinen Gazepfropfens in das betroffene Nasenloch stillen. Achten Sie aber darauf, daß dieser Gazepfropfen so groß ist, daß er auf keinen Fall zu hoch in die Nase geschoben werden kann, das wäre viel zu gefährlich. Der Pfropfen sollte in seiner Größe daher überdimensioniert sein und genau so in die Nasenöffnung passen, daß er noch sichtbar ist. Bei hartnäckigem Nasenbluten kann man auch den Kopf zurücklegen und nur noch durch den Mund atmen. Auflegen von Eisstückchen oder einem kalten, naßen

Waschlappens hilft ebenfalls gut. Nur in ganz seltenen Fällen ist eine medizinische oder chirurgische Intervention erforderlich. Suchen Sie aber auf jeden Fall ärztlichen Rat auf, wenn die Blutungen häufiger auftreten.

Wahrscheinlich

## Leichte Infektion

Eine der Hauptursachen von andauerndem oder wiederkehrendem Nasenbluten. Dadurch treten die Blutgefäße an der Oberfläche der Nasenschleimhaut stark hervor. Schon die kleinste Störung löst dann Nasenbluten aus. Eine antibiotische Behandlung im Inneren der Nase zeigt bereits nach wenigen Tagen Erfolge.

## Nasenbohren

Bei Kindern weit verbreitet, da sie gerne im wahrsten Sinne des Wortes in der Nase herumbohren und dadurch die Haut verletzen können. Vor allem im Bereich der Nasenöffnungen.

- Gelegentliche Blutungen
- Treten häufig bei Nacht auf
- Die Blutungen lassen sich durch Ausübung von Druck (Gazepfropfen) gut stillen
- Können wiederholt auftreten

## Verletzung

Wenn die Nase deutlich durch äußeren Einfluß (z. B. einen Stoß) deformiert erscheint, sollte man unbedingt einen Arzt aufsuchen. Ein vordergründig nicht sichtbarer Bruch ist meistens die Ursache.

## Allgemeine Erkältung

Nasenbluten gehört zu den häufigen Begleitsymptomen allgemeiner Erkältungskrankheiten. Durch die Entzündung werden kleinen Blutgefäße gereizt. Häufiges Naseputzen kann ebenfalls zu diesen Blutungen führen.

**Die Nasennebenhöhlen**

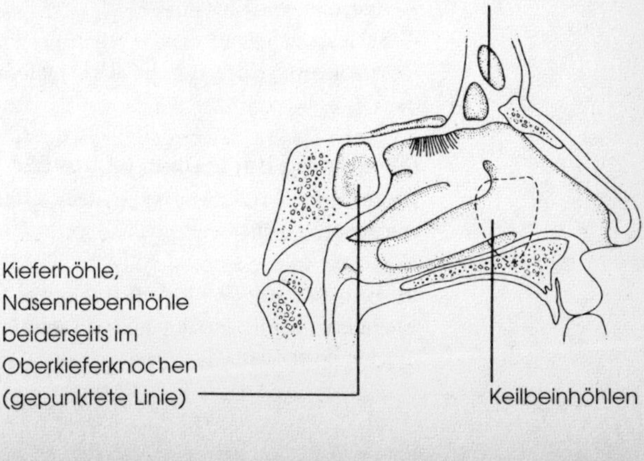

Möglich

### Fremdkörper

Kinder schieben immer wieder größere oder kleinere Fremdkörper, wie zum Beispiel Palmkätzchen, Beeren, Kügelchen oder Murmeln in die Nase. Beliebt ist auch das Einführen von Kirschkernen. Die an sich kleinen Objekte können oft mehrere Tage oder Wochen unbemerkt in der Nase verbleiben, bis sie sich mittels einer Entzündung bemerkbar machen:

- Entzündung einer Nasenhälfte
- Gelbgrünliches Nasensekret
- Versetzt mit Blutteilen, übler Geruch

Die Entfernung des/der Fremdkörper sollte möglichst unter lokaler Narkose erfolgen.

### Chronische Sinusitis

Die Knochenteile der Nasennebenhöhlen sind chronisch entzündet.

- Übelriechender, dicker Ausfluß von Nasensekret direkt in die Mundhöhle, kaum durch die Nasenöffnungen
- Beeinträchtigung der Nasenfunktion
- Kopfschmerzen vor allem im Stirnbereich und unter den Augen
- Verschlechterter Geruchs- und Geschmackssinn
- Nasenbluten

### Nebenwirkungen von Medikamenten

Zahlreiche Medikamente, wie zum Beispiel Blutverdünnungsmittel oder Medikamente gegen Arthritis, können Nasenbluten verursachen. Man sollte in diesem Fall einen Arzt konsultieren, um eine evtl. Überdosierung des Medikaments zu korrigieren.

### Gutartiger Tumor

Dadurch bedingte Blutungen können von Zeit zu Zeit, vor allem beim Nasenbohren oder heftigen Ausschneuzen, auftreten.

- Beeinträchtigung der Nasenfunktion
- Auftreten von Sinusitis
- Schleimausfluß
- Verringerung des Geschmacks- und Geruchssinnes

Selten

### Erweiterung der kleinen Blutgefäße

Diese vererbbare Erweiterung kleiner Blutgefäße wird in späteren Kapiteln näher behandelt.

### Störungen der Blutgerinnung

Eine der Hauptursachen ist die Bluterkrankheit. Begleiterscheinungen dazu sind:

- Hartnäckige Blutungen nach geringen und/oder oberflächlichen Verletzungen
- Blutungen nach Zahnbehandlungen
- Blutungen in Gelenke hinein, die evtl. zu Degenerationen führen
- Ganz plötzlich auftretende Blutungen, z. B. Nasenbluten

Ein einfacher Bluttest zeigt bereits an, ob es im Bereich der Blutgerinnung Abnormalitäten geben könnte. Es ist grundsätzlich wichtig, darüber Bescheid zu wissen, um im Krankheitsfall Arzt oder Zahnarzt rechtzeitig informieren zu können.

### Hoher Blutdruck

Er tritt vor allem in mittleren und späteren Lebensjahren auf. Der Blutdruck sollte nun regelmäßig geprüft werden, ebenso die Blutgerinnungswerte, um rechtzeitig medizinisch wirkungsvoll eingreifen zu können.

### Nasenkrebs

Nachstehende verschiedene Symptome sind möglich:

- Verringerung der Nasenfunktion
- Ausfluß aus der Nase
- Zahnschmerzen
- Zahnausfall
- Probleme mit Zahnprothesen
- Sinusitis als Begleiterscheinung
- Nasenbluten
- Hervortretende Augen
- Sehstörungen
- Die Sinneswahrnehmungen von Gesicht, Nase und Mund ändern sich
- Die Haut kann erfaßt sein
- Lymphknoten vergrößern sich

Nasenbluten alleine ist sehr, sehr selten ein Symptom für Nasenkrebs.

## Nasale Sprache

Jede Erkrankung oder Verletzung, welche die Nase oder den Nasen-Rachen-Raum beeinflußt, bewirkt eine Tonänderung der Sprache. Die häufigsten Ursachen sind allgemeine Erkältung, Verformungen der Nasenscheidewand sowie Verletzungen. Ebenso können Fremdkörper, chronische Sinusitis, gutartige Tumore oder Polypen die Ursache dafür sein.

Der Nasen-Rachen-Raum

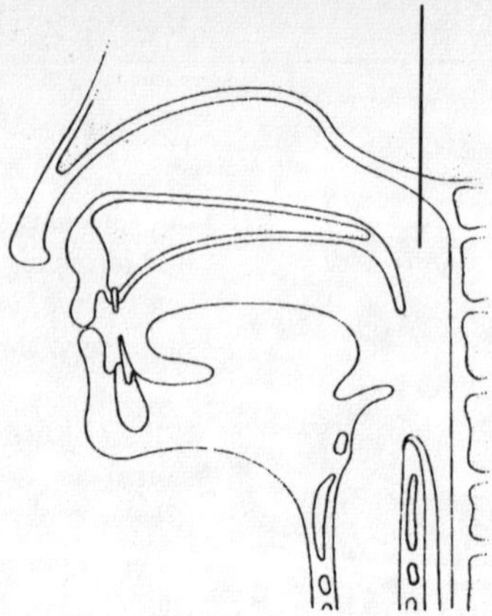

## Schnarchen

Es zählt zu den häufigsten Problemen, welches den Ärzten oft vorgetragen wird, und tritt dann auf, wenn die Zunge den freien Luftstrom behindert, wenn Vibrationen von feinen Strukturen im Mund oder Hals entstehen, vor allem auch im Bereich der Rachenmandeln. Anfällig dafür sind Trinker, Menschen im Alter über 40 (vor allem Männer) sowie Menschen mit gestörter Nasenfunktion oder mit mißgebildeter Nase. Beim Schlafen in Rückenlage tritt Schnarchen besonders häufig auf. Abhilfe kann hier unter Umständen das Schlafen in Seitenlage bringen. Schnarchen kann auch zu schweren Störungen der Partnerschaft führen, da das Zusammenleben beeinträchtigt wird und man nur in den seltensten Fällen hier Hilfe beim Arzt erhoffen darf.

Außergewöhnlich schweres Schnarchen kann eine Operation rechtfertigen. Inzwischen gibt es moderne operative Verfahren im Gaumenbereich, die das exzessive Schnarchen beheben können.

Ein gut durchlüftetes Schlafzimmer sowie trockenes Bettzeug und Schlafen bei offenem Fenster können Schnarchen wesentlich reduzieren.

# Atmung durch den Mund: Verstopfte Nase

Die Auswirkungen einer beeinträchtigten Nasenfunktion hängen zwar von verschiedenen Ursachen ab, zeigen aber meistens folgende Symptome:
- Schmerzende Nase
- Ausfluß aus der Nase
- Verlust des Geruchssinns
- Atmung durch den Mund
- Schnarchen
- Trockener Mund
- Schlechter Atem

Lesen Sie im Einzelfall unter den verschiedenen Symptomen nach. Die Ursachen dieser Beeinträchtigung sind:

| | |
|---|---|
| Wahrscheinlich | **Wucherungen der Rachenmandeln**<br>**Beeinträchtigung der Nasenscheidewand**<br>**Verletzung**<br>**Allgemeine Erkältung**<br>**Vasomotorische Rhinitis**<br>**Allergische Rhinitis** |
| Möglich | **Fremdkörper**<br>**Chronische Sinusitis**<br>**Gutartige Tumore/Nasenpolypen** |

Wahrscheinlich

## Wucherungen der Rachenmandeln

Eine der häufigsten Ursachen für Atmen durch den Mund. Wenn die Mandeln, nahe gelegen bei Nase, Rachen und Gaumen, erkranken, so entsteht eine akute oder chronische Infektion. Die akute Infektion wird begleitet von:
- Schmerzen hinter der Nase
- Katarrh
- Beeinträchtigung der Nasenfunktion
- Vergrößerten Lymphknoten im Halsbereich

Eine chronische Infektion wird begleitet von:
- Vergrößerten Mandeln
- Chronischem Katarrh
- Hartnäckigem Husten
- Atmung durch den Mund
- Entzündung der Ohren, Verschlechterung des Hörens

Beide Arten der Mandelentzündung führen zu Änderungen des

sprachlichen Ausdrucks. Eine Operation der Mandeln ist immer noch, vor allem bei hartnäckigen Erkrankungen, die wirkungsvollste Therapie. Meistens werden diese Operationen schon in der Kindheit durchgeführt. Chronisch entzündete Mandeln können außerdem zahlreiche, zum Teil schwerwiegende Erkrankungen an anderen Körperorganen nach sich ziehen. Eine dauernde ärztliche Kontrolle sowie evtl. Nachuntersuchungen sind angebracht. Je früher eine solche Operation durchgeführt wird, desto problemloser für den Patienten.

**Beeinträchtigung der Nasenscheidewand**

Die Nasenscheidewand, auch Septum genannt, ist ein überaus kunstvolles Gebilde, das aus vielen dünnen Schichten und Teilchen besteht. Man darf darunter allerdings nicht eine feste Wand verstehen. Eine Beeinträchtigung, wie zum Beispiel eine Verbiegung, kann bei der Geburt auftreten. Ein bis zwei Prozent aller Babys weisen daher eine permanent verschobene Nasenscheidewand auf. Ebenso können aber auch Verletzungen die Ursache sein. Als Ergebnis zeigt sich eine mehr oder weniger große Beeinträchtigung der Nasenfunktion, sei es nur einer oder beider Hälften der Nase.

**Verletzung**
**Allgemeine Erkältung**

Siehe vorhergehende Kapitel.

**Vasomotorische Rhinitis**
**Allergische Rhinitis**

Siehe spätere Kapitel.

Möglich

**Fremdkörper**
**Chronische Sinusitis**
**Gutartige Tumore/Nasenpolypen**

Siehe vorige Kapitel.

## Nasenschmerzen

Hierbei handelt es sich um ein allgemeines Symptom, dessen Analyse allein nicht ausreichend ist. Man sollte unbedingt auch auf andere, begleitende Symptome achten. Rinnt die Nase übermäßig? Blutet sie? Ist die Sprache beeinträchtigt? Juckt die Nase? Sind Geschmacks- und Geruchssinn beeinträchtigt?
Bei Auftreten dieser Symptome sind daher die entsprechenden Kapitel zu lesen.

## Kribbelnde Nase, Niesen

Überlegen Sie zuerst, ob es dafür eine äußere Ursache geben könnte:
Ein Haustier, Pflanzen, Chemikalien, Gewürze? Manche Menschen niesen auch im hellen Sonnenlicht. Es gibt zahlreiche Ursachen dafür, viele davon treten nur bei bestimmten Menschen auf. Auch eine vasomotorische oder allergische Rhinitis könnte die Ursache sein.

## Kein Geruchssinn

Jedem plötzlichen oder langsam zunehmenden Verlust des Geruchssinns liegt normalerweise eine Erkrankung zugrunde und eine sorgfältige medizinische Kontrolle ist erforderlich.

| | |
|---|---|
| Wahrscheinlich | **Rauchen**<br>**Allgemeine Erkältung**<br>**Vasomotorische Rhinitis**<br>**Allergische Rhinitis** |
| Möglich | **Verletzungen der Nase**<br>**Atmung durch den Mund**<br>**Sinusitis** |
| Selten | **Schädelverletzung**<br>**Hirnhautgeschwulst**<br>**Vorderlappen-Tumor des Gehirns** |

Wahrscheinlich

**Rauchen**
**Allgemeine Erkältung**
**Vasomotorische Rhinitis**
**Allergische Rhinitis**

Dies Ursachen sind entweder offensichtlich zu erkennen oder werden durch andere Details wie eine allgemeine Erkältung sowie vasomotorische oder allergische Rhinitis, die lange anhalten, begleitet.

Möglich

**Verletzungen der Nase**
**Atmung durch den Mund**

Siehe auch vorhergehendes Kapitel über die Atmung durch den Mund.

### Sinusitis

Siehe späteres Kapitel. Aus einer akuten kann auch eine chronische Sinusitis von langer Dauer werden. Ärztliche Behandlung sollte daher früh einsetzen.

Selten

### Schädelverletzungen

Ein Schlag auf den Schädel kann ernsthafte Störungen und Verletzungen der Nerven im Bereich der Nasenwurzel verursachen. Wenn die Nase eingedrückt, wenn die Stirnpartie verletzt wurde, können Knochenteile jene Nerven durchtrennen, die den Geruchssinn steuern. Letzterer ist dann auf Dauer verloren.

### Hirnhautgeschwulst

Bösartige, langsam wachsende Geschwulst, d. h. ein Tumor der Hirnhäute. Dieser Tumor kann auf die Geruchs- und Geschmacksnerven drücken und dadurch zum Verlust beider Sinnesorgane führen, zusätzlich können auch starke Kopfschmerzen damit einhergehen.

### Vorderlappen-Tumor des Gehirns

Dadurch wird auf bestimmte Teile des Gehirns Druck ausgeübt, sodaß bestimmte Sinnesorgane ausfallen können. Der Verlust dieser Sinnesfunktionen (zum Beispiel, Riechen, Schmecken) tritt fortschreitend auf und kann von anderen Symptomen begleitet werden.

## Die Ohren

Die Ohren haben eine gewissen Ähnlichkeit mit einem Eisberg: Man sieht nur einen kleinen Teil davon. Ihr sichtbarer Teil ist knorpelig, von Haut überzogen und kann durchaus Gegenstand verschiedener Hautkrankheiten sein: Infektionen, Ekzeme, Quetschungen oder Blutergüsse.

Keinen direkten Zublick hat man auf das Trommelfell, das das Innenohr schützt und mit hochsensiblen und schönen Strukturen die Schallwellen in elektrische Impulse umwandelt und zum Gehirn leitet.

Das Innenohr beherbergt außerdem mit Flüssigkeit gefüllte Zirkulationssysteme, welche das Gefühl für Gleichgewicht und Orientierung vermitteln. Außerdem gibt es noch jene Verbindungen, die das Innenohr mit der Rückseite des Rachens verbinden. Dadurch kommt es an beiden Seiten des Trommelfells zu einem Druckausgleich der Luft. Ohne diesen Druckausgleich empfinden wir einen großen Druck und gleichsam »verschlagene« Ohren. Haut, Nerven, Knochen, Flüssigkeit – so ist es wohl kein Wunder, daß eine Reihe von vielen kleineren Erkrankungen und nur einige wenige, ernsthafteren Charakters das Ohr befallen können.

## Blutendes Ohr

Wenn Blut, womöglich mit Eiter gemischt, aus dem Ohr austritt, so ist das ein allgemeines Symptom für eine ernsthaftere Krankheitsursache.

| | |
|---|---|
| Wahrscheinlich | **Mittelohrentzündung** |
| Möglich | **Furunkel/Blutgeschwür**<br>**Polyp**<br>**Verletzung** |
| Selten | **Krebs** |

Wahrscheinlich **Mittelohrentzündung**

Kein Kind entkommt dieser Krankheit, die gelegentlich auch bei Erwachsenen auftritt, oft in Verbindung mit allgemeinen Erkältungskrankheiten. Das Trommelfell ist entzündet und gerötet.

Wenn das Trommelfell reißt, können Eiter und Blut einige Tage aus dem Gehörgang austreten.
- Schmerzen im Ohr für einige Tage
- Austritt eines übelriechenden, blutigen Sekretes
- Jetzt verschwindet der Schmerz
- Noch einige weitere Tage tritt Sekret aus

Das Trommelfell heilt normalerweise von selbst. Ihr Arzt sollte aber diesen Heilungsprozeß kontrollieren und beobachten.

Möglich

**Furunkel/Blutgeschwür**

Irgendwo im Gehörgang befindet sich zum Beispiel ein Furunkel, der aufplatzt und nun ein blutiges Sekret und Hautteilchen nach außen fließen läßt.
- Ein kleiner empfindlicher Punkt, meistens im Inneren des Gehörganges
- Platzt nach ein oder zwei Tagen auf
- Die Symptome verschwinden dann

**Polyp**

Diese fleischigen Hautgewächse, meistens tief im Inneren des Ohres, können Infektionen verursachen. Sie verlaufen schmerzfrei, es kann jedoch Blut aus dem Ohr austreten. Eine Untersuchung durch den Arzt kann diese Krankheitsursache ermitteln.

**Verletzung**

Ein heftiger Schlag gegen den Kopf kann zu einem Riß des Trommelfells führen und Blutungen aus dem Gehörgang verursachen.

Selten

**Krebs**

Bösartige Tumore im Gehörgang oder im Innenohr sind sehr ungewöhnlich.
- Intensiver, hartnäckiger Schmerz im Ohr
- Ständiger Austritt von Sekret, gemischt aus Eiter und Blut
- Teilweise Nervenlähmung auf einer Seite des Gesichtes

# Furunkel, Blutgeschwür im Ohr

| | |
|---|---|
| Wahrscheinlich | **Geschwür** |
| Möglich | **Herpes simplex**<br>**Ramsay-Hunt-Syndrom** |

Wahrscheinlich

## Geschwür

Entsteht normalerweise an den Haarwurzeln im Gehörgang. Im Gegensatz zur kleinen Ursache verursacht es außergewöhnlich große Schmerzen, da die Haut des Gehörganges sehr empfindlich ist.

- Örtlich begrenzte Schmerzen
- Die Schmerzen erreichen nach einigen Tagen einen Höhepunkt
- Ausfluß kleiner Teilchen von Blut und Eiter während einiger Tage aus dem Gehörgang

Normalerweise wird keine Behandlung benötigt, antibiotische Tropfen können aber wirksam helfen.

Möglich

## Herpes simplex

Eine entzündete Stelle im Gehörgang kann die gleichen Symptome zeigen wie ein Furunkel, aber:

- Der Schmerzzustand dauert viel länger und kehrt immer wieder
- Die entzündete Stelle füllt sich mit klarer Flüssigkeit, selten mit Eiter

## Ramsay-Hunt-Syndrom

Siehe nachfolgend.

# Schwellungen, Knoten, Beulen auf dem Ohr

| | |
|---|---|
| Wahrscheinlich | **Aufgelöstes Geschwür**<br>**Blumenkohlohr** |
| Möglich | **Knorpelgewächse im Bereich der Ohrmuschel**<br>**Warze** |
| Selten | **Gicht**<br>**Tumore** |

Wahrscheinlich

### Aufgelöstes Geschwür

Man versteht darunter auch die Nachwirkungen eines Geschwürs, Furunkels etc.

- Schmerzen und Rötung
- Eiter kann ausfließen
- Geht innerhalb weniger Tage zurück

Verschwindet normalerweise von selbst, kann aber Monate dauern.

### Blumenkohlohr

Ein ständig vergrößertes, fleischiges und mißgebildetes Ohr, oft Folge einer Verletzung.

Bei bestimmten Sportarten kommt es zu derartigen Verletzungen des Außenohres bzw. der Ohrmuschel, so zum Beispiel bei Boxern und Rugbyspielern.

Möglich

### Knorpelgewächse im Bereich der Ohrmuschel

Ein kleiner schmerzloser Auswuchs im Bereich des Gehörganges und des äußeren Ohres. Normalerweise von Geburt an vorhanden, harmlos, kann bei Bedarf entfernt werden.

### Warze

Kann genauso das Ohr wie andere Körperstellen befallen.

- Erscheint schlagartig, hält dann im Wachstum inne und wird normalerweise einige Millimeter groß
- Das Ende der Warze ist rauh, zeigt schwarze Pünktchen. Kann entfernt werden

Selten

### Gicht

Dabei handelt es sich um eine Störung des Stoffwechsels im menschlichen Körper. Es entstehen Harnsäurekristalle, die sich in vielen Körperteilen ablagern, vor allem aber in den Gelenken.

- Es können sich aber auch feste, unregelmäßig geformte Ablagerungen am Außenohr zeigen
- Diese sind extrem schmerzhaft
- Schmerzen in anderen Gelenken, vor allem, klassisch fast, in der großen Zehe

**Tumore**

Ein langsam wachsender Hautkrebs kann auch das Ohr erfassen.

- Beginnt als ein kleiner, verkrusteter Punkt
- Kann sich aufwölben
- Kann bluten
- Heilt nicht
- Vergrößert sich schrittweise

Hierbei handelt es sich fast immer um einen gutartigen Tumor, verursacht zum Beispiel durch Erfrierungen oder durch Strahlentherapie.

## Ausfluß aus dem Ohr

| | |
|---|---|
| Wahrscheinlich | **Infektion des Ohres**<br>**Entzündung des äußeren Gehörganges** |
| Möglich | **Chronische Mittelohrentzündung** |
| Selten | **Eiterung des Mittelohrknochens**<br>**Polypen**<br>**Riß des Trommelfells** |

Wahrscheinlich

**Infektion des Ohres**

Siehe vorhergehendes Kapitel. Wird von Schmerzen und Ausfluß mit Eiter und Blut während einiger Tage begleitet.

**Entzündung des äußeren Gehörganges**

Meistens handelt es sich um ein Ekzem im Gehörgang. Die Haut des Gehörganges ist gegenüber Ekzemen genauso anfällig wie die Haut an jeder anderen Stelle des Körpers. Ausgelöst werden derartige Erkrankungen zum Beispiel durch Chemikalien in Schwimmbädern, durch Stochern im Ohr mit einem spitzen Gegenstand (Bleistift etc.), oder mit Wattestäbchen und gelegentlich auch durch medizinisch verschriebene Ohrentropfen. Bakterien oder Pilze können das Ekzem verursachen, die führt zu einem Krankheitsbild aus Infektion und Reizung, das schwierig zu heilen ist.

- Intensiver Juckreiz im Gehörgang
- Hartnäckiger, dünner und wäßriger Ausfluß
- Wenn die Infektion auftritt, ist der Ausfluß zuerst dick
- Behandlung mit Mitteln gegen Pilzbefall, gegen Entzündungen, meistens Ohrentropfen. Behandlungsdauer oft über mehrere Wochen hinweg.

Möglich

### Chronische Mittelohrentzündung

Bei dieser Erkrankung scheidet das betroffene Ohr, durch eine Öffnung im Trommelfell, über einen längeren Zeitraum hinweg Eiter aus, der nach außen rinnt. Normalerweise gibt es hier bereits eine längere Krankengeschichte, mit häufigem Auftreten der Mittelohrentzündung.

- Gelblicher Ausfluß
- Die Menge variiert von Tag zu Tag

Die Behandlung bekämpft die Infektion, versucht den Gehörgang luftdurchlässig zu machen, gelegentlich muß die Öffnung im Trommelfell geschlossen werden.

Selten

### Eiterung des Mittelohrknochens

Die Krankheitsursache liegt darin, daß eine Menge abnormaler Zellen zu einer immer wiederkehrenden Infektion führen. Diese Zellen zerstören die umgebenden Schleimhäute, es zeigen sich folgende Symptome:

- Schwerhörigkeit, Taubheit
- Ausfluß
- Schwindelgefühl

Die Behandlung besteht normalerweise darin, die betroffenen Stellen chirurgisch zu säubern und diese Teile des Ohres von diesen Zellen zu befreien. Es handelt sich um eine schwierigere Operation. Auf Dauer gesehen würden die vorher erwähnten Zellwucherungen des Plattenepithels zu einer Zerstörung des Mittelohrknochens führen.

### Polypen

Fleischige Geschwüre, die keinerlei krebsartige Zellen enthalten. Entstehen bevorzugt im Bereich des Mittelohrknochens und verursachen Ausfluß, gelegentlich mit blutigen Anteilen.

### Riß des Trommelfells

Meistens verursacht durch eine Verletzung. Es führt zu:

- Teilweiser oder vollständiger Schwerhörigkeit bzw. Taubheit
- Ohrensausen
- Blutiger Ausfluß

Ernsthaftere Verletzungen im Bereich des Ohres und dessen

Knochen, vor allem der Bruch eines Knochens, können dazu führen, daß Gehirnflüssigkeit aus dem Gehirn in das Ohr gelangt. Folgendes Symptom weist darauf hin:

- Keine Schmerzen, aber dauerndes Ausfließen einer klaren Flüssigkeit

## Ohrenschmerzen

Schmerzen im Ohr werden oft durch verhältnismäßig kleine Ursachen im Inneren des Ohres ausgelöst. Trotzdem sollte man den Arzt aufsuchen, da es sich ja immerhin auch um ein ernsthafteres Symptom handeln könnte.

| | |
|---|---|
| Wahrscheinlich | **Infektion der Eustachischen Röhre/Tubenkatarrh**<br>**Tubenkatarrh**<br>**Ohrenschmalz**<br>**Furunkel** |
| Möglich | **Racheninfektion**<br>**Zahnprobleme**<br>**Mastoiditis/Entzündung der Schleimhäute am Schläfenbein**<br>**Perichondritis/Knorpelhautentzündung** |
| Selten | **Basaliom**<br>**Trigeminusneuralgie**<br>**Ramsay-Hunt-Syndrom**<br>**Ohrenkrebs**<br>**Zungenkrebs**<br>**Mandelkrebs** |

Wahrscheinlich

**Infektion der Eustachischen Röhre/Tubenkatarrh**

Siehe vorhergehende Kapitel. Schmerzen, Eiter und Ausfluß treten täglich auf. Ein häufig vorkommendes Symptom bei Kindern in Verbindung mit allgemeinen Erkältungskrankheiten.

**Tubenkatarrh**

Dieses Krankheitsbild wird Ihr Arzt auch als Funktionsstörung der Eustachischen Röhre beschreiben. Ein Tubenkatarrh tritt normalerweise nach einer Erkältungskrankheit auf, dauert einige Tage oder Wochen und führt zu Beeinträchtigungen des Innenohrs.

Ein Tubenkatarrh kann aber auch in Kombination oder als Folge von Heuschnupfen oder Sinusitis auftreten.

Er sollte unbedingt, besonders aber bei Kindern, sofort behandelt werden, da er Schwerhörigkeit bzw. Taubheit verursachen kann, die sich wiederum auf das Sprachvermögen eines Menschen oder Kindes auswirkt und somit unter anderem zu Schulproblemen führen kann.

- Das Hörvermögen ist beeinträchtigt
- Druckgefühl im Ohr
- Bei Kindern kommt es zu Verzögerungen beim Erlernen der Sprache

Bei Erwachsenen kann diese Erkrankung gut ausheilen, oft sogar ohne Behandlung. Bei Kindern dagegen muß unbedingt mit einer Drainage dafür gesorgt werden, daß die im Innenohr gesammelte Flüssigkeit abfließen kann.

*Die Eustachische Röhre dient zur Ventilation, zum Luftaustausch zwischen dem Rachen und dem Innenohr. Luft strömt durch diese Tube oder Röhre, um den Druckausgleich auf beiden Seiten des Trommelfells zu gewährleisten. Vor allem in der Kindheit ist die Eustachische Röhre sehr eng und verursacht auch deswegen die meisten Probleme.*

### Ohrenschmalz

Verhärtetes Ohrenschmalz kann Schmerzen verursachen und zu Hörproblemen führen. Von Mensch zu Mensch bestehen große Unterschiede in der Produktion von Ohrenschmalz. Der eine erzeugt viel Ohrenschmalz, der andere ganz wenig.

Das Ohr gehört zu den sich selbst reinigenden Organen. Eine Spülung wird nur selten benötigt. Kleine Härchen bewegen das Ohrenschmalz zum äußeren Gehörgang, wo es entfernt werden kann.

Vermeiden Sie unbedingt eine Reinigung des Gehörganges mit Wattestäbchen – sogenannten Q-Tips – oder mit Instrumenten jeglicher Art. Dadurch können ernste Probleme entstehen. Auch die Ohrspülung, einmal begonnen, neigt dann zur Notwendigkeit der Wiederholung. Dadurch können die feinen Härchen im Gehörgang beschädigt werden. Versuchen Sie grundsätzlich zuerst Ohrenschmalz mit speziellen Tropfen weich zu machen, und gestatten Sie dem Ohr, sich nachfolgend auf natürliche Weise zu reinigen.

### Furunkel

Siehe vorher. Ein kleiner Punkt im Gehörgang, der trotz seiner geringen Größe bemerkenswerte Schmerzen verursacht.

Möglich

### Racheninfektion

Eine Racheninfektion, einschließlich der Mandelentzündung, ist relativ einfach zu diagnostizieren, oft aber werden die Symptome der Rachenerkrankung überschattet von Ohrenschmerzen. Das zeigt sich besonders häufig bei Kleinkindern.

- Rachenschmerzen
- Schmerzhafte Schwellungen
- Bei einer Mandelentzündung kann man weiße Flecken auf den Mandeln erkennen

### Zahnprobleme

Die großen Backenzähne können Schmerzen verursachen, die bis in die Ohren ausstrahlen. Besonders bei Kindern kann der Druchbruch der Backenzähne zu einer Kombination von Schmerzsymptomen führen, die leicht mit denen einer Ohreninfektion verwechselt werden können:

- Fieberndes, unglückliches Kind
- Rötung des Ohres
- Brummen und Summen im Ohr

### Mastoiditis/Entzündung der Schleimhäute am Schläfenbein

Das Mastoid (Warzenfortsatz des Schläfenbeins) gehört zu den bekannten Schwellungen hinter den Ohren und es ist oft die Ursache, daß sich hier und im Bereich des Ohres Infektionen ausbreiteten. Eine Entzündung des Mastoids kann daher auch zu einer Entzündung des Ohres führen. Infolge der Anwendung antibiotischer Medikamente kommt diese Erkrankung allerdings kaum noch vor.

- Schmerzen hinter dem Ohr
- Empfindliche rote Schwellungen am Knochen hinter dem Ohr
- Fieber und Übelkeit
- Zähflüssiger, gelblicher Ausfluß aus dem Ohr

Zur Behandlung muß am Mastoid eine chirurgische Drainage gelegt werden.

### Perichondritis/Knorpelhautentzündung

Auch Perichondritis genannt, tritt gelegentlich am äußeren Ohr auf, besonders im Knorpelbereich. Hier zeigen sich dann Entzündungen, zum Beispiel nach einem Schlag oder bei kaltem Wetter.

- Schmerzen über ganze Teile des äußeren Ohres
- Rötung der Haut

Die Symptome verschwinden meistens nach einigen Tagen von selbst, nur gelegentlich wird antibiotische Behandlung benötigt.

Selten

## Basaliom

Dieses nagende, fressende Geschwür kann in Form von Hautkrebs überall im Bereich des Ohres und Gehörganges auftreten.

- Zum Beginn zeigt sich eine kleine schmerzhafte Stelle, die nicht heilt
- Wächst sehr langsam
- Kann bluten und Schmerzen verursachen

Bei frühzeitiger Behandlung gute Heilungsaussichten.

## Trigeminusneuralgie

Eine Reizung und Entzündung des Trigeminusnervs, die im Gesichts- und Ohrenbereich zu entsprechenden Schmerzanfällen führt. Die Ursache ist unbekannt. Die Krankheit tritt vor allem in mittleren und älteren Jahren auf.

- Plötzlich auftretende, einschießende Schmerzen schräg über Ohren, Nase und Gesicht
- Die Schmerzen treten in Form von gefürchteten, regelrechten Schmerzanfällen auf

Verschiedene Behandlungsmöglichkeiten mit Medikamenten, aber auch wirkungsvolle Hausmittel haben sich hier bewährt.

## Ramsay-Hunt-Syndrom

Eine bestimmte Form der Gürtelrose, die ein ganzes Netz von Schmerzen erzeugen kann.

- Schmerzen nur auf einer Seite des Rachens und an der selben Seite am Ohr
- Oft überempfindliches Gehör
- Geschmacksverlust der Zunge auf der befallenen Seite
- Kleine krustige Stellen erscheinen im Rachen und Ohr nach ein oder zwei Wochen

## Ohrenkrebs

Krebs des Gehörganges oder Innenohres ist ausgesprochen selten.

- Intensive, andauernde Schmerzen
- Blutiger Ausfluß

## Zungenkrebs

Die Zungenoberfläche sollte regelmäßig dann überprüft werden, wenn hartnäckige Ohrenschmerzen auftreten, ein medizinischer Zusammenhang mit dem Ohr selbst aber nicht herzustellen ist.

- Geschwüre auf dem Rücken der Zunge, Schwellungen
- Weit verbreitet bei Rauchern
- Schrittweise Vergrößerung mit Schmerzen und Blutungen

### Mandelkrebs

Eine völlig unübliche Krebserkrankung, meistens in hohem Alter auftretend.

- Eine Mandel ist vergrößert
- Ohrenschmerzen
- Schmerzen beim Schlucken

## Leichte Taubheit

Landläufig sagt man, ich habe Watte in den Ohren, und meint damit, daß die Ohren sich verstopft anfühlen. Man hat das Gefühl vollgestopfter Ohren, man spürt Druck in den Ohren, der bis in den Kopf ausstrahlt. Die Grundsymptome sind leichte Schwerhörigkeit und allgemeine Hörprobleme. Die Ursachen dafür lassen sich leicht finden und gut behandeln.

| | |
|---|---|
| Wahrscheinlich | **Tubenkatarrh**<br>**Ohrenschmalz**<br>**Infektion** |
| Möglich | **Heuschnupfen** |
| Selten | **Chronische Entzündung des äußeren Ohres** |

Wahrscheinlich

### Tubenkatarrh

Beachten Sie dazu das vorhergehende Kapitel über Ohrenschmerzen. Als Folge einer allgemeinen Erkältungskrankheit sammelt sich im Innenohr Flüssigkeit. Sofern eine Behandlung notwendig ist, empfehlen sich Inhalationen.

### Ohrenschmalz

Wahrscheinlich die Hauptursache für ein verstopftes Ohr, oft begleitet von leichten Beschwerden und leichten Schmerzen. Behandlung mit Tropfen, welche das Ohrenwachs aufweichen. Danach Selbstreinigung des Ohres auf natürlichem Weg.

### Infektion

Meistens mit Schmerzen verbunden und:

- Leichtes Unbehagen
- Wechselnde, leichte Schwerhörigkeit
- Druckgefühl im Ohr

Die richtige Diagnose kann durch Untersuchung des Trommelfells gestellt werden.

Möglich

**Heuschnupfen**

Verursacht durch eine Schwellung der Schleimhäute in Nase und Ohren.

- Jahreszeitlich bedingter Schnupfen, entzündete Augen.
- Vor allem während des Pollenflugs ständig rinnende Nase.
- Oft verbunden mit Ekzemen und Asthma.

Behandlung mit Antihistamin-Tabletten und Nasenspray sowie mit vielen bewährten Mitteln der Natur- und Hausmedizin.

Selten

**Chronische Entzündung des äußeren Ohres**

Zahlreiche Ursachen können zu dieser Erkrankung führen, die sich im Gehörgang ausbreitet. Eine sorgfältige und längere Behandlung ist vonnöten. Siehe auch vorhergehende Kapitel.

## Schwerhörigkeit/ Taubheit bei Erwachsenen

Schwerhörigkeit oder Taubheit bei Erwachsenen ist unter Umständen ein Teil des normalen Alterungsprozesses und kann sich stark ausbreiten. Das Hörvermögen kann so langsam schwinden, daß dies praktisch nicht bemerkt wird. Erst dann, wenn es Probleme bei der Arbeit oder im zwischenmenschlichen Bereich gibt, zeigt sich, daß nun ein Punkt erreicht ist, wo wir uns damit ernsthaft befassen müssen. Besondere Aufmerksamkeit sollte daher plötzlich auftretender Taubheit gewidmet werden, auch dann, wenn nur ein Ohr erfaßt wird, und besonders, wenn die Schwerhörigkeit mit Schmerzen, Schwindelgefühl und Ohrensausen verbunden ist.

| | |
|---|---|
| Wahrscheinlich | **Ohrenschmalz**<br>**Chronische Mittelohrentzündung**<br>**Otosklerose/Erkrankung des Mittelohres**<br>**Altersschwerhörigkeit** |
| Möglich | **Menière-Krankheit**<br>**Gehörtrauma**<br>**Arteriosklerose** |
| Selten | **Infektion**<br>**Akustikusneurinom/Nervenfasergeschwulst**<br>**Schädelbruch**<br>**Nebenwirkungen von Medikamenten**<br>**Paget-Krankheit** |

Wahrscheinlich

### Ohrenschmalz

Eine weitverbreitete Ursache für leichte Schwerhörigkeit.

- Plötzlich auftretend
- Gefühl verstopfter Ohren

### Chronische Mittelohrentzündung

Diese Langzeitinfektion des Ohres führt zu:

- Taubheit
- Hartnäckiger, eitriger Ausfluß
- Gelegentlich Schmerzen und Schwindelgefühl

Behandlung in einer HNO-Klinik. Vor allem das plötzliche Auftreten von Schmerzen und Schwindelgefühl verlangt nach einer unverzüglichen Notfallbehandlung. Es könnte sich hier eine Verschlechterung der Erkrankung anzeigen. Normalerweise aber wird eine regelmäßige Säuberung des Ohres durch den Arzt die Heilung herbeiführen.

### Otosklerose/Erkrankung des Mittelohres

Ist eine Erkrankung des Mittelohres, meistens erblich oder anlagebedingt, die eine zunehmende Schwerhörigkeit mit sich bringt.

- Oft Familienkrankheit
- Verbreitet bei Frauen, wird bei Schwangeren schlimmer
- Zunehmende Schwerhörigkeit, beginnt oft schon in jugendlichem Alter
- Ohrensausen

Operative Behandlungsmöglichkeiten können Abhilfe schaffen, aber die einfachste Möglichkeit der Behandlung stellt noch immer eine Hörhilfe dar.

### Altersschwerhörigkeit

Mit zunehmendem Alter auftretender Verlust des Gehörs, der durch Gaben von Vitamin A mitunter erfolgreich verzögert werden kann.

- Typisch für die zweite Hälfte des 6. Lebensjahrzehntes
- Beide Ohren sind betroffen
- Schmerzfrei

Möglich

### Menière-Krankheit

Begleitet von wiederholten Anfällen von Schwerhörigkeit, verbunden mit Schwindelgefühl und Ohrensausen.

### Gehörtrauma

Wiederholt auftretender Lärm schädigt das Gehör nachhaltig. Es wird behauptet, daß sich erst nach 5 Jahren typische Symptome einer Gehörschädigung zeigen. Umgekehrt bedeutet dies, daß die Folgen von schädigendem Lärm erst nach einigen

Jahren organisch wahrnehmbar sind. Das heißt andererseits, daß Lärmquellen, die unser Gehör schädigen können, von Anfang an unterbunden werden sollten. Discobesucher sollten daran denken ...!

Andererseits ist Schwerhörigkeit durch Discothekenbesuch normalerweise nur vorübergehend. Erst dann, wenn wir sehr lange und wiederholt derartigen Lärmquellen ausgesetzt sind, kann es zu einem Gehörverlust kommen. Ein erstes Warnzeichen stellt Ohrenklingeln dar, das immer dann auftritt, wenn wir vorher Lärm ausgesetzt waren. Daher tragen Arbeiter in entsprechenden Berufen Gehörschutzkapseln und sollten regelmäßig Gehöruntersuchungen vornehmen lassen.

Übermäßiger Hörgenuß von Stereoanlagen in voller Lautstärke kann unser Gehör ebenfalls nachhaltig schädigen. Auch die Verwendung von Kopfhörern, auf hohe Lautstärke gestellt, kann bei jungen Leuten einen Gehörschaden verursachen. Wenn unbeteiligte Menschen die Musik aus dem Walkman mithören können, ist sie zu laut.

### Arteriosklerose

Schlechte Durchblutung der Arterien kann zu einer verminderten Blutversorgung der Ohren führen und eine Reihe von Symptomen verursachen. Diese treten vor allem bei älteren Menschen auf.

- Gelegentliches Auftreten von Schwerhörigkeit, Ohrensausen
- Die Symptome können sich ändern, vor allem in Abhängigkeit von der Kopfhaltung. Arteriosklerose bewirkt degenerative Veränderungen in den Wänden der Arterien, es entstehen Verkalkung, Verfettung und Wucherungen des Bindegewebes. Der Durchmesser des betreffenden Blutgefäßes wird kleiner, die Versorgung mit Blut und Sauerstoff daher schlechter

Selten

### Infektion

Schwerhörigkeit oder Taubheit sind selten und zählen zu den Folgen bestimmter Infektionskrankheiten, vor allem auch von Masern und Mumps. Ebenso können Meningitis oder Syphilis zu den Ursachen zählen.

Kinder mit wiederholten Infektionskrankheiten der Ohren sind daher besonders gefährdet, gehören sofort in ärztliche Behandlung, um so spätere Schwerhörigkeit zu vermeiden.

### Akustikusneurinom/Nervenfasergeschwulst

Ein langsam wachsender Tumor des Hörnervs. Ein Neurinom ist eine Geschwulst, bestehend aus Nervenzellen und Nervenfasern. Obwohl selten auftretend, zeitigt es dann folgende Symptome:

- Einseitige und zunehmende Schwerhörigkeit
- Einseitiges Ohrensausen
- Schwindelgefühl

Eine genaue Untersuchung des Gehirns kann den Tumor lokalisieren, so daß eine chirurgische Entfernung erfolgreich verlaufen kann.

### Schädelbruch

Der Gehörnerv kann beim Schädelbruch beschädigt und unterbrochen werden. Ebenso ist eine Schädigung der empfindsamen Gehörknöchelchen möglich, so daß plötzliche Taubheit auftritt.

### Nebenwirkungen von Medikamenten

Der Gehörnerv ist sehr empfindlich gegenüber verschiedenen Medikamenten. Eine Überdosierung (vor allem von z.B. Aspirin bei Erwachsenen) kann zu Beeinträchtigungen führen. Im Einzelfall muß der Arzt die richtige Dosierung eines Medikaments festlegen.

- Ohrensausen zählt zu den frühen Warnzeichen
- Schwindelgefühl

### Paget-Krankheit

Eine nicht seltene Krankheit späterer Lebensjahre:

- Die Knochen werden sehr empfindlich
- Striche auf den Beinen
- Vergrößerung des Kopfes
- Zunehmende Taubheit

Die Taubheit ist verursacht durch eine Nervenquetschung, bedingt durch die Vergrößerung der Knochen. Die Ursachen dieser Krankheit sind unbekannt, sie ist schwer zu diagnostizieren, und ihre charakteristischen Symptome zeigen sich nur bei speziellen Röntgenuntersuchungen.

# Schwerhörigkeit/Taubheit – Hörprobleme bei Kindern

Hörprobleme bei Kleinkindern sind oft schwierig zu entdecken, jede Anstrengung dazu sollte aber unternommen werden. Bei einem Baby ist es besonders schwierig, Schwerhörigkeit zu diagnostizieren. Hier gibt es verschiedene Methoden, um die richtige Diagnose zu stellen: Reagiert das Baby auf laute Stimmen? Wendet sich das Baby einer Lärmquelle zu ? Später, wenn die Kinder das Sprechen gelernt haben, ist es natürlich wesentlich einfacher. Noch später, wenn die Kinder in die Schule gehen, lassen sich Gehörprobleme sehr rasch feststellen. Trotzdem können Eltern dabei nicht sorgfältig genug sein.

| | |
|---|---|
| Wahrscheinlich | **Ohrenschmalz**<br>**Schwere Mittelohrentzündung** |
| Möglich | **Angeboren** |
| Selten | **Röteln während der Schwangerschaft**<br>**Infektionen**<br>**Neugeborenen-Gelbsucht**<br>**Nebenwirkungen von Medikamenten**<br>**Angeborene Unterfunktion der Schilddrüse** |

Wahrscheinlich

**Ohrenschmalz**

Einfach zu finden und ebenso einfach mit Tropfen aufzuweichen. Der Gehörgang reinigt sich dann auf natürliche Weise selbst. Vermeiden Sie jedes Eindringen in den Gehörgang mit Pinzetten, Wattestäbchen usw.

**Schwere Mittelohrentzündung**

Eine verbreitete Ursache für Gehörverlust in der Kindheit. Vor allem wiederholte Infektionen bauen einen Flüssigkeitsspiegel im Innenohr auf. Die Krankheit heilt sich oft von selbst nach einigen Monaten aus, aber regelmäßige Behandlung wäre sinnvoll. Die Symptome sind:

- Taubheit, manchmal ganz oder teilweise
- Gelegentliche Ohrenschmerzen

Typische Veränderungen am Trommelfell ermöglichen dem Arzt die richtige Diagnose zu stellen.

Möglich

### Angeboren

Kinder können schon mit Taubheit oder Schwerhörigkeit geboren werden. Es kann sich um einen Entwicklungsfehler des Hörorgans handeln. Mitunter ist Taubheit oder Schwerhörigkeit in einer Familie vererbt. Gelegentlich war die Mutter während der Schwangerschaft den Nebenwirkungen von Medikamenten ausgesetzt, die das Ohr schädigten.
In den meisten Fällen erblicher Taubheit oder Schwerhörigkeit kann keine Ursache gefunden werden.

Selten

### Röteln während der Schwangerschaft

Eine Seltenheit, nachdem entsprechende Impfungen allgemein durchgeführt werden. Wenn während der ersten vier Monate der Schwangerschaft eine Rötelinfektion der Mutter auftritt, so kann es zu Entwicklungsschädigungen des Kindes kommen.
Außer Taubheit, können Röteln noch verursachen:
- Entwicklungsschädigungen des Gehirns und geistige Behinderungen
- Grauer Star
- Herzfehler

Dieses tragische Ergebnis ist dank großer Impfprogramme gegen Röteln wesentlich seltener anzutreffen. Jede Frau sollte daher, vor Beginn einer Schwangerschaft, sich unbedingt gegen Röteln impfen lassen.

### Infektionen

Taubheit und Schwerhörigkeit gehören zu den unüblichen und nicht vorhersehbaren Komplikationen bestimmter Infektionskrankheiten wie Masern, Mumps oder Meningitis.

### Neugeborenen-Gelbsucht

Ist, wenn nicht behandelt, eine ernst zunehmende Erkrankung in den Tagen nach der Geburt, kann das Gehirn schädigen und zu Taubheit führen.

### Nebenwirkungen von Medikamenten

Der Gehörnerv ist gegenüber verschiedenen Medikamenten sehr empfindlich. Überdosierungen können ihn zum Beispiel schädigen. Die Dosierung von Medikamenten, deren Nebenwirkungen zu Taubheit führen können, muß vom Arzt festgelegt werden.
Man hüte sich daher vor Selbstmedikation.
- Ohrensausen und Ohrenklingeln gehören zu den frühen Warnsignalen
- Schwindelgefühl

### Angeborene Unterfunktion der Schilddrüse

Diese Erkrankung zeigt bei Kindern:
- Grobschlächtigkeit
- Rauhe Stimme, Heiserkeit
- Vergrößerte Zunge

In vielen Ländern werden Untersuchungsprogramme durchgeführt, um diese heilbare Krankheit neugeborener Kinder so früh wie möglich zu diagnostizieren.

## Juckendes Ohr

| | |
|---|---|
| Wahrscheinlich | **Entzündung des äußeren Ohres** |
| Möglich | **Pilzinfektion** |

Wahrscheinlich **Entzündung des äußeren Ohres**

Es handelt sich um eine die Haut von Ohr und Gehörgang befallende Entzündung. Verbreitet bei Erwachsenen, die generell zu Entzündungen auch an anderen Körperstellen neigen.
- Intensiver Juckreiz
- Der Gehörgang und das Ohr röten sich, bilden Krusten und Schwellungen
- Das Ohr fühlt sich feucht an, es entsteht ein dünner, klarer Ausfluß

So wie andere Hautpartien auch, kann die Haut im Ohr überempfindlich gegenüber chemischen Substanzen sein. Dazu zählen: Gechlortes Badewasser, Haarsprays, aber auch antibiotische Ohrentropfen, wie sie zur Behandlung einer Entzündung des äußeren Ohres verordnet werden.

Möglich **Pilzinfektionen**

Pilzorganismen können die Haut des Ohres befallen, vor allem dann, wenn bereits eine Entzündung des äußeren Ohres besteht.
- Dieselben Symptome wie bei einer Entzündung des äußeren Ohres
- Im Ausfluß können sich schwarze Teilchen zeigen

Behandlung mit einem Antimykotikum.

# Ohrgeräusche

Abgesehen vom Ohrensausen und ähnlichen Geräuschen gibt es noch andere Geräuschempfindungen im Ohr. Diese sind weit verbreitet und geben nur sehr selten Anlaß zur Besorgnis. Sie verschwinden normalerweise nach ca. vierzehn Tagen. Die meisten Ursachen dafür sind leider ungeklärt, die Symptome verschwinden so mysteriös wie sie aufgetreten sind. Falls diese Geräusche nur an einer speziellen Stelle auftreten, sollte man herausfinden, ob sie nicht von der Nase herrühren können (eine weitverbreitete Ursache).

| | |
|---|---|
| Wahrscheinlich | **Tubenkatarrh**<br>**Innenohrinfektion** |
| Selten | **Herzgeräusche**<br>**Blutarmut** |

Wahrscheinlich

**Tubenkatarrh**

Im Innenohr bildet sich Flüssigkeit, meistens als Resultat einer allgemeinen Erkältungskrankheit.

- Hörbeschwerden
- Der Patient hat das Gefühl, als ob das Ohr auf- und zugeht, es »blobbt«
- Leichtes Druckgefühl im Ohr
- Gezieltes Schlucken gibt zeitweise Linderung

**Innenohrinfektion**

Verursacht Geräusche ähnlich wie beim Tubenkatarrh.

- Plötzlich einsetzender Schmerz
- Schwerhörigkeit
- Klingeln im Ohr

Normalerweise wird diese Krankheit mit antibiotischen Medikamenten behandelt.

Selten

**Herzgeräusche**

Das Geräusch, welches eine erkrankte Herzklappe erzeugt, kann im Inneren des Kopfes gehört werden, obwohl kein anderes Geräusch sonst existiert.

- Herzschlaggeräusch im Ohr
- Im selben Takt wie der Herzschlag

Benötigt genaue Untersuchung durch den Arzt.

**Blutarmut**

Schwere Blutarmut kann ebenfalls Geräusche im Ohr verursachen. Dieses Symptom wird aber noch überlagert durch andere Merkmale der Blutarmut.

- Blässe
- Müdigkeit
- Belegte Zunge
- Schwindelgefühl beim Aufstehen.

Ein Bluttest bestätigt diese Diagnose sofort.

## Empfindlichkeit hinter den Ohren

Knapp hinter dem Ohr befindet sich ein Knochen, der als Mastoid bezeichnet wird. Man kann diesen Knochen als hervorstehende Erhebung hinter der Ohrmuschel fühlen. Schmerzen und Schwellungen in dieser Region sollten immer ernst genommen werden.

| | |
|---|---|
| Wahrscheinlich | **Akute Ohrinfektion** |
| Möglich | **Mastoiditis** |

Wahrscheinlich **Akute Ohrinfektion**

Obwohl diese Infektion normalerweise auf das Mittelohr begrenzt ist, kann sie am Mastoid ein leichtes Schmerzgefühl und Überempfindlichkeit erzeugen. Mittelohrinfektionen werden normalerweise mit einem Antibiotikum behandelt.

Möglich **Mastoiditis**

Obwohl heute selten, zählte diese Krankheit einst zu den gefürchteten Folgen einer Ohrinfektion, da sie sich vom Mastoid bis in das Gehirn ausbreiten kann.

- Beginnt mit einer Infektion des Ohrs
- Rötung, Schwellung des Mastoids
- Gelb-grünlicher Ausfluß aus dem Ohr
- Fieber, Schmerzen, Unwohlsein

Ärztliche Behandlung dringend erforderlich.

# Ohrensausen, Ohrenklingeln

Von allen unangenehmen Ohrerkrankungen ist diese in ihrer Dauerhaftigkeit besonders unangenehm. Sie wird normalerweise als Ohrenklingeln beschrieben, gelegentlich auch als Ohrensausen. Als ein kurzfristig auftretendes Symptom ist es weit verbreitet und meist nur als leises Summen zu vernehmen.
Chronisches Ohrenklingeln hingegen ist eine andere Sache. Die Behandlungsmethoden variieren hier, da es keine allgemein gültige Therapie dafür gibt. Kurze Episoden von Ohrensausen können durch ein leichtes Schädeltrauma verursacht werden, aber auch durch zuviel Ohrenschmalz, durch einen Fremdkörper oder eine Infektion im Ohr oder durch schnellen Luftdruckwechsel. Lange andauernde Fälle können folgende Ursachen haben:

| | |
|---|---|
| Wahrscheinlich | **Otosklerose**<br>**Menière-Krankheit**<br>**Altersschwerhörigkeit** |
| Möglich | **Arteriosklerose**<br>**Nebenwirkungen von Medikamenten**<br>**Seelische Ursachen** |
| Selten | **Paget-Krankheit** |

Wahrscheinlich

## Otosklerose

Eine verbreitete Ursache für Taubheit und Schwerhörigkeit. Ohrensausen zählt vermutlich zu den frühesten Symptomen dieser Erkrankung, verursacht durch die Verkalkung des knöchernen Labyrinths im Innenohr.

## Menière-Krankheit

Die klassischen Symptome dieser Erkrankung bestehen aus variierenden Kombinationen von:
- Ohrensausen
- Drehschwindel
- Übelkeit, Erbrechen
- Taubheit bzw. Schwerhörigkeit

## Altersschwerhörigkeit

Eingeschränktes Hörvermögen ist ein Alterungsprozeß, der meistens durch Ohrensausen begleitet wird.

Möglich

### Arteriosklerose

Die Blutversorgung des Gehirns und des Gehörs über die Hauptarterien im Nacken kann sich mit zunehmenden Jahren verschlechtern. Dies ist nicht nur mit Ohrensausen verbunden, sondern – vor allem – bei älteren Menschen auch mit:
- Unsicherheit beim Aufstehen
- Unsicherheit bei plötzlichen Kopfbewegungen, wenn man nach oben schaut
- Schwerhörigkeit, Taubheit

Es hilft den Patienten, wenn sie langsam aufstehen und plötzliche Kopf- und Nackenbewegungen vermeiden.

### Nebenwirkungen von Medikamenten

Viele Medikamente können Ohrensausen verursachen (zum Beispiel Streptomyzin, Chinin, Salicylsäure).

### Seelische Ursachen

Ohrensausen sowie andere Ohrgeräusche können die Folge von Halluzinationen, also von mentalen Erkrankungen sein. Meistens berichten Patienten noch von folgenden Begleiterscheinungen:
- Bizarre Stimmen
- Stimmen, die direkt auf den Patienten eindringen.

Dieses Krankheitsbild erfordert einfühlsame Hilfe durch einen Facharzt.

Selten

### Paget-Krankheit

Eine Erkrankung des Knochens, wodurch der Hörnerv gequetscht werden kann.
- Taubheit und Schwerhörigkeit
- Ohrensausen

Die Paget-Krankheit führt zu einer schrittweisen Erweichung und Verdickung von Knochen an verschiedenen Körperteilen, sie wird auch als Osteodystrophia deformans bezeichnet.

## Hörsturz

Eine Zivilisationskrankheit, deren genaue Ursache bis heute noch unbekannt ist. Man vermutet, daß Durchblutungsstörungen des Innenohrs, aber auch Virusinfektionen die Ursache dafür sind. Ebenso wird das Argument Streß angeführt. Die simple Wahrheit ist, daß kein Arzt bis heute die genaue Ursache dafür kennt. Dies erhöht aber auch die Chancen des Patienten, durch eigene Initiative die Hilfe eines Arztes zu ergänzen: Falls erforderlich, Gewichtsabnahme, Senkung des Blutdrucks, Senkung des Cholesterinspiegels, ausgeglichene Lebensweise, Abbau von ungesundem Streß, Nikotin und Alkohol vermeiden, Schonkost.

- Schwerhörigkeit und Taubheit, Hörverlust, meist auf einem Ohr
- Ohrengeräusche, Druckgefühl
- Nur selten an beiden Ohren

Es handelt sich um eine Krankheit, welche sofort eine notfallmedizinische Behandlung verlangt, und es gibt dafür sehr gute und bewährte Präparate. Suchen Sie sofort den Arzt auf.

## Schwindel

Hier wird vom sogenannten Drehschwindel gesprochen. Außerdem kennt man noch eine mildere Form dieses Symptoms, welche man ebenfalls als Schwindel bezeichnet. Beide Symptome werden aber meistens durch dieselbe Erkrankung des Ohres verursacht. Andere Ursachen, wie zum Beispiel Schmerzen, Ausfluß oder Ohrensausen, sind damit normalerweise nicht verbunden. Wir behandeln hier an dieser Stelle nur das reine Schwindelgefühl. Wenn Schwindelgefühl zugleich mit anderen Symptomen auftritt, so haben wir darüber schon an vorhergehenden Stellen berichtet. Bitte beachten Sie auch die nachfolgenden Kapitel dieses Buches über Gehirn und Nervensystem.

| | |
|---|---|
| Wahrscheinlich | **Katarrh**<br>**Vestibulitis**<br>**Menière-Krankheit** |
| Möglich | **Chronische Mittelohrentzündung**<br>**Otosklerose**<br>**Ohrenschmalz** |
| Selten | **Akustikusneurinom** |

Wahrscheinlich **Katarrh**

Geht meistens mit einer allgemeinen Erkältungskrankheit einher und führt für einige Tage zu weiteren Symptomen.

- Verstopfte Nase
- Leichtes Druckgefühl in den Ohren
- Leichte Schwerhörigkeit und Ohrenklingeln bzw. Ohrensausen

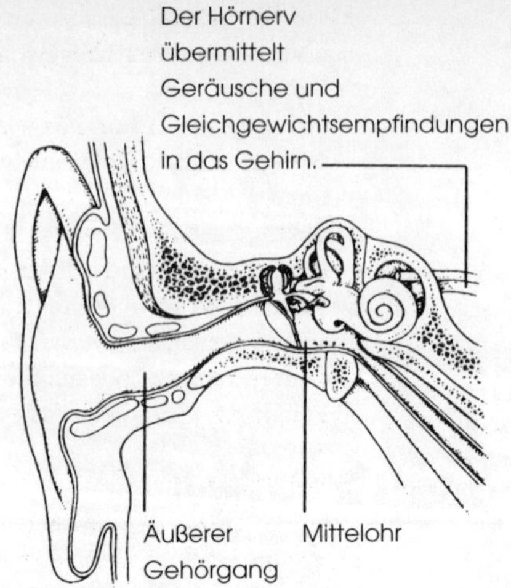


## Vestibulitis

Das Vestibulum ist der Vorhof des knöchernen Labyrinths des Ohres. Obwohl das Krankheitsbild alarmierend ist, handelt es sich meist um eine relativ harmlose Angelegenheit. Eine Virusinfektion erfaßt das Gleichgewichtsorgan. Die Nervenenden, die normalerweise die Gleichgewichtsempfindung übermitteln, sind entzündet. Dies verursacht einen plötzlichen Verlust des Gleichgewichtsgefühls und so starken Schwindel, daß man das Gefühl hat, der Raum, in welchem man sich befindet, drehe sich um einen.

- So starkes Schwindelgefühl, daß man nicht mehr aufstehen kann
- Normalerweise beim Aufstehen am Morgen auftretend
- Brechreiz
- Das Schwindelgefühl kehrt bei jeder Kopfbewegung wieder

Diese Erkrankung verursacht beim Betroffenen Panik. Die Symptome verschwinden aber nach zwei bis drei Wochen wieder. Gelegentliche Rückfälle geringeren Ausmaßes können durch mehrere Monate hindurch vorkommen.

**Untersuchung der Ohren**

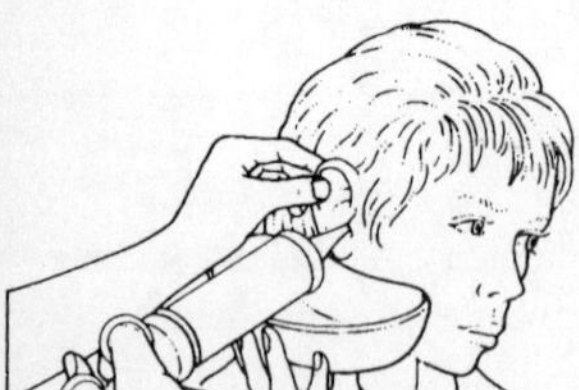

**Ohrspülung**

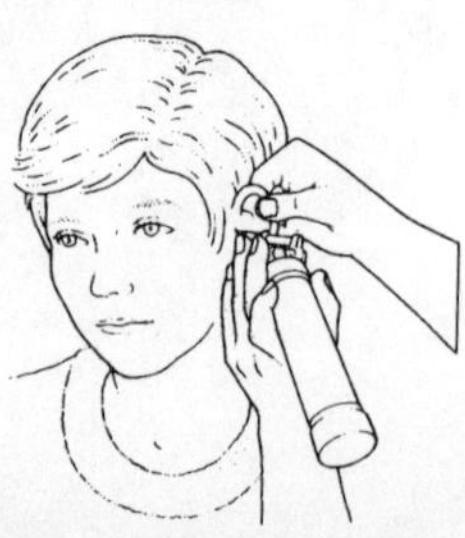

### Menière-Krankheit

Schwindel kann ein frühes Symptom dafür sein. Später kommen noch dazu:

- Ohrensausen, Ohrenklingeln
- Schwerhörigkeit und Taubheit

Möglich

### Chronische Mittelohrentzündung

Ständiger gelblich-grüner Ausfluß aus einem Ohr, verbunden außerdem mit:

- Unwohlsein
- Hörproblemen

Erfordert Säuberung des Ohres und Behandlung der Infektion.

### Otosklerose

Eine Form von Schwerhörigkeit in mittleren Lebensjahren, deren frühe Symptome sein können:

- Ohrensausen
- Schwindelgefühl

### Ohrenschmalz

Eine beliebte Erklärung für zahlreiche Ohrerkrankungen, die aber im Grunde genommen zu einfach ist. Nur dann, wenn Schwindelgefühl ohne andere Symptome auftritt, trifft diese Diagnose zu. Behandlung durch den Ohrenarzt.

Selten

### Akustikusneurinom

Erkrankung des Hörnervs, verbunden mit:

- Einseitiger Schwerhörigkeit
- Einseitigem Schwindelgefühl
- Einseitigem Ohrensausen

# Mund, Gesicht, Kopf, Rachen, Hals und Genick

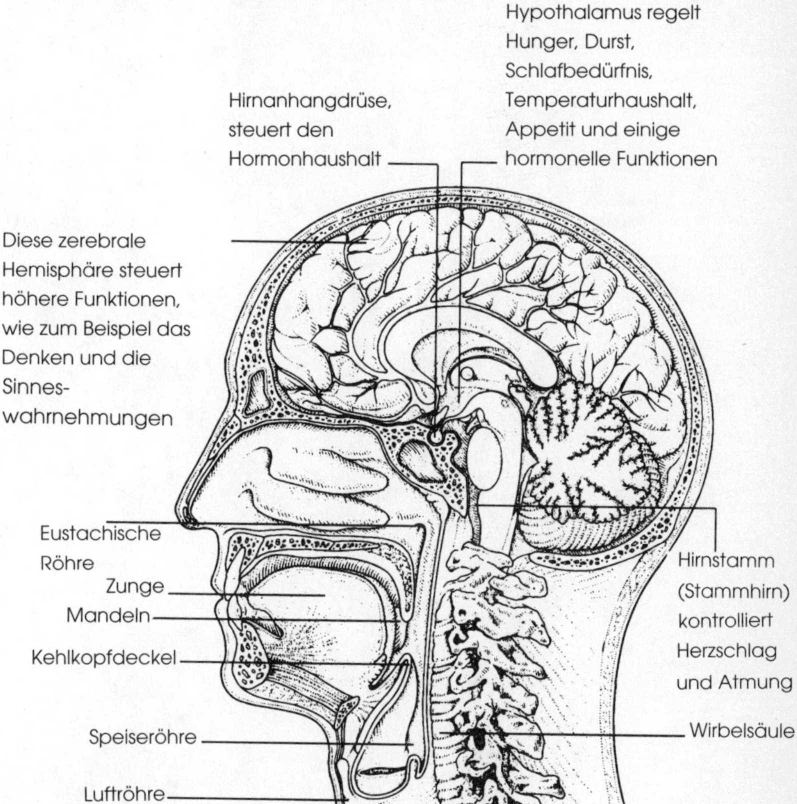

## Blaurote Lippen

Zyanose ist der medizinische Fachausdruck für eine bläulich-rote Verfärbung der Lippen. Sie wird in einem späteren Kapitel behandelt. Kann auch durch zu niedrige Körpertemperatur verursacht sein (Untertemperatur). Tritt eine Zyanose über längere Zeit hinweg auf, so deutet dies darauf hin, daß der Sauerstoffgehalt im Blut zu niedrig ist. Eine ähnliche Verfärbung kann auch an den Ohrläppchen auftreten, ebenso an allen Schleimhäuten, der Zunge, bzw. überall dort, wo Blut nahe unter der Hautoberfläche fließt, beispielsweise im Nagelbett der Finger. Ganz allgemein deutet Zyanose auf eine Erkrankung von Herz oder Lungen hin.

| | |
|---|---|
| Wahrscheinlich | **Untertemperatur**<br>**Chronische Bronchitis**<br>**Emphysem**<br>**Lungenödem** |
| Möglich | **Schock**<br>**Lungenentzündung** |
| Selten | **Blutgerinnsel in der Lunge**<br>**Angeborene Herzerkrankung**<br>**Fremdkörper in den Luftwegen**<br>**Kehlkopfödem**<br>**Lungenfibrose**<br>**Staublunge**<br>**Allergische Alveolitis** |

Wahrscheinlich

**Untertemperatur**

Am Meer häufig zu beobachten bei Kindern, die zu lange im Wasser bleiben. Zu niedrige Temperatur kann aber auch bei älteren Menschen vorkommen. Ein Fall von Untertemperatur liegt vor allem dann vor, wenn folgende Symptome auftreten:

- Verwirrtheit
- Verlangsamtes Denkvermögen
- Verzögerte Bewegungen

Der Patient sollte langsam aufgewärmt werden. Sehr gut helfen dabei Wolldecken. Heiße Getränke, wie zum Beispiel Tee, dürfen verabreicht werden. Vermeiden Sie Alkohol, da dadurch der Temperaturverlust noch verstärkt wird. Suchen Sie auf jeden Fall sofort medizinische Hilfe auf, Untertemperatur muß im Krankenhaus behandelt werden.

### Chronische Bronchitis

Siehe spätere Kapitel.

### Emphysem

Weitere Details in späteren Kapiteln.

- Zunehmende Kurzatmigkeit
- Der Brustkorb dehnt sich aus, auch bei Inhalationen
- Tritt häufig in Verbindung mit chronischer Bronchitis auf
- Atemweginfektionen
- Zyanose
- Beeinträchtigung der Atmung

### Lungenödem

In den Lungen sammelt sich Flüssigkeit an als Resultat eines Herzfehlers mit zu geringer Pumpleistung. Derartige Herzfehler können durch mangelhafte Blutversorgung des Herzens entstehen, ebenso durch organische Fehler, wie zum Beispiel durch einen Herzklappenfehler.

- Kurzatmigkeit
- Kurzatmigkeit auch beim Liegen
- Kurzatmigkeit auch in der Nacht
- Vermehrter Auswurf, manchmal rosa gefärbt (mit Blut)
- Zyanose
- Schneller oder unregelmäßiger Herzschlag
- Geschwollene Fußgelenke

Möglich

### Schock

Wird in einem späteren Kapitel detailliert beschrieben.
Zyanose ist eines von mehreren Symptomen. Kann durchaus ein Notfall sein.

### Lungenentzündung

Genauer gesagt, sollte man von Lungenentzündungen sprechen, da es mehrere Arten davon gibt. Zyanose ist aber ein typisches Symptom aller Lungenentzündungen. Siehe später.
Einige Arten der Lungenentzündung können tödlich verlaufen, vor allem bei sehr jungen und bei älteren Patienten. Suchen Sie unter allen Umständen sofort einen Arzt auf.

Selten

### Blutgerinnsel in der Lunge

Nähere Einzelheiten in späteren Kapiteln.
Eines von vielen Merkmalen sind blaue Lippen, aber auch plötzliche Kurzatmigkeit, Schmerzen im Brustkorb, blutiger Auswurf aus dem Mund und Ohnmächtigkeit zählen dazu.

### Angeborene Herzerkrankung

Blaugefärbte Lippen zählen zu den typischen Merkmalen von

Neugeborenen mit Abnormalitäten des Herzens. Dabei handelt es sich meistens um einen angeborenen Herzfehler mit Fehlentwicklung der großen Arterien. Herzdefekte bei Neugeborenen können auch dann auftreten, wenn die Mutter während der Schwangerschaft Röteln hatte. Angeborene Herzfehler werden häufig auch vom Down-Syndrom (Mongolismus) begleitet. Neben der Zyanose zeigen sich noch:

- Kurzatmigkeit
- Keulenförmige Finger oder Zehen (Trommelschlegelfinger)
- Polyzythämie: Führt zu Störungen der roten Blutkörperchen, verdickt das Blut und verlangsamt dessen Fließgeschwindigkeit
- Unwohlsein
- Verlangsamtes Wachstum

### Fremdkörper in den Luftwegen

Jeder Fremdkörper, der die Luftwege beeinträchtigt, stört die Lungenfunktion und kann zu einer Zyanose führen. Das plötzliche Auftreten bläulicher Hautverfärbung, besonders bei Kindern während des Essens, kann darauf hindeuten, daß das Kind einen Fremdkörper verschluckt hat (zum Beispiel eine Erdnuß, ein Spielzeug etc.). Es handelt sich um einen lebensbedrohlichen Notfall.

Beachten Sie dazu den *Heimlich-Handgriff* in einem späteren Kapitel.

### Kehlkopfödem

Eine Infektion, meist verursacht durch Diphtherie des Kehlkopfdeckels. Kann auch durch eine allergische Reaktion entstehen, die zu einer Schwellung der weichen Schleimhäute des Kehlkopfs führt, so daß zu wenig Luft in die Lungen gelangt.

- Blaue Lippen
- Durch die Verengung der Luftwege entsteht ein hartes und unangenehmes Atmungsgeräusch
- Der Patient leidet

Wenn diese Erkrankung durch eine Infektion der oberen Luftwege verursacht ist, zeigen sich auch die bisher genannten allgemeinen Merkmale. Ein Lungenödem ist ein absoluter Notfall: Helfen Sie, so rasch es geht.

### Lungenfibrose

Tritt gerne in mittleren Jahren auf und entwickelt sich langsam.

- Zunehmende Kurzatmigkeit
- Trockener Husten
- Finger- und Zehenkrämpfe
- Zyanose

### Staublunge

Diese Bezeichnung wird für eine Reihe von Brusterkrankungen verwendet, die in Verbindung mit Staub und Berufskrankheiten auftreten.

- Langsamer Beginn
- Zunehmende Kurzatmigkeit bei Einatmung und Ausatmung
- Immer wieder Auftreten von Husten
- Auftreten von Bronchitis
- Zyanose
- Atmungsbeschwerden
- Störungen der Herzfunktion

### Allergische Alveolitis

Wird ausgelöst durch eine allergische Reaktion auf Tierhaare, Milben, Pollen und Staub. Weit verbreitet bei landwirtschaftlichen Arbeiten.

- Wiederholte kurze Attacken für einige Tage, Kurzatmigkeit, Unwohlsein, Fieber und Husten, wenn man dem Staub ausgesetzt ist

Nach wiederholtem Auftreten im Lauf von mehreren Jahren kann daraus eine chronische Erkrankung werden, mit:

- Kurzatmigkeit
- Keulenförmigen Schwellungen an Fingern und Zehen
- Zyanose
- Atembeschwerden
- Herzfehler

## Eingerissene Mundwinkel

Die häufig zu beobachtende Erkrankung wird auch als Faulekken oder Stomatitis bezeichnet und ist normalerweise nicht von großer Bedeutung.

| | |
|---|---|
| Wahrscheinlich | **Bei Kindern**<br>**Im Alter** |
| Möglich | **Schädelverletzung** |
| Selten | **Skorbut und Zinkmangel**<br>**Vitamin-B-Mangel** |

Wahrscheinlich

### Bei Kindern

Feuchte Mundwinkel bei Kindern weisen auf ein erhöhtes Risiko für Faulecken hin. Mitunter kann auch ein weißlicher Belag in der Mundhöhle auftreten. Kleinkinder, die zu lange ihr Fläschchen benötigen oder ständig Finger lutschen, können ebenfalls eine Entzündung in den Mundwinkeln bekommen. Diese kann auch noch bei älteren Kindern auftreten.
- Rötung
- Eingerissene Mundwinkel
- Schmerzen
- Geht von selbst zurück
- Kann nur auf einer Seite auftreten

### Im Alter

Mit zunehmendem Alter kann bei älteren Menschen verstärkter Speichelfluß auftreten, der zum sogenannten Sabbern führt. Dies führt zu Hautreizungen mit Speichelfluß.
- Rötung
- Schorf
- Schmerzen
- Kann auf einer oder beiden Seiten auftreten
- Geht von selbst zurück

Möglich

### Schädelverletzung

Jeder, der eine Schädel- oder Gehirnverletzung erlitten oder eine chronische neurologische Erkrankung hat, kann (zum Beispiel nach einem Schlaganfall) Schluckprobleme und schlaffe Muskulatur im Gesichtsbereich haben. Dadurch tritt mehr Speichel in die Mundhöhle und dringt nach außen.
- Rötung
- Schorf
- Schmerzen
- Geht von selbst zurück
- Kann nur auf einer Seite (nach einem Gehirnschlag) oder auf beiden Seiten auftreten, wenn es sich um Schluckprobleme handelt

Selten

### Skorbut und Zinkmangel

Siehe dazu andere Abschnitte dieses Buches.

### Vitamin-B-Mangel

Riboflavin ist ein wasserlösliches Vitamin ($B_2$), das in vielen Nahrungsmitteln vorkommt. Ein Mangel führt, wie jede Fehlernährung, zu verschiedenen Beschwerden. Ein wesentliches Merkmal hierfür ist die Entzündung der Zunge. Skorbut entsteht durch Mangel an Vitamin C und führt zu Müdigkeit, Blutarmut und anderen Mangelerscheinungen.

## Eingerissene Lippen

Entzündete Lippen kommen häufig bei Kindern und Erwachsenen vor. Die Lippen reißen ein, röten sich. Die übliche Ursache dafür ist ein ständiger Wechsel zwischen Hitze und Kälte. Die Haut der Lippen verliert ihren natürlichen Schmierstoff, trocknet aus und reißt ein.

Andere verbreitete Ursachen sind ständiges Lecken und Kauen an den Lippen. Vor allem Kinder mit Erkältungskrankheiten lecken sich häufig über die Lippen, die dadurch entzündet werden. Das ständige Kauen dagegen zählt zu den Streßsymptomen.

Die Lippen und ihre Umgebung stellen bevorzugte Hautpartien für Entzündungen und kleinere Verletzungen, d. h. für viele Erkrankungen dar. Manche sind rein örtlich begrenzt, manche dagegen breiten sich aus. Einige kommen am Tage vor, einige nur zeitweise, einige benötigen Behandlung, einige nicht. Die nachfolgende Liste erhebt keinen Anspruch auf Vollständigkeit, arbeitet aber die typischen Beispiele heraus.

| | |
|---|---|
| Wahrscheinlich | **Mundschwamm** |
| | **Herpes simplex** |
| | **Zyste** |
| | **Verbrennung** |
| | **Chronischer Ausschlag/Schorf** |
| Möglich | **Pilzbefall/Candidose** |
| | **Leukoplakie** |
| Selten | **Zinkmangel** |
| | **Krebs** |
| | **Angeborene Teleangiektasie** |
| | **Schanker/Syphilis** |
| | **Dermatitis** |
| | **Behçet-Syndrom** |
| | **Entzündliche Rötung** |
| | **Flache Knötchenflechte/Lichen planus** |
| | **Nebenwirkungen von Medikamenten** |

Wahrscheinlich

## Mundschwamm

Kann sich nach einer Verletzung entwickeln und hat einen sehr individuellen Verlauf.

- Extrem schmerzhaft
- Nach 24 Stunden bricht an den Schleimhäuten im Mund ein geschwürartiger Ausschlag aus
- Oft verbunden mit grauem oder weißem Belag
- Der Ausschlag bzw. die Geschwüre sind ca. 3–4 mm groß, meist oval geformt
- Essen, Sprechen oder Zähneputzen kann schmerzhaft sein
- Tritt vor allem an den Innenseiten der Lippen auf
- Die Heilung dauert zwischen 5 Tagen und 2 Wochen

## Herpes simplex

Das Virus infiziert die Haut.

- Tritt oft im Bereich der oberen Luft- und Atemwege auf
- Bei extremen Wetterwechseln zwischen Hitze und Kälte
- Am Beginn besteht ein kleiner Juckreiz auf den Lippen oder der umgebenden Haut
- Es bilden sich kleine Bläschen, mit Flüssigkeit gefüllt
- Diese verkrusten und schuppen sich
- Der Krankheitsverlauf dauert 10 bis 14 Tage

Bei frühzeitiger Erkennung kann Behandlung erfolgreich helfen.

## Zyste

Eine der kleinen Drüsen auf der Innenseite der Lippen wird blockiert und bewirkt:

- Auftreten von millimetergroßen, knöllchenartigen Gebilden
- Schmerzfrei
- Durchsichtige blaue Färbung
- Plötzlich vorbei
- Dauert normalerweise einige Tage

## Verbrennung

Schmerzhafte, geschwürartige Stellen auf den Lippen, oft bei Rauchern zu beobachten, die z. B. unter dem Einfluß von Alkohol ihre Zigarette verkehrt herum in den Mund stecken. Die befallenen Stellen heilen normalerweise nach einigen Tagen.

## Chronischer Ausschlag/Schorf

Eine hoch infektiöse Hauterkrankung, die zwar überall vorkommen kann, aber normalerweise auf Gesicht, Lippen und anderen exponierten Körperteilen auftritt. Sehr verbreitet in der Kindheit.

- Beginnt mit Rötung

- Auf der Hautoberfläche verbreiten sich kleine, mit Flüssigkeit gefüllte Bläschen
- Sie trocknen aus, bilden Krusten
- Können sich über eine große Fläche des Gesichts ausbreiten
- Müssen nicht auf beiden Seiten des Gesichts auftreten

Antibiotische Behandlung notwendig.

### Pilzbefall/Candidose

Eine Pilzinfektion der Lippen, typisch für die ältere Generation. Verursacht u. a. durch Zahnprothesen, sowie falsche Ernährung und Vitaminmangel. Behandlung mit Fungiziden, Cremes oder Lösungen.

- Rötung
- Entzündung
- Leichte Schwellungen
- Gelegentlich eingerissen und blutend
- Weiße Beläge treten auf

### Leukoplakie

- Weiße Plättchen auf der Zunge oder in der Mundhöhle
- Lassen sich nicht entfernen
- Gelegentlich rötliche Färbung
- Mitunter härtere Stellen unter den weißen Flecken

Wird hervorgerufen durch Rauchen, scharfe Getränke, Spirituosen, Gewürze, scharfe Zahnränder, schlechte Mundhygiene, Syphilis.

Leukoplakie kann ein Frühsymptom für eine Krebserkrankung sein. Man sollte Leukoplakie daher nicht ignorieren, sondern genau untersuchen lassen.

Selten

### Zinkmangel

Ältere Personen mit schlechter Ernährung oder Problemen der Nahrungsaufnahme, die rund um den Mund einen schmerzhaften Ausschlag bekommen, leiden vermutlich unter Zinkmangel. Ein Bluttest klärt dies sofort. Behandlung mit Zinkgaben.

### Krebs

Jedes hartnäckige Geschwür auf den Lippen kann auf eine Krebserkrankung hinweisen. Ebenso kann es sich aber auch um die Folge schlechter Mundhygiene, z. B. bei älteren Rauchern, handeln.

- Dauerhaftes Geschwür oder unregelmäßige Knötchen
- Schmerzfrei, dennoch vergrößerte Lymphknoten
- Blutet aus kleinen Rissen
- Gewichtsverlust
- Unwohlsein

### Angeborene Teleangiektasie

Es handelt sich hier um eine bleibende Erweiterung von kleinen, oberflächlichen Hautgefäßen. Kann witterungsbedingt erworben werden oder angeboren sein (Osler-Rendu-Weber-Krankheit).

- Kleine rote Bläschen und feine Risse auf Lippen und im Mund
- Ähnliche Symptome im Magen-Darm-Trakt
- Die Symptome im Magen-Darm-Trakt können innere Blutungen verursachen
- Selten vor dem 40. Lebensjahr

### Schanker/Syphilis

Das erste Anzeichen einer Syphilisinfektion. Tritt auf den Lippen oder im Mund nach Oralsex auf.

- Erscheint ca. 3 bis 4 Wochen nach dem Erstkontakt
- Am Beginn eine verhärtete, erhöhte und herausragende Verletzung bzw. krankhafte Veränderung der Haut
- Wird zu einem Geschwür
- Schmerzfrei
- Blutet nicht
- Erhöhte und gerötete Ecken
- Gelegentlich vergrößerte Lymphknoten

Sollte sofort von einem Arzt untersucht und behandelt werden.

### Dermatitis

Jeder Teil der Haut kann auf bestimmte Einflüsse sensibel reagieren. Dies kann zu einer entzündlichen Hautreaktion führen. Dazu zählen zum Beispiel das Kauen von Bleistiften, die Verwendung von Lippenstiften, bestimmte Pflanzen etc.

- Rötung
- Juckreiz
- Entzündung
- Verkrustungen
- Wenn die Ursache behoben ist, gesunden die Lippen

### Behçet-Syndrom

Am meisten verbreitet bei Männern zwischen 20 und 40 Jahren.

- Schmerzhafte Geschwüre zunächst im Mund
- Wochen danach treten diese Geschwüre auch an den Genitalien auf
- Augenentzündung zugleich mit dem Befall der Genitalien

Die Erkrankung wiederholt sich mehrmals. Kommt vor allem im mittleren Osten vor und kann zur Erblindung führen.

### Entzündliche Rötung

Kann als Folge einer Infektion oder als Nebenwirkung von Medikamenten auftreten. Verbreitet bei jungen Männern.

- Sehr schmerzhafte Geschwüre im Mund
- Zahnfleischentzündung
- Verkrustungen, blutige Verletzungen an den Lippen

Die Behandlung besteht darin, die Ursache zu finden und zu beheben.

### Flache Knötchenflechte/Lichen planus

Bei über 30jährigen.

- Viele feine weiße Linien auf Lippen, Zunge und Wangen
- Auftreten von dünnen weißen Flecken an denselben Stellen
- Gelegentlich Geschwüre zwischen Flecken und Linien
- Mit Flüssigkeit gefüllte Bläschen, die platzen und schmerzhafte Geschwüre verursachen

### Nebenwirkungen von Medikamenten

Eine Reihe von Medikamenten, wie zum Beispiel Arsen, Wismuth, Blei und Quecksilber, verursachen, zusätzlich zu anderen Symptomen und Kennzeichen, eine Pigmentierung von Mund und Lippen. Derartige Nebenwirkungen bei Medikamenten sollten daher kritisch beurteilt werden.

## Rissige Lippen

Wurde schon in einem früheren Kapitel behandelt.

## Lippen- und Gaumenspalte

Volkstümlich auch als Hasenscharte und Wolfsrachen bezeichnet. Er wird verursacht durch Vererbung, aber auch durch Mangelversorgung während der Schwangerschaft. Ziemlich weit verbreitet – bei 1 von 750 Neugeborenen. Ganz allgemein gesagt, sind die Ursachen nicht genau bekannt. Es dürfte sich aber um einen Entwicklungsfehler durch ausbleibende bzw. gestörte Verschmelzung der Gesichtsfortsätze in den beiden ersten Schwangerschaftsmonaten handeln. Gespaltene Lippen und gespaltener Gaumen können auch auf beiden Seiten nahe der Nase vorkommend.

- Deformierte Nasenlöcher
- In mehr als der Hälfte aller Fälle tritt der Defekt auch im Bereich des harten Gaumens auf
- Sprachprobleme, nasale Sprache; verstärken sich ohne Behandlung

Der Trend geht derzeit dahin, daß diese Deformationen mit plastischer Chirurgie korrigiert werden. Man operiert heute teilweise bereits im ersten Lebensmonat.

## Blasse Haut rund um den Mund

Ein ganz typisches Symptom, das normalerweise mit Scharlach in Verbindung zu bringen ist und medizinisch als periorale Blässe bezeichnet wird. Außerdem kann es auch ein Anzeichen für Schleimhautprobleme sowie für Probleme mit den Fingernägeln sein, darüber hinaus kann es auf Blutarmut oder Blutverlust deuten. Wenn es sich um Scharlach handelt, treten auf:

- Mandel- und Rachenentzündung
- Roter Ausschlag, vor allem am Leib
- Entzündete und belegte Zunge
- Kreisförmige Blässe um den Mund
- Mittelohrentzündung kann auftreten

## Zahnfleischbluten

Ein Alltagsprobleme für manche Leute, welche ihre Zähne zu intensiv bürsten. Wenn die Blutungen allerdings lange andauern und das Zahnfleisch schmerzt, so sollte unbedingt der Arzt aufgesucht werden. Zahnfleischbluten kann auch auf Parodontose hinweisen. Die Symptome können unter Umständen ohne Behandlung verschwinden, wenn allerdings eine Infektion hinzukommt, so sind Antibiotika angebracht. Zahnärztliche Behandlung kann die Beschwerden mildern.
Skorbut, verursacht durch Vitamin-C-Mangel, ist eine sehr seltene Ursache von Zahnfleischbluten.

## Schlechter Mundgeruch

Auch Halitose genannt. Die meisten Zahnärzte verbinden schlechten Mundgeruch mit mangelhafter Hygiene. Neben dieser Hauptursache gibt es aber auch noch eine ganze Reihe anderer Ursachen. Mund, Kieferhöhlen und Lungen sowie manche andere Erkrankungen des Körpers (zum Beispiel Magen) können dafür verantwortlich sein.

| | |
|---|---|
| Wahrscheinlich | **Mangelhafte Mundhygiene**<br>**Speisen und Getränke**<br>**Rauchen**<br>**Karies**<br>**Atmung**<br>**Infektion von Mund, Hals und Rachen**<br>**Zahnfleischerkrankung**<br>**Zahnprothese**<br>**Nasensekret** |
| Möglich | **Nebenhöhlenentzündung/Sinusitis**<br>**Katarrh**<br>**Chronische Lungenerkrankung**<br>**Zahnfleischeiterung**<br>**Zuckerkrankheit** |
| Selten | **Vincent-Angina**<br>**Krebs des Mundes, der oberen Luftwege und des Rachens**<br>**Nierenfunktionsstörung**<br>**Leberversagen**<br>**Nebenwirkungen von Medikamenten** |

Wahrscheinlich **Mangelhafte Mundhygiene**

Der sicherste Weg für schlechten Mundgeruch ist mangelhafte Zahnpflege. Auch regelmäßige Zahnpflege kann unter Umständen nicht genügen, um alle Speisereste, die zwischen den Zähnen hängenbleiben, zu entfernen. Diese Speisereste sind die Ursache für schlechten Mundgeruch. Es gibt einige Hilfsmittel, um diese Speisereste selbst zwischen den Zähnen entfernen zu können (zum Beispiel elektrische Zahnbürste mit Wasserspülung). Fragen Sie Ihren Zahnarzt, welche Empfehlungen er für sinnvoll hält.

- Verfärbungen zwischen den Zähnen
- Unregelmäßig gefärbte Zähne
- Schlechter Mundgeruch am Morgen nach dem Aufwachen

Zusätzlich zur eigenen Zahnpflege sollte man regelmäßig vom Zahnarzt die Zähne pflegen lassen. Dazu gehören die Entfernung von Zahnstein und Zahnbelag sowie die professionelle Säuberung und Freilegung von natürlichen Zwischenräumen zwischen den Zähnen.

### Speisen und Getränke

- Gewürzte Speisen oder Alkohol
- Keine andere Erkrankung im Mund oder sonstwo
- Schlechter Mundgeruch tritt nicht auf, wenn gewürzfreie Diät durchgeführt wird, und man auf Alkohol verzichtet

### Rauchen

- Mundgeruch (siehe vorher)
- Verfärbte Zähne

### Karies

Karies führt zu einem Zahnverfall. Die schützende Schicht der Zähne wird durch Bakterien zerstört. Regelmäßiges Zähneputzen und Entfernen von Speiseresten kann helfen, dies zu verhindern, ebenso wie die Gabe von Fluoriden. Fragen Sie Ihren Zahnarzt.

- Empfindliche Zähne
- Schmerzgefühl an einem oder mehreren Zähnen
- Halitose
- Unangenehmes Gefühl beim Essen und Trinken von heißen oder kalten Speisen und Getränken

### Atmung

Wann immer Sie durch den Mund statt durch die Nase atmen, kann Mundgeruch (Halitose) entstehen, da Sekrete aus den Speicheldrüsen mit der Atemluft in Kontakt kommen. Ebenso können Nasenpolypen, eine gebrochene Nase, Heuschnupfen oder sogar Schnarchen Mundgeruch erzeugen, da die Atmung durch die Nase erschwert wird.

### Infektion von Mund, Hals und Rachen

Jede Infektion in diesen Bereichen kann Mundgerucht erzeugen. Weitere Symptome sind:

- Schmerz
- Fieber
- Unwohlsein
- Schlechter Geschmack im Mund

### Zahnfleischerkrankung

Eine Entzündung von Zahnfleisch und Zahnwurzeln, auch als Gingivitis bekannt. Gelegentlich auch durch mangelhafte Mundhygiene verursacht.

- Gelegentliches Zahnfleischbluten nach dem Zähneputzen
- Empfindliches Zahnfleisch
- Mundgeruch
- Oft kombiniert mit Karies

**Die Nasennebenhöhlen**

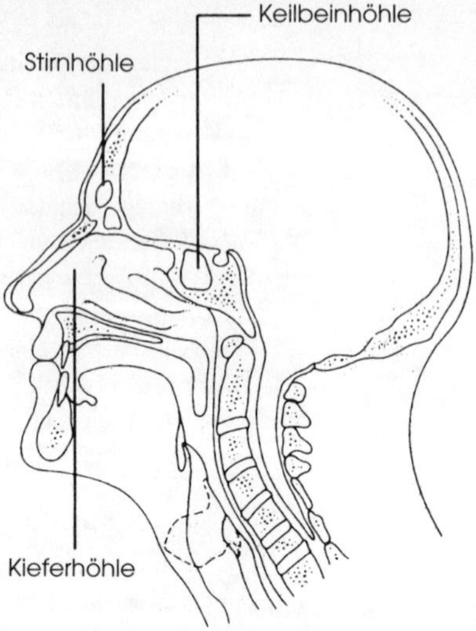


### Zahnprothese

Wird diese nicht regelmäßig und fachgerecht gereinigt, ist sie ebenfalls eine häufige Ursache für schlechten Mundgeruch.

### Nasensekret

- Kann noch einige Wochen nach Abklingen einer Erkältungskrankheit oder Grippe fließen
- Sekretstücke können in den Hals wandern und Mundgeruch verursachen
- Verschlimmert sich in der Nacht
- Ansonsten guter Gesundheitszustand
- Gleichzeitig Mundgeruch

Möglich

### Nebenhöhlenentzündung/Sinusitis

- Andauerndes Fließen von Nasensekret durch Nase oder Mund und Rachen
- Grüne oder gelbe Färbung
- Gelegentlich Kopfschmerzen
- Gelegentlich Fieber
- Unwohlsein
- Mundgeruch

### Katarrh

Ein Begriff, der sehr unterschiedliche Auslegungen zuläßt. Manche meinen damit eine verstopfte Nase als Folge einer Entzündung; andere verstehen darunter eine Entzündung der Schleimhäute. Führt häufig zu schlechtem Mundgeruch, meistens begleitet durch eine Infektion in Mund oder Nase sowie durch eine verstopfte Nase. Man muß daher durch den Mund atmen.

### Chronische Lungenerkrankung

Jede länger dauernde Lungenerkrankung mit vermehrter Schleimbildung kann zu Mundgeruch führen. Patienten mit chronischen Erkrankungen der Bronchien, Lungenemphysem und anderen Erkrankungen des Körpers weisen häufig zu den anderen Symptomen auch noch schlechten Mundgeruch auf. Die Hauptsymptome, wenn derartige chronische Erkrankungen vorliegen, sind:

- Zähflüssiger, grünlicher Schleim
- Husten
- Fieber
- Unwohlsein

### Zahnfleischeiterung

Eine ernstzunehmende, fortgeschrittene Form der Zahnfleischerkrankung.

- Die Ränder des Zahnfleisches ziehen sich zurück
- Die Zähne lockern sich
- Eiter zwischen Zähnen und Zahnfleisch tritt aufgrund einer Infektion aus
- Schmerz
- Übler Mundgeruch

### Zuckerkrankheit

Zuckerkranke, deren Blutzuckerspiegel nicht regelmäßig kontrolliert wird, entwickeln oft einen Zuckerüberschuß (Ketoazidose). Es entsteht ein süßlich-fauliger Mundgeruch.

Selten

### Vincent-Angina

Auch bekannt als Gingivitis d. h. Zahnfleischentzündung. Eine bakterielle Erkrankung der Mandeln, die sich auf das Zahnfleisch ausbreitet. Häufig auch Resultat, mangelhafter Mundhygiene.

- Fieber
- Entzündeter Rachen
- Entzündetes Zahnfleisch
- Vergrößerte Lymphknoten im Halsbereich
- Häufig ist nur eine Mandel sowie eine Schleimhaut im Bereich des harten bzw. weichen Gaumens betroffen. Extrem infektiös. Erfordert sofortige und konsequente Behandlung mit Antibiotika

### Krebs des Mundes, der oberen Luftwege und des Rachens

Schlechter Mundgeruch kann ganz generell jede Art von Krebs begleiten. Vor allem dann, wenn der Tumor ulzeriert und infiziert ist. Unter Ulzeration, ulzerieren versteht man »Geschwürbildung, geschwürig werden«. Dieser Ausdruck, den wir im Rahmen des vorliegenden Buches noch oft verwenden werden, sei hiermit erläutert.

Wenn hartnäckiger Mundgeruch zusätzlich zu den nachfolgenden Symptomen auftritt, besonders bei älteren Rauchern, sollte umgehend der Arzt aufgesucht werden:

- Beulen, Erhebungen entstehen in Mund, Rachen, Hals
- Ständig geschwollene, aber nicht schmerzende Lymphknoten
- Änderung der Stimme
- Gewichtsverlust
- Unwohlsein
- Andauernde Schmerzen im Mund, am Genick
- Zahnprothese paßt nicht mehr
- Blutarmut

### Nierenfunktionsstörung

Chronische Urämie: Vergiftung des Körpers durch Harn und Harnstoffe, die infolge der Nierenfunktionsstörung nicht ausgeschieden, sondern im Körper behalten und gespeichert werden. Überaus bedrohliche Erkrankung.

- Bräunlich-gelbe Verfärbung der Haut
- Schnelles Atmen
- Geschwollene Fußgelenke
- Neigung zu bläulich unterlaufenen Schwellungen infolge leichter Prellungen, Stöße etc.
- Herzfehler
- Mundgeruch bzw. Atem riecht nach Urin und Ammoniak
- Verändertes Bewegungsgefühl in den Gliedmaßen

### Leberversagen

Dies kann als Ergebnis verschiedenster Krankheiten eintreten, ist aber durchweg mit einer Erkrankung, Schädigung des Lebergewebes verknüpft (zum Beispiel durch Hepatitis, durch Zirrhose).

Es können sich eine Reihe von Symptomen zeigen, einschließlich:

- Gelbsucht
- Müdigkeit
- Geistige Verwirrtheit, Desorientierung
- Gerötete Handlächen; die dickeren Partien der Hohlhand sind gerötet

- Direkt auf bzw. unter der Haut zeigen sich sehr dünne Blutendgefäße mit vielen feinen Verästelungen
- Fieber
- Süßlich-fauler Mundgeruch

**Nebenwirkungen von Medikamenten**
Manche Medikamente führen zu einem charakteristischen Geruch, der bei der Ausatmung bemerkbar ist. Dazu können auch Medikamente zur Behandlung des Alkoholismus zählen.

## Schlechter Atem und Husten

| | |
|---|---|
| Wahrscheinlich | **Chronische Bronchitis** |
| Möglich | **Lungenkrebs**<br>**Bronchiektasie**<br>**Zystische Fibrose/Mukoviszidose** |
| Selten | **Lungenabszeß**<br>**Lungentuberkulose** |

Wahrscheinlich

**Chronische Bronchitis**
Näher in späteren Kapiteln behandelt. Das typische Krankheitsbild ist:
- Raucherhusten, vor allem am frühen Morgen
- Husten im Winter
- Keuchen, pfeifender Atem
- Die Farbe des Speichels bzw. des Auswurfs (Sputum) ändert sich in der Farbe von weiß bis zu gelblich-grün
- Zunehmende Atemlosigkeit, eher Kurzatmigkeit über Jahre hinweg
- Zyanose
- Mundgeruch

Möglich

**Lungenkrebs**
Wird in späteren Kapiteln näher behandelt. Damit verbundene Symptome können unter anderem sein:
- Trockener Husten
- Blutiger Auswurf bzw. Speichel
- Heisere Stimme
- Kurzatmigkeit
- Brustschmerzen
- Lungeninfektion

- Unwohlsein
- Gewichtsverlust
- Verschluß, Verstopfung der oberen Hohlvene (Vena cava superior)
- Mundgeruch

### Bronchiektasie

Chronische Erweiterung der Luftröhrenäste, beeinträchtigt die Atmung und den Sauerstoffwechsel. Folgende Merkmale:

- Krankengeschichte des Patienten mit wiederholten Infektionen der Atmungsorgane
- Gelb-grüner Auswurf mit und ohne Blutspuren
- Fieber
- Der Patient sieht krank aus, man sieht das Unwohlsein sozusagen

### Zystische Fibrose/Mukoviszidose

Beachten Sie dazu auch ein nachfolgendes Kapitel.

Vererbte Stoffwechselstörung mit einem genetischen Defekt am Chromosom 7. Es wird zäher Schleim produziert, der die Ausführungsgänge der Drüsen verschließt und zur Degeneration und Entzündung der befallenen Organe führt. Betroffen werden vor allem Bauchspeichel-, Darm- und Bronchialdrüsen, aber auch Tränen- und Schweißdrüsen. Sie tritt mit einer Häufigkeit von 1:2000 Neugeborenen auf, und noch vor kurzer Zeit überlebten weniger als 80% der davon Betroffenen das 18. Lebensjahr. Heute liegen die Überlebenschancen bei rund 50%, vor allem, wenn die richtige Diagnose frühzeitig gestellt wurde.

Selten

### Lungenabszeß

Eine Ansammlung von Eiter in Lungen und Lungengewebe. Verursacht meist durch Einatmung infektiöser Substanzen, seltener als Folge von in die Brust streuenden Leberabszessen. Oft auch Komplikation im Gefolge einer Lungenentzündung.

- Fieber
- Schüttelfrost
- Schwitzen
- Unwohlsein, Übelkeit
- Schmerzen des Brustfells beim Ein- und Ausatmen
- Eitriger Auswurf (Sputum)
- Mundgeruch

### Lungentuberkulose

Häufig bei Patienten mit verringerter Widerstandskraft, mit Störungen und Reduzierungen des Immunsystems. Merkmale können sein:

- Unwohlsein
- Müdigkeit
- Gewichtsverlust
- Husten mit oft blutigem Auswurf (Sputum)
- Brustschmerzen
- Kurzatmigkeit
- Mundgeruch

## Atem riecht nach Urin

Wurde bereits in den vorhergehenden Abschnitten über Mundgeruch behandelt.

## Süß riechender Atem

Lesen Sie unter Zuckerkrankheit, Leberstörungen, schlechtem Mundgeruch nach.

## Abnormale Zähne

Einschließlich Verfärbungen und Deformierungen (Mißbildungen).
Folgende Krankheiten und Prädispositionen (Veranlagungen) sollten beachtet werden:

### Alter

Mit zunehmendem Alter verfärben sich bekanntlich die Zähne. Erkrankungen wie Gingivitis, Zahnfleischschwund lassen die Zähne länger aussehen, als sie in Wirklichkeit sind.

### Rauchen

Führt zu braun-gelblichem Zahnbelag mit Verfärbung – auch bei regelmäßigem Bürsten der Zähne.

### Kauen von Betelnüssen

Führt zu bräunlich-roter Verfärbung aller Zähne. Sehr verbreitet in Asien.

### Tetrazyklinfärbung

Manche Kinder weisen diese typische braune Zahnfärbung auf,

wenn die Mutter während der Schwangerschaft Tetrazykline und Antibiotika einnehmen mußte.

### Chondroektodermale Dysplasie

Unter Dysplasie versteht man eine Fehl- oder Unterentwicklung. Hier handelt es sich um Fehlentwicklungen bzw. Erweichungen des Knorpelgewebes.
Eine angeborene Erkrankung mit folgenden Merkmalen:
- Kurz- und Kleinwüchsigkeit
- Kurze Finger
- Kleine Zähne
- Trockene Haut
- Geringer Haarwuchs

### Hutchinson-Zähne

Heutzutage selten. Verursacht durch angeborene Syphilis. Die Schneidezähne zeigen an den Ecken eingekerbte Einschnitte und sind klein. Zusätzlich können andere Merkmale angeborener Syphilis auftreten.

## Zähneknirschen

Hier handelt es sich um ein Problem, das mehr die Eltern, Lebenspartner etc. von betroffenen Personen als diese selbst angeht. Zähneknirschen kommt meistens in der Nacht, oft mit Schnarchen kombiniert, vor. Manche Menschen knirschen gewohnheitsmäßig mit den Zähnen. Das Geräusch wird durch

**Oberkiefer- und Unterkieferzähne**

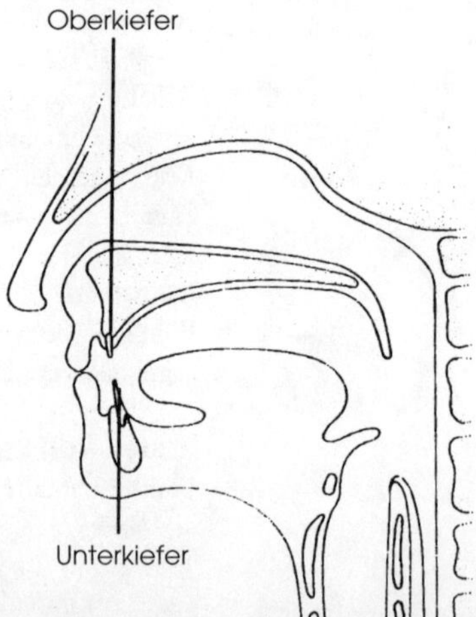

Gegeneinanderreiben der Oberkiefer- und Unterkieferzähne verursacht. Gelegentlich tritt Zähneknirschen ganz spontan auf. Auf Dauer gesehen kann es die Zähne beschädigen. Konsultieren Sie rechtzeitig einen Zahnarzt. Außerdem gibt es Hilfsmittel, mit denen die Zähne in der Nacht abgedeckt werden können.
Zähneknirschen ist häufig mit Migräne kombiniert anzutreffen.

## Beschädigte Zähne

Sofern möglich, sollten abgebrochene Teile eines Zahnes gesammelt und zum Zahnarzt gebracht werden. Die moderne Zahnmedizin kennt inzwischen erfolgreiche Methoden der Reimplantation (Wiedereinpflanzung). Bei Verdacht auf Bruch des Kieferknochens muß umgehend ein Arzt aufgesucht werden. Die oft rein äußerlich-kosmetischen Probleme eines gebrochenen oder angebrochenen Zahnes sind geringfügig im Vergleich zum Verdacht eines Knochenbruchs im Kieferbein. Die sofortige Behandlung des Knochenbruchs ist viel wichtiger als die Behandlung des Zahns, die auch noch später erfolgen kann.

## Schmerzen beim Zahnen

Die ersten Zähne eines Säuglings, meist die unteren oder oberen Schneidezähne, wachsen im Alter von 6 bis 10 Monaten. Im Lauf der nächsten 30 Monate erscheinen laufend weitere Zähne. Die meisten Kleinkinder und Säuglinge haben beim Zahnen viele Beschwerden: Speichelfluß, Schmerzen, Schreien usw. gehören zu den Symptomen – bis der jeweilige Zahn sich seinen Weg gebahnt hat.
Fieber deutet nicht unbedingt auf Zahnen hin, es kann eher ein Symptom für eine Erkrankung sein. Schmerzen und Unwohlsein sind dagegen die Hauptsymptome, wenn ein Kind zahnt – bis hin zur Reizbarkeit und stundenlangem Schreien.
Grundsätzlich ist es aber sehr wichtig, andere Ursachen wie evtl. auftretendes Fieber, Ohren- und Halserkrankungen, auszuschließen.

# Trockener Mund

Die wahrscheinlichen Ursachen dafür sind: Flüssigkeitsverlust, Atmung durch den Mund, Furcht und Angst. Nehmen Sie Flüssigkeit zu sich und atmen Sie durch die Nase. Schmerzmittel und Antidepressiva führen häufig zu trockenem Mund.

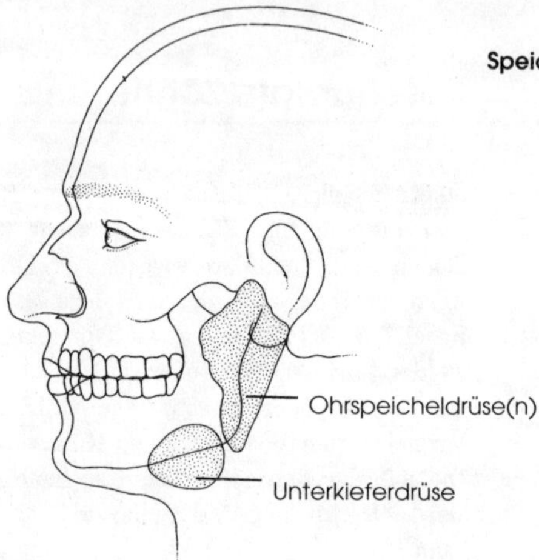


| | |
|---|---|
| Möglich | **Speichelsteine** |
| Selten | **Sjøgren-Syndrom** |

Möglich

**Speichelsteine**

Steinchen bzw. Konkremente können sich in den Gängen der Speicheldrüse sammeln und den Speichelfluß blockieren.
Diese Steinchen treten normalerweise in den Speicheldrüsen auf, können aber auch gelegentlich in den Ohrspeicheldrüsen (Parotis) vorkommen.

- Geschwollene Speicheldrüsen an einer Seite
- Schwellungen werden stärker bei den Mahlzeiten
- Schwellungen werden als störend empfunden
- Gefühl von trockenem Mund an der Seite der Schwellung
- Die Schwellung geht plötzlich zurück, die Speicheldrüse sondert wieder Speichel ab

Gelegentlich gehen die Steinchen von selbst weg, mitunter bedarf es dazu eines chirurgischen Eingriffes.

Selten

### Sjøgren-Syndrom

Tritt meistens im mittleren Alter, vor allem bei Frauen, auf. Eine chronische Erkrankung des Autoimmunsystems der Speichel- und Tränendrüsen. Mund und Augen trocknen aus.

- Augen trocknen schmerzhaft aus
- Trockener Mund, Mundgeruch
- Speicheldrüse(n) schwellen an

Zusätzlich können andere Gewebserkrankungen vorkommen, so zum Beispiel rheumatische Arthritis.

## Allgemeine Mundinfektion

Ernsthaftere Infektionen der Mundhöhle, der Zunge, von Gaumen und Zahnfleisch stellen einen medizinischen Notfall dar. Dies ereignet sich relativ selten und passiert im wesentlichen nur dann, wenn keine Mundhygiene durchgeführt wird.

| | |
|---|---|
| Selten | **Vincent-Angina/Zahnfleischeiterung**<br>**Wasserkrebs, Wangenbrand** |

Selten

### Vincent-Angina/Zahnfleischeiterung

Akute Entzündung des Zahnfleisches sowie der umgebenden Partien. Eine bakterielle Erkrankung des Mundes, die ihren Ursprung in den Zwischenräumen zwischen Zahnfleisch und Zähnen hat, sowie an den Mandeln. Die Erkrankung kann sich blitzartig über Gewebe und Schleimhäute ausbreiten.

- Fieber
- Örtlich begrenzte Schmerzen
- Entzündeter Rachen
- Vergrößerte Lymphknoten des Halses
- Oft wird eine Mandel befallen, die sich geschwürartig verändert und sich mit einem Häutchen überzieht
- Extremer Speichelfluß
- Hochinfektiös

Erfordert sofortige Gaben von Antibiotika. Die akute Vincent-Angina zeigt zusätzlich zu den vorhergenannten Symptomen noch tiefe Geschwüre im Zahnfleisch.

### Wasserkrebs, Wangenbrand

Schwer verlaufende Form einer Wangenschleimhautentzündung, die vor allem bei unterernährten Kindern vorkommt. Auch bei rascher ärztlicher Behandlung kann es zu starken Narbenbildungen im Wangenbereich und zur Beeinträchtigung der Kieferbeweglichkeit kommen.

## Schwierigkeiten beim Öffnen des Mundes

Treten normalerweise bei einer Erkrankung des Mundinnenraumes auf als Kombination aus Schmerzen und Schwellungen. Der Mund kann nur unter Schmerzen geöffnet werden. Hierbei handelt es sich um ein ernstes Symptom. Die in Frage kommenden Krankheiten werden nachfolgend nach der Häufigkeit ihres Auftretens aufgelistet.

| | |
|---|---|
| Wahrscheinlich | **Mundausschlag**<br>**Zahnkaries**<br>**Zahninfektion**<br>**Infektion der oberen Luftwege**<br>**Mandelentzündung**<br>**Mumps** |
| Möglich | **Infektiöse Drüsenfieber**<br>**Nebenmandelabszeß**<br>**Eingeklemmter Weisheitszahn**<br>**Arthritis im Kiefergelenk** |
| Selten | **Tetanus/Wundstarrkrampf**<br>**Strychnin-Vergiftung** |

Wahrscheinlich

**Mundausschlag**
**Zahnkaries**
**Zahninfektion**
**Infektion der oberen Luftwege**
**Mandelentzündung**
Siehe späteres Kapitel.

**Mumps**
- Entzündung der Ohrspeicheldrüse, oft mit den Lymphknoten verwechselt
- Beide Drüsen sind befallen und deutlich geschwollen
- Die Schwellungen bewirken, daß das Öffnen des Mundes, d. h. von Ober- und Unterkiefer, schwierig ist

- Gelegentlich werden die Bauchspeicheldrüse und die Keimdrüsen des Mannes (nach der Pubertät) befallen

Möglich

**Infektiöse Drüsenfieber**

Siehe späteres Kapitel.

**Nebenmandelabszeß**

Siehe späteres Kapitel.

**Eingeklemmter Weisheitszahn**

Ein eingeklemmter Weisheitszahn, der von bereits existierenden Zähnen beengt wird, kann derartige Schmerzen und Infektionen verursachen und dazu führen, daß man den Mund kaum noch öffnen kann. Suchen Sie zahnärztlichen Rat.

**Arthritis im Kiefergelenk**

Das Kiefergelenk ist jene Stelle, an der der Unterkieferknochen mit dem Schädel beweglich verbunden ist. Eine Arthritis an dieser Stelle kann sich im Laufe der Jahre oder nach einer Verletzung entwickeln.

- Örtlich begrenzter Schmerz genau neben der Ohrmuschel
- Der Schmerz kann sich quer über das Gesicht ausdehnen
- Der Schmerz wird beim Kauen sowie beim Öffnen des Mundes stärker
- Ein knirschendes Geräusch kann auftreten
- Die Krankheit tritt zuerst nur an einer Seite auf
- Kann evtl. beide Seiten befallen

Selten

**Tetanus/Wundstarrkrampf**

Eine überaus akute und schwere Infektionskrankheit. Die Ursache ist eine Vergiftung mit dem Bazillus *Clostridium tetani*, der zum Beispiel in verschmutzter Erde, daher im Garten, in der Landwirtschaft etc., aber auch im Tier- und Menschenkot vorkommt. Der Krankheitserreger gelangt in die Wunde, und das vom Erreger gebildete Gift dringt in weiterer Folge bis in das zentrale Nervensystem vor. Die Inkubationszeit beträgt normalerweise zwischen 4 und 14 Tagen, in seltenen Fällen allerdings auch Monate.

- Örtlich begrenzte Schlaffheit der Muskeln neben der Wunde
- Muskelkrämpfe, vor allem in der Kaumuskulatur
- Starrheit der Nacken-, Rücken- und Bauchdeckenmuskulatur
- Der Patient kann den Mund nicht mehr öffnen, man nennt dies Trismus
- Die Krämpfe und der Trismus verleihen dem Patienten ein grinsendes Gesicht, welches auch als sardonisches Grinsen bezeichnet wird
- Fieber

**Kiefergelenk**

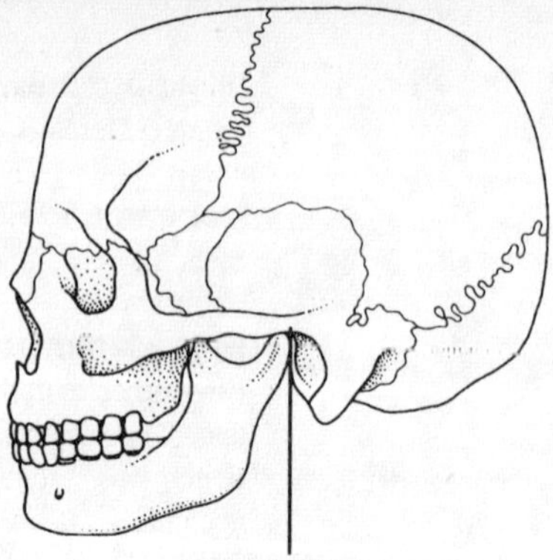


Die Krämpfe entwickeln sich schrittweise. Bei schweren Fällen erhöht sich die Anzahl und Frequenz der Krämpfe stark, bis der Tod eintritt. Bei den ersten Anzeichen der Erkrankung oder bei Problemen mit dem Öffnen des Mundes sollte sofort auf Tetanus untersucht werden. Eine sofortige Behandlung kann den Patienten retten. Wesentlich sinnvoller ist eine aktive Immunisierung mit dem Tetanus-Impfstoff. Der Impfschutz hält, pauschal gesagt, 5 bis 10 Jahre an. Einfachheitshalber sollte man sich an jedem runden Geburtstag (zum Beispiel mit 20, 30, 40 usw.) impfen lassen, um die Zeitabstände zwischen jeder Impfung sozusagen zu verinnerlichen. Bitte beachten Sie auch den nachfolgenden Abschnitt zum Thema Strychnin-Vergiftung.

## Strychnin-Vergiftung

Bei Tetanus steht am Beginn immer eine offene Wunde, sei sie noch so winzig gewesen. Bei der Strychnin-Vergiftung sind die Symptome sehr ähnlich, allerdings gibt es keine offene Wunde. Im Gegensatz zum Tetanus werden bei der Strychnin-Vergiftung die Gliedmaßen erfaßt. Sie kann zum Tod durch Ersticken führen, da eine Lähmung der Atemmuskulatur eintritt.

# Vermehrter Speichelfluß

Schwellungen und Entzündungen im Rachenraum können zu vermehrtem Speichelfluß führen. Weitere Ursachen, die dazu führen können, sind:

| | |
|---|---|
| Wahrscheinlich | **Rauchen**<br>**Übelkeit und Erbrechen**<br>**Mandelentzündung**<br>**Rachenentzündung** |
| Möglich | **Infektiöses Drüsenfieber**<br>**Gehirnverletzung**<br>**Neurologische Erkrankungen**<br>**Nebenmandelabszeß** |
| Selten | **Krebs der Speiseröhre** |

Wahrscheinlich

**Rauchen**

Viele Raucher, vor allem Pfeifen- und Zigarrenraucher, registrieren einen verstärkten Speichelfluß während des Rauchens, eine Wirkung des Nikotins. Nicht bekannt dagegen ist, warum diese Erscheinung nicht bei allen Rauchern auftritt.

**Übelkeit und Erbrechen**

Vor dem Erbrechen füllt sich der Mund mit besonders viel salzigem Speichel.

**Mandelentzündung**

Starker Speichelfluß zählt zu den typischen Merkmalen. Siehe auch spätere Kapitel.

**Rachenentzündung**

Auch hier kann starker Speichelfluß als eine Folge der Schluckbeschwerden auftreten. Siehe dazu auch später.

Möglich

**Infektiöses Drüsenfieber**

Siehe späteres Kapitel.

**Gehirnverletzung**

Siehe früheres Kapitel.

**Neurologische Erkrankungen**

Lesen Sie nach unter: Multiple Sklerose, Parkinson-Krankheit,

Motoneuron-Erkrankung, Bulbärparalyse sowie unter dem Thema Schluckprobleme und Gewichtsverlust.

**Nebenmandelabszeß**
Lesen Sie später unter dem Abschnitt: **Vergrößerte Lymphknoten im Halsbereich.**

Selten

**Krebs der Speiseröhre**
Siehe späteres Kapitel.

## Eingeklemmter, verkeilter Zahn

Man versteht darunter einen Zahn, der sich nicht entfalten kann, oder einen Zahn, der von vorhandenen Zähnen beengt wird. Beim Erwachsenen wird dies normalerweise bei einem Weisheitszahn der Fall sein. Ein Zahn der nicht nach außen durchstoßen kann, bleibt vom Zahnfleisch bedeckt, welches sich entzündet und dadurch Schmerzen verursacht. Normalerweise muß dieser Zahn gezogen bzw. operativ entfernt werden.

## Lockere Zähne

Siehe auch unter Karies, Zahnfleischentzündung und ähnlichen Kapiteln.

## Bißanomalie

Die Zähne des Ober- und Unterkiefers passen nicht genau aufeinander, wenn man den Mund schließt. Die meisten Menschen haben von Geburt an in gewissem Ausmaß eine Bißanomalie; dies zeigt sich zum Beispiel an den Schneidezähnen, was weiter keine Behandlung erfordert. Manche Menschen wiederum besitzen sehr unregelmäßige Zähne, da sie als Baby ein zu langsames Zahnwachstum aufwiesen. Dies kann z. B. durch eine Infektionskrankheit bedingt gewesen sein. Es lassen sich zahnmedizinisch gut Korrekturen durchführen. Die Funktion des Gebisses verbessert sich ebenso wie das Aussehen.
Verletzungen der Ober- und Unterkieferknochen, in welchen die Zähne verankert sind, können ebenfalls zu einer Bißanomalie führen. Deformationen der Kieferknochen infolge einer nicht behandelten Verletzung (Bruch) können zu chronischen

Schmerzen im Bereich von Gesicht und Ohren führen. Arthritis kann ebenfalls dadurch entstehen.

## Empfindliche Zähne

Zu intensive Zahnpflege, zu heftiges Bürsten der Zähne, kann zu Zahnfleischschwund führen. Dadurch werden die feinen Nervenenden rund um die Zähne freigelegt, so daß die Empfindlichkeit gegenüber Wärme und Kälte zunimmt. Ebenso treten diese Erscheinungen auf, wenn ein Zahn verletzt oder infiziert ist.
Lesen Sie nach unter Zahnkaries, Zahnfleischschwund etc.
Spezielle medizinische Zahnpasten helfen bei empfindlichen Zähnen, die Nervenenden werden geschützt und die Schmerzempfindlichkeit dadurch reduziert. Diese Zahnpasten helfen aber nicht bei Zahnfleischschwund, Karies oder Infektionen.

## Zahnverfall

Lesen Sie nach unter Karies, Zahnfleischschwund und Zahnfleischvereiterung.

## Zahnschmerzen

Lesen Sie nach unter Karies, Zahnfleischschwund und Zahnfleischvereiterung.

## Das Gesicht

Viele am Gesicht auftretende Krankheitssymptome können ebenso an anderen Teilen des menschlichen Körpers vorkommen.
Im folgenden Abschnitt dieses Buches beschäftigen wir uns mit jenen Symptomen, die praktisch nur im Bereich des Gesichtes auftreten.

## Geschwollenes oder aufgedunsenes Gesicht

Allgemeine Schwellungen und Aufgedunsenheit im Gesicht kommen sehr selten vor. Falls örtlich begrenzte Schwellungen auftreten, sollten Sie auch die Buchabschnitte zum Thema Haut und Hals (Nacken) beachten.

| | |
|---|---|
| Wahrscheinlich | **Insektenstich**<br>**Zahnabszeß** |
| Möglich | **Angioneurotisches Ödem/Nesselsucht**<br>**Wundrose**<br>**Cushing-Syndrom**<br>**Schilddrüsenunterfunktion**<br>**Akromegalie** |
| Selten | **Glomerulonephritis**<br>**Nephrotisches Syndrom** |

Wahrscheinlich

**Insektenstich**
- Plötzlich einsetzende Schwellung an der Stelle des Stichs
- Häufig starker Juckreiz
- Gelegentlich kommt eine Infektion hinzu, die Schwellung rötet sich, wird heiß. Zusätzlich bekommt der Patient Fieber und fühlt sich unwohl

**Zahnabszeß**
- Schmerzhafte Schwellung im Bereich des Ober- oder Unterkiefers
- Zahnschmerz oder Karies als Ursache nicht feststellbar
- Die Schwellung nimmt innerhalb von zwei bis drei Tagen zu

Zahnärztliche Behandlung mit einem Antibiotikum hilft gegen den akuten Schmerz und Entzündungsvorgang; gelegentlich muß der Abszeß kieferchirurgisch behoben werden.

Möglich

### Angioneurotisches Ödem/Nesselsucht

Auch bekannt als Urtikaria. Normalerweise durch Allergie hervorgerufen. Oft als Reaktion auf Speisen oder Medikamente, aber schwierig zu identifizieren. Die Symptome können sein:
- Schwellungen im Bereich von Lippen und Augen
- Juckreiz

Im Deutschen auch als Nesselsucht bezeichnet. Häufig auch eine allergische Reaktion auf bestimmte Pflanzen.

### Wundrose

Eine Infektion der Haut und des darunterliegenden Gewebes. Oft durch einen kleinen Schnitt oder Riß begünstigt, durch den der Erreger in die Haut eindringen kann.
- Gerötete Haut, fühlt sich heiß an
- Schmerzhaft
- Fieber
- Unwohlsein

Erfordert antibiotische Behandlung.

### Cushing-Syndrom

Siehe dazu später.

### Schilddrüsenunterfunktion

Gewichtszunahme und weitere Veränderungen ergeben den Eindruck eines aufgedunsenen Gesichtes, obwohl keine Schwellung vorliegt. Siehe dazu später.

### Akromegalie

Vergrößerung des Ober- oder Unterkiefers ist eines der Krankheitssymptome für Akromegalie und kann leicht mit Aufgedunsenheit des Gesichtes verwechselt werden.
Siehe dazu später.

Selten

### Glomerulonephritis

Wird in einem späteren Kapitel unter dem Begriff »Nephritis« beschrieben. Eine Entzündung der Blutreinigungsorgane in den Nieren.

### Nephrotisches Syndrom

Führt zu Ödemen (Schwellungen), Eiweiß tritt im Urin auf, der Blutdruck ist erhöht. Siehe auch dazu später.

## Knötchen und Beulen im Gesicht

Eine mögliche Ursache dafür bildet die Gicht. Sehr selten kann auch Lepra die Ursache sein. Siehe zu beiden Krankheiten spätere Kapitel.

## Ausschlag und Geschwüre im Gesicht

| | |
|---|---|
| Wahrscheinlich | **Herpes simplex/Lippen-Herpes**<br>**Grindflechte** |
| Möglich | **Ekzem**<br>**Herpes zoster/Gürtelrose** |
| Selten | **Basaliom**<br>**Bläschensucht**<br>**Hautentzündung/Dermatitis**<br>**Ödem**<br>**Erythema multiforme**<br>**Stevens-Johnson-Syndrom** |

Wahrscheinlich

**Herpes simplex/Lippen-Herpes**

Sehr verbreitet, wird durch das Herpes-Virus verursacht. Tritt häufig auf, wenn man sich unwohl fühlt, oder wenn jemand extremen Witterungsunterschieden ausgesetzt ist (Hitze, Kälte, Sturm).

- Zu Beginn zeigt sich eine kleine Hautreizung rund um den Mund
- Wird zunehmend schmerzhafter
- Die Haut rötet sich und kleine, flüssigkeitsgefüllte Bläschen treten auf
- Geht nach einigen Wochen vorüber

Eine ähnliche Infektion kann auch die Geschlechtsorgane befallen.

**Grindflechte**

Eine bakterielle, sehr ansteckende Hautinfektion. Kann sowohl Kinder als auch Erwachsene befallen.

- Dort, wo die Infektion beginnt, treten Bläschen auf

- Die Bläschen platzen auf, dunkle Konturen entstehen
- Ohne Behandlung können große Flächen befallen werden

In bestimmten Stadien kann die Grindflechte mit Herpes simplex verwechselt werden. Antibiotische Behandlung ist zu empfehlen. Behandlung leichter Fälle mit Salbe, schwerer Fälle dagegen mit Tabletten.

Möglich

### Ekzem

Wird auch gelegentlich als Hautentzündung bezeichnet. Im Gesicht bilden hierfür meistens Kosmetika die Ursache.

- Rötung dort, wo die Kosmetika verwendet bzw. aufgetragen wurden
- Rote, erhöhte Flecken und Stellen
- Kleine, feuchte, nässende Bläschen
- Verkrustungen, Schuppen

Das Ekzem kann sich über den gesamten Körper ausbreiten.

### Herpes zoster/Gürtelrose

Diese Infektionskrankheit wird durch dasselbe Virus hervorgerufen, das auch die Windpocken verursacht.

- Roter, bläschenartiger Ausschlag
- Kann sehr schmerzhaft sein
- Kann eine Hälfte des Gesichts befallen
- Breitet sich im Bereich der Mittellinie des Körpers aus
- Die Bläschen verkrusten
- Heilung innerhalb von zwei Wochen. In seltenen Fällen kann aber der Schmerz noch über Monate oder Jahre andauern

Wenn ein Auge davon betroffen ist, sollte unverzüglich der Arzt aufgesucht werden.

Selten

### Basaliom

Eine kleine entzündliche, krebsverdächtige Stelle, die sich nicht zu entfernteren Stellen des Körpers hin ausbreitet. Tritt öfter bei Älteren rund um Nase, Augen, Ohren und Mund auf.

- Beginnt als ein kleiner pinkfarbiger Fleck
- Nach einigen Wochen oder Monaten wird diese Stelle geschwürig
- Bei Nichtbehandlung breitet sich die Krankheit in das tiefere Gewebe hin aus, kann sogar die Knochen der Nase befallen

Einmal diagnostiziert, muß die Krankheit konsequent behandelt werden.

### Bläschensucht

Siehe spätere Kapitel.

### Hautentzündung/Dermatitis

Siehe später.

### Ödem

Siehe später.

### Erythema multiforme
### Stevens-Johnson-Syndrom

Das Stevens-Johnson-Syndrom stellt die ernstere Variante des Erythema multiforme dar, eine allergische Hauterkrankung, auch verursacht durch Infektion oder als Reaktion auf bestimmte Medikamente.

- Roter Ausschlag unterschiedlicher Größe und Form, der den gesamten Körper bedecken kann
- Auftreten von erhöhten, roten Läsionen (verletzungsähnliche Risse und wunde Stellen)
- Jede Krankheitsphase dauert zwei bis drei Wochen

Das Stevens-Johnson-Syndrom kann außerdem begleitet werden von:

- Fieber
- Unwohlsein
- Lungenentzündung
- Nierenschädigung

## Gerötetes Gesicht

Die verbreitetsten Ursachen,die zu einer Erweiterung der Blutgefäße im Gesicht führen können, sind Verlegenheit, Hitze und Alkohol. Dadurch fließt mehr Blut, das Antlitz wirkt gerötet. Diese Rötung kann nicht nur im Gesicht, sondern auch am Genick und Hals sowie am Oberkörper auftreten. Es ist erwiesen, daß die Blutgefäße ganz allgemein auch auf seelisch-geistige Komponenten und Zusammenhänge reagieren. Blutgefäße, Körper und Seele (Geist) stehen selbstverständlich in einander ergänzenden Beziehungen und Zusammenhängen.

| | |
|---|---|
| Möglich | **Akne rosazea**<br>**Epilepsie**<br>**Menopause** |
| Selten | **Mitralklappenerkrankung (Herz)**<br>**Karzinoid-Syndrom**<br>**Phäochromozytom**<br>**Erythematodes** |

Möglich

**Akne rosazea**

Verbreitet bei Menschen mittleren und fortgeschritteneren Alters.

- Gesichtsrötung
- Einige entzündete Pusteln
- Durchsichtige, blank schimmernde Haut
- Kann chronisch werden

Bestimmte Speisen, Alkohol, Verlegenheit können die Rötung noch verstärken

**Epilepsie**

Vor und nach einem epileptischen Anfall ist eine Rötung des Gesichts zu registrieren.

**Menopause**

Plötzlich auftretende Rötungen und Hitzewallungen gehören zu den klassischen Begleiterscheinungen bei Frauen in den Wechseljahren, in denen es zu immer längerem Ausbleiben der Regel kommt (Menopause). Diese Rötungen können jahrelang immer wiederkehren.

Selten

**Mitralklappenerkrankung (Herz)**

- Kurzatmigkeit
- Lungenstauungen
- Blutiger Husten
- Rötungen im Gesicht, speziell knapp unter den Augen

**Karzinoid-Syndrom**

Ein Tumor, der in vielen Körperteilen auftreten kann. Meist verursacht durch Chemikalien.

- Gesichtsrötung, oft auch Rötung des gesamten Körpers
- Durchfall, Bauchschmerzen
- Vergrößerte Leber
- Pfeifendes Geräusch im Brustkorb
- Herzprobleme

**Phäochromozytom**

Ebenfalls ein durch Chemikalien verursachter Tumor, der allerdings nur selten vorkommt.

- Hoher Blutdruck
- Durchfall
- Brechreiz, Übelkeit
- Bauchschmerzen
- Gesichtsrötung

**Erythematodes**
Eine Kurzbezeichnung für den chronischen, systemischen Lupus. Siehe später.

## Adenoider Gesichtsausdruck

Man versteht darunter eine Änderung des Gesichtsausdruckes, die im wesentlichen auf Adenoide (Drüsenwucherungen) zurückgehen. Kommt bei Menschen mit Mundatmung, aber auch bei Kindern mit geschwollenen Mandeln vor. Der Mund ist stets geöffnet, die Nase verengt. Die Ursache liegt in geschwollenen Mandeln begründet, welche die Atmung behindern und die Stimme beeinflussen. Man spricht auch von adenoidaler Stimme.
- Atmung durch den Mund
- Schnarchen
- Offener Mund – Kiefer hängt nach unten
- Nasale Stimme

## Grinsen

Eines jener Symptome, welches bei Tetanus (siehe vorher) auftreten können. Man versteht darunter einen Krampf, der das Gesicht in Form des sogenannten sardonischen Grinsens eingefrieren läßt. Das ist alles andere als lustig. Jeder sollte daher rechtzeitig an die Tetanus-Impfung denken (Impfkalender!). Alle Menschen, die im Garten, im Wald oder in der Landwirtschaft arbeiten, sind besonders gefährdet. Der Krankheitserreger kann durch kleinste Hautwunden auf den Menschen übertragen werden.
Die Tetanus-Schutzimpfung gibt Impfschutz für zehn Jahre. Man sollte daher einfachheitshalber bei jedem »runden« Geburtstag (10, 20, 30, 40 usw.) diese wichtige Impfung erneuern lassen.

# Ausdrucksloses Gesicht

Die Parkinson-Krankheit ist die klassische Ursache für diesen bedauerlichen Zustand. Andere Ursachen dafür können sein: Erkrankungen des Gehirns, zerebrale Stoffwechselstörungen, sowie Verletzungen des Gehirns nach Unfällen.

| | |
|---|---|
| Wahrscheinlich | **Parkinson-Krankheit**<br>**Depressionen** |
| Möglich | **Nebenwirkungen von Medikamenten**<br>**Sklerodermie** |
| Selten | **Hepatolentikulare Degeneration** |

Wahrscheinlich

**Parkinson-Krankheit**

Eine langsam fortschreitende Erkrankung im mittleren und höheren Lebensalters.

- Zittern, Schütteln
- Steifheit und Muskelschmerzen
- Verlangsamte Bewegungen
- Starres, unbewegliches maskenhaftes Gesicht
- Gelegentlich Schluckbeschwerden

Kann medikamentös zumindest kontrolliert und begrenzt werden. Im Anfangsstadium schwer zu diagnostizieren, gehört unbedingt dauernd behandelt.

**Depressionen**

Ein Mensch mit Depressionen verliert seinen Gesichtsausdruck. Ein gleichgültiges, stumpf wirkendes, trauriges Gesicht gehört zur Depression.

Möglich

**Nebenwirkungen von Medikamenten**

Es gibt Medikamente, die unter Umständen die Symptome der Parkinson-Krankheit herbeiführen (zum Beispiel Phenothiazine, Butyrophenone etc.). Beide Gruppen dieser pharmazeutischen Präparate werden auch als Beruhigungsmittel (Tranquilizer) eingesetzt. Sei es vom Arzt korrekt verschrieben, sei es als Suchtmittel von Tablettenabhängigen.

**Sklerodermie**

Ein vielschichtiges Krankheitsbild. Betrifft häufig Frauen, muß meistens erst einmal richtig diagnostiziert werden.

- Steife Hände, zunehmend sich verschlimmernd

- Harte, schmimmernde Haut, die blank wirkt (Glanzhaut)
- Schwierigkeiten beim Öffnen des Mundes
- Unbewegliches, ausdrucksloses Gesicht
- Verdauungstrakt, Herz, Nieren werden beeinträchtigt

Selten **Hepatolentikulare Degeneration**

Angeborene Erkrankung des Stammhirns, führt u. a. Leberzirrhose. Wird auch als Wilson-Krankheit bezeichnet.

- Symptome der Parkinson-Krankheit
- Leberschädigungen führen gelegentlich zu Gelbsucht
- Gelbbraune Ringe um die Augen

## Lähmungen bestimmter Gesichtspartien

Ursachen, die unter dem Abschnitt »Ausdrucksloses Gesicht« behandelt werden, kommen hier nicht mehr vor.

| | |
|---|---|
| Wahrscheinlich | **Facialislähmung/Bellsche Parese**<br>**Schlaganfall** |
| Möglich | **Verletzung**<br>**Poliomyelitis/Kinderlähmung** |
| Selten | **Tumore**<br>**Herpes/Hautgeschwür**<br>**Guillain-Barré-Syndrom**<br>**Motoneuron-Erkrankung** |

Wahrscheinlich **Facialislähmung/Bellsche Parese**

Die Ursachen sind unbekannt, aber fest steht, daß der Facialisnerv (Nervus facialis) auf einer Gesichtshälfte geschädigt bzw. zerstört wird. Der Patient wird mit den Symptomen plötzlich konfrontiert: Am Morgen nach dem Aufwachen; nach dem Aufenthalt in kalter oder trockener Witterung:

- Dumpfer Schmerz auf der betroffenen Gesichtsseite
- Man kann ein Auge nicht schließen
- Der Mund wird zur Seite verzogen – weg vom beschädigten Nerv
- Speichelfluß auf der betroffenen Seite
- Man kann weder richtig lachen noch die Zähne zeigen
- Der Geschmackssinn kann beeinträchtigt werden

- Mit sehr viel Glück läßt sich der Nerv revitalisieren, oder er erholt sich von selbst binnen sieben bis zehn Tagen, mitunter auch erst nach mehreren Wochen

Bei Verdacht auf eine Facialislähmung sollte sofort ein Arzt aufgesucht werden.

Manche Ärzte tendieren zu der Meinung, daß frühzeitige Gaben eines Kortikoids die Krankheit heilen können.

### Schlaganfall

Jeder Schlaganfall kann jene Teile des Gehirns beschädigen, die zur nervlichen Versorgung der Gesichtsmuskeln dienen. Unterschiedliche Schlaganfälle können auch zu unterschiedlichen Schäden führen, so daß verschiedene abgestufte Symptome vorkommen können.

- Schwierigkeit oder Unfähigkeit beim Runzeln der Stirne
- Schwierigkeit oder Unfähigkeit beim Schließen der Augen, bzw. beim Zwinkern mit den Augen
- Schwierigkeit oder Unfähigkeit beim Zeigen/Entblößen der Zähne
- Schwierigkeit oder Unfähigkeit beim Pfeifen
- Speichelfluß aus dem Mundwinkel der vom Schlaganfall betroffenen Seite
- Der Körper ist in derselben Weise und auf derselben Seite/Hälfte betroffen, wie das Gesicht. Zum Beispiel schlaffe, linke Hand und schlaffe, linke Gesichtshälfte

Eine Lähmung im Gesicht ohne Auftreten anderer typischer Symptome eines Schlaganfalls ist unwahrscheinlich.

Möglich

### Verletzung

Der gesamte Facialisnerv oder Teile von ihm können derart geschädigt werden, daß die Folgen dauernd bestehenbleiben. Die Symptome sind identisch mit jenen der Facialislähmung. Vor allem Verletzungen durch Messerstiche stellen eine häufige Ursache dar.

### Poliomyelitis/Kinderlähmung

Diese gefürchtete Erkrankung kann auch das Gesicht befallen. Das Resultat ist ähnlich dem der Facialislähmung.

Selten

### Tumore

Wenn ein bösartiger Tumor, zum Beispiel Krebs, Teile des Gehirns zerstört, die zur Steuerung der Gesichtsnerven notwendig sind, kommt es zu den vorher geschilderten Symptomen. Ebenso kann ein Tumor, bösartig oder nicht, auf den Facialisnerv pressen, so daß dessen Funktionsleistung gemindert oder zerstört wird. Auch hier sind die Symptome wieder ähnlich jenen der Bellschen Parese oder eines Schlaganfalls.

### Herpes/Hautgeschwür

Eine Herpes-Infektion des Mundes, Gaumens oder der Ohren kann den Facialisnerv schädigen. Symptome ähnlich der Bellschen Parese. Diese Krankheit wird auch als Ramsay-Hunt-Syndrom bezeichnet.

### Guillain-Barré-Syndrom

Eine Erkrankung des Nervensystems mit vielen unterschiedlichen Symptomen, leichter oder ernster Natur. Die meisten Fälle heilen aus, das kann allerdings Monate dauern.
- Verändertes Empfindungsvermögen in Armen und Beinen
- Schulter- und Rückenschmerzen
- Lähmungen im Gesicht
- Die Muskeln der Atmungsorgane können derartig geschwächt sein, daß künstliche Beatmung erforderlich ist
- Während des Heilungsprozesses kann das Schluckvermögen so reduziert sein, daß künstliche Ernährung notwendig ist

### Motoneuron-Erkrankung

Siehe später.

## Schmerzen im Gesicht

Hier werden Schmerzursachen genannt, deren Symptome nicht unbedingt sichtbar (zum Beispiel Gürtelrose) sind.

| | |
|---|---|
| Wahrscheinlich | **Zahnerkrankung**<br>**Fortgeleiteter Schmerz/Synalgie** |
| Möglich | **Migräne**<br>**Herpes-zoster-Neuralgie**<br>**Trigeminusneuralgie** |
| Selten | **Krebs**<br>**Paget-Krankheit**<br>**Seelisch bedingte Schmerzen** |

Wahrscheinlich

### Zahnerkrankung

Wenn kein anderer Grund ersichtlich ist, sollten Zähne und Zahnfleisch zuerst kontrolliert werden, um die Ursache des Schmerzes zu finden. Handelt es sich um einen Abszeß? Gehen Sie im Zweifelsfall zu Ihrem Zahnarzt.

### Fortgeleiteter Schmerz/Synalgie

Der Schmerz, besser gesagt ein Schmerz, wird in einem anderen Körperteil empfunden, und nicht in jenem Körperteil, in welchem der Schmerz verursacht ist.

Wenn Zähne und Zahnfleisch gesund sind, kann ein Gesichtsschmerz von ganz woanders her kommen, so zum Beispiel von der Kieferhöhle.

Möglich

### Migräne

Beachten Sie auch nachfolgende Kapitel. Schmerzen im Gesicht können auch durchaus Folge eines Migräneanfalls sein.

- Der Schmerz wird als stark und stechend empfunden
- Nur eine Seite des Gesichts kann davon betroffen sein

### Herpes-zoster-Neuralgie

Anhaltender, brennender Schmerz auf jener Seite, die vorher von einer Gürtelrose befallen war.

- Vor allem bei älteren Patienten
- Die Schmerzen sind derartig extrem, daß der Wunsch nach Selbstmord entstehen kann
- Bereits sanftes Berühren der betroffenen Seite kann einen Schmerzanfall auslösen

### Trigeminusneuralgie

Der Schmerz einer Trigeminusneuralgie ist berüchtigt und tritt im Bereich zwischen Ohrmuschel und äußerem Augenwinkel auf.

- Ständig wiederkehrender Schmerz
- Kann durch Berührung ausgelöst werden, auch ohne ersichtlichen Grund
- Der Schmerz tritt anfallartig auf

Viele verschiedene Behandlungsmethoden wurden und werden versucht, manche mehr, manche weniger erfolgreich. Die Diagnose sollte auf jeden Fall ein Spezialist stellen, da die Symptome den Patienten massiv beeinträchtigen können.

Selten

### Krebs

Nur ein Arzt kann beurteilen, ob es sich um ein bösartiges Geschwür von Nase, Mund, Nebenhöhlen oder Gaumen handeln könnte. Dies gilt vor allem dann, wenn es sich um einen älteren Raucher handelt.

### Paget-Krankheit

Auch Ostitis deformans genannt. Knochen werden weich, verdicken und verbiegen sich. Diese Erkrankung kann sich auch auf die Knochen des Gesichtsschädels erstrecken.

**Trigeminusneuralgie**

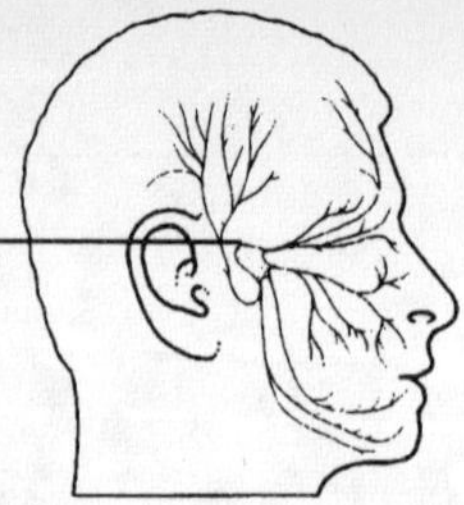


### Seelisch bedingte Schmerzen

Bei einigen Patienten lassen sich keinerlei organische Ursachen finden, trotz sorgfältigster Untersuchungen. Dieser Schmerz wird dann auch als »atypisch« beschrieben. Sorgfältige Forschungsarbeiten von Zahnärzten und Schmerzspezialisten haben ergeben, daß Substanzen bestimmter Mittel zur Bekämpfung von Depressionen gute Heilungserfolge zeitigen. Es lohnt sich gewiß, zuerst zu diesen Medikamenten zu greifen, ehe man eine psychotherapeutische Behandlung in Erwägung zieht.

## Zu großer Kopf

Dafür gibt es zwei Ursachen: den sogenannten Hydrozephalus (Wasserkopf) oder die Paget-Krankheit. Nähere Details bringen wir in späteren Kapiteln. Ein Wasserkopf zählt zu den Problemen eines Neugeborenen bzw. eines sehr jungen Babys. Ein Hydrozephalus führt zu erhöhtem Innendruck des Gehirns. Er zeigt sich u.a. in folgenden Symptomen:

- Ständig zunehmende Vergrößerung des Kopfes
- Die Fontanelle wölbt sich hervor
- Geistige Behinderung
- Epilepsie
- Körperliche Beeinträchtigungen
- Erhöhte Infektionsanfälligkeit bei Verletzungen

Ein Hydrozephalus erfordert Behandlung durch Spezialisten. Die Gehirnflüssigkeit (Liquor cerebralis) kann durch eine spezielle medizinische Drainage in den Magen abgeleitet werden.

# Eingesunkene oder vorgewölbte Stellen am Kopf

Hervorwölbungen, Einbuchtungen, Schwellungen im Kopfbereich können zahlreiche Ursachen haben und nicht nur am Kopf, sondern an allen anderen Teilen des Körpers auftreten. Darüber wird an verschiedenen Stellen dieses Buches näher informiert.

Eine ganz spezielle Stelle des Kopfes sei hier aber herausgestellt: die Fontanelle. Hierbei handelt es sich um jene bekannte weiche Stelle, wo sich die Schädelknochen des Kleinkindes bzw. Babys noch nicht geschlossen haben. Diese Lücken (Fontanellen) schließen sich normalerweise bis zum zweiten Lebensjahr des Kindes. Die kleinere hintere Fontanelle schließt sich sofort nach der Geburt, während die größere vordere Fontanelle sich im Laufe von eineinhalb bis zwei Jahren schließt.

Die Größe der Fontanellen, also jener Knochenlücken, ist von Kind zu Kind unterschiedlich groß. Es gibt je nach Kind, enorme Größenunterschiede.

Der Arzt wird bei der Untersuchung eines Kleinkindes grundsätzlich auch die Fontanellen durch sanften Tastbefund beurteilen. Eine sich vorwölbende Fontanelle kann einen erhöhten Innendruck anzeigen, aber auch ein frühes Symptom einer beginnenden Meningitis darstellen. Grundsätzlich sollte bei jeder Änderung im Bereich der Fontanellen unverzüglich ärztlicher Rat gesucht werden.

| | |
|---|---|
| Wahrscheinlich | **Flüssigkeitsmangel** |
| Möglich | **Paget-Krankheit** |
| Selten | **Wasserkopf/Hydrozephalus**<br>**Erhöhter Innendruck des Gehirns** |

Wahrscheinlich

**Flüssigkeitsmangel**

Ein Baby, das über zu wenig körpereigene Flüssigkeit verfügt – zum Beispiel als Folge eines Durchfalls – zeigt folgende Symptome:

- Eingesunkene Augen
- Eingesunkene Fontanelle(n)
- Verringerte Elastizität der Haut
- Lustloses, apathisches Verhalten
- Trockene Lippen und Mund

Flüssigkeitsmangel (Dehydratation) ist eine ernste Krankheit bei Babys oder Kindern. Suchen Sie sofort den Arzt auf. Die Krankheit läßt sich sehr gut behandeln, jedoch sollte keine Zeit verloren werden.

Möglich

**Paget-Krankheit**
Siehe dazu später.

Selten

**Wasserkopf/Hydrozephalus**
Siehe dazu im Kapitel vorher.

**Erhöhter Innendruck des Gehirns**
Ein Tumor oder eine Infektion führt zu erhöhtem Innendruck des Schädels. Normalerweise wölben sich dann (beim Kleinkind) die Fontanellen nach außen, wenn das Baby schreit, weint oder hustet. Dazu kommen noch Erbrechen und Kopfschmerzen. Suchen Sie sofort ärztliche Hilfe auf.
Sind die Fontanellen, meist im Alter von ca. 18 Monaten, endgültig geschlossen, so können sie sich bei erhöhtem Innendruck nicht mehr vorwölben. Nach diesem Alter zeigen nur noch Erbrechen plus Kopfschmerz die Krankheit an. Beide Symptome sind daher besorgniserregende Signale, die zum Beispiel auf eine Meningitis oder Gehirninfektion deuten können. Sofort den Arzt bzw. die Klinik aufsuchen.

## Hervortretende Blutgefäße am Kopf

Ein typisches Kennzeichen einer Arteriitis, einer Arterienentzündung im Schläfenbereich. Siehe dazu übernächstes Kapitel.

## Kopfwackeln/Jaktation

Lesen Sie dazu bitte später nach. Ansonsten wäre die Torticollis als Krankheit ebenfalls in Betracht zu ziehen. Sie wird auch als Schiefhals bezeichnet. Es handelt sich um eine Fehlstellung des Kopfes, die in einem späteren Kapitel erläutert wird.

## Krämpfe und anfallartige Zuckungen

Mehr darüber im Kapitel »Krämpfe«.

## Kopfschmerz

Kopfschmerz ist erfreulicherweise äußerst selten das Symptom einer ernsthaften Krankheit (zum Beispiel eines Gehirntumors). Andererseits ist es aber verständlich, wenn sich Menschen über diesen gefürchteten Schmerz Sorgen machen. Im Grunde genommen wäre es aber viel wichtiger, sich über andere Symptome sowie über wichtige Aspekte unserer Gesundheit ernste Gedanken zu machen: So zum Beispiel über Nikotingenuß, Alkohol, Cholesterinwerte. Falls Kopfschmerzen durch einen Gehirntumor verursacht sein sollten, dann treten noch weitere Symptome auf. In 98% aller Fälle von Kopfschmerz sind Probleme der Nebenhöhlen, Kieferhöhlen etc. sowie Verspannungen im Nackenbereich die Ursache.

| | |
|---|---|
| Wahrscheinlich | **Spannungskopfschmerz**<br>**Nebenhöhlenentzündung/Sinusitis**<br>**Menstruationsbeschwerden/Menopause**<br>**Infektion** |
| Möglich | **Migräne**<br>**Horton-Syndrom**<br>**Entzündung der Schläfenarterien**<br>**Erkrankungen von Augen, Ohren, Nase, Rachen, Zähnen**<br>**Nebenwirkungen von Medikamenten**<br>**Giftige Dämpfe** |
| Selten | **Hirnhautentzündung/Meningitis**<br>**Subarachnoidale Blutungen**<br>**Gehirntumur**<br>**Subdurale Blutungen**<br>**Gehirnabszeß** |

Wahrscheinlich

### Spannungskopfschmerz

Tritt bei Problemen in der Familie oder am Arbeitsplatz auf. Auch dann, wenn sich ein Mensch unter Druck gesetzt fühlt. Die Gründe sind oft nicht erkennbar.

- Der Schmerz tritt im Abstand von Wochen oder Monaten wiederkehrend auf
- Dazwischen liegen beschwerdefreie Zeiträume
- Quälender, peinigender Schmerz umgibt den Kopf rundherum
- Ansonsten treten keine anderen körperlichen Symptome auf
- Der Schmerz verschwindet in variierenden Zeitabständen

### Nebenhöhlenentzündung/Sinusitis

Siehe dazu auch frühere Kapitel. Jede Infektion der Nebenhöhlen, die mit Luft gefüllte Hohlräume darstellen, kann Kopfschmerz nach sich ziehen. Zugleich treten Fieber, Katarrh, Entzündungen, Heufieber auf. Es tritt ein dauerhafter, aber nicht zu starker Schmerz auf.

### Menstruationsbeschwerden/Menopause

Änderungen (auch natürliche) im Hormonhaushalt vor und nach der Menstruation können Kopfschmerz verursachen. Auch in der Menopause, im Klimakterium, zählt Kopfschmerz zu den Begleiterscheinungen, während sich der weibliche Körper hormonell umstellt. Ihr Arzt kann Ihnen bewährte Mittel dagegen verabreichen.

### Infektion

Virusinfektionen verursachen häufig multiple (vielfache) Symptome. Eines davon ist der Kopfschmerz. Zusätzlich kommen noch hinzu:

- Fieber
- Muskel- und Gelenkschmerzen
- Unwohlsein

Das sind ganz typische Symptome, ebenso wie eine Rachenentzündung.

Möglich

### Migräne

Nicht immer, aber doch häufig, werden Kopfschmerzen von Sehstörungen begleitet. Das beginnt oft schon in jungen Jahren. Ganz unterschiedliche Symptome sind dabei bekannt, u. a.:

- Beeinträchtigung des Sehvermögens, ehe die Kopfschmerzen beginnen
- Gelegentlich tritt auch eine Schwäche der Gliedmaßen auf, ehe die Kopfschmerzen beginnen
- Die Kopfschmerzen beginnen fast immer auf einer Seite, breiten sich dann weiter aus

- Pochende oder klopfende Schmerzen werden empfunden
- Der Patient hat denWunsch, Licht zu vermeiden
- Brechreiz kann auftreten
- Dauert mitunter einige Tage, in der Regel allerdings nicht länger als vier bis zwölf Stunden

Die Ursachen für Migräne sind bis heute weitgehend unbekannt. Man vermutet jedoch, daß Durchblutungsstörungen in den feinen Blutgefäßen der Kopfhaut die Ursache bzw. der Auslöser dafür sein könnten. Medikamente können Besserung bewirken, bei regelmäßigen Migräneanfällen muß allerdings darauf geachtet werden, daß keine Medikamentenabhängigkeit entsteht.

### Horton-Syndrom

- Vor allem bei Männern auftretend
- Meist nur auf einer Seite
- Oft besonders schmerzhaft
- Schmerz tritt praktisch immer in der Nacht auf
- Kann in Abständen von einigen Wochen auftreten, verschwindet dann wieder und kehrt nach einigen Monaten erneut wieder
- Harmlos

### Entzündung der Schläfenarterien

Eine Entzündung der Schläfenschlagader, die auf beiden Seiten des Schädels verläuft. Verbreitet vor allem bei älteren Männern.

- Starker Schmerz auf einer Gesichtsseite
- Die Haut über der Arterie ist entzündet und gerötet
- Die Arterie ist geschwollen und gegen Berührung schmerzempfindlich
- Fieber und Übelkeit begleiten diese Krankheit

Unter Umständen ist sofortige medizinische Behandlung erforderlich, da die Krankheit die Augen erfassen kann.

In diesem Zusammenhang sei noch folgendes ergänzt: Beide Schläfenschlagadern verlaufen auf der linken und rechten Seite des Schädels direkt unter der Kopfhaut. Man kann dort zum Beispiel den Puls fühlen. Umgekehrt aber sind die Schläfenschlagadern extrem verletzungsgefährdet, zum Beispiel beim Radfahren, Skifahren etc. Helmschutz ist daher auch aus diesem Grund bei vielen Sportarten, vor allem bei Kindern, unter Umständen lebensrettend. Wenn die Schläfenschlagader durch Verletzung reißt, verblutet das Unfallopfer binnen weniger Minuten. Ein Mensch, der in diesem Falle Erste Hilfe leistet, braucht nur mit dem Daumen an der Schläfe die Schlagader abzudrücken, bis medizinische Hilfe eintrifft.

### Erkrankungen von Augen, Ohren, Nase, Rachen, Zähnen

Lesen Sie auch unter den einzelnen Kapiteln nach. Jede Erkrankung dieser Organe kann Kopfschmerzen verursachen. Dieser ist dann vor allem permanent vorhanden. Bei länger auftretenden Kopfschmerzen muß daher ausgeschlossen werden, ob die Ursache dafür in anderen Körperteilen zu suchen ist (Ausschlußdiagnose).

### Nebenwirkungen von Medikamenten

Nicht nur Medikamente, auch Alkohol und Nikotin müssen hier erwähnt werden. Der Körper kann laufend vergiftet werden, da er die Nebenprodukte nicht mehr auszuscheiden vermag.
In den Beipackzetteln mancher Medikamente wird außerdem erwähnt, daß Kopfschmerzen als Nebenwirkungen auftreten können. Bitte beachten Sie dies, falls diese nach Einnahme bestimmter Medikamente auftreten. Vor allem Medikamente gegen Angina können solche Nebenwirkungen aufweisen.
Falls Kopfschmerzen zugleich mit der Einnahme von Medikamenten auftreten, sollten Sie den behandelnden Arzt darüber informieren. Er kann das Medikament absetzen und ein anderes verschreiben.

### Giftige Dämpfe

Substanzen chemischer Trockenreinigung (PER), Teer und Dieseldämpfe sind hier zu erwähnen. Gelegentlich entwickelt der Mensch außerdem eine erhöhte Empfindlichkeit gegen bestimmte Dämpfe, obwohl er vorher viele Jahre damit problemlos umgehen konnte.
Kleinere Vergiftungen, die Kopfschmerz verursachen, entstehen außerdem durch austretendes Kohlenmonoxid – zum Beispiel aus dem Brenner einer Zentralheizungsanlage.

Selten

### Hirnhautentzündung/Meningitis

Eine Entzündung der Hirnhäute, die sowohl das Gehirn als auch das Rückenmark umhüllen. Beim geringsten Verdacht darauf muß unverzüglich ein Arzt oder die Klinik aufgesucht werden.

- Schwerer Kopfschmerz
- Steifes Genick; das Bewegen des Nackens nach allen Seiten verursacht starke Schmerzen
- Reduziertes Wahrnehmungsvermögen, Bewußtseinsstörungen
- Starke Lichtempfindlichkeit
- Erbrechen
- Fieber
- Der Patient fühlt sich sehr krank
- Ein Ausschlag kann auftreten

### Subarachnoidale Blutung

Eine Blutung aus einem Blutgefäß, die in den subarachnoidalen Raum hineinblutet. Meist ist ein Aneurysma die Ursache. Folgende Symptome können auftreten:

- Schlagartig einsetzende Kopfschmerzen, die meistens als Schlag auf den Hinterkopf beschrieben werden
- Unabhängig davon hat der Patient das Gefühl, daß die Schmerzen auch im Inneren des Kopfes einsetzen
- Erbrechen
- Nackensteife
- Geistige Verwirrung
- Sprachschwierigkeiten
- Gliederschwäche
- Sehstörungen
- Krämpfe, Zuckungen, krampfartige Anfälle

Sofort ärztliche Hilfe veranlassen.

### Gehirntumor

Die Schädelknochen des Erwachsenen schützen das Gehirn durch ein kräftiges, knöchernes Gefäß. Wenn innerhalb dieses knöchernen Gefäßes eine Geschwulst entsteht, so erhöht diese den Innendruck im Schädel, verursacht Kopfschmerzen. Allerdings zeigt nicht jeder Gehirntumor diese Symptome. Außerdem kann ein Gehirntumor die Folge eines anderen Tumors sein, zum Beispiel von Brustkrebs. Es werden immer eine ganze Reihe von Symptomen auftreten.

- Ständig zunehmende Kopfschmerzen
- Erbrechen
- Bewußtseinsstörungen
- Verlangsamter Puls
- Verlangsamte Atmung
- Zuckungen, krampfartige Anfälle
- Beeinträchtigung des Sehvermögens
- Die Kopfschmerzen treten oft erst nach dem Aufwachen am Morgen auf

Wenn die ersten drei der hier genannten Symptome lange andauern und gleichzeitig andere neurologische Symptome auftreten (wie zum Beispiel Gliederschwäche), wird sofortige medizinische Hilfe benötigt.

Erwähnt sei noch, daß sich die Symptome heilen bzw. bessern lassen, auch wenn der Tumor im Gehirn nicht entfernt werden kann.

### Subdurale Blutung

Wenn sich Blut und Blutgerinnsel zwischen den Hirnhäuten sammeln, so verursacht das einen erhöhten Innendruck. Das kann häufig bei älteren Menschen nach einem Schlaganfall auftreten. Oft zeigen sich die Symptome erst Wochen danach:

- Meist nur geringe Kopfschmerzen
- Phasen von Schlaflosigkeit und Bewußtlosigkeit
- Zunehmende Verwirrtheit
- Schwierigkeiten beim Sprechen
- Zuckungen und krampfartige Anfälle sind möglich

Bei älteren Menschen werden diese Symptome oft irrtümlich als Zeichen des Altwerdens mißdeutet, obwohl sie auf einen vergangenen, nicht beachteten Schlaganfall zurückzuführen sind.

### Gehirnabszeß

Eine Infektion kann auf verschiedenen Wegen in das Gehirn gelangen: Durch einen Schädelbruch, durch eine Verletzung der Kopfschwarte; ebenso ausgehend von Ohren, Rachen, Nebenhöhlen oder einer Lungenentzündung; gelegentlich auch verursacht durch eine Infektion im Gesichtsbereich.

- Die erste Infektion zeigt sich zum Beispiel durch Ohrenschmerzen
- Ständig zunehmende Kopfschmerzen
- Zunehmende Schläfrigkeit
- Fieber
- Erbrechen
- Übelkeit
- Appetitlosigkeit
- Zuckungen und krampfartige Anfälle

## Kopfschmerzen mit hohem Fieber

Die verbreitetsten Krankheiten, die zu Kopfweh, kombiniert mit Fieber, führen, sind allgemeine Virusinfektionen, wie zum Beispiel Grippe und Drüsenfieber. Außerdem gibt es, wenn auch selten, sehr gefährliche Infektionen, die zu ähnlichen Symptomen führen können. Lesen Sie dazu auch die verschiedenen Abschnitte dieses Buches über Fieber.

| | |
|---|---|
| Wahrscheinlich | **Infektion/Fieber** |
| Möglich | **Entzündung der Schläfenschlagader**<br>**Nebenhöhlenentzündung/Sinusitis**<br>**Erkrankungen von Augen, Ohren, Nase, Zähnen, Rachen**<br>**Malaria**<br>Siehe dazu die jeweiligen Kapitel. |
| Selten | **Hirnhautentzündung/Meningitis**<br>**Gehirnabszeß**<br>**Brucellose**<br>**Typhus**<br>**Weilsche Krankheit/Leptospirose**<br>Siehe dazu die jeweiligen Kapitel. |

## Kopfschmerzen mit Schüttelfrost, Fieberschauern, Kältegefühl

Lesen Sie dazu bitte im Kapitel **Fieber** Näheres.

## Kopfschmerzen bei Babys und Kindern

Babys und Kinder können aus den gleichen Gründen unter Kopfschmerzen leiden, wie die Erwachsenen. Wenn wir aber nach der Ursache suchen, so müssen wir uns folgendes vor Augen halten: Babys und Kinder bis zum Alter von ca. 5 -6 Jahren können meist nur ungenaue Angaben über die Herkunft des Schmerzes machen. Kinder sprechen von Kopfweh und meinen damit auch Ohren- bzw. Halsweh. Man muß daher sehr genau erkunden, woher der Kopfschmerz wirklich kommt.

Kopfschmerzen können aber auch ein Symptom dafür sein, daß ein Kind unter Streß steht oder unglücklich ist. Mitunter treten auch schulische Probleme auf. Wenn also alle Möglichkeiten einer Erkrankung ausgeschlossen worden sind, sollten wir versuchen herauszufinden, was der Seele unseres Kindes wirklich fehlt. Gelingt dies, so werden auch die Kopfschmerzen über Nacht wieder verschwinden.

## Periodisch wiederkehrende Kopfschmerzen

Lesen Sie dazu das Kapitel **Kopfschmerzen mit hohem Fieber**.

# Undeutliche Sprache

Heiserkeit wird in einem eigenen Kapitel beschrieben. Wir führen hier nur die Hauptursachen an, man sollte aber bedenken, daß es auch noch andere Ursachen hierfür geben kann.

| | |
|---|---|
| Wahrscheinlich | **Alkohol und Medikamente**<br>**Nasenscheidewand-Abweichung**<br>**Verletzung**<br>**Allgemeine Erkältung**<br>**Drüsenkrankheit**<br>**Stottern**<br>**Lispeln und rollendes ›R‹** |
| Möglich | **Gaumenspalte**<br>**Neurologische Krankheiten**<br>**Chronische Nebenhöhlenentzündung**<br>**Gutartiger Tumor** |
| Selten | **Bösartiger Tumor** |

Wahrscheinlich

**Alkohol und Medikamente**
Zeitweise verlangsamtes Sprechen und Nuscheln.

**Nasenscheidewand-Abweichung**
Man nennt das auch Septumdeviation und meint damit, daß die Nasenscheidewand von der Mittelachse des Kopfes abweicht. Die Sprache klingt nasal.

**Verletzung**
Undeutliche und nasale Sprache.

**Allgemeine Erkältung**
Undeutliche oder nasale Sprache.

**Drüsenkrankheit**
Es handelt sich um drüsige Wucherungen, zum Beispiel der Mandeln. Auch hier wird die Sprache undeutlich und nasal.

**Stottern**
Tritt häufig mit Beginn des Sprechenlernens bei Kindern im Alter von 2–3 Jahren auf.

**Lispeln und rollendes ›R‹**
Nicht unbedingt als Sprachbehinderung zu bezeichnen, aber eine Abweichung von der Normalität. Zeigt sich meistens dann, wenn die Kinder zu sprechen beginnen, und verschwindet meist im Alter von 6 Jahren wieder. Wenn die Symptome trotzdem andauern, wäre eine Sprachtherapie angebracht. Je früher hier die Behandlung durch einen Sprachtherapeuten (Logopäde) einsetzt, desto erfolgreicher wird sie sein.

Möglich

**Gaumenspalte**
Siehe dazu frühere Kapitel.

**Neurologische Krankheiten**
Jede Erkrankung, die die Zunge, den Gaumen oder benachbarte Teile erfaßt, kann zu verwischter und undeutlicher Aussprache führen. Auch Multiple Sklerose, Parkinsonismus etc. führen dazu.

**Chronische Nebenhöhlenentzündung**
Sie führt ebenfalls zu einer undeutlichen und nasalen Sprechweise.

**Gutartiger Tumor**
Auch er führt zu undeutlicher und nasaler Aussprache. Ebenfalls können Nasenpolypen die Ursache dafür sein.

Selten

**Bösartiger Tumor**
Siehe dazu in einem späteren Kapitel.

## Heisere Stimme – Stimmlosigkeit

Mehrere Fälle von Heiserkeit können auch mit zeitweiligem Stimmverlust einhergehen. Bei weniger schwerem Verlauf dieser Krankheit (Heiserkeit) kann es zu einer zeitweise rauhen Stimme kommen. Die Ursachen dafür kann man in drei Hauptkategorien unterteilen:
Solche, welche die Stimmbänder direkt beeinflußen; jene, welche die Nerven der Stimmbänder in Mitleidenschaft ziehen; und jene, die durch andere Rachenerkrankungen verursacht werden.
Alle Fälle von Heiserkeit, die länger als ca. 10 Tage andauern, sollten vom Arzt untersucht werden. Beachten Sie dazu auch die Ausführungen über Schwellungen im Hals, kombiniert mit heiserer Stimme.

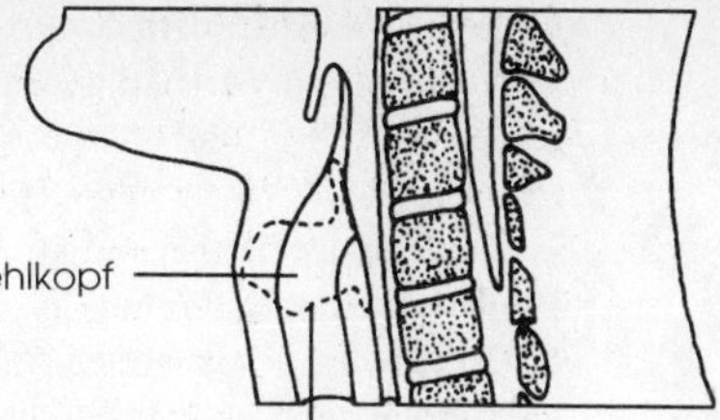


| | |
|---|---|
| Wahrscheinlich | **Rauchen, Alkohol, intensives Sprechen, Schreien**<br>**Kehlkopfentzündung/Laryngitis**<br>**Allgemeine Erkältungskrankheiten** |
| Möglich | **Stimmbandknötchen**<br>**Ödem**<br>**Entzündung des Kehldeckels**<br>**Kehlkopfkrebs**<br>**Einatmung chemischer Substanzen** |
| Selten | **Fremdkörper**<br>**Aneurysma der Brustaorta**<br>**Krebs**<br>**Folge einer Strahlentherapie**<br>**Schwellungen der Lymphknoten/Sarkoidose**<br>**Myasthenia gravis/Muskelschwäche** |

Wahrscheinlich

**Rauchen, Alkohol, intensives Sprechen, Schreien**

Häufig kombiniert mit einer Entzündung der Stimmbänder.

- Heiserkeit
- Entzündeter Rachen
- Dauert ca. 3–4 Tage

Wenn diese Erkrankung der Stimmbänder länger andauert, kann die Gesundung längere Zeit in Anspruch nehmen. Als Therapie kann hier nur wenig Sprechen bzw. Schweigen empfohlen werden.

**Kehlkopfentzündung/Laryngitis**

Siehe späteres Kapitel.

**Allgemeine Erkältungskrankheiten**

Können gelegentlich auch den Kehlkopf erfassen, Heiserkeit ist dann die Folge.

Siehe dazu auch spätere Kapitel.

Möglich

### Stimmbandknötchen

Häufig bei Sängern auftretend (»Sängerknötchen«). Typisch dafür ist, daß die Stimme höher klingt, als es eigentlich ihrem Normalzustand entspricht.

- Zunehmende Heiserkeit

Die Knötchen müssen meist chirurgisch entfernt werden.

Operationen im Halsbereich, vor allem der Schilddrüse, können die Nerven des Kehlkopfs beschädigen. Die Heilung kann einige Wochen in Anspruch nehmen, die Heiserkeit dagegen kann permanent bleiben. Ist dies der Fall, so gibt es heute bereits Methoden, die Sprache zu verbessern.

Nach jeder Operation, bei der ein Tubus gelegt werden mußte, sind leichte Heiserkeit und Rachenentzündungen normal.

### Ödem

Schwellungen rund um die Augen und an den Füßen können das Ergebnis einer Schilddrüsenunterfunktion sein. Oft kombiniert mit tiefer, rauher Stimme.

### Entzündung des Kehldeckels

Siehe später.

### Kehlkopfkrebs

Siehe später.

### Einatmung chemischer Substanzen

Rauch oder chemische Substanzen in der Atemluft können Heiserkeit verursachen.

Selten

### Fremdkörper

Siehe später.

### Aneurysma der Brustaorta

Diese Aorta ist die wichtigse Arterie des Brustkorbs. Ein Aneurysma kann Heiserkeit verursachen, indem es auf den Kehlkopfnerv drückt.

### Krebs

Jeder bösartige Tumor in der Brust, speziell von Lungen oder Speiseröhre, kann die Kehlkopfnerven befallen oder auch nur darauf drücken und dadurch Heiserkeit verursachen.

### Folge einer Strahlentherapie

Gelegentlich wird Strahlentherapie auch eingesetzt, um Kehlkopfkrebs zu behandeln. Heiserkeit ist dabei eine der Nebenwirkungen.

**Schwellungen der Lymphknoten/Sarkoidose**
Die Ursachen dieser Erkrankung sind weitgehend unbekannt. Geschwollene Lymphknoten und Gewebe beeinträchtigen auch den Kehlkopf und verursachen dadurch Heiserkeit.

**Myasthenia gravis/Muskelschwäche**
Siehe vorhergehende und spätere Kapitel.

## Beseitigung von Rachenproblemen

Siehe auch an anderen Stellen dieses Kapitels.

## Schluckbeschwerden

| | |
|---|---|
| Wahrscheinlich | **Mandelentzündung**<br>**Rachenentzündung** |
| Möglich | **Globussyndrom**<br>**Speiseröhrenentzündung**<br>**Achalasie** |
| Selten | **Angeborene Ösophagusatresie**<br>**Speiseröhrenkrebs**<br>**Magenkrebs** |

Wahrscheinlich

**Mandelentzündung**
**Rachenentzündung**
Siehe spätere Kapitel.

Möglich

**Globussyndrom**
Kommt bei jungen Frauen häufig vor, die eine Vorgeschichte von mit Angst verbundenen Krankheitssymptomen aufweisen. Die Patienten haben das Gefühl, einen Kloß verschluckt zu haben, der im Rachen steckt. Verlangt auf jeden Fall eine gründliche medizinische Untersuchung und wenn organisch alles normal ist, eine Beruhigung des Patienten.

**Speiseröhrenentzündung**
Siehe später.

**Achalasie**

Eine Verengung der Speiseröhre an deren unterem Ende. Vor allem bei Jugendlichen.
- Schluckbeschwerden
- Aufgenommenes und unverdautes Essen strömt in den Mund zurück
- Erbrechen
- Gewichtsverlust
- Gelegentlich fieberhafte Brusterkrankungen

Selten

**Angeborene Ösophagusatresie**

Verengung der Speiseröhre bei Neugeborenen:
- Die gesamte Nahrung wird wieder erbrochen
- Starker Speichelfluß aus dem Mund
- Atmungsprobleme bei der Nahrungsaufnahme
- Zeitweise Zyanose, das Gesicht läuft blau an
- Lungenentzündung

**Speiseröhrenkrebs, Magenkrebs**

Siehe später.

## Schluckbeschwerden mit Regurgitation und Erbrechen

Wenn die aufgenommene Nahrung unverzüglich durch die Speiseröhre wieder in den Mund zurückströmt, spricht man von Regurgitation. Erbrechen dagegen kann normalerweise erst dann eintreten, wenn die Nahrung bereits den Magen erreicht hat und bereits teilweise oder ganz verdaut wurde.

| | |
|---|---|
| Wahrscheinlich | **Entzündung der Speiseröhre** |
| Möglich | **Verdauungsprobleme**<br>**Kiementasche** |
| Selten | **Speiseröhrenkrebs**<br>**Magenkrebs**<br>**Andere Krebserkrankungen**<br>**Aneurysma der Brustaorta** |

Wahrscheinlich

**Entzündung der Speiseröhre**

Wird durch Magensäure verursacht, die in die Speiseröhre zurückfließt.

- Brennende Schmerzen und Schluckbeschwerden
- Speisen und Getränke strömen in den Mund zurück
- Bitterer Geschmack im Mund
- Sodbrennen
- Schmerzen in der Mitte des Brustkorbs, auf der Vorder- und Rückseite, oder in Armhöhe
- Besonders bei heißen und scharfen Speisen registrierbar sowie bei Alkohol

Behandlung mit magensäurebindenden Medikamenten.

Möglich

**Verdauungsprobleme**

Eine Verengung der Speiseröhre kann auch durch Speisen und Getränke, welche über einen längeren Zeitraum hinweg in die Speiseröhre zurückfließen, verursacht werden.

- Speisen strömen in den Mund zurück, meist mit Flüssigkeit
- Sodbrennen
- Gewichtsverlust bei längerer Krankheitsdauer
- Infektionen im Brustbereich können ebenfalls dazu führen, daß Nahrung in den Mund zurückströmt
- Wird oft mit einer Hiatus-Hernie in Verbindung gebracht; siehe dazu später (Zwerchfell-Hernie)
- Hintergrund kann auch eine weit zurückliegende Speiseröhrenentzündung sein

**Kiementasche**

Siehe später.

Selten

**Speiseröhrenkrebs**

Am meisten vertreten in der Altersgruppe der Fünfzigjährigen.

- Schluckbeschwerden
- Flüssigkeiten lassen sich leichter schlucken als feste Speisen
- Gelegentliches Zurückströmen von Nahrung in den Mund
- Selten schmerzhaft
- Gewichtsverlust
- Schlechter Appetit
- Müdigkeit
- Blutarmut, besonders bei Frauen
- Heisere Stimme
- Gelegentlich infektiöses Fieber

**Magenkrebs**

Ähnliche Symptome wie beim Speiseröhrenkrebs, zusätzlich treten auf:

- Bauchschmerzen

- Schlechter Appetit
- Völlegefühl, obwohl man nur wenig oder nichts gegessen hat
- Anhaltende Verdauungsstörungen, die sich nicht behandeln lassen und immer stärker werden
- Blutarmut
- Gefühl der Aufgedunsenheit
- Neigung zu Magengeschwüren grundsätzlich vorhanden
- Schluckbeschwerden, vor allem im fortgeschrittenen Stadium des Krebses

### Andere Krebserkrankungen

Weitere bösartige Tumoren im Inneren der Brust, ebenso Metastasen anderer Tumoren können ebenfalls auf die Speiseröhre drücken und nachfolgende Beschwerden verursachen:
- Schluckbeschwerden
- Gewichtsverlust
- Schlechter Appetit
- Allgemeine Schwäche

Diese Symptome treten noch zusätzlich zu denen des ursprünglichen Tumors auf.

### Aneurysma der Brustaorta

Siehe dazu andere Kapitel dieses Buches.

## Schluckbeschwerden kombiniert mit heiserer Stimme

Wenn Heiserkeit länger anhält, gleichzeitig aber keine anderen Symptome auftreten, kann dies ein Zeichen für Kehlkopfpolypen oder Krebs sein. Frühzeitig einsetzende Behandlung ist unbedingt erforderlich. Suchen Sie sofort den Arzt auf.

| | |
|---|---|
| Wahrscheinlich | **Kehlkopfentzündung** |
| Möglich | **Fremdkörper in der Speiseröhre** |
| Selten | **Myasthenia gravis**<br>**Speiseröhrenkrebs** |

Wahrscheinlich **Kehlkopfentzündung**

Siehe später.

Möglich

**Fremdkörper in der Speiseröhre**
(zum Beispiel eine Fischgräte)
- Schmerzen und Schwierigkeiten beim Schlucken
- Heiserkeit
- Fremdkörpergefühl im Rachen

Selten

**Myasthenia gravis**
Zu einer Muskelschwäche führende Krankheit.
- Schlaffe Muskeln
- Herabhängende Augenlider
- Man sieht alles doppelt
- Heiserkeit, schwache Stimme
- Schluckbeschwerden
- Gewichtsverlust möglich

**Speiseröhrenkrebs**
Siehe später.

## Schluckbeschwerden kombiniert mit Gewichtsverlust

Mit großer Wahrscheinlichkeit ein Hinweis auf eine ernsthafte Erkrankung. Suchen Sie sofortige ärztliche Hilfe, denn nur dann sind Heilungschancen gegeben.
Rauchen und Alkoholmißbrauch erhöhen außerdem das Risiko, an Magenkrebs zu erkranken oder ernsthafte Speiseröhrenprobleme zu bekommen.

Wahrscheinlich

**Verengung der Speiseröhre**
**Speiseröhrenkrebs**

Möglich

**Gutartiger Tumor der Speiseröhre**
**Multiple Sklerose**
**Motoneuron-Erkrankung**
**Parkinson-Krankheit**
**Bulbärparalyse/Pseudobulbärparalyse**

Selten

**Chagas-Krankheit**
**Myasthenia gravis**
**Sklerodermie**
**Systemischer Lupus erythematodes**
**Magenkrebs**

Wahrscheinlich

**Verengung der Speiseröhre**

Kann durch einen Unfall oder auch durch Schwellungen infolge giftiger Chemikalien verursacht werden.

**Speiseröhrenkrebs**

Siehe vorher.

Möglich

**Gutartiger Tumor der Speiseröhre**

Kann verschiedene Ursachen haben, z. B. ein Fibrom.
- Gelegentliche Schluckbeschwerden
- Gefühl eines Fremdkörpers in der Speiseröhre
- Ansonsten guter Gesundheitszustand
- Geringer Gewichtsverlust, solange der Tumor nur klein ist

**Multiple Sklerose**

Zusätzlich zu den anderen motorischen oder sensorischen Störungen treten auf:
- Schluckbeschwerden
- Gelegentlich in den Mund zurückströmende Nahrung
- Schrittweiser Gewichtsverlust

**Motoneuron-Erkrankung**

Eine Erkrankung der Nervenzellen, welche die Muskeln steuern, mit zunehmender Muskelschwäche:
- Durch schlechte Kontrolle der Zungenmuskeln kommt es bereits beim ersten Bissen zu Schluckbeschwerden
- Schwierigkeiten bei der Aufnahme von Speisen und Getränken
- Schrittweiser Gewichtsverlust

**Parkinson-Krankheit**

Zusätzlich zum Zittern, dem maskenhaften Gesichtsausdruck und den verlangsamten Bewegungen kommen noch:
- Schluckbeschwerden beim ersten Bissen
- Erstickungsanfälle
- Gewichtsverlust

**Bulbärparalyse/Pseudobulbärparalyse**

Diese Erkrankungen treten normalerweise als Folge eines Schlaganfalles (Pseudobulbärparalyse) oder einer Motoneuron-Schädigung (Bulbärparalyse) auf. Sie verursachen:
- Schwierigkeiten beim Sprechen
- Schluckbeschwerden
- Gewichtsverlust bei längerer Krankheitsdauer
- Zurückströmen von Nahrung in die Nase

Selten

**Chagas-Krankheit**
Verbreitet vor allem in Südamerika, eine Form der Schlafkrankheit, die durch Insektenbisse verursacht wird.

**Myasthenia gravis**
Siehe vorher.

**Sklerodermie**
Darrsucht. Unter anderem eine krankhafte Quellung des Bindegewebes, die zum Beispiel zu Verhärtung und Verdünnung der Haut führt. Diese Erkrankung kann viele Organe befallen, verbreitet bei Frauen im Alter zwischen 30 und 40 Jahren.
- Oft Schmerzen als Folge einer Speiseröhrenentzündung
- Langsamer Gewichtsverlust

**Systemischer Lupus erythematodes**
Hautflechte, Rötungen, Ausschläge – siehe später.

**Magenkrebs**
Siehe vorher.

## Schluckbeschwerden kombiniert mit Schmerzen

| | |
|---|---|
| Wahrscheinlich | **Mandelentzündung**<br>**Rachenentzündung**<br>**Kehlkopfentzündung** |
| Möglich | **Candidose**<br>**Speiseröhrenentzündung**<br>**Speiseröhrenkrampf**<br>**Geschwüre der Zunge und des Mundes**<br>**Zungenentzündung/Glossitis**<br>**Herpes simplex** |
| Selten | **Speiseröhrenkrebs**<br>**Kehlkopfkrebs** |

Wahrscheinlich

**Mandelentzündung**
Siehe später.

### Rachenentzündung

Der Rachen ist der Raum hinter den Mandeln auf der Rückseite des Mundes, über den Stimmbändern und dem Eingang der Speiseröhre.

- Schmerzen beim Schlucken
- Der Rachen ist gerötet
- Möglicherweise vergrößerte Lymphknoten, ähnlich wie bei einer Mandelentzündung, diese sind aber nicht entzündet
- Wurden die Mandeln entfernt, so kann eine Rachenentzündung anstelle einer Mandelentzündung entstehen

### Kehlkopfentzündung

Siehe später.

Möglich

### Candidose

Die Candidose oder Candida-Mykose ist eine Sproßpilz-Infektion.

- Unbehagen und Schluckbeschwerden
- Weiße Stellen, Pünktchen können auf der Rachenhinterwand und auf den Mundinnenseiten auftreten
- Verbreitet bei Älteren, sehr verbreitet bei stark geschwächter Abwehrkraft

### Speiseröhrenentzündung

Ähnlich wie Rückfluß in die Speiseröhre (Refluxösophagitis), die Hauptsymptome sind hingegen:

- Brennende Schmerzen hinter dem Brustbein während einiger Sekunden mit Schluckbeschwerden
- Der Schmerz strahlt bis in die Arme aus
- Sodbrennen
- Verstärkt durch gewürzte Speisen oder Alkohol

### Speiseröhrenkrampf

Die Muskulatur der Speiseröhre verkrampft sich.

- Schmerzen im Brustbereich, ausgelöst durch Nahrungsaufnahme oder durch seelischen Streß
- Der Schmerz ändert sich in seiner Stärke während der Attacke
- Kann auch völlig schmerzfrei auftreten
- Immer wiederkehrende Schluckbeschwerden, meist gleichzeitig mit dem Schmerzgefühl auftretend

### Geschwüre der Zunge und des Mundes

Siehe vorher.

**Zungenentzündung/Glossitis**
Geschwollene, schmerzhafte Zunge, gelegentlich zusammen mit Fieber.
Wird durch Vitamin-B-Mangel ausgelöst.

**Herpes simplex**
Diese schmerzhafte Virusinfektion bildet flüssigkeitsgefüllte Pünktchen oder Bläschen aus, die in der Mundhöhle, im Rachen oder der Speiseröhre siedeln.
- Schmerzen
- Kleine Bläschen und überaus schmerzhafte Geschwüre treten sichtbar in der Mundhöhle auf
- Sehr starkes Unwohlsein
- Fieber

Selten

**Speiseröhrenkrebs**
Siehe vorher.

**Kehlkopfkrebs**
- Andauernde Heiserkeit
- Gelegentlicher Schmerz beim Schlucken, verursacht durch die Geschwürbildung und Ausbreitung der Krankheit

## Schluckbeschwerden kombiniert mit Fieber

| | |
|---|---|
| Wahrscheinlich | **Mandelentzündung**<br>**Kehlkopfentzündung** |
| Selten | **Ludwig-Angina/Mundboden-Phlegmone**<br>**Speiseröhrenkrebs** |

Wahrscheinlich

**Mandelentzündung**
Die Mandeln entzünden sich.
- Vergrößerte Mandeln
- Gelegentlich Befall mit weißen Pünktchen
- Geröteter Rachen
- Schmerzen beim Schlucken
- Gelegentlich mit Husten verbunden
- Vergrößerte Lymphknoten

### Kehlkopfentzündung

Der Kehlkopf wird von einer Infektion befallen.
- Heisere Stimme oder generelle Beschwerden beim Sprechen
- Fieber
- Schmerzen beim Schlucken, aber viel geringer als jene, die bei der Mandelentzündung auftreten

Selten

### Ludwig-Angina/Mundboden-Phlegmone

Ernst zu nehmende Infektion des Mundhöhlenbodens.
- Starke Schmerzen
- Kann Atmungsprobleme hervorrufen, weil die oberen Luftwege zuschwellen
- Schmerzen beim Schlucken

Dieses Krankheitsbild wird normalerweise mit mangelhafter Mundhygiene und mit nicht behandelten kranken Zähnen in Verbindung gebracht.

### Speiseröhrenkrebs

Siehe vorher.

## Geschwollener Hals

Siehe in den Kapiteln über geschwollene Lymphknoten.

## Knötchen im Hals

Siehe unter Schluckbeschwerden.

## Halsschmerzen

Allgemeine Ursachen dafür finden sich in den bisher behandelten Kapiteln über den Hals sowie in den nachfolgenen Kapiteln über das Genick etc.

# Halsentzündung mit Fieber

| | |
|---|---|
| Wahrscheinlich | **Allgemeine Erkältung mit Infektion der oberen Luftwege**<br>**Mandelentzündung**<br>**Kehlkopfentzündung**<br>**Rachenentzündung** |
| Möglich | **Mononukleose**<br>**Zahninfektion** |
| Selten | **Zungenentzündung**<br>**Ludwig-Angina**<br>**Nebenwirkungen von Medikamenten** |

*Rauchen:*
*Raucher gehen grundsätzlich ein höheres Risiko ein, Erkrankungen der oberen Luftwege sowie von Hals und Rachen zu bekommen, als Nichtraucher. Außerdem ist das Komplikationsrisiko bei Rauchern wesentlich größer, so daß es zum Beispiel zu Folgeerkrankungen von Gehör oder Brustorganen kommen kann.*

Wahrscheinlich

**Allgemeine Erkältungen mit Infektionen der oberen Luftwege**
**Mandelentzündung**
**Kehlkopfentzündung**
**Rachenentzündung**
Siehe in den einschlägigen Kapiteln.

Möglich

**Mononukleose**
Siehe später.

**Zahninfektion**
Siehe später.

Selten

**Zungenentzündung**
**Ludwig-Angina**
Siehe vorher.

**Nebenwirkungen von Medikamenten**
Halsentzündung sowie eine Entzündung der Mundschleimhäute mit Fieber zählen zu den verbreitetsten Symptomen einer Medikamenten-Nebenwirkung.

# Mundgeschwür

| | |
|---|---|
| Wahrscheinlich | **Aphthen**<br>**Herpes simplex** |
| Möglich | **Erythema multiforme/Hautrötungen** |
| Selten | **Mundkrebs oder Rachenkrebs**<br>**Syphilis**<br>**Pemphigus/Bläschensucht**<br>**Crohn-Erkrankung**<br>**Behçet-Syndrom**<br>**Leukämie/Myelom**<br>**Tuberkulose** |

Wahrscheinlich

**Aphthen**

- Kleine Geschwüre, auch größere, meist in größeren Mengen, aber auch vereinzelt vorkommend
- Überall in der Mundhöhle oder auf der Zunge; vor allem aber hinter der Oberlippe
- Extrem schmerzhaft; der Schmerz verstärkt sich durch den Genuß von Zitrusfrüchten noch
- Können außerdem durch scharfe Zahnkanten oder durch andere Zahnprobleme verstärkt werden
- Treten gelegentlich auch unter Streß auf

Heilen normalerweise nach einigen Tagen, größere können jedoch bis zu 10 Tage für die Abheilung benötigen. Die Behandlungsmethoden werden insgesamt als unbefriedigend beurteilt.

Am sinnvollsten sind noch schmerzstillende Salben oder Tabletten.

**Herpes simplex**

Siehe vorher.

Möglich

**Erythema multiforme/Hautrötungen**

Unregelmäßig gerötete Hautstellen. Werden gerne mit einer Reaktion auf Medikamente in Verbindung gebracht. Ursache kann jedoch auch eine Infektion sein.

Am verbreitetsten bei Kindern und jungen Frauen.

- Juckender Ausschlag überall am Körper, oft ähnlich wie Masern
- Bildet im Zentrum weiße Stellen
- Halsentzündung

- Kopfschmerzen
- Fieber
- Bildung von Geschwüren in Mund und Rachen

Es existiert auch eine sehr schwerwiegende Form dieser Erkrankung, die als Stevens-Johnson-Syndrom bezeichnet wird.

Selten

### Mundkrebs oder Rachenkrebs

Kann überall im Mund oder Rachen auftreten. Erhöhtes Risiko bei Rauchern, besonders bei Pfeifenrauchern sowie beim Genuß von Kautabak.

- Entstehung von großen Geschwüren, die oft länger als zwei Wochen bestehenbleiben
- Geschwüre bilden unregelmäßige Formen
- Geschwüre auf der Polypenoberfläche
- Geschwüre mit erhöhten Ecken
- Unwohlsein
- Mundgeruch
- Vergrößerte Lymphknoten im Halsbereich

### Syphilis

Geschwüre im Mund können auch auf das erste, zweite oder dritte Stadium der Syphilis hindeuten.

- Einzelne Geschwüre
- Beim Betasten der Geschwüre spürt man, daß sie auf ihrer Grundfläche hart sind
- Schmerzlos
- Nicht blutend
- Flach geformt
- Ein geröteter und erhöhter Rand
- Vergrößerte Lymphknoten können die Symptome begleiten

### Pemphigus/Bläschensucht

Eine Hauterkrankung mit flüssigkeitsgefüllten Bläschen.

- Wenn diese aufplatzen, bilden sich Geschwüre, welche für Wochen bestehenbleiben

### Crohn-Erkrankung

Die nachfolgenden Symptome treten immer zusammenhängend mit anderen Symptomen (zum Beispiel Verdauungsstörung) auf.

- Geschwüre, ähnlich wie Aphthen
- Wiederholt Durchfall, mit oder ohne Gewichtsverlust

Wenn ein ansonsten gesunder Mensch Durchfall und Aphthen hat, so deutet dies auf die Crohn-Erkrankung hin.

### Behçet-Syndrom

Vor allem im Vorderen Orient verbreitet.
- Wiederholt Bildung großer Geschwüre in Mund und Rachen
- Begleitet von Geschwüren an den Genitalien und von Augenentzündungen

### Leukämie/Myelom

- Geschwürbildung im Mund
- Hartnäckige Halsentzündung
- Infektion
- Unwohlsein
- Sofort auftretende blaue Flecken, auch bei nur leichten Stößen

Siehe auch später.

### Tuberkulose

- Kleine Geschwüre
- Halsentzündung
- Schluckbeschwerden
- Extrem starker Speichelfluß

Siehe auch später.

## Verschleimung

Auswurf, lateinisch Sputum genannt, sollte unter allen Umständen medizinisch abgeklärt werden.

| | |
|---|---|
| Wahrscheinlich | **Vasomotorische Rhinitis/Schnupfen**<br>**Allergischer Schnupfen**<br>**Thoraxinfektionen** |
| Möglich | **Nebenhöhlenentzündung**<br>**Nasenpolypen** |
| Selten | **Krebs im Nasen-Rachen-Raum** |

Wahrscheinlich

### Vasomotorische Rhinitis/Schnupfen

Mehr oder weniger konstante Produktion von Schleim in den Nasengängen.
- Klarer Schleim tritt aus den Nasenöffnungen aus
- Der Schleim kann auch von der Nase in den Rachenraum tröpfeln

- Sehr gute Heilungserfolge durch Luftveränderung (zum Beispiel Meer oder Hochgebirge)
- Schwierigkeiten beim Atmen durch die Nase
- Sollte nicht mit allergischem Schnupfen verwechselt werden

### Allergischer Schnupfen

Sie haben aller Wahrscheinlichkeit nach eine bekannte Allergie, zum Beispiel gegen Pollen, Staub oder Tiere.

- Klarer Schleim aus der Nase; kann auch in den Rachenraum abfließen
- Schwierigkeiten beim Atmen durch die Nase
- Tränende Augen (typisches Allergiesymptom)
- Niesen
- Pfeifender Atem

Normalerweise existiert für diese Erkrankung meist eine regelrechte Familiengeschichte mit gehäuftem Auftreten von Asthma, Ekzemen und Heuschnupfen.

*Es gibt inzwischen eine Reihe von Verdachtsmomenten, welche besagen, daß unser modernes Leben in zentralbeheizten, geschlossenen Räumen zu einer enormen Zunahme des Hausstaubes führt und die allergische Rhinitis die verbreitete Folge davon ist.*

### Thoraxinfektionen

Erkrankungen der Organe im Inneren des Brustkorbs (Thorax). Kommen vor allem bei Patienten vor, in deren Familie es bereits eine einschlägige Krankheitsgeschichte gibt. Dazu zählen vor allem praktisch alle Erkrankungen der Bronchien. Raucher gehören zu den Risikogruppen.

- Hartnäckiger Husten mit grünem oder gelblichem Auswurf
- Fieber
- Unwohlsein
- Gelegentliche Atembeschwerden

Normalerweise Behandlung mit Antibiotika erforderlich.

Möglich

### Nebenhöhlenentzündung

Alle Nasennebenhöhlen können sich entzünden und verursachen dann Schmerzen und Unbehagen.

- Hartnäckiges Nasensekret mit grünlicher oder gelblicher Farbe
- Kopfschmerzen
- Schmerzen treten vor allem über der entzündeteten Nebenhöhle auf
- Fieber
- Schlechter Atem

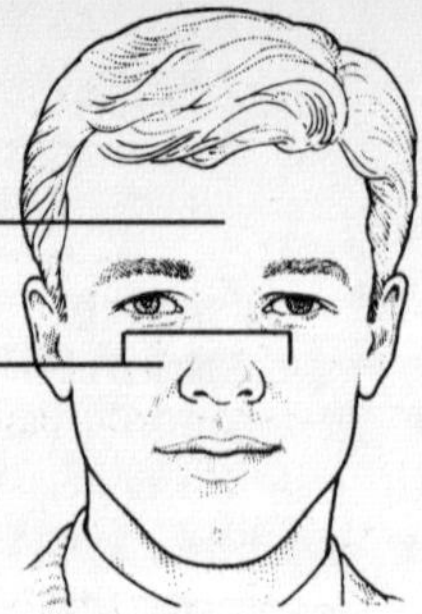


**Nasenpolypen**

Unter Polypen versteht man fleischige, geschwulstartige Verwachsungen oder Tumoren; niemals bösartig. Sie kommen oft gehäuft vor.

- Können manchmal gesehen werden, wenn man in die Nase sieht
- Verengung der Nase
- Gelegentlich tritt klares Nasensekret aus
- Mitunter Verringerung des Geruchssinnes möglich

Werden auch mit Allergien in Zusammenhang gebracht.

Selten

**Krebs im Nasen-Rachen-Raum**

Verbreitet vor allem bei älteren Menschen.

- Faulschmeckender und faulriechender Ausfluß aus der Nase.
- Anhaltende Schmerzen
- Mundgeruch
- Ein Knoten kann in Mund oder Nase gesehen werden; eine Schwellung im Gesichtsbereich tritt gleichzeitig auf
- Zahnschmerz ist möglich
- Nasensekret oder Auswurf aus dem Mund kann Blutspuren aufweisen

# Sichtbare weiße Flecken in Mund und Rachen

| | |
|---|---|
| Wahrscheinlich | **Candidose/Mundsoor**<br>**Mandelentzündung** |
| Möglich | **Koplik-Flecken**<br>**Lichen planus/Flache Knötchenflechte**<br>**Leukoplakie** |
| Selten | **Keratose/Verhornung des Rachens** |

Wahrscheinlich

**Candidose/Mundsoor**

Kommt häufig bei Neugeborenen oder bei kleineren Kindern vor.

- Man sieht im Mund weiße Flecken, Pünktchen, einen weißen Belag
- Verbunden mit Rötungen
- Lippen, Zunge und Wange(n) sind schmerzempfindlich
- Die befallenen Stellen lassen sich behandeln und zum Verschwinden bringen; das geht aber nicht immer einfach vor sich

Man nimmt an, daß es sich um Nebenwirkungen einer antibiotischen Therapie handelt; die orale Candidose (Mundsoor) gilt auch als Symptom generell schlechter Gesundheit und herabgesetzter Abwehrkräfte eines Menschen.

**Mandelentzündung**

Siehe später.

Möglich

**Koplik-Flecken**

Ein sicheres Zeichen für Masern (siehe auch dort).

- Kleine, weißliche Stellen, Pünktchen an der Wangenschleimhaut im Bereich der Backenzähne
- Die Pünktchen haben die Größe eines Salzkorns und sind rundum gerötet, mit einer weißen Stelle in der Mitte

Weitere Symptome der Masern sind:

- Ein roter Ausschlag, beginnend bei den Ohren, der sich dann innerhalb von sieben Tagen auf Körper und Gliedmaßen ausbreitet
- Laufende Nase
- Gerötete Augen
- Husten

### Lichen planus/Knötchenflechte

Unregelmäßig geformte, kleine, durchscheinende Flecken tauchen auf der Haut auf, kommen am ganzen Körper vor, einschließlich der Genitalien.
Besonders in mittleren Lebensjahren.

- Viele feine, weiße Stellen, Linien auf Lippen, Zungen und Wangen
- Gelegentlich auch weiße Flecken an den befallenen Stellen
- Gelegentlich treten auch Geschwüre zwischen Flecken und Linien auf

### Leukoplakie

- Weiße Flecken auf der Zunge oder Linien im Mund
- Lassen sich nicht abkratzen
- Gelegentlich lokalisierbare Verhärtungen unter den Flecken

Wird auf Rauchen, besonders auf Pfeifenrauchen, zurückgeführt. Auch mangelhafte Mundhygiene kann als Ursache angesehen werden, ebenso Alkohol- und Nikotin-Mißbrauch. Bei Nichtbehandlung können daraus bösartige Erkrankungen der Haut und Schleimhaut entstehen.
Leukoplakie wird auch bei AIDS-Kranken angetroffen.

Selten

### Keratose/Verhornung des Rachens

- Kleine weiße oder cremige Erhebungen, Knötchen auf der Oberfläche der Mandeln
- Keine zusätzlichen Symptome

*Hinweis:*
*Das Auftreten von weißen Flecken, Stellen, Linien etc. in der Mundhöhle kann durchaus ein Anzeichen einer ernst zu nehmenden Erkrankung sein und sollte nicht ignoriert werden. Befragen Sie Ihren Arzt:*

- *Wenn die Flecken nicht verschwinden*
- *Wenn sie sich nicht leicht entfernen lassen*

*Professionelle Hilfe ist empfehlenswert.*

# Sichtbare Blutgefäße im Nacken-Hals-Bereich

Neu entstandene, gut sichtbare Blutgefäße sind ein Zeichen dafür, daß eine Krankheit im Hintergrund stehen kann. Dieses Symptom erfordert auf jeden Fall eine sorgfältige Untersuchung und ausführliche Tests, ehe eine Behandlung beginnen kann.

| | |
|---|---|
| Wahrscheinlich | **Herzfehler** |
| Möglich | **Bösartiger Tumor im Thorax (Brusthöhle)**<br>**Perikarderguß** |
| Selten | **Gutartiger Tumor in der Brusthöhle**<br>**Herzbeutelentzündung** |

Wahrscheinlich

**Herzfehler**

Das Herz erreicht nicht mehr die notwendige Pumpleistung, typisch nach einer Herzattacke.

- Venen ragen auf jeder Seite des Nackens symmetrisch hervor, wenn der Patient flach liegt
- Die Sichtbarkeit der Blutgefäße ändert sich mit der Atmung und mit dem Herzschlag
- Kurzatmigkeit nimmt im Liegen zu
- Kurzatmigkeit beim Gehen
- Blaue Verfärbung des Gesichts
- Schwellungen von Fußgelenken und Beinen

Möglich

**Bösartiger Tumor im Thorax (Brusthöhle)**

Bösartige Tumoren, auch Metastasen (Tochtergeschwülste) in der Brusthöhle, können auf die großen Venen pressen, so daß folgende Symptome entstehen:

- Unabhängig von der Körperposition treten die Venen am Hals und im oberen Teil des Brustkorbs hervor
- Das Gesicht erscheint angespannt und gerötet
- Gesicht, Nacken, Hals und oberer Brustkorb können anschwellen
- Die Atmung kann normal sein

Zusätzlich können noch folgende Symptome auftreten:

- Gewichtsverlust
- Appetitlosigkeit
- Schwächegefühl
- Unwohlsein

### Perikarderguß

Ein Erguß in den Herzbeutel, häufig in Verbindung mit Herzbeutelentzündung. Der Erguß kann aus verschiedenen Substanzen bestehen. Die Ursache kann eine Infektion, eine Schwächung des Autoimmunsystems, ein Tumor oder aber eine Herzattacke sein.

- Kurzatmigkeit im Liegen
- Symmetrisch hervortretende Venen im Nacken-Hals-Bereich
- Beklemmungsgefühl in der Brust, abhängig von der Bewegung
- Infektion mit Fieber
- Unwohlsein

Selten

### Gutartiger Tumor in der Brusthöhle

Große, gutartige Tumoren in der Brusthöhle können so stark auf die großen Venen drücken, daß dadurch die gleichen Symptome entstehen wie bei einem bösartigen Tumor (siehe vorher).

### Herzbeutelentzündung

Zunehmende Entzündung des Herzbeutels, welcher das Herz umgibt. Häufig zu einer Verengung führend. Verursacht durch Tuberkulose, durch andere Infektionen oder Verletzungen, die oft Jahre zurückliegen.

- Erhöhte Pulsfrequenz, gelegentlich unregelmäßig
- Niedriger Blutdruck
- Müdigkeit
- Hervortretende Venen im Hals-Nacken-Bereich, besonders bei der Einatmung
- Flüssigkeitsansammlung im Bauch
- Vergrößerte Leber

# Einzelne Knoten oder Schwellungen im oder am Hals

Einzelne Knoten oder Knötchen werden mit einer Vielzahl von Erkrankungen der Lymphknoten in Zusammenhang gebracht (siehe später). Der gesamte Symptombereich umfaßt nicht nur die Haut, sondern auch die Speichel- und Schilddrüsen. Einige Symptome können schon von Geburt an vorhanden sein.

| | |
|---|---|
| Wahrscheinlich | **Furunkel**<br>**Talgzyste**<br>**Fettgeschwulst/Lipom** |
| Möglich | **Schilddrüsenvergrößerung**<br>**Schilddrüsenknoten (gutartig)**<br>**Steinchen im Speicheldrüsengang** |
| Selten | **Halsrippe**<br>**Schilddrüsenvergrößerung (bösartiger Tumor)**<br>**Schilddrüsenknötchen (bösartig)**<br>**Schilddrüsenzyste**<br>**Kiementasche**<br>**Kopfwendergeschwulst**<br>**Speicheldrüsentumor** |

Wahrscheinlich

**Furunkel**

Normalerweise eine Hautinfektion, oft verursacht durch ein eingewachsenes Haar.

- Schmerzhaft
- Örtlich begrenzte Rötung
- Bei Berührung erwärmt sich die Haut
- Örtlich begrenzte Schwellung
- Aus dem gelben Mittelpunkt des Furunkels kann Eiter austreten

**Talgzyste**

- Oberflächlich
- Schmerzlos
- Bleibt für Jahre bestehen
- Nimmt ganz langsam an Größe zu
- Weist einen zentralen Punkt auf, die Öffnung der blockierten Schweißdrüse, die die Zyste verursacht

### Fettgeschwulst/Lipom

Ein gutartiges Fettgeschwür, welches auf, aber auch unter der Haut auftreten kann. Ähnlich der Talgzyste, aber:

- Kein Pünktchen in der Mitte

Möglich

### Schilddrüsenvergrößerung

Die Schilddrüse befindet sich auf beiden Seiten des Adamsapfels im Hals.

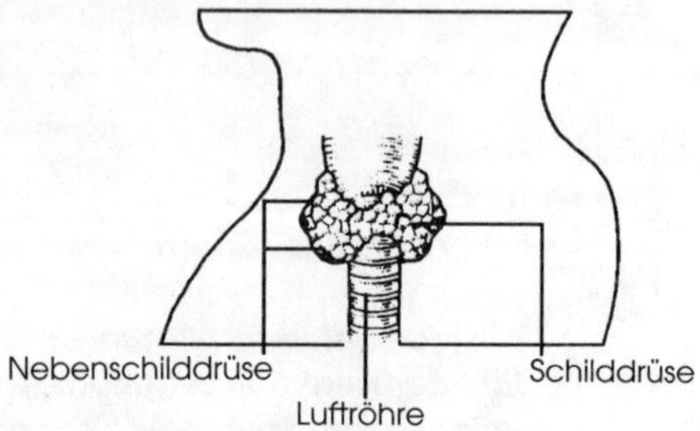


- Zu- und abnehmende Schwellungen beim Schlucken
- Undefinierbare Schwellungen, keine Knötchen
- Keine weiteren Symptome

Weitere Ursachen einer Schilddrüsenvergrößerung kann man unterteilen in jene mit erhöhter Hormonsekretion und jene mit einer Unterfunktion der Schilddrüse. Alle diese Erkrankungen müssen vom Arzt behandelt werden.

### Schilddrüsenknoten (gutartig)

Ein lokalisierbarer Knoten im Inneren der Schilddrüse, welcher gutartig ist.

- Kann an beiden Seiten des Adamsapfels gefühlt werden
- Wandert beim Schlucken auf und ab

Kann in Verbindung mit einer Über- oder Unterfunktion der Schilddrüse auftreten.

### Steinchen im Speicheldrüsengang

Beidseits der Zunge befinden sich die beiden Speicheldrüsen. Steinchen können in diesen Drüsengängen, aber auch in der Drüse selbst entstehen und verursachen:

- Schmerzfreie Schwellung, normalerweise auf nur einer Seite
- Die Schwellung nimmt beim Essen zu
- Die Schwellung nimmt zwischen den Mahlzeiten ab
- Die Schwellung kann gelegentlich im Mund unter der Zunge getastet werden

Selten

### Halsrippe

Siehe später.

### Schilddrüsenvergrößerung (bösartiger Tumor)

Zu den Kennzeichen der Schilddrüsenvergrößerung kommen hinzu:

- Unsymmetrisch geformte Vergrößerungen
- Beim Schlucken wandert die Schwellung nicht nach oben oder unten
- Tumor drückt auf die Luftröhre und führt zu Atmungsproblemen

### Schilddrüsenknötchen (bösartig)

Ein lokalisierbarer Knoten im Inneren der Schilddrüse:

- Wandert beim Schlucken auf und ab
- Andere Symptome kommen nicht vor, aber Heiserkeit, Schmerzen und herabhängende Augenlider gehören zum Krankheitsbild

### Schilddrüsenzyste

- Befindet sich in der Mitte des Halses an der Vorderseite
- Nahe der Oberfläche
- Wandert nach oben, wenn die Zunge herausgestreckt wird
- Schmerzfrei

### Kiementasche

Eine Schwellung auf einer Halsseite, verursacht durch einen Defekt der oberen Speiseröhre.

- Variiert in der Größe
- Verursacht unterschiedliche Schluckbeschwerden
- Vergrößert sich beim Essen und Trinken
- Speisereste können zum Mund zurückströmen
- Kann durch direkten Druck entleert werden
- Nicht schmerzhaft, aber unbequem bei zunehmender Größe

### Kopfwendergeschwulst

Von Geburt an vorhanden und nicht als echter Tumor anzusehen.

- Knoten befinden sich in der Mitte der Halsmuskulatur

### Speicheldrüsentumor

Kann gutartig oder bösartig sein.

- Einseitige Vergrößerung der Drüse
- Nimmt zu
- Kann schmerzhaft sein
- Kann die Lymphknoten erfassen

# Schmerzen oder Steifheit im Genick

| | |
|---|---|
| Wahrscheinlich | **Akute Nackensteife**<br>**Akute Nackenverstauchung**<br>**Schleudertrauma/Nackentrauma**<br>**Schiefhals** |
| Möglich | **Spondylose**<br>**Halsrippe**<br>**Rheumatische Arthritis** |
| Selten | **Infektion der Halswirbelsäule**<br>**Hirnhautentzündung/Meningitis**<br>**Bandscheibenvorfall**<br>**Rückenmarktumor** |

Wahrscheinlich

**Akute Nackensteife**

- Verursacht durch Schlafen in verkrampfter Position, Aufenthalt in großer Kälte
- Schmerzen bei Nackenbewegungen
- Die Bewegungsfähigkeit des Genicks wird eingeschränkt durch Schmerzen und Muskelverkrampfungen

**Akute Nackenverstauchung**

- Wird in Verbindung gebracht mit plötzlichem Drehen, Pendeln des Genicks
- Extreme Schmerzen bei jeder Bewegung
- Schmerzen im oberen Rücken und Kopf
- Muskelkrämpfe beeinträchtigen die Bewegungsfähigkeit

**Schleudertrauma/Nackentrauma**

Typisch nach Verkehrsunfällen, wenn der Kopf nach vorne oder hinten geschleudert wurde.

- Schmerzen im Genick und im oberen Rücken
- Der Nacken ist steif
- Die Schmerzen treten oft erst einige Stunden nach dem Unfall auf
- Schmerzen und Steifheit können über Wochen anhalten
- In den Armen können Schmerzen und Schwächegefühl auftreten
- Reduzierte Beweglichkeit des Kopfes

### Schiefhals

Der Kopf hängt an der befallenen Seite nach unten. Das Kinn zeigt zur gegenüberliegenden Schulter.

- Eingeschränkte Beweglichkeit des Genicks

Das Symptom tritt ganz plötzlich beim Erwachen auf. Man kann seinen Kopf nicht mehr frei bewegen. Verschwindet nach einigen Tagen.

Möglich

### Spondylose

Hier handelt es sich um eine degenerative Erkrankung der Wirbelsäule und der Bandscheiben.

Der Erkrankte ist normalerweise im mittleren Alter.

- Schmerzen im Bereich der Halswirbelsäule
- Verschlimmern sich beim Gehen
- Eingeschränkte Beweglichkeit
- Gelegentlich Schmerzen, Taubheit, Schlaffheit in den Armen

**Bandscheibenvorfall**

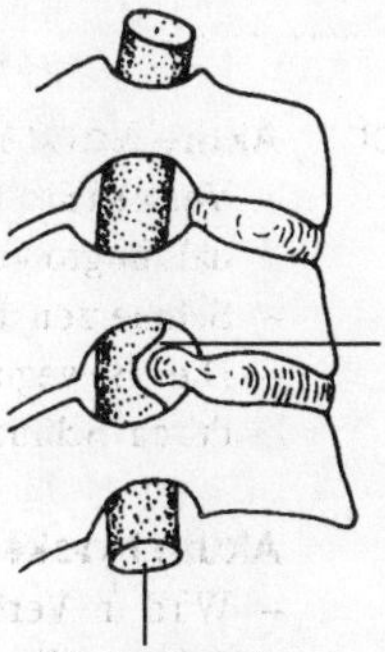


### Halsrippe

Gelegentlich besitzen Menschen eine zusätzliche Rippe an der Halswirbelsäule, die auch Halsrippe genannt wird. Diese Extrarippe kann auch aus fibrösem, hartem Material bestehen. Die Extrarippe drückt auf Nerven und Blutgefäße im Nacken-Hals-Bereich. Die ersten Symptome treten üblicherweise im Alter von 20–30 Jahren auf.

- Man kann einen Knoten im Halsbereich ertasten (palpieren)
- Nacken und Hals sind sehr schmerzempfindlich
- Schmerzen vor allem hinter dem oder den Schlüsselbein(en)
- Schmerzen auf der Innenseite des Arms nach dem Tragen von Einkaufskörben, Taschen etc.
- Immer wieder auftretende Kälte und bläuliche Verfärbung der Finger

### Rheumatische Arthritis

Patienten, die an dieser Krankheit leiden, können degenerative Mißbildungen im Nacken-Hals-Bereich bekommen.

- Ständiger Schmerz
- Reduzierte Beweglichkeit
- Vor allem in den oberen, weniger in den unteren Gliedmaßen: Schwäche und veränderte Sensibilität

Selten

### Infektion der Halswirbelsäule

Auch heute noch kann eine tuberkulöse Infektion vorkommen.
- Leichte Nackenschmerzen
- Schmerzen bei jeder Bewegung
- Steifigkeit mit reduzierter Beweglichkeit

Gelegentlich kann ganz plötzlich das Rückenmark erfaßt werden; dies führt dann zu Lähmungen.

### Hirnhautentzündung/Meningitis

Infektion von Gehirnhäuten und Rückenmark. Üblicherweise kommen noch andere Symptome vor, wie zum Beispiel:
- Nackensteifigkeit: der Patient kann wegen der Schmerzen und Muskelkrämpfe den Kopf nicht nach vorne beugen
- Kopfschmerzen
- Fieber
- Leichter, rötlicher Ausschlag

Bei Verdacht auf eine Meningitis muß sofort der Arzt aufgesucht werden.

### Bandscheibenvorfall

Oft verursacht durch plötzliche Bewegungen und durch Degeneration der Bandscheiben. Folgende Symptome können auftreten:
- Nackenschmerzen und -steife
- Schmerzen und sich änderndes Tastgefühl in den Armen
- Muskelkrämpfe im Genick und im Oberkörper
- Symptome kommen und gehen

### Rückenmarktumor

Plötzliches Auftreten von folgenden Symptomen:
- Verändertes Wahrnehmungsvermögen oder Tastgefühl in Armen und Beinen
- Größere Stellen werden empfindungslos
- Schwäche und Schlaffheit in Armen und Beinen
- Muskelschwund
- Schwierigkeiten beim Wasserlassen

# Geschwollene Lymphknoten im Nacken-Hals-Bereich

Viele Menschen leiden gelegentlich unter vergrößerten Lymphknoten, die umgangssprachlich auch als Lymphdrüsen bezeichnet werden. Ganz allgemein verbindet man damit eine Infektion oder Entzündung, meist nur örtlich begrenzt oder aber im gesamten Körper vorhanden. Gelegentlich ist nur ein Lymphknoten vergrößert und verursacht die Schwellung. Ebenso können mehrere Lymphknoten wiederholt oder andauernd vergrößert sein: ein Anzeichen für eine ernsthaftere Erkrankung. Vergrößerte Lymphknoten im Hals-Nacken-Bereich werden gelegentlich mit anderen Knoten in diesem Bereich verwechselt. Aber auch mit anderen vergrößerten Drüsen (z. B. Speicheldrüsen) besteht Verwechslungsgefahr.

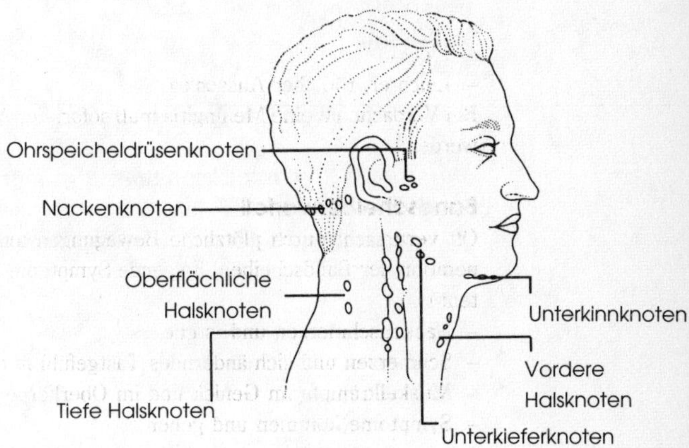

| | |
|---|---|
| Wahrscheinlich | **Allgemeine Erkältungskrankheit**<br>**Mandelentzündung**<br>**Örtliche Infektion oder Entzündung (Akne, Impetigo, Talgzyste)**<br>**Zahninfektion** |
| Möglich | **Drüsenfieber/Infektiöse Monomukleose**<br>**Röteln/Rubella**<br>**Toxoplasmose**<br>**Nebenmandelabszeß/Peritonsillarabszeß**<br>**Entzündung des Kehldeckels** |
| Selten | **Tuberkulose**<br>**Krebs des Mundes und der oberen Luftwege (einschließlich Kehlkopf)**<br>**Krebs in anderen Körperteilen**<br>**Leukämie**<br>**Lymphom**<br>**AIDS** |

Wahrscheinlich

**Allgemeine Erkältungskrankheit**

Es handelt sich oft um eine Infektion der oberen Luftwege.

- Vergrößerte Lymphknoten unter den Ohren und Wangen
- Fieber
- Unwohlsein
- Halsentzündung
- Husten
- Rinnende Nase
- Ohrenschmerzen

Klingt normalerweise von selbst ab.

**Mandelentzündung**

- Vergrößerte Mandeln
- Geröteter Rachen
- Lymphknoten im Bereich der Kiefer vergrößert
- Oft auf einer Seite mehr als auf der anderen
- Häufig bilden sich weiße Flecken auf der Oberfläche der Mandeln
- Fieber
- Unwohlsein

Könnte ein Antibiotikum erfordern.

Ihr Arzt untersucht einen Abstrich der Mandeln. Wenn sich die Krankheit wiederholt, sollte eine Operation in Erwägung gezogen werden.

### Örtliche Infektion oder Entzündung (Akne, Impetigo, Talgzyste)

- Die nächstgelegenen Lymphknoten sind vergrößert und können schmerzen
- Schmerzen und Berührungsempfindlichkeit im Bereich der Kopfschwarte
- Falls sich ein Knoten bildet, könnte es sich um eine infizierte Talgzyste handeln
- Falls eine Hautstelle gerötet ist oder juckt, evtl. Sekret absondert und austrocknet, müssen folgende Krankheitsursachen in Betracht gezogen werden: Impetigo, Dermatitis, Ekzem, Psoriasis. Suchen Sie in diesem Falle unverzüglich den Arzt auf

### Zahninfektion

Erkrankungen des Zahnfleisches oder der Zähne werden häufig von einer Vergrößerung der Lymphknoten begleitet.

- Druckempfindliche und berührungsempfindliche, vergrößerte Lymphknoten, die sich in nächster Nähe des erkrankten Zahnes befinden
- Zahnschmerzen
- Zahnfleischbluten
- Zähne mit lockerer Füllung
- Zahnabszeß (Zahn- und Zahnfleischschmerzen, örtliche Schwellung)

Möglich

### Drüsenfieber/ Infektiöse Mononukleose

Verursacht durch eine Virusinfektion, typische Erkrankung von Kindern und Jugendlichen.

- Generell vergrößerte Lymphknoten, schmerz- und berührungsempfindlich

Normalerweise werden die Lymphknoten im Nacken-Hals-Bereich am meisten auf die Erkrankung reagieren.

- Fieber
- Halsentzündung
- Unwohlsein
- Krankheitsdauer zwischen einigen Tagen und mehreren Wochen
- Charakteristische Veränderungen im Blutbild: Der Arzt kann die Diagnose mit Hilfe eines Bluttests einwandfrei stellen
- In 50% aller Fälle ist die Milz vergrößert

### Röteln/Rubella

Typische Kinderkrankheit

- Rinnende Nase
- Roter Ausschlag, hauptsächlich am Rumpf

- Vergrößerte, berührungsempfindliche Lymphknoten im Nacken-Hals-Bereich
- Bei Teenagern und erwachsenen Frauen können zusätzlich Schmerzen in den Fingergelenken auftreten

### Toxoplasmose

Die Krankheit entsteht durch Parasitenbefall. Normalerweise erfolgt die Heilung von selbst innerhalb von ca. 3 Wochen. Infizierte Speisen, rohes oder ungenügend gekochtes Fleisch, Katzenkot bilden den Nährboden für den betreffenden Parasiten, der vor allem bei schwangeren Frauen gefährlich sein kann, da er zu Schädigungen des Fötus führt. Nur 20% der vom Parasiten befallenen Menschen zeigen Symptome.

- Fieber
- Vergrößerte und berührungsempfindliche Lymphknoten im Nacken-Hals- Bereich
- Unwohlsein

Die Diagnose kann durch einen Bluttest sowie durch eine histologische (Gewebe-)Untersuchung eines Lymphknotens bestätigt werden. Diese Untersuchung ist allerdings wegen ihrer individuellen Folgewirkungen sehr umstritten. Generell werden zuerst Augen und Gehirn befallen. In vielen Ländern gehört eine Untersuchung auf Toxoplasmose zur medizinischen Vorsorge.

*So vermeidet man Toxoplasmose während der Schwangerschaft:*

- *Essen Sie niemals rohes oder ungekochtes Fleisch (zum Beispiel Tatar).*
- *Waschen Sie sämtliche pflanzlichen Lebensmittel wie Salat, Früchte usw. sehr gründlich.*
- *Wenn Sie das Katzenklo reinigen bzw. Katzenkot entfernen, so tragen Sie dabei unbedingt Handschuhe.*
- *Tragen Sie bei allen Gartenarbeiten Handschuhe.*

### Nebenmandelabszeß/Peritonsillarabszeß

Ähnliche Symptome wie bei der Mandelentzündung, aber:

- Schmerzen beim Öffnen des Mundes, vor allem dann, wenn sich der Abszeß vergrößert hat. Erfordert chirurgische Behandlung

### Entzündung des Kehldeckels

- Überaus schmerzempfindlicher Rachen und Hals
- Schluckbeschwerden
- Vergrößerte Lymphknoten
- Fieber

Der Arzt sollte sofort, besonders bei Kindern, aufgesucht werden.

Selten

### Tuberkulose

- Ein einzelner Lymphknoten ist zwar vergrößert, aber nicht schmerzempfindlich bei Berührung
- Fieber kommt und geht

Haut- und Bluttests sowie eine Gewebsentnahme des Lymphknotens können die Diagnose untermauern. Behandlung durch einen Spezialisten unbedingt erforderlich. In vielen Ländern eine meldepflichtige Erkrankung, die wieder stark zunimmt. (Impfschutz!)

### Krebs des Mundes und der oberen Luftwege (einschließlich Kehlkopf)

Jede dieser Krebserkrankungen kann zu vergrößerten Lymphknoten führen, vor allem dann, wenn sich der Krebs ausbreitet. Diese Erkrankungen kommen vor allem bei Rauchern über 50 Jahren vor.

- Dauerhaft vergrößerte, jedoch schmerzfreie Lymphknoten
- Auch alle anderen Lymphknoten im Nacken-Hals-Bereich können sich vergrößern
- Änderung der Stimme
- Gewichtsverlust
- Unwohlsein
- Andauernder Schmerz in Mundhöhle, Hals, Genick
- Zahnprothesen passen nicht mehr
- Blutarmut

### Krebs in anderen Körperteilen

- Wenn die Lymphknoten unter den Schlüsselbeinen sich vergrößern, aber nicht schmerzempfindlich sind, so kann ein Tumor vorliegen, der von Brust- oder Bauchhöhle ausgeht. Normalerweise sollten dann aber auch noch andere Symptome, wie oben aufgezeigt, dazukommen.

### Leukämie

Einige oder alle der nachfolgend genannten Symptome können vorkommen:

- Vergrößerte, aber schmerzfreie Lymphknoten im Nacken-Hals-Bereich oder an anderen Stellen
- Andauerndes Unwohlsein
- Blässe als Folge der Blutarmut
- Kurzatmigkeit
- Müdigkeit
- Neigung zu blauen Flecken bei Prellungen

## Lymphom

Keine Symptome außer den nachfolgend genannten:

- Schmerzfreie, aber generell vergrößerte Lymphknoten
- Im Spätstadium kommen Fieber, Gewichtsverlust, Blutarmut hinzu

## AIDS

Auch als HIV-Infektion bezeichnet. Immunschwächekrankheit. Die Infektion kann jahrelang vor Ausbruch der Krankheit stattgefunden haben. Die in den vorhergehenden Abschnitten Leukämie und Lymphom genannten Symptome können auch zu den klassischen AIDS-Symptomen gezählt werden.

- Vergrößerte Lymphknoten
- Fieber
- Unwohlsein

Angehörige der Risikogruppen sollten ihren Arzt sofort darüber unterrichten, wenn sich Lymphknoten dauerhaft vergrößern. Je früher AIDS diagnostiziert wird, desto eher lassen sich heute schon medizinische Maßnahmen einsetzen.

*Ständig vergrößerte Lymphknoten:*
*Wenn Lymphknoten länger als zwei Wochen vergrößert bleiben und außerdem noch andere Symptome auftreten, sollte unverzüglich der Arzt aufgesucht werden.*

# Bauch, Verdauungstrakt Harnwege

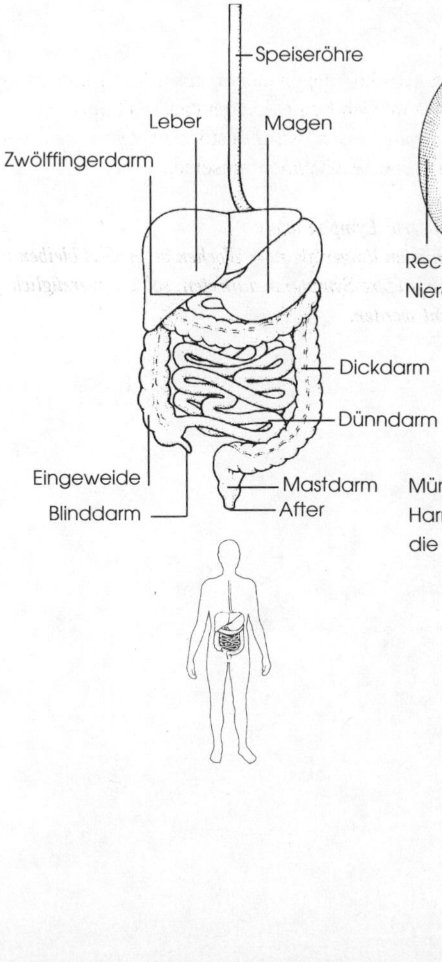


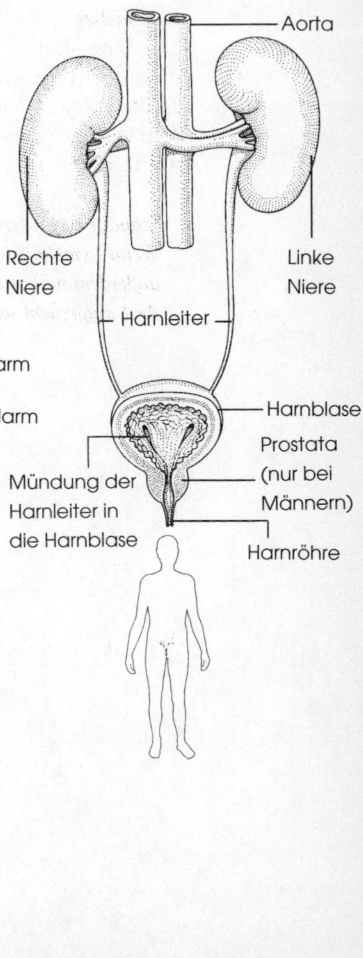

[illegible] [illegible] [illegible] und [illegible] [illegible] [illegible] und [illegible] [illegible] [illegible] [illegible] [illegible] [illegible] [illegible] [illegible] [illegible] [illegible] [illegible] und [illegible] [illegible] [illegible] [illegible] [illegible] und Magen [illegible] [illegible] [illegible] [illegible] [illegible] [illegible] [illegible] [illegible] [illegible] [illegible] [illegible] an die [illegible] [illegible] [illegible] [illegible] [illegible] [illegible] Gallenblase und [illegible]

[illegible]

Bei den [illegible] [illegible] [illegible] [illegible] [illegible] Vorsteherdrüse Prostata und die Hoden [illegible] [illegible] [illegible] [illegible] an den [illegible] [illegible]. Daneben aber bei [illegible] Frauen [illegible] [illegible], die [illegible] und die Eierstöcke.

# Der Bauch

Die Bauchhöhle befindet sich zwischen Brustkorb und Becken. Die Fachbegriffe Bauch, Magen und Eingeweide werden nachfolgend sehr häufig genannt. Der Bauch beinhaltet die Organe für die Nahrungsaufnahme und die Verdauung, einen Teil der Speiseröhre, den Magen, den Zwölffingerdarm und den Rest des Dünndarms (Leerdarm und Krummdarm, einschließlich des Blinddarms). Die Gruppe der Eingeweide zählt mit Dickdarm und Mastdarm ebenfalls dazu. In der Bauchhöhle befinden sich außerdem jene Organe, welche den Eingeweiden chemische Substanzen für die Verdauung zuführen: Leber, Bauchspeicheldrüse/Pankreas, Gallenblase und Gallentrakt.
In der Bauchhöhle befinden sich außerdem noch Organe, die in anderen Kapiteln dieses Buches behandelt werden: Nieren, Harnleiter und Harnblase sowie die Nebennieren, verantwortlich für die Bildung von Hormonen zur Kontrolle vieler Körperfunktionen.
Bei den Männern gibt es in der Bauchhöhle außerdem noch die Vorsteherdrüse/Prostata und die Hoden (außerhalb der Bauchhöhle), die zu den Fortpflanzungsorganen zählen. Demgegenüber besitzen Frauen die Gebärmutter, die Eileiter und die Eierstöcke.

# Erbrechen

Erbrechen kann sehr anstrengend sein, ebenso gibt es aber auch milde Formen dieser Erkrankung. Gelegentlich enthält das Erbrochene bittere Säfte des Magens oder des Zwölffingerdarms, manchmal auch unverdaute Nahrung oder Blut (sowohl frisches als auch altes). Zur Ermittlung der Diagnose, sollte man die Zusammensetzung des Erbrochenen selbst genau beachten und gegenüber dem Arzt beschreiben können. Ausgenommen von dieser wichtigen medizinischen Regel sind nur jene Fälle, in denen ein Mensch sich deshalb übergeben muß, weil er zu viel getrunken oder gegessen hat, oder weil er an der Reisekrankheit leidet.

| | |
|---|---|
| Wahrscheinlich | **Gastroenteritis/Brechdurchfall**<br>**Akute Gastritis**<br>**Schwangerschaft**<br>**Migräne** |
| Möglich | **Magengeschwür**<br>**Entzündung der Speiseröhre/Hiatus-Hernie**<br>**Ösophagusvarizen**<br>**Magenkrebs**<br>**Darmverschluß**<br>**Postoperatives Syndrom nach Magenentfernung**<br>**Pylorusstenose/Verengung des Magenpförtners** |
| Selten | **Chronische Entzündung der Bauchspeicheldrüse**<br>**Gehirntumor**<br>**Nierenversagen**<br>**Bulimie**<br>**Botulismus**<br>**Cholera** |

*Terminologie*

*Unter Mageninhalt versteht man das typische Erbrochene: teilweise verdaute und unverdaute Nahrung, rosafarben, schleimig, säuerlich riechend.*

*Inhalt des Zwölffingerdarms ist hingegen eine gallig-grünliche, dünne Flüssigkeit, gemischt mit trüben und klaren Sekreten.*

Wahrscheinlich

### Gastroenteritis/Brechdurchfall

Erbrochenes aus Magen oder Zwölffingerdarm. Entweder durch Viren oder durch vergiftete, verdorbene Speisen verursacht. Bauchschmerzen können ein Symptom dafür sein.

Das Erbrochene besteht aus verdautem und unverdautem Essen und sieht auf den ersten Blick wie typisches Erbrochenes aus. Erst nach mehrmaligem Erbrechen nimmt es eine grünlich-gelbliche, schleimige Farbe an. Siehe auch später.

### Akute Gastritis

Das Erbrochene besteht aus Magen- und Zwölffingerdarminhalt, teilweise mit Bestandteilen von altem Blut. Letzteres sieht aus wie braune Steinchen oder wie Kaffeebohnen. Das kommt vor allem nach sehr starken Trinkgelagen vor. Auch Bauchschmerzen können zu den Ursachen zählen. Siehe später.

### Schwangerschaft

Das Erbrochene besteht ebenfalls wieder aus Magen- und Zwölffngerdarminhalt. Zu den üblichen Symptomen der Schwangerschaft zählen noch:

- Brechreiz beim Erwachen
- Neigung zu übersäuertem Magen und zu Sodbrennen

Siehe später.

### Migräne

Das Erbrochene besteht wiederum aus dem Inhalt von Magen und Zwölffingerdarm. Zusätzlich treten alle anderen Symptome der Migräne auf.

Siehe später.

Möglich

### Magengeschwür

Generell sind hier Geschwüre im Magen- und Zwölffingerdarmbereich gemeint. Das Erbrochene besteht aus Magen- und Zwölffingerdarminhalt.

### Entzündung der Speiseröhre/ Hiatus-Hernie

- Gefühl, daß die Nahrung in den Mund zurückströmt
- Säuregefühl im unteren Teil des Rachens
- Sodbrennen
- Bei ernsthafter Erkrankung kommt es zum Erbrechen unverdauter Nahrung
- Erbrechen von altem, gelegentlich aber auch von frischem Blut

Eine Hiatus-Hernie ist die häufigste Form der Zwerchfell-Hernie. Es kommt zu bruchartigem Hervortreten der Eingeweide im Bereich von Magen, Zwerchfell und Speiseröhre. Meist steht eine Entzündung der Speiseröhre damit in engem Zusammenhang.

### Ösophagusvarizen

Man erbricht frisches oder altes Blut. Siehe später.

### Magenkrebs

Erbrechen kann ein spätes Symptom dieser Erkrankung sein, zusammen mit Übelkeit, Gewichtsverlust und Blutarmut.
Erbrochenes besteht aus dem Mageninhalt, aber auch aus dem des Darmtraktes.

- Meistens hat man ein starkes Völlegefühl, obwohl man nur sehr wenig gegessen hat. Siehe auch später.

### Darmverschluß

- Schmerzen im Bauchbereich kommen und gehen
- Keine Winde!
- Der Bauch wird sehr schmerzempfindlich. Man fühlt sich aufgebläht

Erbrochenes aus Magen- und Darminhalt, gelegentlich auch Koterbrechen, Durchfall.

### Postoperatives Syndrom nach Magenentfernung

Erbrochenes aus dem Inhalt des Zwölffingerdarms. Siehe später.

### Pylorusstenose/Verengung des Magenpförtners

Normalerweise werden von dieser Erkrankung nur Kinder im Alter von rund 6 Jahren befallen, die bereits an Magengeschwüren leiden. Das Erbrochene besteht aus dem Mageninhalt.

Selten

### Chronische Entzündung der Bauchspeicheldrüse

Bauchschmerzen, Durchfall, Erbrochenes bestehend aus dem Mageninhalt. Siehe später.

### Gehirntumor

Siehe später.

### Nierenversagen

Kann akut oder chronisch vorkommen.

- Geistige Verwirrung
- Kopfweh
- Atemluft riecht nach Urin
- Mageninhalt wird erbrochen
- Koma

### Bulimie

Siehe später unter Anorexia nervosa.

### Botulismus

Bakterielle Lebensmittelvergiftung, vor allem durch verdorbenes Fleisch und verdorbenen Fisch verursacht. Sehr selten, aber überaus gefährlich.

- Unwohlsein
- Brechreiz
- Schwindelgefühle
- Erbrechen des Magen- und Zwölffingerdarminhaltes
- Schwere Krämpfe im Bauch, Durchfall
- Atmungsprobleme
- Weit geöffnete Pupillen
- Kollaps, geht direkt in das Koma über

### Cholera

Siehe später.

## Erbrechen von Blut

Siehe später unter Bauchschmerzen.

## Erbrechen und Kopfschmerzen

Lesen Sie dazu im Kapitel Migräne nach.

## Regurgitation

Man versteht darunter das Zurückströmen von Nahrung aus dem Magen in die Mundhöhle. Siehe dazu die verschiedenen Kapitel des Buches über Erbrechen.

# Sichtbare Blutgefäße auf der Bauchdecke

Besonders die langen Venen der Bauchoberfläche können auf der Haut der Bauchdecke sichtbar hervortreten. Es kann sich um ein Zeichen einer Abnormalität der darunterliegenden Blutgefäße handeln, kann aber auch ein Zeichen dafür sein, daß die darunterliegenden Blutgefäße blockiert sind. Von anderen Bauchorganen kann unter Umständen Druck auf diese Blutgefäße ausgeübt werden, ebenso können Geschwülste auf die Venen drücken.

Eine der oben genannten Krankheitsursachen liegt dann vor, wenn noch zusätzliche Symptome auftreten:

- Geschwollene Beine, mitunter auch nur ein Bein angeschwollen
- Die tieferen Venen der Bauchdecke treten besonders stark hervor
- Caput Medusae (Medusenhaupt): Geflecht von Krampfadern, zeigt sich vor allem im Nabel- und Nabelvenenbereich

In selteneren Fällen können auch folgende Krankheiten vorliegen:

Akute Entzündung der Bauchspeicheldrüse, Leberzirrhose, bösartige Bauchwassersucht, Eierstockzyste, Nierenkrebs oder ein die Nierenvenen blockierender Tumor. Siehe zu allen diesen Krankheiten auch spätere Kapitel.

# Allgemeine Schwellungen des Bauches bei Babys und Kleinkindern

| | |
|---|---|
| Wahrscheinlich | **Normalzustand**<br>**Verstopfung** |
| Möglich | **Zystische Fibrose/Mukoviszidose**<br>**Zöliakie**<br>**Frühgeburt** |
| Selten | **Hirschsprung-Krankheit**<br>**Kwashiorkor** |

Wahrscheinlich

**Normalzustand**

Normalerweise ist der Bauch eines Babys oder Kleinkindes ein wenig vorgewölbt. Dies vergeht aber mit zunehmendem Alter.

**Verstopfung**

Bei vielen Babys und Kleinkindern führen seelische Ursachen zu einer Verstopfung. Erwachsene können einer Verstopfung durch vernünftige Ernährung und eine gesunde Lebensweise mit ausreichend Bewegung vorbeugen.
Bei hartnäckiger Verstopfung sollte rechtzeitig der Arzt befragt werden. Eine klassische Behandlungsmethode bildet immer noch der traditionelle Einlauf. Ebenso gibt es eine Reihe von Medikamenten, die aber aufgrund ihrer Nebenwirkungen grundsätzlich nur unter ärztlicher Kontrolle genommen werden sollten.

*Denken Sie bitte stets daran, daß der Kampf um den Gang auf das Töpfchen nicht zum Dauerstreß zwischen Ihnen und dem Kind ausarten darf. Eine entspannte Situation ist hier grundsätzlich die erfolgversprechendste Methode. Fast alle Kinder bekommen mit der Zeit regelmäßigen Stuhlgang. Die meisten Probleme dabei werden durch übereifrige Eltern verursacht, welche ihr Kind baldmöglichst aus den Windeln haben wollen. Fragen Sie in Zweifelsfällen den Kinderarzt.*

Möglich

**Zystische Fibrose/Mukoviszidose**

Es handelt sich um eine chronische Erkrankung der Bauchspeicheldrüse, fibröse Variationen und Zysten entstehen dabei. Weiter kommt es gleichzeitig zu einer Störung der Körperdrüsen, die Schleim abgeben. Hierbei sind an erster Stelle die Bronchialdrüsen zu erwähnen. Die Erkrankung ist vererbt.

- Wachstumsstörungen, aber gesunder Appetit
- Dünner, aber aufgetriebener Bauch
- Wiederholte Infektionen der Brustorgane
- Große Mengen an übelriechendem Kot
- Keulenförmige Finger
- Gelegentlich stülpt sich der Mastdarm durch den After nach außen

**Zöliakie**

Eine Gluten-Unverträglichkeit. Normalerweise hat das Kind Untergewicht und ist im Wachstum gehemmt.

- Blaß infolge Eisenmangels
- Das Kind gedeiht nicht
- Appetitmangel
- Die Muskeln sind viel zu gering ausgebildet, Muskelschwund

- Der Bauch wirkt aufgebläht
- Gelegentlich Durchfall und Erbrechen

Die einzige, aber erfolgreiche Behandlungsmethode besteht in einer glutenfreien Ernährung (Gluten = Klebereiweiß).

### Frühgeburt

Zu früh geborene Babys können unter einer hartnäckigen Verstopfung leiden. Dieser Zustand geht normalerweise mit Erreichen des Normalgewichtes vorüber. Der Kinderarzt sollte in jedem Fall benachrichtigt werden.

Selten

### Hirschsprung-Krankheit

Diese Krankheit wird auch als angeborenes Megakolon bezeichnet und kommt primär bei Knaben vor. Es handelt sich um eine Dickdarmerweiterung, bei der der Darminhalt kaum oder gar nicht passieren kann. Die Krankheit kommt oft in bestimmten Familien gehäuft vor. Sie verursacht Kotstauungen und schwere Zustände der Verstopfung. Außerdem kann der Bauch gefährlich aufgetrieben sein. Die Krankheit kann schon beim Neugeborenen auftreten. Man kann sie mit verschiedenen chirurgischen Möglichkeiten behandeln.

### Kwashiorkor

Chronische Ernährungsstörung bei Säuglingen. Es handelt sich um eine Mangelernährung, die zu Blutarmut und geschwollener Leber führt. Verursacht wird sie durch Eiweißmangel in der Ernährung. Verbreitet in allen unterentwickelten Ländern, vor allem aber in armen, ländlichen, tropischen Regionen.

- Unglückliches Kind
- Vorgewölbter Bauch
- Schwellungen von Gesicht und Gliedmaßen
- Trockene, dünne Haare
- Pigmentstörungen der Haut
- Gelegentlich Durchfall

## Allgemeine Schwellungen/ Aufblähungen des Bauches

Ärzte bezeichnen diese Erscheinungen generell als Aufblähungen, Auftreibungen. Verbreitet ist im Deutschen außerdem der Begriff »aufgedunsener Bauch«. Oft spricht man auch von einem aufgeblähten Bauch. Die verbreitetsten Ursachen dafür sind: Fettleibigkeit, Winde, Darmblähungen, Stuhlgang/Exkremente, Flüssigkeitsansammlungen (Ödeme) – oder eine Schwangerschaft. Ganz generell bereitet es den Ärzten oft große Probleme, herauszufinden, ob es sich um eine tatsächliche Aufblähung handelt oder nicht.

Wir behandeln in diesem Buchabschnitt weder Knoten noch Furunkel im Bauch, noch beschäftigen wir uns mit der Schwangerschaft.

Abgesehen von diesen Gesichtspunkten gibt es viele harmlose und ernst zu nehmende Ursachen für Schwellungen/Aufblähungen des Bauches. Leider können diesem Phänomen auch sehr besorgniserregende Erkrankungen zugrunde liegen.

Es ist sehr wichtig, zwischen folgenden Aspekten zu unterscheiden:

Sind die Schwellungen/Aufblähungen des Bauches neu, unangenehm, ähnlich wie Schmerzen und Verdauungsstörungen? Oder haben sich diese Beschwerden langsam während eines längeren Zeitraumes entwickelt? Hängen die Beschwerden mit einer Änderung unserer Lebensumstände, mit unseren Eß- und Trinkgewohnheiten, mit Bewegungsmangel zusammen?

Je nachdem sollten wir versuchen, den Ursachen auf den Grund zu gehen. Vor allem plötzlich einsetzende Schmerzen deuten unter Umständen auf eine ernsthafte Erkrankung hin.

| | |
|---|---|
| Wahrscheinlich | **Fettleibigkeit** |
| | **Winde/Blähungen** |
| | **Bindegewebsschwäche** |
| | **Verstopfung** |
| Möglich | **Schwangerschaft** |
| | **Entzündung der Darmschleimhäute/Reizkolon/Kolitis** |
| | **Divertikel** |
| | **Herzfehler** |
| | **Eingeweide-Perforation** |
| | **Darmkrebs** |
| Selten | **Akute Entzündung der Bauchspeicheldrüse** |
| | **Leberzirrhose** |
| | **Bösartige Bauchwassersucht/Aszites** |
| | **Eierstockzyste** |
| | **Darmverschluß** |
| | **Dickdarmentzündung/Colitis ulcerosa** |

Wahrscheinlich

**Fettleibigkeit**

Eine offenkundige und weitverbreitete Diagnose. Übergewicht in Form von Fett lagert sich keineswegs nur unter der Haut, sozusagen sichtbar ab.

Fett lagert sich vor allem auch in den diversen Körperhöhlen, besonders in der Bauchhöhle ab. Man sollte daher sein tatsächliches Gewicht ermitteln und dieses dann in Bezug zum Soll-Gewicht stellen. Jedes Kilogramm, das wir über unserem Soll-Gewicht liegen, stapeln wir in Form von Butterpäckchen auf einem Tisch auf. Ein Butterpäckchen wiegt bekanntlich 250 Gramm. Zehn Kilogramm Übergewicht bedeuten daher 40 Butterpäckchen, die unser armer Körper irgendwo lagern muß!

Vielleicht hilft dieser drastische Vergleich dazu, mit der Gewichtsabnahme systematisch zu beginnen.

**Winde/Blähungen**

Sie entstehen durch die Fermentation des Verdauungsprozesses. Die meisten Menschen achten darauf, nur Nahrung zu sich zu nehmen, die möglichst wenig oder keine Winde erzeugt.

**Bindegewebsschwäche**

Viele Frauen bekommen nach Schwangerschaft und Geburt eine Muskelschwäche der Bauchdecke, die sich etwas nach außen dehnt, die schlaffer wird und wirkt. Systematische gymnastische Übungen bewirken allerdings in vielen, nicht in allen Fällen, daß die Muskulatur der Bauchwand ihren ursprünglichen Tonus (Spannungszustand) wieder erhält.

Männer, die zu wenig Bewegung machen, die zu viel Bier trinken, stellen auf einmal dasselbe Phänomen an ihrer Bauchdecke fest …

**Verstopfung**

Die meisten Menschen besitzen einen regelmäßigen Stuhlgang während ihres gesamten Lebens: Normalerweise erfolgt täglich eine Stuhlentleerung, durchweg zur selben Zeit. Bereits dann, wenn die Menschen spüren, daß der Stuhl nur schwierig, hart nach außen entleert werden kann, sprechen sie von Verstopfung. Dieser Begriff wird auch verwendet, wenn die regelmäßige Entleerung verzögert stattfindet. Insgesamt gibt es drei Formen der sogenannten Verstopfung.

Bei der ersten Form bildet der Körper einen harten, steinartigen Stuhl, der nur schwer den Darm passiert. Dies kommt bei einem Ernährungs- oder Diätwechsel sowie speziell bei Kindern und jungen Leuten vor.

Die zweite Form betrifft Menschen, die generell nur in größeren Zeitabständen von oft mehreren Tagen Stuhlgang aufweisen. Diese Menschen bezeichnen das selbst als Verstopfung. Normalerweise trifft diese Formulierung aber nicht zu: Es handelt sich nur um eine immer noch normale Variante der natürlichen Stuhlentleerung – die Intervalle können durchaus bis zu 14 Tage betragen.

Die dritte Form ist die plötzlich einsetzende Verstopfung, häufig bei älteren Menschen. Manchmal ist diese Verstopfung so stark, daß nicht einmal mehr Winde nach außen passieren können. Hier sollte wirklich der Arzt konsultiert werden.

*Die meisten Menschen besitzen regelmäßigen Stuhlgang. Die Zeitabstände regelmäßiger Entleerung können und dürfen dabei aber durchaus stark variieren. Stuhlgang setzt darüber hinaus – unabhängig von den Intervallen – meist immer zur selben Stunde ein. Stuhlgang, Entleerung, Zeitabstände dürfen daher stark voneinander abweichen, solange das alles regelmäßig geschieht.*

*Aber Achtung! Änderungen dieses gewohnten »Zeitplanes« sind Anlaß, ärztlichen Rat zu suchen.*

Möglich

### Schwangerschaft

Auch wenn es ungewöhnlich erscheint, so ist es dennoch so, daß manche Frauen gar nicht merken, daß sie schwanger sind. Es genügt zu erwähnen, daß ein vergrößerter Bauch, das Ausbleiben der Periode, Verdauungsstörungen, das Anschwellen der Brüste, Müdigkeit am Morgen bei einer sexuell aktiven Frau auf das freudige Ereignis hindeuten. Ein Schwangerschaftstest zu Hause wird Klarheit schaffen.

### Entzündung der Darmschleimhäute/Reizkolon/Kolitis

Viele Menschen leiden unter ernsthafteren Darm- und Eingeweidebeschwerden. Die zugehörigen Symptome weisen aber ansonsten keinerlei besondere Bezüge zu Abnormalitäten des Darms auf. In diesem Fall dürfte es sich um ein sogenanntes Reizkolon handeln. Es handelt sich um ein gut bekanntes Krankheitsbild, ein Syndrom, wie der Mediziner sagt, dessen Symptome klar definierbar sind. Als Ursache nimmt man eine übergroße Beweglichkeit des Darms an. Die Schleimhäute im Darm können sich entzünden. Die Beschwerden – Krämpfe, Brennen, Schmerzen – treten auf und klingen wieder ab. Alles, was die Darmbeweglichkeit beeinflußt – Essen, Trinken, Streß, seelische Probleme, Änderung der Eßgewohnheiten –, kann die Beschwerden auslösen.

- Regelmäßig wiederkehrende Bauchschmerzen
- Durchfall und Verstopfung
- Aufblähung des Bauches
- Winde
- Schleimhautreste im Kot

## Divertikel

Ein Divertikel ist eine kleine Hauttasche in der Wand des Darms. Die meisten Menschen bekommen so ein Divertikel, auch mehrere, wenn sie älter werden. Aber nur ganz wenige Menschen reagieren darauf mit Symptomen. Normalerweise ist das ein Zeichen dafür, daß das Divertikel entzündet ist!

- Änderungen der gewohnten Darmaktivitäten
- Andauernder oder kolikartiger Bauchschmerz, häufig auf der linken Seite (Koliken: krampfartige, anfallsartige, schwere Schmerzen; stechend, pochend; der Patient krümmt sich vor Schmerzen)
- Aufblähung des Bauches
- Kugelförmiger Stuhlgang
- Gelegentlich Ausscheidung von dunkelrotem bis hellrotem Blut aus dem Mastdarm

Bei zunehmender Entzündung kommen noch hinzu:

- Fieber
- Sehr intensive Schmerzen
- Ein noch größer aufgeblähter Bauch

Bei diesem Krankheitszustand spricht man dann von Divertikulitis oder von Kolitis. Die Krankheit läßt sich mit Antibiotika gut behandeln und zum Abklingen bringen.

Die Verringerung der Nahrungszufuhr oder das Einhalten einer schonenden Magen-Darm-Diät gestattet außerdem zusätzlich dem Darmtrakt, sich zu erholen.

## Herzfehler

Besorgniserregende, unbehandelte Herzfehler können zu Ansammlungen von Flüssigkeiten in der Bauchhöhle und in der Folge zu weiteren ernsthaften Symptomen führen.

## Eingeweide-Perforation

Das Hauptsymptom dieser Erkrankung ist der Schmerz, der jede andere Beschwerde oder Aufblähung des Bauches überlagert. Jedes Organ in der Bauchhöhle kann dadurch entzündet oder verletzt werden. Wenn die Entzündung bzw. Verletzung schwer genug ist, wird die Wand des betreffenden Organs platzen, man nennt dies perforieren. Eine solche Perforation ist typisch für den Magen (Magendurchbruch), für den Dünndarm, für den Dickdarm sowie für den Blinddarm. Eine solche Perforation zählt auch heute noch zu den gefährlichsten Komplikationen in der Medizin. Das betreffende aufgeplatzte Organ gibt seinen Inhalt in die Bauchhöhle ab. Dadurch kann eine schwere Entzündung der Bauchhöhle, eine Peritonitis (Bauchfellentzündung), entstehen. Wenn die Behandlung nicht sofort einsetzt, kann diese Erkrankung zum Tod führen.

Egal bei welchem Organ die Perforation stattfindet, die Symptome sind immer ähnlich. Nur die Seite des ersten Schmerzes wird in diesem Falle unterschiedlich sein. Ein entzündeter Blinddarm, ein Magengeschwür oder ein Divertikel, sie alle können aufplatzen.

- Schlagartiges Einsetzen schwerer Schmerzen
- Sehr starke Aufblähung des Bauches
- Die Muskeln der Bauchdecke wirken brettartig und steif
- Weißes, schwitzendes Gesicht, eingesunkene Augen
- Eventuell kann die Aufblähung des Bauches durch Gase und Darminhalt bewirkt werden
- Ein Schockzustand kann eintreten

### Darmkrebs (einschließlich Krebs des Mast- und Dickdarms)

Darmkrebs kann zu einer Blockierung des Darms führen, entweder schrittweise oder plötzlich. Ein verbreitetes Symptom ist ein schneller Wechsel im Verhalten des Darmtraktes: So verändern sich z. B. Art und Frequenz des Stuhlgangs, Schwellungen und Aufblähungen der Bauchdecke, Ansammlungen von Nahrung, Getränken, Exkrementen und Winden. Andere mögliche Symptome können beinhalten:

- Koliken, Bauchschmerzen
- Wiederkehrende Symptome
- Schleim oder Schleimhautreste im Stuhl
- Abnormaler Stuhl
- Blut im Stuhl

Selten

### Akute Entzündung der Bauchspeicheldrüse

Bauchschmerzen zählen zum ersten und wichtigsten Symptom dieser Erkrankung. Es handelt sich um eine Pankreasentzündung, an der Rückseite der Bauchhöhle. Die Bauchspeicheldrüse (Pankreas) ist ein wichtiger Produzent von Enzymen, die zur Verdauung der Nahrung notwendig sind. Es gibt leichtere oder schwerere Formen, gelegentlich auch einen tödlichen Verlauf. Alkoholiker oder Gallenblasenerkrankte haben ein hohes Erkrankungsrisiko.

- Andauernde Schmerzen im zentralen Bereich des Bauches
- Die Schmerzen strahlen zur Rückseite aus
- Erbrechen
- Unwohlsein
- Eine leichte Gelbsucht kann nach einigen Tagen auftreten
- Verfärbung und blaue Flecken rund um den Nabel können auftreten, meist nach 2–3 Tagen

Manche Menschen, welche scheinbar grundlos zusammenbrechen, leiden an einer entzündeten Bauchspeicheldrüse. Anmerkung: Der Arzt spricht in diesem Fall von einer Kollabierung des Patienten.

### Leberzirrhose

Leberdegeneration, die nicht rückgängig zu machen ist und verschiedene Ursachen haben kann. Am bekanntesten dabei ist wohl der Alkoholmißbrauch. Symptome bei Leberzirrhose sind:
- Unwohlsein, Schlaffheit
- Gewichtsverlust
- Appetitlosigkeit
- Geschwollene Fußgelenke
- Aufgedunsener Bauch aufgrund großer Flüssigkeitsansammlung in der Bauchhöhle
- Erbrechen
- Erbrechen von Blut, Blut auch im Stuhl
- Gelbsucht
- Geistige Desorientierung
- Erhöhte Neigung zu blauen Flecken
- Fein verästelte rote Blutgefäße auf der Haut
- Keulenfinger

Bei Männern:
- Vergrößerungen der Brüste
- Schrumpfung der Hoden

Zusätzlich können noch andere Folgen der Zirrhose auftreten: chronische Hepatitis, Wilson-Krankheit, chronische Herzfehler, unterschiedliche Bluterkrankungen etc.
In den meisten Fällen wollen die Betroffenen die Diagnose nicht wahrhaben.

### Bösartige Bauchwassersucht/Aszites

Krebs eines Bauchorgans führt zur Bildung von Flüssigkeitsmengen in der Bauchhöhle. Zusätzlich zu den Symptomen des jeweiligen Krebses entstehen noch folgende Symptome:
- Aufgeblähter Bauch
- Schwellungen der Fußgelenke
- Kurzatmigkeit (der Krebs kann evtl. auf das Zwerchfell drücken)

### Eierstockzyste

An einem Eierstock kann unter Umständen eine sehr große Zyste entstehen, welche zu einer Vorwölbung der Bauchdecke führt. Eine Operation ist praktisch unumgänglich.

### Darmverschluß

Diese Erkrankung kann verschiedene Ursachen haben, der Verschluß des Darms zeigt u. a. folgende Symptome:
- Koliken, oft Schmerzen im Zentrum des Bauches
- Vorwölbung des Bauches: Wenn gering, dann ist vermutlich der Darmverschluß im Mastdarm, Dickdarm oder im Krummdarm lokalisiert

- Erbrechen kann ein sehr frühes Signal eines Verschlusses des Leerdarms oder des Magens sein
- Ein Verschluß oder eine Blockade kann auch den Magen betreffen
- Verstopfung, kein Stuhlgang, keine Winde

Zum Schluß kann es zu einer Perforation kommen, es besteht höchste Lebensgefahr. Außerdem können folgende Ursachen vorliegen: Eingeweidebruch, Vorfall eines Organs, eingeklemmte (= inkarzerierte) Hernie; ein Teil eines Darms wird durch eine Hernie eingeklemmt, die Blutversorgung dadurch unterbrochen.

Außerdem kann Krebs die Ursache für den Darmverschluß sein. In diesem Fall kommen Gewichtsverlust, Appetitlosigkeit und Blutarmut zu den Symptomen hinzu.

Ebenso kann auch eine Entzündung eines Divertikels zum Darmverschluß führen. Schließlich können Darmverschlingungen und Gallensteine die Ursache sein.

### Dickdarmentzündung/Colitis ulcerosa

Eine chronische Erkrankung des Dickdarms.

- Durchfall
- Im akuten Zustand Ausscheidung von Blut, Schleimhaut und Eiter
- Bauchschmerzen und Fieber treten auf
- Aufblähung des Bauches

## Generelle Aufblähung des Bauches mit Durchfall

| | |
|---|---|
| Wahrscheinlich | **Fettleibigkeit**<br>**Winde** |
| Möglich | **Verstopfung**<br>**Reizkolon**<br>**Divertikel**<br>**Abführmittel**<br>**Crohn-Erkrankung** |
| Selten | **Darmkrebs**<br>**Dickdarmentzündung** |

Wahrscheinlich

**Fettleibigkeit**

**Winde**

Siehe vorher.

Möglich

**Verstopfung**

Kann bei älteren Leuten sehr schlimm werden. Folgendes kann passieren:
Wenn sich die Verstopfung löst, tritt auch der gesamte Inhalt des anderen Darmsystems nach außen. Dadurch entsteht der Eindruck von Durchfall.

**Reizkolon**

**Divertikel**

Siehe vorher.

**Abführmittel**

Manche Menschen nehmen gewohnheitsmäßig Abführmittel. Oft machen sie dies, um Gewicht abzubauen. Ebensooft werden die Ärzte mit Menschen konfrontiert, die nicht erklären können, warum sie dauernd Abführmittel nehmen. Abführmittel können auch Blähungen des Bauches und Unbehagen verursachen.

**Crohn-Erkrankung**

Vor allem bei Jugendlichen vorkommend.

- Regelmäßig wiederkehrender, kolikartiger Schmerz mit oder ohne Durchfall
- Mit oder ohne Gewichtsverlust einhergehend
- Wiederkehrende Entzündung des Darms
- Manchmal mit Blinddarmentzündung zu verwechseln
- Mitunter liegt auch ein Darmverschluß vor, aufgrund einer Engstelle des betreffenden Darms

Medikamentöse oder chirurgische Behandlung erforderlich.

Selten

**Darmkrebs**

**Dickdarmentzündung**

Siehe vorher.

# Generelle Aufblähung des Bauches mit Verstopfung

| | |
|---|---|
| Wahrscheinlich | **Winde**<br>**Verstopfung** |
| Möglich | **Reizkolon**<br>**Divertikel** |
| Selten | **Darmkrebs** |

Wahrscheinlich

**Winde**
**Verstopfung**
Siehe vorher.

Möglich

**Reizkolon**
**Divertikel**
Siehe vorher.

Selten

**Darmkrebs**
Meistens beginnt der Darmkrebs im Mastdarm, Dickdarm oder Blinddarm.
Er kann schon lange vorhanden sein und wird zufällig bei einer Routineuntersuchung entdeckt. Je nachdem, wo der Krebs sitzt, kann man seine Symptome unterscheiden.
Im aufsteigenden Teil des Dickdarms mit Blinddarm:
- Vager, leichter Bauchschmerz
- Schmerz lokalisierbar auf der rechten Seite
- Beschwerden hauptsächlich auf der rechten Bauchseite
- Änderungen im Verhalten des Darmsystems, häufig Durchfall, seltener Verstopfung
- Blutarmut und zugehörige Symptome, verursacht durch geringen Blutverlust

Im absteigenden Teil des Dickdarms mit Mastdarm:
- Zunehmende Verstopfung
- Immer wiederkehrender Durchfall
- Kolikartige Bauchschmerzen und Aufblähung
- Blutiger Stuhl
- Beschwerden hauptsächlich auf der linken Bauchseite

Jede Änderung des Darmverhaltens bei Menschen über 50 muß durch einen Arzt untersucht werden.

## Völlegefühl – trotz geringer Nahrungsaufnahme

| | |
|---|---|
| Möglich | **Nach Magenoperation**<br>**Magenkrebs** |

Möglich

**Nach Magenoperation**
Bereits kleine Mahlzeiten führen zu schnellem Sättigungsgefühl (Völlegefühl).

**Magenkrebs**
Siehe unten.

## Würmer

Der Mensch kann von zahlreichen Wurmarten befallen werden. Medizinisch gesehen sind die wichtigsten Würmer, die den Menschen befallen, in drei wesentliche Gruppen einzuteilen:
- Saugwürmer/Trematoden
- Bandwürmer/Zestoden
- Fadenwürmer/Nematoden

Die Saugwürmer oder Trematoden verursachen zahlreiche Erkrankungen von Lungen, Leber, Darm, darunter die gefürchtete Bilharziose. Die Bandwürmer oder Zestoden gliedern sich in den Rinder-, Schweine- und Hundebandwurm und verursachen u. a. die Echinokokkenkrankheit. Zur Gruppe der Fadenwürmer gehören die Madenwürmer und die Spulwürmer. Sie verursachen die Trichinose, auch Hakenwurmkrankheit genannt.
Folgende Symptome sind zu beachten:

| | |
|---|---|
| Möglich | **Bandwürmer**<br>**Madenwürmer**<br>**Spulwürmer** |

Möglich

**Bandwürmer**
- Blutarmut
- Weiße Teilchen im Kot, können auch in der Unterwäsche bzw. im Bett gefunden werden

- Krampfartiger Husten, wenn Befall durch Hundebandwurm vorliegt
- Gelbsucht kann auftreten (Fuchsbandwurm)

**Madenwürmer**

- Juckreiz in der Analgegend
- Im Stuhl sichtbar Würmer von ungefähr 1–2 cm Länge, hell gefärbt
- Entzündung des Mastdarms
- Wunsch nach häufigem Stuhlgang

**Spulwürmer**

- Aufgrund ihrer Größe von ca. 20 cm im Stuhl gut zu sehen
- Es handelt sich um hellgefärbte Würmer
- Evtl. diffuse Bauchschmerzen

*Madenwürmer befallen den Menschen vor allem durch den Genuß verunreinigter Lebensmittel. Spulwürmer werden durch Speisen (Gemüse), durch Düngung mit Fäkalien dann auf den Menschen übertragen, wenn diese Nahrungsmittel nicht genügend gewaschen oder gekocht werden. Bandwürmer wiederum werden primär durch rohes Fleisch oder Fisch auf den Menschen übertragen. In diesen Nahrungsmitteln können sich die Larven des Bandwurmes, Finnen genannt, ausbreiten. Wenn der Mensch davon befallen wird, so entstehen aus den Finnen im menschlichen Darm Würmer von mehreren Metern Länge.*
*In unseren Breitengraden kann man sich auch mit dem Hunde- oder Fuchsbandwurm infizieren. Der letztere verursacht gefährliche Leberzysten. Der Hundebandwurm wiederum befällt vor allem die Lungen und erzeugt dort ebenfalls Zysten, auch Infiltrate. Die Ansteckung und Übertragung auf den Menschen erfolgt durch die Eier beider Wurmarten: Gefährdet sind vor allem Sammler von Pilzen und wildwachsenden Früchten, auf denen sich die Eier beider Wurmarten befinden können. Nur durch sorgfältiges Waschen bzw. Abkochen dieser natürlichen Nahrungsmittel kann man die Eier vernichten bzw. entfernen. Die Gefahr der Übertragung dieser Wurmeier wird um so größer, je näher die Pilze bzw. Früchte am Boden wachsen.*

Aufgrund der heute üblichen Fernreisen, besonders auch in tropische Länder, besteht die große Gefahr, aus diesen Ländern Befall mit tropischen Würmern sozusagen als Gastgeschenk nach Hause mitzubringen. Je nach Reiseziel sollte man sich vor der Abreise erkundigen, welche hygienischen Maßnahmen und medizinischen Vorsorgemaßnahmen angebracht sind.
Zu beachten ist außerdem, daß die Diagnose von Krankheiten, die aus fernen Ländern zum Beispiel nach Mitteleuropa durch

die Rückkehr eingeschleppt wurden, keineswegs so einfach ist, wie das Medien und TV-Anstalten darstellen. Genau das Gegenteil ist der Fall. Unsere Ärzte sind oft überfordert, verfügen nicht über entsprechenden Kenntnis- und Ausbildungsstand. Die Gefahr des Nichterkennens tropischer Erkrankungen ist sehr groß. Wenn dem nicht so wäre, dann würden in Europa nicht so viele Menschen herumlaufen, bei denen zum Beispiel erst viel zu spät eine eingeschleppte Malaria diagnostiziert wurde. Und dabei zählt doch die Malaria zu den bekanntesten Krankheitsbildern – möchte man meinen ...

## Teerähnlicher Stuhl

Siehe dazu später.

## Weißlich-bleicher Stuhl

Menschlicher Kot ist normalerweise braun gefärbt, besteht aus einer Mischung von Gallepigmenten und Bakterien.
Bestimmte Bedingungen können jedoch diese Färbung verhindern. So kann in seltenen Fällen der Gallenfarbstoff über den Urin ausgeschieden werden, der dann dunkelbraun erscheint. Wenn der Patient an Gelbsucht erkrankt ist, so wird zum Beispiel die Gesichtshaut braungelb gefärbt, während der Kot weißlich aussieht.

| | |
|---|---|
| Wahrscheinlich | **Gallensteine**<br>**Hepatitis** |
| Möglich | **Krebs der Bauchspeicheldrüse**<br>**Chronische Entzündung der Bauchspeicheldrüse**<br>**Leberzirrhose**<br>**Lebertumor** |
| Selten | **Schwangerschaftsgelbsucht**<br>**Gallengangsatresie**<br>**Sklerotische Cholangitis/Gallengangsentzündung**<br>**Krebs der Gallengänge oder der Gallenwege** |

Wahrscheinlich **Gallensteine**

Siehe später.

### Hepatitis

Verschiedene Viren können Hepatitis (Entzündung der Leber) verursachen.

Die Behandlung einer Hepatitis erfordert unbedingt einen darauf spezialisierten Arzt. In manchen Fällen kann die Erkrankung so mild verlaufen, daß sie mit einer Grippe oder Erkältung verwechselt wird.

- Lethargie
- Appetitlosigkeit
- Kein Bedürfnis nach Alkohol oder Nikotin
- Brechreiz, Übelkeit
- Ausschlag in variablen Formen
- Gelenkschmerzen
- Schmerzen im Bereich des rechten Oberbauches
- Fieber
- Durchfall

Nach einigen Tagen der Erkrankung, wird der Stuhl weißlich-bleich, der Urin dunkel, und Gelbsucht tritt auf. Abgeschwächte Formen dieser Erkrankung werden nicht von Gelbsucht begleitet.

Möglich

### Krebs der Bauchspeicheldrüse

Siehe unter Erkrankungen der Bauchspeicheldrüse.

### Chronische Entzündung der Bauchspeicheldrüse

Siehe später.

### Leberzirrhose

Siehe vorher.

### Lebertumor

Siehe unter Lebererkrankungen.

Selten

### Schwangerschaftsgelbsucht

Kommt nur bei ganz wenigen Frauen vor. Normalerweise harmlos. Tritt in den letzten drei Monaten der Schwangerschaft auf.

### Gallengangsatresie

Ein Entwicklungsfehler bei der Ausbildung des Gallenganges des Föten.

- Gelbsucht einige Tage nach der Geburt
- Juckreiz, Pruritus
- Verzögertes Wachstum
- Beginnende Zirrhose
- Schlechte Nahrungsaufnahme

Eine Lebertransplantation könnte helfen.

### Sklerotische Cholangitis/Gallengangsentzündung

Eine seltene Krankheit, Ursachen unbekannt. Die Gallengänge bzw. Gallenwege verengen sich durch Sklerose und Fibrose.

- Zunehmende Gelbsucht
- Juckreiz, Pruritus
- Funktionsstörung der Leber nach wenigen Jahren

### Krebs der Gallengänge oder der Gallenwege

Sehr selten. Verursacht Gelbsucht mit weißlich-bleichem Stuhl und dunklem Urin. Wenn dann noch andere Symptome, wie starker Gewichtsverlust, dazukommen, handelt es sich vermutlich um Krebs.

## Durchfall

Wenn der ausgeschiedene Stuhl abnormal verdünnt ist, spricht man von Durchfall.

Durchfall kann wäßrig sein; grün-gelblich; blutig (hellrot, dunkel, teerfarben); normal gefärbt; auch gemischt mit Schleim und Schleimhautresten sowie mit Eiter. Blut im Stuhl zählt genaugenommen nicht als Symptom für Durchfall, wird aber in diesem Zusammenhang hier behandelt.

| | |
|---|---|
| Wahrscheinlich | **Gastroenteritis/Magen-Darm-Entzündung** |
| | **Reizkolon** |
| | **Divertikel** |
| Möglich | **Abführmittel** |
| | **Crohn-Krankheit** |
| | **Entzündung des Dickdarms** |
| | **Darmkrebs** |
| | **Zöliakie** |
| | **Chronische Entzündung der Bauchspeicheldrüse** |
| | **Bakterienruhr** |
| | **Erkrankung der Darmschleimhaut/Sprue** |
| | **AIDS-typischer Durchfall** |
| | **Überfunktion der Schilddrüse** |
| | **Postoperatives Syndrom nach Magenentfernung** |
| Selten | **Bösartiger Dünndarmtumor** |
| | **Cholera** |
| | **Typhus** |

Wahrscheinlich

**Gastroenteritis/Magen-Darm-Entzündung**
Dünner, flüssiger, wäßriger Stuhl. Siehe später.

**Reizkolon**
Leicht lockerer, normaler Stuhlgang. Siehe vorher.

**Divertikel**
Normaler Stuhl, kann aber blutgestreift sein, oder mit dunklem Blut untermischt.

Möglich

**Abführmittel**
Lockerer Stuhl, aber normal.
Siehe vorher.

**Crohn-Krankheit**
Lockerer Stuhlgang, aber normal. Siehe vorher.

**Entzündung des Dickdarms**
Lockerer Stuhl mit Blut, Schleimhautresten und Eiter. Siehe vorher.

**Darmkrebs**
Lockerer, aber normaler Stuhl, eventuell blutgestreift. Siehe vorher.

**Zöliakie**
Lockerer, bleicher, massiger Stuhl. Siehe vorher.

**Chronische Entzündung der Bauchspeicheldrüse**
Stuhlgang locker, bleich, massig, stark riechend. Siehe vorher.

**Bakterienruhr**
Stuhlgang locker, blutig, eitrig, mit Schleimhautresten. Siehe später.

**Erkrankung der Darmschleimhaut/Sprue**
Verursacht durch Mangelernährung. Plötzliches Auftreten von starkem Durchfall.
- Hartnäckiger Durchfall
- Fettiger, bleicher und voluminöser Stuhl
- Zunehmender Gewichtsverlust
- Appetitlosigkeit
- Blutarmut
- Bildung von Ödemen (Ansammlung von Flüssigkeiten)
- Entzündete Zunge

Behandlung mit Antibiotika.

### AIDS-typischer Durchfall

Bauchschmerzen und Durchfall zählen zu den typischen Symptomen des Krankheitsbildes AIDS. Genaue Untersuchungen sind daher unbedingt notwendig: Handelt es sich um AIDS? Oder handelt es sich um eine übliche bakterielle Infektion?

### Überfunktion der Schilddrüse

Lockerer, aber normaler Stuhlgang.

### Postoperatives Syndrom nach Magenentfernung

Nach der chirurgischen Entfernung eines Teils des Magens (Gastrektomie) gehört das Auftreten von Durchfall zu den üblichen Folgeerscheinungen.
Glücklicherweise gibt es heute sehr wirkungsvolle Medikamente zur Behandlung von Magengeschwüren sowie anderer Magenerkrankungen. Dadurch, und nur dadurch, sind heute teilweise oder weitgehende Entfernungen des Magens auf chirurgischem Weg sehr selten geworden – im Gegensatz zu früheren Zeiten.

Selten

### Bösartiger Dünndarmtumor

Siehe später.

### Cholera

Stuhlgang wäßrig, aber in großer Menge. Siehe später.

### Typhus

Stuhlgang locker, wäßrig. Siehe später.

# Blut aus dem After

Kann in verschiedenen Formen vorkommen: frisch, hellrot, dunkel, teerfarben. Unabhängig von der Farbe kommt es immer aus dem Dickdarm. Nur selten stammt das Blut aus höher gelegenen Teilen des Darmtraktes, zum Beispiel aus dem Zwölffingerdarm. Ganz allgemein kann jede Erkrankung, die Blutungen im Darmtrakt verursacht, zu Ausscheidungen von Blut führen, aber auch den Stuhlgang mit Blut vermischen.

| | |
|---|---|
| Wahrscheinlich | **Hämorrhoiden**<br>**Analfissur** |
| Möglich | **Polypen/Schleimhautgeschwulst**<br>**Divertikel**<br>**Darmkrebs**<br>**Blutendes Magengeschwür**<br>**Nebenwirkungen von Medikamenten** |
| Selten | **Ösophagusvarizen**<br>**Einstülpung eines Darmabschnittes**<br>**Divertikel im Leerdarm**<br>**Meckelsches Divertikel** |

Wahrscheinlich

**Hämorrhoiden**

Darunter versteht man Bindegewebsknoten, die aus dem Analkanal hervortreten können. Eine weitverbreitetes Leiden.

- Hellrote Blutungen nach dem Stuhlgang, gut sichtbar in der Toilettenschüssel oder auf dem Papier
- Schmerzhaft
- Fleischige Knoten können sich aus dem After nach außen wölben, vor allem nach dem Stuhlgang, gehen von selbst wieder zurück
- Sitzende Berufe sind besonders hämorrhoidenfördernd
- Es gibt auch dauernd vorgestülpt bleibende Hämorrhoiden

Hämorrhoiden werden normalerweise durch eine ballaststoffarme Ernährung verursacht; außerdem können Streß, Ernährungsumstellung und Schwangerschaft zur Hämorrhoidenbildung führen. Die jeweilige Ursache erhöht den Druck in den Venen rund um den Mastdarm. Normalerweise kann man 90% aller Hämorrhoiden heilen, indem man die Ballaststoffe in der Nahrung erhöht. Am geeignetsten dafür ist Kleie. Hartnäckigere Fälle erfordern Verödung oder einen chirurgischen Eingriff.

*Unter Hämorrhoiden versteht man durch geplatzte Blutgefäße entstandene, meist schmerzhafte Blutergüsse in Form von Ausstülpungen am Afterausgang. Es gibt innen- und außenliegende Hämorrhoiden. Man kennt vier verschiedene Entwicklungsstadien bei Hämorrhoiden. Die Darmblutungen, auch eine schleimige Sekretion sollten, genau untersucht werden. Es könnte sich auch um Blutausscheidungen eines Karzinoms im Mastdarm handeln. Hämorrhoiden oder vermeintliche Hämorrhoiden dürfen keinesfalls auf die leichte Schulter genommen werden, sondern erfordern einwandfreie diagnostische Beurteilung.*

**Analfissur**

Siehe später.

Möglich

**Polypen/Schleimhautgeschwulst**

Es handelt sich um Schleimhautgeschwülste, die in der Auskleidung des Darms, vor allem des Krummdarms, wachsen. Am Anfang handelt es sich meist um gutartige Gewächse, die Blutarmut und zeitweise Blutungen aus dem Mastdarm verursachen können. Je größer die Darmpolypen werden, um so mehr wächst das Risiko, daß sie sich in einen bösartigen Krebs verwandeln. Siehe auch unter Darmkrebs.

**Divertikel**

Siehe vorher.

**Darmkrebs**

Siehe vorher.

**Blutendes Magengeschwür**

Dies kann eine schwarze, teerartige Ausscheidung, verbunden mit anderen Symptomen, verursachen. Gelegentlich ist schwarzer Stuhl das erste und einzige Kennzeichen einer längeren Blutung eines Geschwürs. Der Stuhl ist deswegen schwarz, weil das Blut auf seinem Weg durch den Darmtrakt diese Farbe annimmt.

**Nebenwirkungen von Medikamenten**

Gewisse Medikamente können Magenblutungen verursachen. Das erste Symptom dafür ist das Erbrechen von Blut oder ein teerartiger, dunkler Stuhl.

Selten

**Ösophagusvarizen**

Feine, sich vorwölbende Venen am unteren Ende der Speiseröhre. Sie können zusammen mit Leberzirrhose auftreten. Diese Varizen verursachen zugleich massives Erbrechen von Blut und Blutungen aus dem After mit schwarzem Stuhlgang. Diese Erkrankung kann überaus gefährlich sein, weil ganz plötzlich ein großer Blutverlust eintritt.

### Einstülpung eines Darmabschnittes

Eine extrem schmerzhafte Krankheit, die zu den medizinischen Notfällen zählt. Es handelt sich um eine Abnormalität des Darms, der dazu neigt, Fremdkörper wie zum Beispiel Polypen abzustoßen. Dieses Leiden verursacht u. a. Strangulation des betroffenen Darmabschnittes und damit eine Blockierung des Darms bis hin zum Darmverschluß. Es besteht Lebensgefahr!

Bei Kindern ist diese Form der Darmblockierung verbreitet, aber niemand kennt die wirklichen Ursachen dafür.

Die Erkrankung wird auch als Intussuszeption oder als Invagination bezeichnet.

- Schwere kolikartige Bauchschmerzen
- Die Gliedmaßen, vor allem die Knie, krümmen sich vor Schmerzen zusammen
- Der Stuhl enthält blutige Teile und Schleimhautfetzen
- Erbrechen
- Vorwölbung des Bauchs

### Divertikel im Leerdarm

So wie der Dickdarm, kann auch der Leerdarm viele Divertikel (siehe früher) ausbilden.

- Häufig schmerzfrei
- Teerartiger Stuhl
- Gelegentlich Durchfall

### Meckelsches Divertikel

Im Grunde genommen etwas ähnliches wie der Wurmfortsatz des Blinddarms, aber im Krummdarm gelegen. Überaus selten, kann Blutungen verursachen.

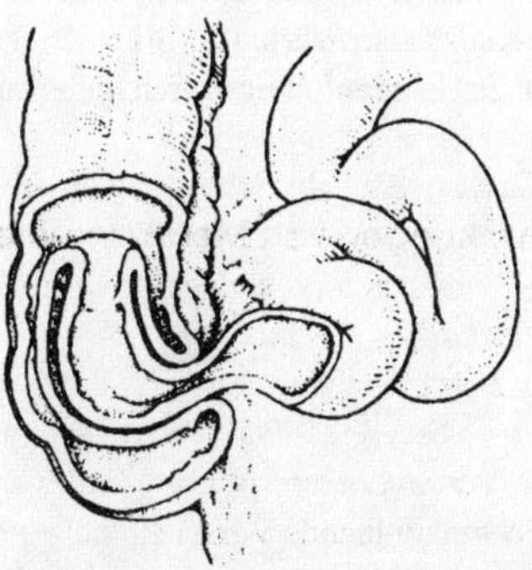

**Intusseszeption**

# Schmerzen rund um den After und im Mastdarm

| | |
|---|---|
| Wahrscheinlich | **Analfissur** |
| Möglich | **Analabszeß** |
| Selten | **Analfistel** |

Wahrscheinlich

## Analfissur

Kleine Einrisse oder Schrunden in der Gewebsoberfläche des Analkanals, meistens durch harten Stuhl verursacht. Kann aber auch durch Verletzungen, vor allem bei Analverkehr, entstehen.

- Örtlich begrenzte Schmerzen, die sich nach dem Stuhlgang verstärken
- Die Schmerzen können den Patienten dazu verleiten, Stuhlgang zu vermeiden, was Verstopfung nach sich zieht
- Gelegentliche Blutungen (hellrot)

Schmerzlindernde Cremes oder Salben fördern die Heilung, ebenso wie faserreiche Kost und viel Flüssigkeit.

Möglich

## Analabszeß

Der Anus bzw. der Analkanal und der Mastdarm stellen bevorzugte Plätze für Infektionen dar. Wann immer man Symptome eines Abszesses in diesem Bereich feststellt, sollte man auch daraufhin untersuchen, ob eine weitere Krankheit der Auslöser dafür sein kann. Dies kann der Fall sein, wenn der Abszeß wiederholt entsteht. Es gibt verschiedene Arten von Analabszessen, alle zeigen aber dieselben Symptome und alle erfordern chirurgische Behandlung.

- Örtlich pochender Schmerz, entweder rund um den After oder im Mastdarm
- Schmerzhafte, lokale Schwellungen
- Hautrötungen an der Oberfläche
- Fieber
- Unwohlsein
- Häufig beschleunigter Puls

Einem Analabszeß können auch noch andere Erkrankungen zugrunde liegen. So zum Beispiel die Zuckerkrankheit oder die Crohn-Erkrankung.

Selten

**Analfistel**

Kann das Endergebnis eines Abszesses sein, der aufgeplatzt ist und sich dadurch einen künstlichen Darmausgang bahnt.

- Andauernde Ausscheidung von Kot durch die Haut neben dem After.

## Juckreiz im After

Juckreiz ist fast immer ein Symptom einer Entzündung, einer Infektion oder eines Parasitenbefalls der Hautoberfläche. Außerdem kann es sich um das Symptom einer zugrundeliegenden Erkrankung handeln, welche die Haut ganz allgemein verletzlicher und empfindlicher macht.

| | |
|---|---|
| Wahrscheinlich | **Berufskrankheit**<br>**Fadenwürmer**<br>**Hämorrhoiden**<br>**Pilzinfektion** |
| Möglich | **Afterjucken**<br>**Analfissur**<br>**Analfistel**<br>**Pilonidalsinus** |
| Selten | **Zuckerkrankheit** |

Wahrscheinlich

**Berufskrankheit**

Darunter versteht man eine besondere Anfälligkeit für Infektion und Reizung der Analgegend. Menschen, die den ganzen Tag in gutgeformten Autositzen sitzen, oder Menschen mit anstrengenden Berufen sind häufig mit diesem Problem konfrontiert. Erhöhte Hygiene und sorgfältiges Trocknen des Afters nach dem Stuhlgang verringert den Juckreiz. Andererseits kann aber übertriebenes Waschen die Hautoberfläche wieder beschädigen. Eine milde cortisonhaltige Salbe wäre empfehlenswert.

**Fadenwürmer**

Siehe vorher.

**Hämorrhoiden**

Siehe vorher.

**Pilzinfektion**

Nachdem diese Körperregion andauernd feucht ist, besteht grundsätzlich erhöhte Neigung zu Pilzinfektionen. Einfache Fungizid-Salben beheben das Leiden. Wiederholte Infektionen sind üblich.

Möglich

**Afterjucken**

Viele Menschen kratzen sich im After aus Gewohnheitsgründen. Allein dadurch entstehen Entzündungen, rauhe Haut, Juckreiz und Unbehagen.

**Analfissur**

Menschen mit Analfissuren leiden gelegentlich unter örtlichem Juckreiz. Siehe auch vorher.

**Analfistel**

Auch hier leiden die Patienten gelegentlich unter Juckreiz und Rötung. Siehe auch vorher.

**Pilonidalsinus**

Diese Erkrankung wird auch als Steißbeinfistel, Steißbeinzyste oder als Haarnest bezeichnet. Sie kommt vor allem bei jüngeren und stark behaarten Männern vor. Ein oder mehrere Haare wachsen unter der Haut ein und verursachen dort wiederholte Infektionen und Juckreiz.

Selten

**Zuckerkrankheit**

Manche Diabetiker leiden an hartnäckigem Juckreiz in der Analregion, eine Folge der Zuckerkrankheit. Siehe auch später.

## Änderungen im Verhalten des Darms

Jede Änderung im Verhalten des Darms, die nicht auf eine einfache Erklärung zurückzuführen ist, sollte dem Arzt berichtet werden. Änderungen im Darmverhalten sind Verstopfung und Durchfall sowie Ausscheidungen von Blut, Schleimhaut etc. Eine wichtige Änderung liegt auch dann vor, wenn bisher regelmäßige Intervalle des Stuhlganges sich plötzlich ändern. Eine einfache Erklärung ist eine komplette Ernährungsumstellung. Dies kann auch zum Beispiel bei Fernreisen erfolgen.

# Verstopfung

Sowohl eine Diagnose als auch ein Symptom. Das heißt, daß eine Verstopfung Symptom einer bestimmten Erkrankung sein kann, ebenso kann die Verstopfung aber auch für sich allein vorhanden sein. Siehe dazu vorher.

| | |
|---|---|
| Wahrscheinlich | **Ungenügende Ernährung**<br>**Schwangerschaft**<br>**Analfissur**<br>**Nebenwirkungen von Medikamenten** |
| Möglich | **Divertikel**<br>**Darmverschluß**<br>**Darmkrebs**<br>**Frühgeburt**<br>**Bewegungsmangel** |
| Selten | **Crohn-Erkrankung**<br>**Hirschsprung-Krankheit** |

Wahrscheinlich

**Ungenügende Ernährung**

Jede Ernährung, die zu wenig Flüssigkeit und zu wenig Ballaststoffe enthält, verursacht eine Verstopfung.

**Schwangerschaft**

Zwei Gründe für Verstopfung während der Schwangerschaft sind möglich:
- Verringerung der Darmbewegungen (Peristaltik)
- Der sich vergrößernde Uterus drückt auf den Dickdarm

**Analfissur**

Siehe früher.

**Nebenwirkungen von Medikamenten**

Zahlreiche Schmerzmittel, vor allem aber Codein und Morphin, enthalten Substanzen, welche eine Verstopfung verursachen können. Außerdem können zahlreiche andere Medikamente eine Verstopfung verursachen.

Möglich

**Divertikel**
**Darmverschluß**
**Darmkrebs**
**Frühgeburt**
Siehe jeweils früher.

**Bewegungsmangel**
Alle Menschen, die sich zu wenig bewegen, können unter Verstopfung leiden. Dies gilt vor allem für Ältere, für Menschen, welche einen Schlag- oder Herzanfall erlitten haben. Außerdem gehört der Bewegungsmangel praktisch zu allen neurologischen Erkrankungen und führt zur Verstopfung.

Selten

**Crohn-Erkrankung**
**Hirschsprung-Krankheit**
Siehe jeweils früher.

## Schwellung im Inneren des Bauches

Wahrscheinlich

**Leistenbruch und Oberschenkelbruch**
**Nabelbruch**

Möglich

**Vergrößerte Harnblase**
**Aortenaneurysma**
**Krebs des Dickdarms oder Mastdarms**
**Gallenblasenvergrößerung**
**Eierstockerkrankungen**
**Magenerkrankung**

Selten

**Blinddarmentzündung**
**Nierenerkrankungen**
**Lebererkrankungen**
**Zirrhose – Krebs – Infektion – Hydatid-Zyste**
**Erkrankung der Bauchspeicheldrüse**
**Krebs der Bauchspeicheldrüse – Entzündung der Bauchspeicheldrüse**
**Erkrankung der Milz**
**Malaria – Kala-Azar/Leishmaniase – Chronische myeloide Leukämie – Osteomyelofibrose**
**Erkrankung der Gebärmutter**

Jedes Organ der Bauchhöhle kann im Krankheitsfall anschwellen, bis hin zu einem großen und voluminösen Gebilde. Normalerweise spürt man dies selbst, ebenso kann aber der Arzt die Schwellung in der Bauchhöhle entdecken.
Hierbei handelt es sich um ein so allgemeines Symptom, daß hier nur die grundsätzlichen Krankheitsursachen angeführt werden. Unter allen Umständen muß ein Arzt aufgesucht und eine gründliche Untersuchung vorgenommen werden.

Wahrscheinlich

### Leistenbruch und Oberschenkelbruch

Hernien sind sogenannte Gewebebrüche, hier im Darmbereich. So kann zum Beispiel ein Teil des Darms durch weiches Gewebe in der Leistenbeuge nach außen dringen und die verschiedenen Schichten der Bauchdecke durchstoßen. Leistenbrüche kommen wesentlich öfter vor als Oberschenkelhernien.

- Sie verursachen ein gurgelndes Geräusch
- Die hervorgetretene Darmschlinge kann in die Bauchhöhle zurückgestoßen werden
- Der Bruch kann in der Nacht auftreten und geht nach dem Aufstehen wieder zurück
- Bei Männern kann sich der Bruch in den Hodensack hineinentwickeln

Ein Bruch oder eine Hernie vergrößert sich schrittweise. Gelegentlich kann es zum Darmverschluß kommen. In diesem Fall sind noch folgende Symptome zu beachten:

- Der Bruch wird schmerzhaft
- Er läßt sich nicht mehr in die Bauchhöhle zurückstoßen
- Regelmäßig wiederkehrende Bauchschmerzen
- Erbrechen

Operation ist erforderlich.

### Nabelbruch

Gleiche Symptome wie vorher. Ein Darmverschluß ist hier aber unwahrscheinlich. Nabelbrüche kommen vor allem bei Babys und Kleinkindern vor. Mitunter verschwindet der Nabelbruch mit Fortentwicklung der Bauchmuskeln.

Möglich

### Vergrößerte Harnblase

Verursacht durch eine Vergrößerung der Prostata. Siehe später.

- Schwellungen im Unterbauch über dem Schambein
- Anhaltende Schmerzen
- Harnverhalten
- Unter Umständen tröpfelt Urin heraus

### Aortenaneurysma

Schwellung der Bauchschlagader. Diese Arterie kann ohne Vorwarnung aufplatzen:

- Bauchschmerzen
- Schwellung in der Bauchmitte, die im gleichen Rhythmus pulsiert wie der Herzschlag
- Rückenschmerzen
- Gelegentlich plötzlicher Zusammenbruch

Meist weiß der Betroffene von dem Aneurysma bis zum Einsetzen schwerer Schmerzen nichts.

### Krebs des Dickdarms oder Mastdarms

Siehe unter Darmkrebs.

### Gallenblasenvergrößerung

Die Gallenblase kann sich aus zweierlei Gründen vergrößern.
Durch eine Infektion:

- Schmerzen im rechten Oberbauch
- Schmerzempfindlichkeit (bei Berührung) knapp unter und entlang dem Rand des rechten Rippenbogens
- Der Schmerz steigert sich beim Einatmen
- Fieber
- Unwohlsein

Wenn es sich um einen Tumor der Bauchspeicheldrüse, Gallengänge oder Gallenblase handelt:

- Gelbsucht
- Schmerzunempfindliche, voluminöse Stellen im rechten Oberbauch
- Weißlich-bleicher Stuhl
- Schwarz-dunkler Urin
- Zusätzlich können noch andere Symptome der Krebserkrankung hinzukommen

### Eierstockerkrankungen

Eierstockzysten und Krebs der Eierstöcke können zu Schwellungen im Bauch führen. Zusätzlich tritt Gewichtsverlust auf. Siehe dazu auch später.

### Magenerkrankungen

Wenn der Arzt durch einen Tastbefund bei einem erwachsenen Menschen einen vergrößerten Magen feststellt, so handelt es sich normalerweise um ein Geschwür. Andererseits sei hier betont, daß es nur sehr selten möglich ist, ein bereits vorhandenes Magengeschwür oder Krebs durch Tastbefund zu fühlen. Dies gilt vor allem dann, wenn der Krebs am Magenausgang, am Pylorus, sitzt. Nur bei Babys läßt sich dieser, wenn überhaupt, ertasten. Magenkrebs ist bei Menschen unter 45 Jahren relativ selten. Zu seinen Symptomen zählen:

- Appetitlosigkeit
- Schmerzen in Bauchhöhle und Verdauungstrakt

- Gewichtsverlust
- Blutarmut
- Vergrößerter Oberbauch
- Erbrechen, wenn eine Blockierung des Magenpförtners vorliegt
- Oft auch Erbrechen von Blut

Manchmal sucht der Patient den Arzt auf, weil er unter Gelbsucht und an Bauchwassersucht leidet: Beide Erkrankungen sind aber die Folge des sich inzwischen ausgebreiteten Tumors.

- Eine Stenose des Magenpförtners kommt vor allem bei männlichen Babys vor. Der Magenpförtner (Pylorus) ist durch einen zu dicken Eingeweidemuskel blockiert. Man nennt dies eine Pylorusstenose

Selten

## Blinddarmentzündung

In der medizinischen Fachsprache auch als Appendizitis bezeichnet. Wenn der Wurmfortsatz entzündet ist, so kann man unter Umständen einen Knoten unter der Bauchdecke fühlen. Unabhängig davon zählt eine nicht erkannte Blinddarmentzündung zu den nach wie vor gefährlichen Erkrankungen. Dies gilt vor allem dann, wenn der Knoten bereits gefühlt werden kann, da in diesem Stadium die Entzündung bereits mehrere Tage alt ist. Der Knoten kann an der rechten Seite des Bauches gefühlt werden.

- Schmerzen auf der rechten Seite des Unterbauches. Die schmerzende Stelle kann sich in ihrer Lage verändern und sogar nach links tendieren
- Durch Druck auf den Blinddarm verstärkt sich der Schmerz
- Fieber möglich
- Appetitmangel
- Brechreiz und Erbrechen
- Unwohlsein
- Gelegentlich können weitere Gewebsschichten den entzündeten Wurmfortsatz schützend umhüllen. Dadurch vergrößert sich das knotenartige Gebilde und kann sehr gut im rechten Unterbauch gefühlt werden

## Nierenerkrankungen

Vergrößerungen einer oder beider Nieren können an der rechten oder linken Bauchseite als voluminöse Masse gefühlt werden.

Die Vergrößerung kann durch einen Tumor, durch zahlreiche Zysten oder durch Harnverhalten verursacht werden. Eine Nierenvergrößerung kommt relativ selten vor.

## Lebererkrankungen

Die Leber befindet sich unter dem rechten unteren Rippenbogen, breitet sich aber bis zur Mittellinie des Bauches aus. Der Patient kann eine vergrößerte Leber fühlen oder sogar sehen, wenn er ein- und ausatmet. Die Hauptgründe für eine Lebervergrößerung sind:

**Zirrhose** (siehe früher).

**Krebs:** Verschiedene Krebsarten können sich auf die Leber, den Brustraum und die Lungen ausbreiten. In den meisten Fällen läßt sich der Krebs diagnostizieren und behandeln. Gelegentlich sitzt der Krebs von Anfang an als Tumor in der Leber (Hepatom) und kann sogar chirurgisch behandelt werden.

**Infektion:** Die Leber kann durch eine Vielzahl von Organismen infiziert werden, Leberabszesse bilden sich.
- Wechselfieber
- Schwitzen
- Schmerzen im rechten Oberbauch
- Vergrößerte, berührungsempfindliche Leber
- Gelegentlich Gelbsucht
- Unwohlsein

**Hydatid-Zyste:** Infektion durch einen Bandwurm. Verursacht Zysten in der Leber.
- Häufig ohne Symptome
- Gelegentlich ist die Leber infolge einer großen Zyste vergrößert

## Erkrankung der Bauchspeicheldrüse

Die Bauchspeicheldrüse ist auf der Rückseite der Bauchhöhle gelegen und kann sich durch Entzündungen oder bösartige Erkrankungen vergrößern.

**Krebs der Bauchspeicheldrüse:**
- Bauchschmerzen
- Brechreiz
- Gelbsucht
- Weißlich-bleicher Stuhl
- Dunkler Urin
- Gelegentliches Erbrechen

**Entzündung der Bauchspeicheldrüse:** Bei akuter Pankreatitis kann sich als Komplikation eine sogenannte Pseudozyste entwickeln: Eine große Zyste in der Mitte der Bauchhöhle, die man als voluminöse Masse erfühlen kann.

### Erkrankung der Milz

Wenn die Milz auf das Zwei- bis Dreifache ihrer normalen Größe anschwillt, so kann man sie als deutliche Masse im Bauch fühlen: unter dem Rand des linken Rippenbogens. Die Vergrößerung der Milz wird durch zahlreiche Virusinfektionen verursacht. Läßt sie sich fühlen, so können die Hauptursachen dafür sein:

**Malaria** (siehe später).

**Kala-Azar/Leishmaniase:** Eine Infektion, die durch Sandfliegen verursacht wird.
- Fieber
- Schwitzen
- Massive Milzvergrößerung
- Lebervergrößerung
- Lymphknotenvergrößerung
- Blutarmut

**Chronische myeloide Leukämie:**
- Blutarmut
- Unbehagliches Gefühl im Magen durch Milzvergrößerung
- Schweißausbrüche in der Nacht
- Fieber
- Gewichtsverlust
- Gelegentlich allgemeiner Juckreiz

**Osteomyelofibrose:** Häufig in Verbindung mit anderen Krankheiten wie Krebs.
- Blutarmut
- Schlaffheit
- Vergrößerte Milz
- Gicht

### Erkrankung der Gebärmutter

Siehe später.

## Harter Bauch

Bei zahlreichen Erkrankungen der Bauchhöhle stellt der Arzt fest, daß die Bauchdecke im Tastbefund (Palpation) sich hart und brettartig anfühlt. Eine der Hauptursachen dafür ist eine Perforation der Eingeweide. Siehe dazu auch vorher.

## Schmerzempfindlicher Bauch

Genaugenommen versteht man darunter, daß die Bauchdecke bei Berührung und Betastung besonders schmerzempfindlich ist. Man spricht vom Tast- oder Berührungsschmerz. Lesen Sie dazu in allen Abschnitten nach, in denen Bauchschmerzen angeführt werden.

## Anhaltend schwere Bauchschmerzen

In diesem Falle sollte sofort ein Arzt aufgesucht werden. Jeder Zeitverlust kann hier gefährlich werden. Die nachfolgend genannten Ursachen sind zwar nicht sehr verbreitet, verlangen aber eine sofortige Behandlung.

| | |
|---|---|
| Möglich | **Perforierte Eingeweide**<br>**Darmgefäßblockade** |
| Selten | **Akute Bauchspeicheldrüsenentzündung**<br>**Aortenruptur** |

Möglich

**Perforierte Eingeweide**

Siehe früher.

**Darmgefäßblockade**

Die Blutversorgung der Eingeweide ist unterbrochen, und zwar durch eine Blockade in einem wichtigen Blutgefäß.

- Schwere, schlagartig einsetzende Schmerzen
- Blutiger Stuhl
- Erbrechen
- Schock
- Gelegentlich Aufblähung des Bauches

Selten

**Akute Bauchspeicheldrüsenentzündung**

Gelegentlich beginnt diese Erkrankung mit einem ganz plötzlich einsetzenden, sehr starken Schmerz im Oberbauch.

**Aortenruptur**

Siehe unter Aortenaneurysma.

# Schwere, immer wiederkehrende Bauchschmerzen

Die Krankheitsursachen dafür sind ganz andere, als wenn es sich um konstante Bauchschmerzen handelt.

| | |
|---|---|
| Wahrscheinlich | **Nierensteine** |
| Möglich | **Darmverschluß**<br>**Gallenkolik** |

Wahrscheinlich

**Nierensteine**

Siehe später.

Möglich

**Darmverschluß**

Siehe früher.

**Gallenkolik**

Verursacht durch Gallensteine, welche zeitweise den Gallengang blockieren.

- Intensive Schmerzen, die einige Minuten bis zu einigen Stunden dauern können
- Der Schmerz tritt im Oberbauch auf und kann bis zu den Schulterblättern ausstrahlen
- Erbrechen
- Der Patient ist bleich und fühlt sich feucht-kalt an
- Möglicherweise Gelbsucht
- Evtl. Fieber und Schüttelfrost

# Durchfall mit Bauchschmerzen

| | |
|---|---|
| Wahrscheinlich | **Magen-Darm-Entzündung**<br>**Reizkolon** |
| Möglich | **Darmkrebs**<br>**Crohn-Krankheit**<br>**Dickdarmentzündung**<br>**Chronische Bauchspeicheldrüsenentzündung**<br>**Bakterienruhr** |
| Selten | **Bösartige Blutarmut/Perniziöse Anämie**<br>**Cholera**<br>**Typhus**<br>**Postoperatives Magensyndrom**<br>**Karzinoidsyndrom** |

Wahrscheinlich

**Magen-Darm-Entzündung**

Verursacht durch verdorbene Nahrungsmittel, ebenso auch durch Viren. Sehr verbreitet. Die Erkrankung dauert normalerweise 24 bis 36 Stunden, klingt dann von selbst ab.

- Bauchschmerzen
- Erbrechen
- Wäßriger Durchfall
- Muskel- und Gelenkschmerzen
- Kopfschmerz
- Gelegentlich Fieber

**Reizkolon**

Siehe früher.

Möglich

**Darmkrebs**
**Crohn-Krankheit**
**Dickdarmentzündung**

Siehe jeweils früher.

**Chronische Bauchspeicheldrüsenentzündung**

Eine Entzündung, die zu dauernder und irreversibler Schädigung des Pankreas führen kann. Alkoholgenuß, auch in kleinen Mengen, vermeiden.

- Die Schmerzen werden nach dem Essen und/oder dem Genuß von Alkohol schlimmer
- Schlechte Nahrungsaufnahme wegen des Fehlens von Verdauungsenzymen; fettiger Durchfall

- Gewichtsverlust
- Diabetes kann entstehen
- Gelegentlich Gelbsucht, weißlich-bleicher Stuhl, dunkler Urin

**Bakterienruhr**

Die Übertragung erfolgt von Mensch zu Mensch durch Bakterien.

- Fieber
- Bauchschmerzen
- Wäßriger Durchfall
- Nach 1–3 Tagen blutiger Durchfall mit Schleimhautspuren

Heilt in den meisten Fällen von selbst ab; Antibiotika können wirksam und schnell helfen.

Selten

**Bösartige Blutarmut/Perniziöse Anämie**

Der Mangel an Vitamin $B_{12}$, selten der an Folsäure, ist die Ursache für diese Erkrankung.

- Langsam einsetzende Blutarmut
- Entzündete Zunge
- Kribbeln und Taubheitsgefühl in den Gliedmaßen (periphere Neuropathie)
- Fieber
- Bauchschmerzen
- Durchfall
- Leichte Gelbsucht

**Cholera**

Noch immer in Teilen Asiens und Südamerikas verbreitet. Wird durch Erreger im Trinkwasser verursacht. Bei Reisen in gefährdete Länder unbedingt Impfschutz notwendig!

- Anfänglich leichter Durchfall
- Schwerster Durchfall
- Erbrechen
- Bauchschmerzen
- Durst
- Muskelkrämpfe
- Leichtes Fieber

Der starke Flüssigkeitsverlust muß bei der Behandlung unbedingt ersetzt werden.

*Die WHO (Weltgesundheitsorganisation der UNO) empfiehlt derzeit bei Überseereisen keine Schutzimpfung gegen Cholera mehr. Seit 1989 gibt die WHO keine Cholera-Impfzeugnisse mehr aus. Nur 5% der von Cholera befallenen Menschen entwickeln auch die Symptome. Die heutige Cholera verläuft ungleich milder als zu Beginn dieses Jahrhunderts.*

### Typhus

Verursacht durch Salmonellen-Organismen.
In der ersten Woche treten auf:
- Zunehmendes Fieber
- Bauchschmerzen
- Kopfschmerz
- Husten

In der zweiten Woche:
- Generelles Unwohlsein
- Apathie
- Fieber
- Aufblähung des Bauches
- Durchfall
- Rosafarbige Flecken am Bauch

Tödlicher Verlauf selten, aber möglich. Antibiotika können den Verlauf der Krankheit stoppen und zur Heilung führen.

### Postoperatives Magensyndrom

Nach einer Magenoperation mit ganzer oder teilweiser Entfernung des Magens kommt dieses Krankheitsbild mitunter vor. Zwei bis drei Stunden nach einer Mahlzeit können auftreten:
- Aufblähung/Vorwölbung des Oberbauches
- Ohnmachtsanfall
- Schwächegefühl
- Herzklopfen
- Schwitzen
- Durchfall

### Karzinoidsyndrom

Dieser Krebs kann in jedem Teil des Darms vorkommen. Er verursacht zahlreiche Symptome:
- Hitzewallungen im Gesicht
- Explosionsartiger, wäßriger Durchfall
- Bauchschmerzen
- Asthmatisches Keuchen, pfeifender Atem
- Bauchschmerzen und Gewichtsverlust
- Schwitzen

## Bauchschmerzen mit zunehmendem Gewichtsverlust

Diese Symptome müssen unbedingt ernst genommen werden. Der Arzt wird die folgenden Erkrankungen in Erwägung ziehen. (Die Auflistung erfolgt nicht nach der Häufigkeit des Vorkommens. Die Diagnose hängt von den begleitenden Symptomen ab.)

**Crohn-Krankheit**
**Dickdarmentzündung**
**Chronische Bauchspeicheldrüsenentzündung**
**Krebs der Bauchspeicheldrüse**
**Magenkrebs**
**Darmkrebs**
**Leberkrebs**
Siehe dazu jeweils vorher.

## Bauchschmerzen mit Erbrechen

| | |
|---|---|
| Wahrscheinlich | **Magen-Darm-Entzündung**<br>**Entzündung der Lymphknoten des Dünndarmgekröses/Adenitis** |
| Möglich | **Magen-Darm-Geschwür**<br>**Blinddarmentzündung**<br>**Nierensteine**<br>**Eierstockzyste**<br>**Eileiterentzündung**<br>**Gallenkolik**<br>**Magenkrebs** |
| Selten | **Meckelsches Divertikel**<br>**Akute Bauchspeicheldrüsenentzündung**<br>**Darmverschluß**<br>**Porphyrie/Stoffwechselstörung** |

Wahrscheinlich

**Magen-Darm-Entzündung**

Siehe vorher.

**Entzündung der Lymphknoten des Dünndarmgekröses/Adenitis**

Wird bei Kindern häufig mit einer Blinddarmentzündung verwechselt!

Die Krankheit führt zur Vergrößerung und eventuell zur Entzündung von Lymphknoten im Magen-Darm-Bereich, verursacht durch eine Virusinfektion.

- Schmerzen und Berührungsempfindlichkeit im bzw. am rechten Unterbauch
- Die Schmerzen können sich auch auf den gesamten Bauch erstrecken
- Fieber
- Übelkeit und Erbrechen

Wird eine Operation vorgenommen, sieht der Arzt vergrößerte Lymphknoten und – eine gesunde Appendix (Wurmfortsatz des Blinddarms).

Die eigentliche Erkrankung, die Adenitis (Entzündung und Vergrößerung der Lymphknoten), verschwindet von alleine. Die Operation war somit überflüssig!

Möglich

**Magen-Darm-Geschwür**

Dieser Fachbegriff beschreibt Geschwüre des Magens und des Zwölffingerdarms. Es existiert ein großes Feld an Symptomen, die von Patient zu Patient höchst unterschiedlich ausfallen können.

- Schmerzen im mittleren Teil des Bauches
- Der Schmerz kehrt immer wieder zurück
- Sodbrennen kann auftreten
- Die Schmerzen strahlen bis in den Rücken aus
- Die Schmerzzustände können mehrere Wochen anhalten
- Oft wacht der Patient in der Nacht vor Schmerzen auf
- Übelkeit und Erbrechen sind üblich
- Nahrungsaufnahme kann den Schmerz lindern oder verschlimmern

Diese Geschwüre können bluten, verursachen Blutarmut, teerartigen Stuhl und führen zum Erbrechen von Blut. Bitte beachten Sie dazu die anderen einschlägigen Kapitel dieses Buches.

**Blinddarmentzündung**

Siehe vorher.

**Nierensteine**

Siehe später.

### Eierstockzyste

Diese Zysten werden an den Eierstöcken mit einer Art von Stiel befestigt. Dreht sich die Zyste, so verursacht das Schmerzen.

- Plötzliches Auftreten von Schmerzen im Unterleib
- Erbrechen
- Die Zyste kann Blutungen und Schmerzen verursachen und in der Bauchhöhle zu Reizungen führen

Eine Eierstockzyste an der rechten Seite kann ohne weiteres mit einer Blinddarmentzündung verwechselt werden !

### Eileiterentzündung

Oft verursacht durch einen Abszeß am Eileiter. Eine von vielen Möglichkeiten innerhalb des großen Feldes einer Beckeninfektion. Siehe daher auch weiter unten.

### Gallenkolik

Siehe oben.

### Magenkrebs

Siehe oben.

**Das Meckelsches Divertikel**

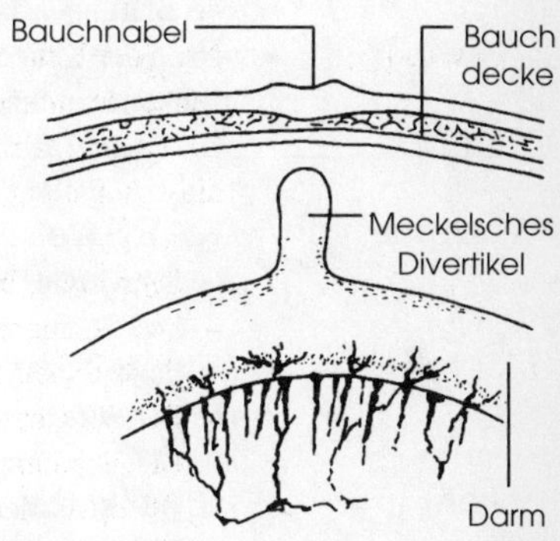


Selten

### Meckelsches Divertikel

Unter einem Divertikel – siehe Abbildung – versteht man eine taschen- oder sackartige Ausstülpung. Kommt primär im Krummdarm/Ileum vor. Entzündet sich das Divertikel, können die Symptome durchaus einer Blinddarmentzündung ähneln. Zusätzlich entstehen:

- Blutarmut
- Darmverschluß
- Blutungen aus dem Mastdarm/Rektum

**Akute Bauchspeicheldrüsenentzündung**
**Darmverschluß**
Siehe jeweils vorher.

**Porphyrie/Stoffwechselstörung**
Eine Gruppe von metabolischen Erkrankungen: Störungen des Stoffwechsels, der Aufnahme, Verarbeitung und Ausscheidung von Nahrung und Getränken (Metabolismus). Die verbreitetsten Symptome sind:
- Immer wiederkehrende Bauchschmerzen
- Erbrechen
- Verstopfung
- Fieber
- Schneller, beschleunigter Pulsschlag
- Abnormalitäten des Nervensystems

## Bauchschmerzen mit Bluterbrechen

Eine seltene Kombination. Der Arzt sollte unbedingt konsultiert werden.
Die Blutungen können auch ohne Erbrechen anhalten und versetzen den Patienten in Unruhe und Sorge. Die Blutung kann nur gestoppt werden, wenn man die Ursache dafür herausfindet.

| | |
|---|---|
| Wahrscheinlich | **Mallory-Weiss-Syndrom**<br>**Akute Magenschleimhautentzündung/Gastritis** |
| Möglich | **Magen-Darm-Geschwür**<br>**Nebenwirkungen von Medikamenten** |
| Selten | **Magenkrebs**<br>**Hiatus-Hernie mit Speiseröhrenentzündung** |

Wahrscheinlich

**Mallory-Weiss-Syndrom**
Eine Blutung entsteht infolge eines Schleimhauteinrisses im oberen Teil des Magens. Dieser wiederum ist die Folge von häufigem Erbrechen. Das Krankheitsbild kommt unter anderem auch bei Alkoholikern vor.
- Häufiges Erbrechen
- Frisches Blut wird erbrochen: Bluterbrechen!
- Teerartiger Stuhl

Normalerweise heilt die Krankheit von selbst ab.

### Akute Magenschleimhautentzündung/Gastritis

Entzündung der Magenschleimhaut, verursacht durch Speisen, Alkohol, Medikamente oder durch Infektion.

- Verdauungsprobleme
- Gelegentliches Erbrechen von Blut

Das erbrochene Blut hat die Farbe von Kaffee, da die Magensäfte das Blut verfärben.

Möglich

### Magen-Darm-Geschwür

Siehe vorher.

### Nebenwirkungen von Medikamenten

Manche Medikamente, zum Beispiel Cortison, entzündungshemmende Medikamente einschließlich Aspirin, können unter Umständen Magenblutungen verursachen.

*Entzündungshemmende Medikamente (ohne Cortison)*
*Die Gruppe dieser Medikamente wurde ursprünglich entwickelt, um zum Beispiel Arthritis zu behandeln. Inzwischen liegen Beschreibungen weiterer Nebenwirkungen vor. Hier werden unter anderem die Gefahren von Blutungen im Magen-Darm-Trakt, vor allem bei älteren Patienten, genannt, die diese Medikamente langfristig einnehmen. Eine längerfristige Einnahme ist daher nur unter ärztlicher Kontrolle zu empfehlen.*

Selten

### Magenkrebs

Siehe vorher.

### Hiatus-Hernie und Speiseröhrenentzündung

Die Entzündung wird verursacht durch das Zurückströmen (Reflux) des Mageninhalts.

- Sodbrennen
- Schluckbeschwerden
- Bittere Flüssigkeit gelangt in den Mund
- Erbrechen
- Übelkeit
- Gelegentlich Blutarmut
- Gelegentlich Bluterbrechen

# Bauchschmerzen mit Erbrechen und Fieber

| | |
|---|---|
| Wahrscheinlich | **Magen-Darm-Entzündung**<br>**Harnwegsinfektion** |
| Möglich | **Akute Pyelonephritis / Nierenbeckenentzündung**<br>**Beckenentzündung**<br>**Blinddarmentzündung**<br>**Entzündung der Gallenblase/Cholezystitis** |
| Selten | **Darmverschluß**<br>**Akute Bauchspeicheldrüsenentzündung**<br>**Meckelsches Divertikel**<br>**Porphyrie/Stoffwechselstörung** |

Wahrscheinlich

**Magen-Darm-Entzündung**
Siehe vorher.

**Harnwegsinfektion**
Siehe später.

Möglich

**Akute Pyelonephritis/Nierenbeckenentzündung**
Siehe unter Niereninfektionen.

**Beckenentzündung**
Siehe später.

**Blinddarmentzündung**
Siehe vorher.

**Entzündung der Gallenblase/Cholezystitis**
Wird meist durch Gallensteine verursacht, die sich aus Fett, Kalzium und Farbstoffen bilden. Viele Leute haben Gallensteine, merken das aber erst, wenn sich die Gallenblase entzündet.
- Schmerzen im rechten Oberbauch
- Tast- und Schmerzempfindlichkeit unter dem rechten Rippenbogen
- Schmerzen werden beim Einatmen stärker
- Fieber
- Unwohlsein
- Erbrechen

- Gelbsucht entsteht, wenn die Gallensteine den Gallengang blockieren

Sofort zum Arzt!

Selten

**Darmverschluß**
**Akute Bauchspeicheldrüsenentzündung**
**Meckelsches Divertikel**
**Porphyrie/Stoffwechselstörung**
Siehe jeweils vorher.

## Bauchschmerzen, Erbrechen und Gelbsucht

| | |
|---|---|
| Wahrscheinlich | **Entzündung der Gallenblase/Cholezystitis**<br>**Gallenkolik** |
| Möglich | **Akute Bauchspeicheldrüsenentzündung** |
| Selten | **Krebs der Bauchspeicheldrüse**<br>**Magenkrebs** |

Wahrscheinlich

**Entzündung der Gallenblase/Cholezystitis**
**Gallenkolik**
Siehe jeweils vorher.

Möglich

**Akute Bauchspeicheldrüsenentzündung**
Siehe vorher.

Selten

**Krebs der Bauchspeicheldrüse**
**Magenkrebs**
Siehe jeweils vorher.

## Verstopfung mit abwechselndem Durchfall

Auch diese Kombination kann vorkommen. Bitte lesen Sie dazu die einzelnen Kapitel über Verstopfung, Durchfall und über Änderungen im Verhalten des Darms.

## Verstopfung und Bauchschmerzen

Über die einzelnen Krankheiten und Symptome berichten wir in den Kapiteln Verstopfung und Bauchschmerzen.

## Verdauungsstörungen

Verdauungsstörungen, Sodbrennen, Dyspepsie – diese drei Fachbegriffe meinen im Grunde genommen alle dasselbe und stehen gleichsam für viele Symptome, wie zum Beispiel: Brechreiz, Aufstoßen von säuerlicher Flüssigkeit, Schmerzen im Oberbauch, Rülpsen, Blähungen.
Gelegentlich vorkommende kleinere Verdauungsstörungen sind nicht weiter bedenklich. Wenn sie dagegen regelmäßig wiederkehren oder über eine längere Zeit hinweg anhalten, sollte man unbedingt ärztlichen Rat suchen.

**Verdauungstrakt**

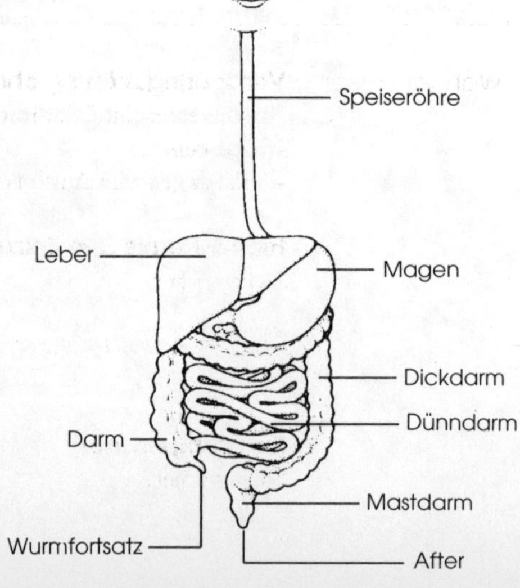

**Gallenblase mit Gallensteinen**

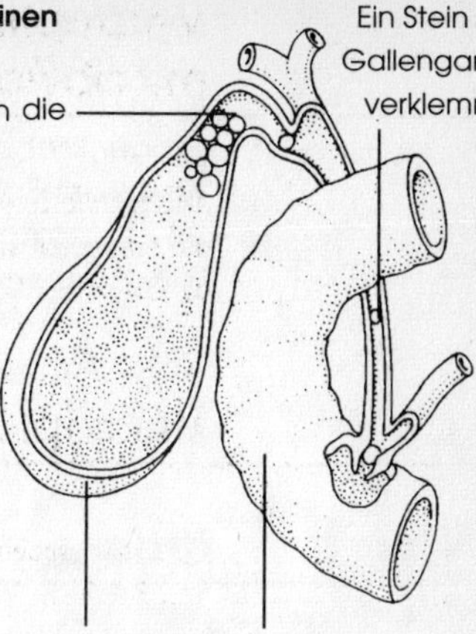


| | |
|---|---|
| Wahrscheinlich | **Verdauungsstörung ohne Geschwür**<br>**Hiatus-Hernie und Entzündung der Speiseröhre**<br>**Magen-Darm-Geschwür**<br>**Schwangerschaft** |
| Möglich | **Gallensteine** |
| Selten | **Magenkrebs**<br>**Krebs der Speiseröhre**<br>**Bewegungsstörung der Speiseröhre/Achalasie**<br>**Chronische Entzündung der Bauchspeicheldrüse** |

Wahrscheinlich

**Verdauungsstörung ohne Geschwür**

- Schmerzen im Oberbauch
- Übelkeit
- Blähungen und Aufstoßen

**Hiatus-Hernie und Entzündung der Speiseröhre**

Siehe vorher.

**Magen-Darm-Geschwür**

Siehe vorher.

**Schwangerschaft**

Siehe vorher.

Möglich

**Gallensteine**
Siehe vorher.

Selten

**Magenkrebs**
**Krebs der Speiseröhre**
**Bewegungsstörung der Speiseröhre/Achalasie**
Siehe vorher.

**Chronische Entzündung der Bauchspeicheldrüse**
Siehe vorher.

## Krampfartige Schmerzen im Bauch

Siehe alle Kapitel zum Thema Bauchschmerzen.

## Appetitverlust

Siehe später.

## Blähungen, Rülpsen, Aufstoßen

Siehe unter Verdauungsstörungen.

## Blutiger Durchfall

Siehe vorhergehende Kapitel.

## Durchfall mit Erbrechen

Siehe unter Durchfall; Erbrechen; Magen-Darm-Entzündung.

## Magenschmerzen

Siehe Kapitel Bauchschmerzen.

## Brechreiz, Übelkeit

Siehe unter Erbrechen.

## Dyspepsie

Siehe unter Verdauungsstörungen.

## Sodbrennen

Siehe unter Verdauungsstörungen.

# Inkontinenz

Man versteht darunter den Verlust der Kontrolle über die Harnausscheidung. Der Patient ist unfähig, den Drang zum Wasserlassen zurückzuhalten. Harn wird ohne die Einflußmöglichkeit des Patienten ausgeschieden. Generell unterscheidet man zwischen Harninkontinenz und Darminkontinenz. Umgangssprachlich spricht man auch von unfreiwilligem Harn- bzw. Stuhlabgang.
Jede Reizung oder Entzündung der Harnwege kann bereits dazu führen. Es gibt übrigens unterschiedliche Abstufungen der Inkontinenz. Millionen von Menschen leiden an diesen unangenehmen Symptomen, deren man sich natürlich auch schämt. Inkontinenz zeigt daher auch eine nicht zu unterschätzende seelische Komponente.

| | |
|---|---|
| Wahrscheinlich | **Vergrößerte Prostata**<br>**Blasenverschluß**<br>**Harnwegsinfektion**<br>**Blasenreizung**<br>**Streßbedingte Inkontinenz** |
| Möglich | **Senkung des Blasenbodens**<br>**Senkung der Mastdarmvorderwand**<br>**Vorfall/Prolaps der Gebärmutter**<br>**Schlaganfall**<br>**Epilepsie**<br>**Multiple Sklerose** |
| Selten | **Verletzung des Rückenmarks**<br>**Kauda-Syndrom** |

Wahrscheinlich

**Vergrößerte Prostata**
Siehe später.

**Blasenhalsverschluß**
Siehe später.

**Harnwegsinfektion**
Siehe später.

**Blasenreizung**
Siehe später.

### Streßbedingte Inkontinenz

Kommt vor allem bei Frauen, die geboren haben, vor.

- Beim Husten, Lachen oder Niesen geht Urin unfreiwillig ab
- Ebenfalls beim Strecken möglich

Möglich

### Senkung des Blasenbodens
### Senkung der Mastdarmvorderwand

Vor allem bei Frauen vorkommend, die unter Streß zu unfreiwilligem Wasserlassen neigen (Streßinkontinenz). Zusätzlich gibt es aber auch eine organische Ursache, die durch eine Muskelschwäche im Bereich der Harnblase bzw. des dahinter liegenden Mastdarms bedingt ist. Diese anatomischen Abweichungen können auch chirurgisch behandelt werden.

### Vorfall/Prolaps der Gebärmutter

Das Bindegewebe, welches die Gebärmutter an ihrem Platz hält, wird nach mehreren Geburten und mit zunehmendem Alter unter Umständen immer schwächer. Ein Vorfall oder Prolaps der Gebärmutter kann die Folge davon sein. In der Scheide kann dieser Vorfall gesehen oder getastet werden.

- Rote Knötchen in der Vagina
- Eventuell Blutungen
- Ausfluß
- Kombiniert mit Harnlassen
- Kann in die Bauchhöhle zurückgestülpt werden
- Vorfall kann sich beim Strecken, Husten, Niesen wiederholen

### Schlaganfall

Jeder, der einen Schlaganfall hatte, kann zur Inkontinenz neigen oder Probleme mit dem Wasserlassen haben. Gelegentlich füllt sich die Harnblase mit Urin voll, ohne daß der Patient einen Harndrang spürt, und entleert sich dann unkontrolliert.

### Epilepsie

Schwere Epilepsie kann zusätzlich folgende Symptome aufweisen:

- Krampfartige Bewegungen
- Zungebeißen
- Inkontinenz der Harnwege: Die Harnblase entleert sich spontan während des Anfalls

### Multiple Sklerose

Mögliche Frühsymptome sind:

- Schwächegefühl oder Taubheitsgefühl in den Gliedmaßen
- Schweregefühl in Armen oder Beinen
- Zuckende Beine
- Muskelkrämpfe

- Beeinträchtigtes Sehvermögen
- Häufiges Wasserlassen, ebenso Inkontinenz, aber auch Harnverhalten kann vorkommen
- Veränderte Sensibilität von Gliedmaßen und Rumpf

Nachfolgend aufgezählte Krankheiten kommen oft kombiniert mit schlagartiger, unkontrollierter Blasenentleerung vor.

Selten

### Verletzung des Rückenmarks

Weitere Symptome sind:
- Schlaffheit der Gliedmaßen unterhalb jener Ebene, in der das Rückenmark verletzt wurde
- Unterhalb dieser Ebene Verlust bzw. Verringerung der Sensibilität
- Verlust der Harnblasenkontrolle: als Folge davon Harnverhalten

Sofortige medizinische Hilfe ist notwendig.

### Kauda-Syndrom

Darunter versteht man eine Verletzung oder Beschädigung des untersten Teils des Rückenmarks. Kann durch eine Knochenverletzung, durch einen Tumor oder durch eine Bandscheibenkomplikation verursacht werden:
- Rückenschmerzen
- Verlust der Sensibilität rund um den After und in der Steißbeinregion
- Schwäche in den Beinen
- Verlust der Harnblasenkontrolle

Sofortige medizinische Behandlung notwendig

*Verlust der Sensitivität/Sensibilitätsverlust*

*Wir haben in den letzten Abschnitten mehrmals diese Symptome erwähnt. Hierbei handelt es sich nicht um Verluste im Bereich der Sinnesorgane, zum Beispiel des Auges, sondern vor allem um Schmerzempfindlichkeit, Berührungsempfindlichkeit, Tastvermögen mit den Füßen etc. Im Grunde genommen ist das Wahrnehmungsvermögen, welches uns sowohl Hände wie Beine als auch Haut und Muskeln vermitteln, durch eine Erkrankung oder Verletzung reduziert oder sogar verschwunden.*

## Vermehrter Harndrang

Dieses Symptom tritt fast durchweg bei einer Reizung der Harnblase auf. Die verbreitetste Ursache dafür ist eine Infektion/Zystitis.
Siehe dazu später.

## Zu häufiges und zu reichliches Wasserlassen

Hauptursache dafür ist, daß meist zuviel Tee, Kaffee oder Alkohol getrunken wird. Alle drei Genußmittel regen die Urinproduktion an und bewirken in diesem Fall auch, daß während der Nacht die Toilette aufgesucht werden muß.

| | |
|---|---|
| Wahrscheinlich | **Harnwegsinfektion** |
| Möglich | **Vergrößerte Prostata**<br>**Entwässernde Mittel/Diuretika**<br>**Zuckerkrankheit** |
| Selten | **Diabetes insipidus/Störung der Diurese**<br>**Chronische Nierenkrankheit**<br>**Zu hoher Aldosteronspiegel**<br>**Zu hoher Kalziumspiegel** |

Wahrscheinlich

**Harnwegsinfektion**
Bewirkt eine erhöhte Urinproduktion.
Siehe später.

Möglich

**Vergrößerte Prostata**
Bewirkt eine erhöhte Urinproduktion.
Siehe später.

**Entwässernde Mittel/Diuretika**
Eine Reihe von Medikamenten zur Senkung eines hohen Blutdruckes oder zur Behandlung eines Herzfehlers gehören ebenfalls in diese Gruppe. Sie fördern die Urinproduktion sowie die Urinausscheidung, um die Flüssigkeitsmenge im Körper zu verringern, wodurch der Blutdruck gesenkt werden kann. Häufiger Harndrang, auch in der Nacht.

### Zuckerkrankheit

Neu Erkrankte werden folgende Erfahrung machen:

- Wesentlich größere Urinmenge
- Verstärkter Durst
- Rapider Gewichtsverlust
- Unwohlsein
- Erbrechen, Muskelkrämpfe, Bauchschmerzen

Bei Nichtbehandlung sind Koma und Tod die Folge. Bei älteren Menschen beginnt die Erkrankung langsamer (Alterszucker) und zeigt sich in ihren ersten Symptomen an Augen, Nerven oder Nieren.

Selten

### Diabetes insipidus/Störung der Diurese

Nicht mit der Zuckerkrankheit zu verwechseln! Beginnt oft plötzlich, meistens nach einer Kopfverletzung, nach Operationen oder Unfällen. Ursache kann ein Tumor im Gehirn, aber auch eine Infektionen sein.

- Hauptsymptom ist die extrem hohe Urinausscheidung: bis zu 5 Liter täglich

### Chronische Nierenkrankheit

Nahezu jede Nierenerkrankung kann auch zu erhöhter Urinproduktion führen.

### Zu hoher Aldosteronspiegel

Eine übermäßige Sekretion von Aldosteron aus der Nebennierenrinde. Die Ursache dafür kann ein Tumor in der Nebennierenrinde sein. Aufgrund dieser veränderten Hormonproduktion wird die Zusammensetzung des Blutes verändert und führt zu:

- Muskelschwäche
- Sehr hohe Urinproduktion
- Starker Durst
- Hoher Blutdruck

### Zu hoher Kalziumspiegel

Er kann eine Reihe von Krankheiten verursachen:

- Veränderungen in der Schilddrüse
- Sarkoidose (seltene Bindegewebskrankheit)
- Bösartiger Knochentumor
- Überproduktion von Schilddrüsenhormon

Weitere Symptome eines zu hohen Kalziumspiegels können außerdem sein:

- Appetitlosigkeit
- Brechreiz
- Erbrechen
- Durst

- Häufiges Wasserlassen
- Verstopfung
- Muskelermattung

## Dunkler Urin

| | |
|---|---|
| Wahrscheinlich | **Konzentrierter Urin** |
| Möglich | **Hepatitis**<br>**Ernährung oder Medikamente** |
| Selten | **Krebs der Bauchspeicheldrüse**<br>**Ausscheidung von Hämoglobin im Harn**<br>**Quetschungen/Crush-Syndrom**<br>**Hautkrebs/Melanom**<br>**Aminosäuren-Stoffwechselstörung/Alkaptonurie** |

Wahrscheinlich

**Konzentrierter Urin**

Wer über eine längere Zeit in tropischen Regionen lebt oder wer körperlich sehr aktiv ist, nimmt meist zu wenig Flüssigkeit zu sich. Dies zeigt sich in einer dunklen bis dunkelgelben Färbung des Urins. Weiter wird dieser in zu geringen Mengen ausgeschieden. Fehlen andere Symptome, so sollte die Flüssigkeitszufuhr erhöht werden, evtl. wäre eine Verringerung der körperlichen Bewegung und ein Klimawechsel sinnvoll (Hitze vermeiden). Nach Durchführung dieser Maßnahmen muß der Urin aber nach 2–3 Tagen spätestens wieder seine normale helle Farbe angenommen haben.

Möglich

**Hepatitis**

Leberentzündung. Es gibt verschiedene Typen dieser Krankheit, zum Beispiel die Hepatitis B, mit geringerer oder größerer Verbreitung. Bei Verdacht auf Hepatitis muß sofort der Arzt aufgesucht werden.

- Fieber
- Unwohlsein
- Appetitmangel
- Muskel- und Gelenkschmerzen
- Gelbsucht
- Dunkler, dunkelgelber, brauner oder orangefarbener Urin
- Weißlich-bleicher Stuhl

### Ernährung oder Medikamente

Verschiedene Nahrungsmittel oder Medikamente können den Urin verfärben, so zum Beispiel:

- Orange: Rhabarber
- Rot: Heidelbeeren, Rote Bete

Nach dem Absetzen des betreffenden Nahrungsmittels oder Medikamentes sollte der Urin nach einigen Tagen seine normale Färbung wieder angenommen haben.

Selten

### Krebs der Bauchspeicheldrüse

Bösartiger Tumor, der die Gallengänge blockiert. Dadurch tritt gelber Gallenfarbstoff in den Urin aus.

- Gelbsucht
- Urin ist gelb-orange,braun oder dunkel gefärbt
- Weißlich-bleicher Stuhl
- Bauch- und Rückenschmerzen
- Gewichtsverlust, Appetitmangel

### Ausscheidung von Hämoglobin im Harn

Bei dieser Erkrankung zeigen sich rote Blutkörperchen im Urin. Sie wird von verschiedenen Ursachen hervorgerufen. Der Urin färbt sich normalerweise braun, aber nicht rot. Einhergehend mit: Anämie, Herzfehler, Malaria etc.

Eine diesbezügliche Urinverfärbung zählt aber nicht zu den ersten oder einzigen Symptomen der Erkrankung. Eine genaue ärztliche Untersuchung ist unbedingt notwendig.

### Quetschungen/Crush-Syndrom

Siehe später.

### Hautkrebs/Melanom

Dabei handelt es sich um eine sehr gefährliche Krebserkrankung. In fortgeschrittenem Stadium gelangt das Pigment Melanin in den Urin und färbt ihn dunkelbraun oder schwarz.

### Aminosäuren-Stoffwechselstörung/Alkaptonurie

Eine angeborene Stoffwechselstörung, bei der der Körper nicht mehr mit bestimmten Chemikalien im Blut nicht mehr richtig umgehen kann. Er scheidet daher diese Stoffe über den Urin aus. Läßt man den Urin längere Zeit in einem Behälter stehen, so wird er immer dunkler.

# Blut im Urin

Das Auftreten von Blut im Urin kann eine ungefährliche, aber auch eine ernste bzw. sogar lebensbedrohliche Ursache haben. Keinesfalls darf dieses Symptom ignoriert werden. Je öfter sich das Auftreten von Blut im Urin wiederholt, um so ernster muß es genommen werden. Rote Blutkörperchen (Erythrozyten) im Urin können von allen Teilen des Harntraktes stammen – von Nieren, Harnleiter, Harnblase und Harnröhre. Das Blut kann außerdem durch allgemeine Erkrankungen im Urin auftauchen. Der Urin kann blutrot, pinkfarben, ebenso aber auch rauchig-wolkig erscheinen. Blutklümpchen darin sind möglich. Das Blut kann nur am Beginn oder am Ende des Wasserlassens sichtbar sein.

Der Harntrakt von Frauen und Männern unterscheidet sich: Männer besitzen die Vorsteherdrüse/Prostata sowie zwei Samendrüsen. Die Frau im gebärfähigen Alter verliert infolge der monatlichen Regel Blut, welches auch im Urin aufscheinen kann. Nach Beendigung der Menstruation weist dieser keine Blutspuren mehr auf. Eine Rotfärbung des Urins kann auch von bestimmten Speisen bewirkt werden.

| | |
|---|---|
| Wahrscheinlich | **Blasenentzündung**<br>**Harnwegsinfektion**<br>**Nierenentzündung** |
| Möglich | **Nierensteine**<br>**Entzündung der Prostata**<br>**Gutartige Tumoren von Harnblase oder Nieren**<br>**Vergrößerung der Prostata**<br>**Prostatakrebs**<br>**Chronische Nierenentzündung**<br>**Verletzungen**<br>**Sport** |
| Selten | **Krebs von Harnblase oder Nieren**<br>**Wilms-Tumor bei Kindern**<br>**Endokarditis/Entzündung am Herzen**<br>**Gerinnungshemmende Medikamente/ Blutverdünnungsmittel**<br>**Bilharziose** |

Wahrscheinlich

**Blasenentzündung**

Entzündung der Blasenschleimhaut.
- Häufiges Wasserlassen
- Brennen beim Wasserlassen
- Großer Harndrang, geringe Ausscheidung
- Dumpfer Schmerz im Unterleib
- Fieber, Rückenschmerzen
- Dunkler, wolkiger oder blutiger Urin

Leichtere Fälle lassen sich ohne Antibiotika heilen.

*Bei Kindern:*
*Blut im Urin von Kindern muß sehr ernst genommen werden. Während bei Erwachsenen eine Infektion mit Blut im Urin nicht unbedingt besorgniserregend ist, ist dies bei Kindern durchaus ernst zu nehmen. Jede Infektion bei einem Kind zählt zu den abnormalen Ereignissen. Es kann sich beispielsweise um das erste Anzeichen einer Abnormalität der Harnwege handeln. Kommt dazu noch eine Schwellung im Bauch, kann dies auf einen Wilms-Tumor deuten.*

**Harnwegsinfektion**

Es zeigen sich die gleichen Symptome wie bei der Blasenentzündung. Zusätzlich:
- Hohes Fieber
- Schmerzen am Rücken und an allen Seiten des Bauches, an der Lende und in der Leistengegend
- Erbrechen, Brechreiz
- Schwitzen

Erfordert ärztliche Behandlung.

*Resistente Bakterien:*
*Entzündungen oder Infektionen verursachende Bakterien reagieren keineswegs immer auf allgemeine antibiotische Präparate. Man bezeichnet dies als Resistenz gegen bestimmte Medikamente. Ehe diese Krankheiten mit Antibiotika behandelt werden, muß mittels einer Urinkultur ermittelt werden, um welche bakteriellen Krankheitserreger es sich handelt.*

**Nierenentzündung**

Im Gegensatz zu den anderen Harnwegserkrankungen sind hier die Nieren direkt betroffen. Die Symptome sind ähnlich jenen der Blasenentzündung. Weiter treten auf:
- Hohes Fieber
- Lendenschmerzen
- Erhöhte Schmerzempfindlichkeit im Bereich der Lenden und auf beiden Seiten des Bauches
- Generelles Unwohlsein

Die Symptome der Entzündung müssen keineswegs am Beginn

der Erkrankung auftreten. Schmerzen, Erbrechen oder Brechreiz können ebenfalls vorkommen.
Bei ernsten und fortgeschrittenen Erkrankungen sind das Gesicht und die Fußgelenke geschwollen, starker Kopfschmerz kommt hinzu, eine ganz geringe Urinausscheidung ist zu registrieren.

**Die weibliche Harnblase**

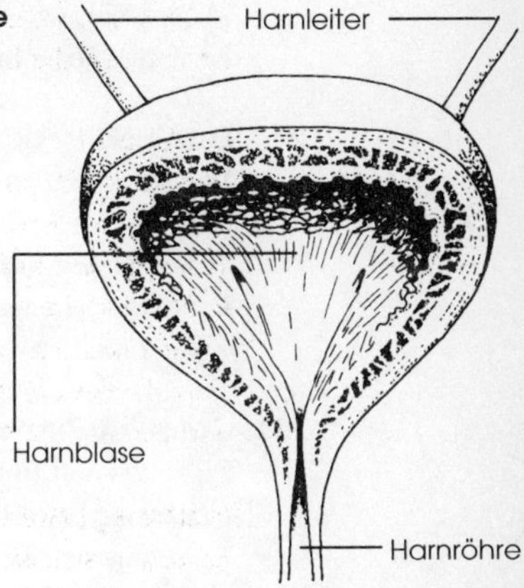


**Die männliche Harnblase**

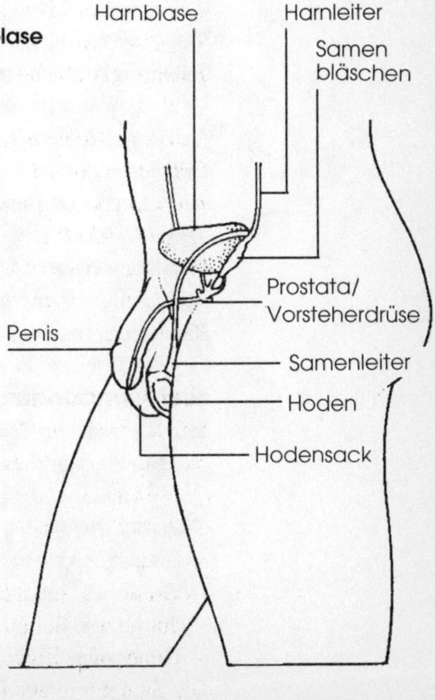

Möglich

### Nierensteine

- Extreme, schwerste Schmerzen kommen und gehen in wellenförmigen Schüben. Vor allem im Bereich der Niere, Lende und einer Bauchseite
- Erbrechen
- Schwitzen

Ganz typisch ist, daß der kolikartige Schmerz über den ganzen Rücken hinweg – beim Mann auch in den Hodensack und in die Leistenbeuge – ausstrahlt.

### Entzündung der Prostata

Nur bei Männern auftretend.

- Fieber
- Schmerzen nahe des Mastdarms hinter dem Hodensack
- Schwierigkeiten beim Wasserlassen
- Urin fühlt sich heiß an

### Gutartige Tumoren von Harnblase und Nieren

Diese können Blutungen verursachen.

- Schmerzlose Hämaturie (Blut im Urin)
- Ansonsten gute Gesundheit
- Gelegentliches Harnverhalten, Schwierigkeiten beim Wasserlassen wegen eines Blutklumpens in der Harnröhre
- Anämie

Urologische Behandlung erforderlich.

### Vergrößerung der Prostata

Schwierigkeiten treten auf:

- Beim Wasserlassen, primär am Anfang und am Ende
- Urinreste bleiben in der Harnblase

Das Zurückhalten von Urin in der Harnblase verlangt medizinische Behandlung und das Legen eines Katheters.

### Prostatakrebs

Gleiche Symptome wie bei der vergrößerten Prostata.

Diese Diagnose wird häufig während einer Operation gestellt, die wegen einer Prostatavergrößerung vorgenommen wird. Im Alter über 80 Jahren hat fast jeder Mann Prostatakrebs. Er befindet sich im Ruhezustand, bricht nur selten aus und verursacht praktisch kaum Beschwerden.

### Chronische Nierenentzündung

- Häufiges Wasserlassen großer Urinmengen in der Nacht
- Blutarmut
- Schwellungen
- Kurzatmigkeit

### Verletzungen

im unteren Teil des Brustkorbes oder des Beckens können Krankheiten verursachen. Wenn nach einer derartigen Verletzung Blut im Urin gefunden wird, ist unbedingt eine gründliche Untersuchung notwendig, um herauszufinden, aus welchem Organ das Blut stammt.

### Sport

Inzwischen ist allgemein bekannt, daß die exzessive Ausübung bestimmter Sportarten zu Blut im Urin führen kann.
Zu diesen Sportarten zählt z. B. der Marathonlauf oder das Triathlon.

Selten

### Krebs von Harnblase oder Nieren

Bereits einfache Urinuntersuchungen können sehr frühzeitig bösartige Erkrankungen aufzeigen: Krebszellen werden im Urin gefunden. Verbreitet vor allem bei Erwachsenen über 50.

- Blut im Urin, schmerzfrei
- Schmerzen in der Lendengegend
- Schwellungen in Lendengegend und am Bauch
- Gelegentlich Knochenschmerzen
- Fieber
- Gewichtsverlust
- Blutarmut

### Wilms-Tumor bei Kindern

Das Kind zeigt folgende Symptome:

- Einseitige Anschwellung des Bauches
- Blut im Urin, schmerzfrei
- Appetitverlust
- Blutarmut
- Schmerzen nur im Endstadium

Moderne Behandlungsmethoden haben die Bekämpfung dieser Erkrankung geradezu revolutioniert. Je früher die Diagnose gestellt wird, desto größer sind die Heilungschancen.

### Endokarditis/Entzündung am Herzen

Zahlreiche Symptome sind möglich. Es handelt sich entweder um eine Entzündung der Herzklappen oder der Herzinnenhaut. Der erkrankte Mensch fühlt sich sehr schlecht. Die Symptome beinhalten:

- Ausschlag
- Gelenkschmerzen
- Keulenförmige Finger
- Fieber
- Brustschmerzen

### Gerinnungshemmende Medikamente/ Blutverdünnungsmittel

Wer Blutverdünnungsmittel einnehmen muß, kann Blutspuren im Urin finden. Es gehört auf jeden Fall ärztlich untersucht, unter Umständen muß die Dosierung des Medikamentes herabgesetzt werden.

### Bilharziose

Verursacht durch einen Organismus, der im Wasser vorkommt. Vor allem in Afrika, in der Karibik, in Südamerika sowie in Japan verbreitet.

- Blut im Urin
- Schmerzen beim Wasserlassen
- Häufiges Bedürfnis zum Wasserlassen

Bei Nichtbehandlung kann Blasenkrebs sowie eine Leberschädigung auftreten.

## Blut im Urin, Schmerzen beim Wasserlassen

Die wahrscheinlichsten Ursachen dafür sind: Harnwegsinfektion, Blasenentzündung, Nierensteine.
Weitere mögliche Ursachen können sein: akute Nierenentzündung, Prostataentzündung.
Eine seltene Ursache ist auch die Bilharziose.

## Nierenschmerzen

Die Nieren befinden sich beiderseits der Wirbelsäule in der Lendengegend hinter dem Bauchraum. Häufige Ursache für Nierenschmerzen ist eine Nierenentzündung. Zusätzlich gibt es jedoch eine Vielzahl von anderen Gründen, welche bereits in den vorangegangenen Kapiteln behandelt wurden.

## Schmerzen beim Wasserlassen

Schmerzen beim Wasserlassen deuten meistens auf eine Blasenentzündung oder eine Harnwegsinfektion hin. Seltener wird es sich um Nierensteine bzw. Nierengrieß handeln, eine weitere Ursache kann eine Geschlechtskrankheit sein. Siehe dazu die vorhergehenden und nachfolgenden Abschnitte.

## Schlieriger Urin

Zahlreiche Ausscheidungsprodukte wie Blut, Eiterzellen oder Mikroorganismen sind der Grund für eine wolkige Trübung des Urins. Andere Symptome können sich hinzugesellen. Urin, der länger in einem Glas steht, kann sich ebenfalls schlierig-trüb verändern. Diese Veränderung bedeutet aber noch keine Krankheit.

| | |
|---|---|
| Wahrscheinlich | **Harnwegsinfektion**<br>**Blasenentzündung**<br>**Nierensteine** |
| Möglich | **Akute Nierenentzündung**<br>**Prostataentzündung**<br>**Tripper/Gonorrhö** |
| Selten | **Bilharziose** |

Wahrscheinlich

**Harnwegsinfektion**
**Blasenentzündung**
**Nierensteine**
Siehe im Kapitel Blut im Urin.

Möglich

**Akute Nierenentzündung**
**Prostataentzündung**
Siehe im Kapitel Blut im Urin.

**Tripper/Gonorrhö**
Geschlechtskrankheit, die durch Geschlechtsverkehr übertragen wird. Oft zeigen sich bei Frauen keine Symptome, obwohl Scheidenausfluß, Beckenentzündung und Schmerzen beim Wasserlassen festgestellt werden. Beim Mann können folgende Symptome – jedoch nicht immer – auftreten:

- Ausfluß aus der Harnröhre
- Unbehagen beim Wasserlassen
- Schlierig-trüber Urin
- Rötung und Schmerzen auf der Eichel des Penis und rund um die Öffnung der Harnröhre am Penis
- Vergrößerte Lymphknoten in der Leistenbeuge

Selten

**Bilharziose**

Siehe vorher.

## Probleme beim Wasserlassen

Als Symptome zeigen sich hier vor allem Schwierigkeiten zu Beginn des Wasserlassens. Der Urin tritt nur zögerlich aus; ein dünnes, klägliches Rinnsal, auch als Harnträufeln bezeichnet. Die zugrundeliegenden Ursachen können sein: Eine Verlegung der ableitenden Harnwege oder unter Umständen angeborene Abnormalitäten derselben. Wenn zusätzlich noch Schmerzen beim Wasserlassen hinzukommen, könnte eine Entzündung vorliegen. Ferner gibt es neurologische Erkrankungen, die das Wasserlassen beeinflussen können.

| | |
|---|---|
| Wahrscheinlich | **Vergrößerte Prostata**<br>**Blasenhalsverschluß**<br>**Harnwegsinfektion**<br>**Tripper/Gonorrhö**<br>**Unspezifische Harnröhrenentzündung** |
| Möglich | **Blasenreizung**<br>**Verlegung der Harnröhre**<br>**Prostataentzündung**<br>**Nierensteine**<br>**Medikamente** |
| Selten | **Tumor der Harnröhre**<br>**Verletzung des Rückenmarks**<br>**Neurologische Ursachen**<br>**Schlaganfall** |

Wahrscheinlich

**Vergrößerte Prostata**

Aufgrund eines gutartigen oder bösartigen Tumors kann sich die Prostata vergrößern. In beiden Fällen zeigt die Vorsteherdrüse in etwa gleiche Anfangssymptome:

- Schwierigkeiten beim Wasserlassen, zögerliches Ansprechen zu Beginn des Wasserlassens
- Dünner Urinstrahl
- Dünnes Harnträufeln
- Ein Gefühl, als ob sich die Harnblase nicht gänzlich entleert hätte
- Nächtlicher Harndrang und Aufsuchen der Toilette
- Plötzlicher Harndrang
- Gelegentlich Blutspuren im Urin
- Mitunter unfreiwilliges, blitzartiges Wasserlassen/Inkontinenz
- In fortgeschrittenem Krankheitsstadium kommt es zu einer vollständigen Blockierung der Harnröhre. Der Harn wird in der Blase aufgestaut, die Blase dehnt sich aus. Starke Bauchschmerzen sind die Folge

Manchmal vergrößert sich die Prostata derart langsam, daß die Harnblase über Wochen oder Monate darauf elastisch reagiert, so daß der Patient vorerst nichts von der Vergrößerung spürt. Es entsteht nur geringes Unbehagen. Trotzdem: Ärztliche Behandlung ist unbedingt erforderlich.

Prostatakrebs verursacht außerdem noch :

- Rückenschmerzen
- Knochenschmerzen

### Blasenhalsverschluß

Gelegentlich ähnliche Symptome wie bei vergrößerter Prostata. Kommt in jüngeren Jahren, nur selten bei Frauen, vor. Wird durch ein übergroßes Wachstum des Blasenmuskels verursacht, welcher den Weg des Urins zur Harnröhre blockiert.

### Harnwegsinfektion
### Tripper/Gonorrhö

Siehe vorher.

### Unspezifische Harnröhrenentzündung

Diese Krankheit wird meist durch Geschlechtskontakt übertragen (Erreger/Chlamydien). Oft zeigen sich keinerlei der nachstehend genannten Symptome.

Bei Männern:

- Unbehagen und Juckreiz beim Wasserlassen; Schwierigkeiten beim Entleeren der Blase
- Gelblich-weißer Ausfluß aus dem Penis

Bei Frauen:

- Brennender Schmerz beim Wasserlassen
- Gelegentlich Ausfluß aus der Scheide

Die Gebärmutter und Eileiter können ebenfalls erfaßt werden.

*Unspezifische Harnröhrenentzündung muß unbedingt behandelt werden. Beide Partner müssen sich einer Behandlung unterziehen, auch wenn die Symptome abgeklungen sind: Die Chlamydienansteckung kann trotzdem noch existieren. Unbehandelte Chlamydieninfektion kann zu Unfruchtbarkeit führen.*

Möglich

**Blasenreizung**

Ein weit gefaßter Begriff mit verschiedenen Symptomen, verursacht durch eine Reizung der die Harnblase steuernden Nerven. Zuerst muß der Arzt vor allem die Möglichkeit einer Infektion ausschließen. Spezielle Tests zur Erhärtung der Diagnose erforderlich. Die Symptome sind:

- Ein sich ständig wiederholendes Bedürfnis, Wasser zu lassen. Im Schnitt alle 30 Minuten
- Schmerz oberhalb der Harnblase
- Schwierigkeiten beim Wasserlassen; nur wenig Harn wird ausgeschieden
- Die Harnblase fühlt sich gefüllt an
- Gelegentlich kommt es sogar zur Zurückhaltung von Harn
- Harn entleert sich von selbst

**Verlegung der Harnröhre**

Eine Verengung am Ausfluß der Harnblase in die Harnröhre. Kommt häufiger bei Männern als bei Frauen vor. Die Ursache liegt meist in einer zurückliegenden Infektion begründet.
Weitere Ursachen können sein: Verletzungen bei einer Operation oder beim Legen eines Katheters oder Folge einer Geburt.
Die Symptome verstärken sich:

- Geringer Urinstrahl
- Die Harnblase läßt sich nur schwer entleeren

**Prostataentzündung**
**Nierensteine**
**Medikamente**

Siehe vorher bzw. nachfolgend.

Selten

**Tumor der Harnröhre**

Gutartige oder bösartige Tumoren verursachen zunehmende Verengungen der Harnröhre bei Männern und Frauen.

- Dünner Urinstrahl
- Gefühl, daß das Entleeren des Urins schwieriger vor sich geht als normalerweise

**Verletzung des Rückenmarks**
**Neurologische Ursachen**
**Schlaganfall**

Siehe dazu jeweils vorher.

## Harntröpfeln

Man versteht darunter einen dünnen Urinstrahl sehr geringer Ausscheidungsmenge oder ein Nachtröpfeln am Ende des Wasserlassens. Die nachfolgend aufgezählten und bereits beschriebenen Erkrankungen können ebenfalls Harntröpfeln verursachen:

| | |
|---|---|
| Wahrscheinlich | **Vergrößerte Prostata**<br>**Blasenhalsverengung**<br>**Harnwegsinfektion** |
| Möglich | **Verengung der Harnröhre**<br>**Entzündung der Prostata** |
| Selten | **Tumor der Harnröhre** |

## Nächtlicher Harndrang

Wer kurz vor dem Schlafengehen viel trinkt, wird mit großer Wahrscheinlichkeit während der Nacht die Toilette aufsuchen müssen, um seine Harnblase zu entleeren.

Viele Menschen stört allerdings weniger das Wasserlassen, sondern das Aufwachen während der Nacht. Menschen mit gesundem Schlaf haben mit dem Aufstehen, Wasserlassen und erneutem Einschlafen hingegen kaum Probleme.

Kommt diese nächtliche Ruhestörung allerdings ohne Grund häufig bzw. immer öfter vor, sollte man ihr durchaus medizinische Beachtung schenken.

Bei Männern könnte möglicherweise eine vergrößerte Prostata, bei Frauen eine Blasenreizung der Auslöser dafür sein.

Ebenso können auch Medikamente derartige Nebenwirkungen zeigen.

# Fehlende oder zu geringe Harnausscheidung

Der Mediziner spricht in diesem Fall von Anurie, einer ernsthaften Erkrankung, die nicht mit zu geringem Urinvolumen, wie zum Beispiel in heißen Ländern oder nach intensiver Sportausübung vorkommend, verwechselt werden darf. Drei Gründe für Anurie kommen primär in Frage:

Die Harnröhre (Urethra) ist verlegt, verstopft, verklemmt; die Blasenmuskulatur kann sich nicht genügend zusammenziehen (kontrahieren); beide Nieren bilden keinen Urin mehr, sind schwer erkrankt.

Die beiden ersten Ursachen werden auch als Retention bezeichnet.

Alle drei Ursachen können der Grund für die Verringerung des Urinvolumens innerhalb von Stunden, aber auch von mehreren Tagen sein, in denen sich die Harnmenge immer mehr minimiert.

Bei einer Verengung der Harnröhre kommt starker Schmerz als Symptom hinzu: Da sich die Blase nicht entleeren kann, dehnt sie sich – schmerzhaft – immer weiter aus. Mangelnde Harnproduktion bzw. -ausscheidung führt letztlich zu einer Urämie, einer lebensgefährlichen Situation. Der Patient sollte vom Hausarzt sofort zum Urologen überwiesen bzw. in eine urologische Fachklinik eingewiesen werden.

| | |
|---|---|
| Wahrscheinlich | **Vergrößerte Prostata**<br>**Nierensteine**<br>**Verengung der Harnröhre** |
| Möglich | **Operation oder Verletzung**<br>**Nebenwirkungen von Medikamenten**<br>**Nierenentzündung**<br>**Bösartige Tumoren**<br>**Schockzustand**<br>**Sepsis/Blutvergiftung** |
| Selten | **Verletzung**<br>**Schädigung des Rückenmarks**<br>**Erkrankung des Nervensystems**<br>**Vergiftung**<br>**Bluttransfusion**<br>**Quetschungen/Crush-Syndrom** |

Wahrscheinlich

**Vergrößerte Prostata**

Fast immer die Hauptursache, wenn Männer nicht mehr Wasser lassen können. Der Blasenausgang wird verlegt, die sich ausdehnende Harnblase verursacht starke Schmerzen.
Siehe dazu auch früher.

**Nierensteine**

Verklemmt sich ein Nierenstein in der Harnröhre oder ist der Blasenhals verengt bzw. blockiert, wird die Harnausscheidung unterbunden.

- Starke Schmerzen aufgrund der Blasenausdehnung
- Das Wasserlassen wird erschwert oder sogar verhindert

Die Schmerzen, speziell beim Mann, können so stark werden, daß sie bis zur Spitze des Penis ausstrahlen.

**Verengung der Harnröhre**

Siehe dazu vorher.

Möglich

**Operation oder Verletzung**

Jedes unkontrollierten Blutverlust verursachende Ereignis kann zu einem Blutdruckabfall sowie zu einer Nierenschädigung, zu Nierenversagen führen. Ältere Menschen sowie Bluthochdruckpatienten weisen eine besondere Neigung zu diesen Gesundheitsproblemen auf.

**Nebenwirkungen von Medikamenten**

Eine Reihe von Medikamenten kann zu Harnverhalten als Nebenwirkung führen. Das gilt besonders bei Patienten mit Prostataerkrankungen.

**Nierenentzündung**

In selteneren Fällen können die Nieren so geschädigt werden, daß sie versagen. Dies gilt speziell dann, wenn Nierenentzündungen nicht behandelt werden. Schließlich wird kein Harn mehr von den Nieren erzeugt, der Mensch wird immer kränker und kränker.

- Schwacher Puls
- Fieber
- Erstarrung der Muskulatur, Versteifung der Muskeln
- Erbrechen

**Bösartige Tumoren**

Jeder bösartige Tumor im Bereich des Beckens kann Teile des Harnapparats beeinträchtigen – Nieren, Harnleiter, Harnblase, Harnröhre werden dadurch in ihrer Funktion gestört. Krebs des Dickdarms, der Gebärmutter, der Eierstöcke, der Harnblase, der Prostata kann sich ebenfalls negativ auswirken. Anurie als das einzige Symptom ist allerdings überaus selten. Meist ist die zutreffende Hauptdiagnose schon längst vorher gestellt worden.

### Schockzustand

Bleibt dieser unbehandelt oder kann er nicht behandelt werden, setzt Nierenversagen ein. Die Urinproduktion versiegt. Eine überaus besorgniserregende Situation, es entsteht höchste Lebensgefahr, genau wie bei der Sepsis.

### Sepsis/Blutvergiftung

Bei zu später Erkennung bzw. zu spät einsetzender Behandlung wird der gesamte Körper vergiftet. Schock und Nierenversagen kommen hinzu. Eine unter Umständen durchaus tödliche Situation.

Selten

### Verletzung

Direkte Verletzungen der Harnröhre, speziell auch bei Männern, ereignen sich typischerweise bei Autounfällen mit Beckenbruch. Infolgedessen kann der Urin nicht mehr ausgeschieden werden. Dieser medizinische Notfall wird praktisch immer sofort behandelt, da sich das Unfallopfer meistens in einem Krankenhaus befindet. Sehr selten kann zum Beispiel ein Schlag oder Stoß gegen den Hodensack sowohl die Harnröhre als auch das Rükkenmark verletzen.

### Schädigung des Rückenmarks
### Erkrankung des Nervensystems

Siehe dazu früher.

### Vergiftung

Eine Reihe von Substanzen kann zu schweren Nierenschädigungen, einschließlich Nierenversagen führen. Quecksilber, Arsen und Wismut (ein Metall) sind hier vorrangig zu nennen.

### Bluttransfusion

Wenn ein Patient eine Bluttransfusion erhält, obwohl eine Blutgruppenunverträglichkeit vorliegt, so führt dies zu Nierenschädigungen bis hin zum Nierenversagen. Mit einer der Gründe, warum im Umgang mit Bluttransfusionen so große Sorgfalt erforderlich ist.

### Quetschungen/Crush-Syndrom

Ein umfangreiches und schwer zu diagnostizierendes Krankheitsbild mit diffizilen Symptomen. Nekrosen, Parenchymschäden etc. führen letztlich zu schweren Nierenschädigungen, zu Nierenversagen und zu einem Stillstand der Harnproduktion. Es werden große Mengen von Myoglobin, d. h. von Eiweiß freigesetzt, die über den Blutkreislauf in die Nieren gelangen, wo akutes Nierenversagen eintreten kann. Damit ist eine der gefährlichsten medizinischen Komplikationen, unvermutet, gegeben. Ein schwieriger und lebensbedrohlicher Notfall!

# Herz
# Brustkorb
# Lungen
# Atmung/
# Atmungsorgane

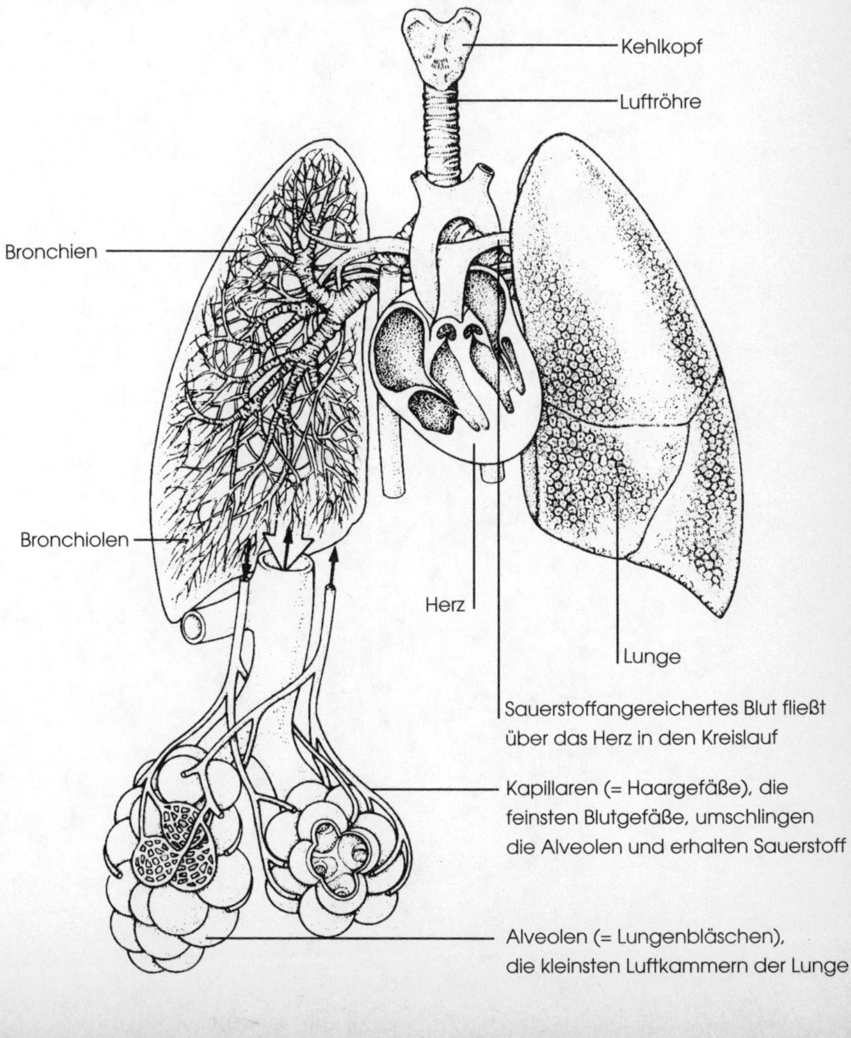

# Das Herz

Das Herz ist eine großartig funktionierende Pumpe. Es leistet durch viele Jahre treue Dienste, reagiert gleichsam automatisch auf die verschiedenen Stadien des Heranwachsens und der Aktivitäten des Lebens, sogar auf Streß stellt es sich ein. Diesen Service leistet das Herz meist so perfekt, daß wir es oft gar nicht wahrnehmen. Wie aber arbeitet das Herz?

Zwei elektrische Systeme steuern die Herztätigkeit. Sie steuern aber nicht nur die eigentlichen Pumpfunktionen, sondern leiten an das Herz Dinge weiter, die wir Menschen unter das Kapitel »Gefühle« einreihen. So empfindet das Herz positive und negative Emotionen, Streß usw. wie ein feiner Seismograph. Verständlicherweise kann es in so einem diffizilen Organ, wie es unser Herz darstellt, auch viele Anläße zu Fehlfunktionen geben.

So kann der Herzrhythmus zu schnell, zu langsam oder unregelmäßig sein. Dementsprechend fühlt der Mensch bestimmte Empfindungen – vom schweren Pochen angefangen bis hin zum Herzflattern. Andererseits ist es gut zu wissen, daß gelegentliche Rhythmusschwankungen normal sind und kein Symptom einer Krankheit darstellen.

Diese wunderbare Pumpe weist die Form eines Hohlmuskels auf. Der Hohlmuskel befördert das Blut durch sämtliche Blutgefäße des Körpers. In den Hohlraum des Herzmuskels können in etwa 200 bis 300 $cm^3$ Blut bei einem Erwachsenen hinein- und herausgepumpt werden. Das Fassungsvermögen des Herzmuskels ist im Grunde genommen sehr klein, wenn man bedenkt, was dieser kleine Hohlmuskel in der ungefähren Größe einer Faust leistet. Ein Drittel des Herzens liegt rechts von der Mittellinie des Brustkorbs, zwei Drittel links davon.

Die Herzwand setzt sich aus drei Schichten zusammen. Das sogenannte Endokard bildet die Herzklappen und stellt die Verkleidung der Hohlräume des Herzens dar. Das Myokard, die kräftigste Schicht, ist identisch mit dem Herzmuskel selbst. Schließlich gibt es noch das Epikard, von dem das Herz außen bedeckt wird. Das gesamte Herz schließlich sitzt in einem Beutel, dem Herzbeutel, Perikard genannt. In diesem Herzbeutel pumpt das Herz, umgeben von einer Art Schmier- und Gleitflüssigkeit, um das Arbeiten des Herzmuskels zu erleichtern. Der Herzmuskel wird durch Arterien, die bekannten Herzkranzgefäße/Koronararterien versorgt.

Es ist in eine linke und in eine rechte Hälfte geteilt. Jede Hälfte besitzt einen Vorhof und eine Herzkammer. Die Hauptschlagader (Aorta) und die Lungenarterie (Pulmonalarterie) verkörpern die wichtigsten Blutgefäße des Herzens überhaupt.

Im Ruhezustand kontrahiert sich das Herz in etwa 70 mal pro

Minute. Dieser Schlag wird als Pulsschlag bezeichnet und kann am Handgelenk, an der Halsschlagader und an der Schläfenschlagader gefühlt und gezählt werden.
Die linke Herzkammer pumpt Blut in die Hauptschlagader/Aorta, welche den sogenannten großen Kreislauf oder Körperkreislauf versorgt. Die rechte Herzkammer wiederum pumpt Blut mittels der Lungenschlagader in den Lungenkreislauf, der auch kleiner Kreislauf genannt wird. Herzklappen wiederum regeln wie Ventile eines Automotors das Wechselspiel zwischen Vorhöfen und Kammern beider Herzhälften, die übrigens durch die Herzscheidewand, das Septum, getrennt sind.
Die Steuerung des Herzens, seiner unvorstellbar komplizierten Abläufe, erfolgt durch ein eigenes Reizleitungssystem. Dieses System bildet Reize und leitet sie weiter – unter Reizen sind hier sozusagen die Befehle zu verstehen, die dieses System dem Herzen erteilt. Es arbeitet dadurch automatisch, man nennt das Herzautomatie. Dieses Reizleitungs- und Reizbildungssystem des Herzens wirkt völlig abgekoppelt von den anderen Nervensystemen des Körpers, zum Beispiel dem der Skelettmuskeln.
Wichtige Kriterien der Herzfunktion sind die Frequenz des Herzschlags (Puls), die Stärke des Herzschlags, das regelmäßige oder unregelmäßige Schlagen etc.
Ach ja: Ohne Sauerstoffzufuhr kann das Herz natürlich nicht arbeiten, nicht »leben«.
Wenn wir neun 5-Liter-Reserve-Treibstoffkanister nebeneinanderstellen, so entspricht deren Gesamtinhalt von 45 Litern ungefähr dem Sauerstoffbedarf des Herzens pro Tag.
Hier sei noch hervorgehoben, daß die Untersuchungsmethoden der Herzmedizin, der Kardiologie, ebenso jene der Herzchirurgie, in den letzten 25 Jahren derart unvorstellbare Fortschritte gemacht haben, wie sich dies kein Professor der Herzmedizin vor 30 Jahren auch nur im entferntesten hätte erträumen können. Es war eine lange Reise von jener Zeit an, in der man das Herz als etwas ansah, »das brechen kann«, bis zu unserer Zeit, in der das Herz mit einem Formel-1-Motor verglichen wird: Gesteuert durch computerisiertes Motormanagement. Dadurch lernten wir Menschen aber auch, das Herz noch besser zu verstehen. Und jetzt erst können wir voller Bewunderung erfahren, welch Wunderwerk unser Herz ist.

**Die wichtigsten Fachbegriffe lauten:**

Obere Hohlvene/Vena cava superior
Untere Hohlvene/ Vena cava inferior
Rechter Vorhof, linker Vorhof (Vorhof: lat. Atrium)
Rechter und linker Ventrikel/Rechte und linke Herzkammer
Aorta

Trikuspidalklappe, Mitralklappe
Lungenarterie/Arteria pulmonalis
Lungenvenen/Venae pulmonales

Epikard: die dem Herzen direkt aufliegende Seite des Herzbeutels

Myokard/Herzmuskel: mittlere Wandschicht des Herzens

Perikard/Herzbeutel: besteht aus zwei Epithelschichten (Myokard und Epikard); zwischen beiden Schichten liegt der mit Flüssigkeit gefüllte Perikardialraum

Herzscheidewand/Septum

## Extrasystolen/Herzstolpern/Herzjagen

Ein relativ verbreitetes Symptom, dem interessante Erklärungsmöglichkeiten zugrunde liegen können. Das Herz schlägt zweimal in schneller Abfolge. Der Extraherzschlag wird aber sozusagen vom Patienten nicht registriert.
Wie immer es sei, der nächstfolgende Herzschlag erfolgt mit einer Verzögerung von ungefähr einer Sekunde. Und diese Verzögerung macht uns ängstlich und besorgt. Es sei hier gleich vorweg gesagt: Die Angst ist gleichsam die Begleiterin aller Herzerkrankungen. Jeder erfahrene Arzt weiß, daß »die Angst« des Herzkranken, des Infarktpatienten, des Bypass-Operierten zu den großen Problemen der modernen Kardiologie zählt. Dieser »Angst« aber kann der Arzt nur schlecht Herr werden. Während der vorher erwähnten Verzögerung von einer Sekunde füllt sich das Herz besonders voll mit Blut. Mit der Auswirkung, daß dann der nächste Herzschlag mit besonders großer Kraft erfolgt. Oft wird das wie ein Schlag in der Brust empfunden – und der Mensch hat noch mehr Angst.
Extrasystolen müssen keineswegs Zeichen einer konkreten Herzerkrankung sein. Sie können auch auf Durchblutungsstörungen deuten oder auf Angina pectoris verweisen, auf Störungen der Schilddrüse – oder Resultat einer Infektionskrankheit sein. Auf jeden Fall gehört das Problem gründlich untersucht.

| | |
|---|---|
| Wahrscheinlich | **Nicht erklärbar**<br>**Zu viel Kaffee oder Tee**<br>**Alkohol**<br>**Nikotin**<br>**Fieber** |
| Möglich | **Beklemmung, Angst, Besorgnis**<br>**Verdauungsstörung** |
| Selten | **Komplikationen nach einem Herzinfarkt**<br>**Zu viel Digoxin**<br>**Rheumatische Herzentzündung/ Rheumatische Karditis** |

Wahrscheinlich

**Nicht erklärbar**

- Tritt in jüngeren oder mittleren Lebensjahren auf
- Ansonsten guter Gesundheitszustand
- Die Extrasystole verursacht keine weiteren Symptome; weder Ohnmachtsanfälle, noch Brustschmerzen

**Zu viel Kaffee oder Tee**

Die nur geringen Koffeinmengen einer Tasse Kaffee können dennoch zu viel sein. Was »zu viel« sein kann, ist eine rein individuelle Anschauung, die von Mensch zu Mensch schwankt. Koffein verursacht:
- Schnelleren Herzschlag
- Extrasystolen
- Zittern
- Angst
- Stark erhöhte Urinausscheidung

Die Behandlung ist einfach: Weniger oder keinen Kaffee trinken!

**Alkohol**

Alkohol kann einen direkten Einfluß auf das Herz haben. Dieser Einfluß nimmt mit der Zeit zu. Exzessiver Alkoholmißbrauch kann mit der Zeit, wenn auch selten, zu einem Herzfehler und zu Herzversagen führen.

**Nikotin**

Nikotin hat auf das Herz einen stimulierenden Effekt. Es erhöht die Pulsfrequenz und kann Extrasystolen hervorrufen.

**Fieber**

Erhöht sich die Körpertemperatur nur um ein halbes Grad, so nimmt der Herzschlag um zehn Schläge pro Minute zu, die

Neigung zu Extrasystolen steigt. Gewisse Infektionskrankheiten, Entzündungen können das Herz ebenfalls zu Extrasystolen verleiten.

Möglich

### Beklemmung, Angst, Besorgnis

Beeinflußt das Herz direkt über die Herzautomatie. Erhöht die Herzfrequenz und kann zu Extrasystolen führen.
- Verspannung in Nacken, Hals und Schultern
- Konstantes Druckgefühl im Kopf
- Starkes Schwitzen, Zittern
- Anhaltende Furcht, daß »etwas Schreckliches« passieren wird

### Verdauungsstörung

Es steht nicht genau fest, warum und wie das Herz dadurch beeinflußt wird. Man vermutet jedoch, daß es sich um eine komplexe Reaktion jener Nerven handelt, die sowohl das Verdauungssystem als auch das Herz steuern.
Außerdem kann eine direkte Irritation des Herzens durch einen stark ausgedehnten Magen erfolgen.
- Blähungen, Aufstoßen, Rülpsen
- Sodbrennen
- Ungutes Gefühl hinter dem Brustbein

Selten

### Komplikationen nach einem Herzinfarkt

Extrasystolen kommen häufig in den Tagen nach einem Herzinfarkt vor. Im Gegensatz zu den gutartigen Extrasystolen ist die Herkunft dieser anderen, besorgniserregenden Extrasystolen jedoch direkt aus den Herzkammern herzuleiten.
Es ist üblich, in den Tagen nach einem Herzinfarkt die elektrisch gesteuerten Funktionen des Herzens andauernd zu überwachen, um derartigen gefährlichen Extrasystolen auf die Spur zu kommen. Diese können ein Vorwarnzeichen für eine plötzliche, unkontrollierte Tätigkeit der Herzkammern sein: Kreislaufzusammenbruch und plötzlicher Tod sind die tragische Folge.

### Zu viel Digoxin

Digoxin ist ein wichtiges Medikament zur Behandlung von Herzkrankheiten.
Eine zu hohe Dosierung kann folgendes verursachen:
- Brechreiz und Erbrechen
- Sehr langsamer Puls mit Extrasystolen
- Mattigkeit
- Halluzinationen
- Bauchschmerzen

Leichte Verlaufsformen lassen sich durch Änderung der Dosierung regeln. Schwerere Fälle erfordern Intensivbehandlung im Krankenhaus.

### Rheumatische Herzentzündung/ Rheumatische Karditis

Eine Entzündung von Endokard, Perikard oder Myokard – oder aller drei Teile des Herzens. Glücklicherweise ist diese einst verbreitete Kinderkrankheit nur noch selten anzutreffen. Diese Erkrankung wurde früher umgangssprachlich auch als rheumatisches Fieber bezeichnet: Durch Rheuma ausgelöstes Fieber greift auf das Herz über, kann in schlimmen Fällen sogar zu einer Schädigung der Herzklappen führen. Bei uns ist diese Erkrankung selten geworden, in den Entwicklungsländern dagegen ist das leider noch nicht der Fall.

- Beginnt zwei oder drei Wochen nach einer starken, schlimmen Halsentzündung
- Gelenkschmerzen; Gliedersteife
- Fieber
- Hautausschlag kommt schnell und vergeht schnell
- Beschleunigter Puls, Extrasystolen
- Plötzliche, unruhige, zappelnde Bewegungen

Es besteht die Gefahr einer permanenten Schädigung der Herzklappen mit späteren Herzerkrankungen.

## Herzrhythmusstörungen

Das Wahrnehmungsvermögen gegenüber dem eigenen Herzschlag variiert von Mensch zu Mensch. Der eine geht davon aus, daß ein sehr schneller, aber regelmäßiger Herzschlag (Rhythmus) dennoch eine Unregelmäßigkeit darstellt. Ein anderer wiederum wird sich daran ohne Probleme anpassen können. Der Arzt wird mit dem Stethoskop das Herz abhorchen, während er den Puls fühlt. Bereits diese Untersuchungsmethode bietet in vielen Fällen genaue Hinweise über den vorliegenden Herzrhythmus. In Zweifelsfällen ergibt eine zusätzliche Untersuchung mit dem EKG/Elektrokardiogramm genaue Werte.

| | |
|---|---|
| Wahrscheinlich | **Sinusarrhythmie/Unregelmäßige Schlagfolge des Herzens**<br>**Sick-Sinus-Syndrom/Sinusknotensyndrom** |
| Möglich | **Extrasystolen/Herzstolpern/Herzjagen** |
| Selten | **Lungenembolie** |

Wahrscheinlich

### Sinusarrhythmie/ Unregelmäßige Schlagfolge des Herzens

Genaue Beobachtung des eigenen Pulsschlags während des Atmens kann eine Änderung des Herzrhythmus aufdecken. Die vorher genannte Herzautomatie läßt das Herz beim Einatmen schneller, beim Ausatmen langsamer schlagen. Bei manchen Menschen läßt sich das nur teilweise beobachten. Es handelt sich aber nicht um eine Krankheit, sondern sozusagen um eine Art von Übertreibung eines normalen Reflexes. Vor allem Kinder sind davon betroffen.

- Ansonsten gesund
- Herzrhythmus steht in deutlichem Bezug zur Atmung
- Die Frequenz des Herzrhythmus zwischen Einatmen und Ausatmen ändert sich um ca. zehn Herzschläge pro Minute schneller oder langsamer

### Sick-Sinus-Syndrom/Sinusknotensyndrom

Der Sinusknoten, auch Sinoatrialknoten des Herzens , steuert die elektrischen Funktionen von Herzschlag bzw. Herzrhythmus und Herzfrequenz. Dieser Teil der neurologischen Versorgung des Herzens ist derart lebenswichtig, daß er sogar von einer eigenen Blutversorgung betreut wird. Mit zunehmendem Alter kann diese eigene Blutversorgung allerdings an Kraft abnehmen, so daß der Sinusknoten Fehlfunktionen zeigt.

- Der Puls schwankt zwischen schnell und langsam
- Es können keine Symptome, ebenso aber auch Ohnmachtsanfälle bis hin zur Bewußtlosigkeit auftreten

Ein Herzschrittmacher löst das Problem!

Möglich

### Extrasystolen/Herzstolpern/Herzjagen

Extrasystolen können eine harmlose, aber auch eine ernsthafte Ursache haben. Egal wie, eine genaue Untersuchung, mindestens mit EKG, ist vonnöten. Bitte beachten Sie dazu auch unsere Erläuterungen kurz vorher.

Selten

### Lungenembolie

Ein Blutgerinnsel blockiert den Lungenkreislauf. Meist stammt dieses Blutgerinnsel (Thrombus, Pfropfen) von einem anderen ab, das sich in einer Wadenvene gebildet hatte und zum Lungenkreislauf hochgestiegen war.

- Plötzliches Druckgefühl im Brustkorb
- Kurzatmigkeit
- Möglich sind auch: Extrem starke, stechende Schmerzen im Brustkorb und Bluthusten
- Der Herzrhyhmus variiert zwischen schnell, aber regelmäßig, zu schnell und unregelmäßig

# Herzklopfen mit schnellem, aber regelmäßigem Rhythmus

Strenggenommen verstehen die meisten Leute unter Herzklopfen, daß das Herz besorgniserregend schlägt, klopft, pocht. Viele Menschen machen sich in diesem Falle Sorgen, daß eine Erkrankung oder Unregelmäßigkeit vorliegen könnte.
Herzklopfen an sich ist aber ein natürlicher Zustand. Und dennoch: Wenn wir dem Arzt berichten, »ich hatte Herzklopfen«, so meinen wir damit etwas Besorgniserregendes. Herzklopfen läßt sich in drei Gruppen unterteilen:
1: Wir spüren ein schnelles, aber regelmäßiges Herzklopfen.
2: Wir spüren unregelmäßiges Herzklopfen.
3: Wir spüren einen schnellen und unregelmäßigen Herzschlag.
Außerdem können Extrasystolen (siehe vorher) zu Herzklopfen führen. Zum Teil überlagern sich die Ursachen, so daß eine gründliche Untersuchung zu empfehlen ist.

| | |
|---|---|
| Wahrscheinlich | **Fieber**<br>**Sportausübung**<br>**Gemütsbewegung**<br>**Paroxysmale Tachykardie/Herzjagen** |
| Möglich | **Schwangerschaft**<br>**Blutarmut**<br>**Herzfehler/Herzattacke**<br>**Überfunktion der Schilddrüse**<br>**Medikamente** |
| Selten | **Störungen des Reizleitungssystems**<br>**Beriberi-Krankheit**<br>**Blutungen**<br>**Entzündung des Herzmuskels/Myokarditis**<br>**Erkrankung des Herzmuskels/Kardiomyopathie** |

Wahrscheinlich

**Fieber**

Eine Temperaturerhöhung um 0,5 Grad bewirkt eine Pulsbeschleunigung um 10 Schläge pro Minute. Je höher die Temperatur steigt, desto schneller geht der Puls. Pulsschlag und Körpertemperatur stehen also in einem Zusammenhang. Es gibt keine spezielle Behandlung. Linderung tritt mit Abklingen des Fiebers ein.

### Sportausübung

Jede noch so gemütliche Sportausübung wird zu einer größeren oder kleineren Erhöhung der Pulsfrequzenz führen. Der Herzmuskel reagiert auf gesteigerte körperliche Anforderungen, die Lungen pumpen mehr sauerstoffangereichertes Blut. Der Puls kann auf 120 bis 130 Schläge pro Minute steigen, sollte aber durch den Sportler selbst beobachtet und auch gelegentlich kontrolliert werden. Eine zu hohe Pulsfrequenz ist entweder ein Zeichen für zu wenig Training oder für eine Überlastung. Kommen dann noch Schmerzen in der Brust hinzu, so ist größte Vorsicht geboten.

### Gemütsbewegung

Die Anzahl der Herzschläge erhöht sich im selben Ausmaß, wie der Mensch sich erregt bzw. Gefühlsanwandlungen unterliegt. Folgende Begleitsymptome werden beobachtet:
- Trockener Mund
- Beschleunigte Atmung
- Zittern

Wenn der Körper diese Reaktionen zeigt, sollte man ihm unbedingt eine Pause gönnen. Ein sofortiges Abbrechen der sportlichen Betätigung muß aber nicht unbedingt sinnvoll sein. Erfahrungsgemäß ist es für den Körper zuträglicher, wenn man diese langsam und körpergerecht abklingen läßt. Dazu hier ein Beispiel: Ein überanstrengter Radfahrer sollte niemals schlagartig vom Rad steigen, sondern die letzten Kilometer mit verlangsamter Geschwindigkeit pedalieren, so daß Körperbewegung und Herzfrequenz wieder in Gleichklang kommen. Wer die sportliche Betätigung sofort abbrechen muß, weil ihn die Kräfte verlassen haben, sollte wenigstens im Stand lockere Ausgleichsgymnastik betreiben, um das Herz wieder an den Normalzustand zu gewöhnen.

### Paroxysmale Tachykardie/Herzjagen

Mit diesem komplizierten Fachausdruck werden in der Medizin alle weiteren unerklärlichen Phasen plötzlicher Pulsbeschleunigung bezeichnet. Es handelt sich um einen Sammelbegriff und nicht um eine Krankheit. Ursachen für so eine plötzliche, unerklärliche Beschleunigung des Herzschlags können sein: Sehr starker Kaffee, Alkohol, Zigaretten; vorhandene Herzerkrankungen, vor allem Störungen des Reizleitungssystems. Mit modernen Untersuchungsmethoden lassen sich allerdings diese Phasen plötzlicher Herzschlagbeschleunigung dokumentieren und auch analysieren. Daraus ergibt sich dann die entsprechende Behandlung.
- Schlagartiges Einsetzen des erhöhten Pulses
- Dieser wird ebenso schlagartig wieder völlig regulär

- Bei sehr schnellem Rhythmus treten Ohnmachtsgefühle und Kopfschmerzen auf
- Endet so plötzlich, wie es begonnen hat

Gelegentlich ist der Herzrhythmus so schnell oder so verlängert, d. h. langsam, daß das Herz aus dem Takt gerät und Atemlosigkeit folgt. Eine medizinische Korrektur des Herzrhythmus ist erforderlich.

Möglich

### Schwangerschaft

Während dieser erhöht sich die Herzfrequenz um ca. 10 Schläge pro Minute. Wer normalerweise eine Pulsfrequenz von 70 Schlägen pro Minute hat, sollte in der Schwangerschaft eine Herzschlagfrequenz haben, die 80 Schläge pro Minute nicht übersteigt. Das Herz reagiert so auf die Anforderungen der wachsenden Leibesfrucht, der Plazenta und der Gebärmutter.

### Blutarmut

Bei Blutarmut ist die Kapazität des Blutes zum Transport des Sauerstoffes deutlich verringert. Das Herz versucht dies zu kompensieren, indem es schneller pumpt. Dieses Symptom tritt aber nur dann auf, wenn es sich um eine schwere Blutarmut handelt. Weitere Symptome sind:

- Blässe
- Leichte Atemlosigkeit
- Mattigkeit

Blutarmut alleine stellt noch keine vollständige Diagnose dar. Man muß der wahren Ursache zusätzlich auf den Grund gehen.

### Herzfehler/Herzattacke

Die frühen Symptome können gänzlich undramatisch verlaufen.

- Müdigkeit.
- Kurzatmigkeit auch bei einfachen Bewegungen
- Erhöhte Herzfrequenz
- Geschwollene Fußgelenke
- Atemlosigkeit, wenn der Patient liegt

Zusätzliche Tests sind unbedingt erforderlich, um die Ursache des Herzfehlers zu ermitteln.

### Überfunktion der Schilddrüse

Diese Erkrankung verursacht Extrasystolen oder schlagartig erhöhten Puls.

### Medikamente

Es gibt eine Reihe von Medikamenten, welche die Herzfrequenz erhöhen. Zu diesen können ganz allgemein Grippemittel wie Hustensäfte etc. zählen. Ebenso haben gewisse Medikamente gegen Asthma ähnliche Nebenwirkungen. Betont sei hier allerdings, daß diese Nebenwirkungen nur bei ganz wenigen Menschen auftreten.

Selten

### Störungen des Reizleitungssystems

Man kann sich dies folgendermaßen vorstellen: Der elektrische Stromkreis, welcher die Herztätigkeit steuert, wird plötzlich unterbrochen. Ebenso sind andere Störungen und Schwankungen in diesem elektrischen Reizleitungssystem denkbar. Es gibt chirurgische Behandlungsmethoden, um den Fehler zu beheben, ebenso kann man das Reizleitungssystem mit Medikamenten unter Kontrolle halten. Äußerst selten ist das Wolff-Parkinson-White-Syndrom, das meist bei Jugendlichen auftritt:

- Wiederholte explosionsartige Frequenzbeschleunigung
- Der charakteristische Wechsel der Frequenz ist im EKG zu sehen

### Beriberi-Krankheit

Ein klassischer Mangel an Vitamin $B_1$, vor allem in der Dritten Welt, wo polierter Reis das Hauptnahrungsmittel ist. In unseren Breitengraden tritt dieser Vitaminmangel höchstens in Verbindung mit Alkoholmißbrauch auf.

- Muskelschmerzen
- Schneller Puls
- Geschwollene Fußgelenke
- Demenz; unsichere, schwankende Gehweise

Komplette Heilung möglich, sofern die Behandlung frühzeitig einsetzt.

### Blutungen

Äußerliche Blutungen kann man leicht erkennen, während innere ohne weiteres mehrere Stunden unerkannt andauern können und folgende Symptome zeigen:

- Erhöhte Pulsfrequenz
- Durst
- Ohnmachtsgefühle im Stehen

Zusätzlich zeigen sich noch:

- Blässe
- Kalte Gliedmaßen
- Verwirrung, Kollaps

### Entzündung des Herzmuskels/Myokarditis

Eine Entzündung des Herzmuskels, meist hervorgerufen durch eine Infektion, zum Beispiel durch Grippe, Diphtherie.

- Plötzliches Auftreten einer fieberhaften Erkrankung
- Atemlosigkeit, geschwollene Fußgelenke

- Atemlosigkeit im Liegen
- Schneller Puls

Zur Diagnose werden benötigt: Bluttests, EKG, bei schwierigen Fällen eine Gewebsentnahme aus dem Herzmuskel.

### Erkrankung des Herzmuskels/Kardiomyopathie

Eine weitere große Gruppe krankhafter Störungen, die nicht auf eine Entzündung des Herzmuskels zurückgehen.
Die Ursachen sind vielmehr angeboren oder durch Alkohol bzw. durch Koronarerkrankungen des Herzens ausgelöst.

- Herzfehler, Müdigkeit, Kurzatmigkeit
- Vor allem bei jungen Menschen längere Episoden der Ermüdung während einer sportlichen Betätigung möglich
- Erhöhte Herzfrequenz, die sowohl gleichmäßig als auch ungleichmäßig sein kann

Diagnose mit EKG und durch Gewebsentnahme aus dem Herzmuskel. Diese Erkrankung erfordert auf jeden Fall medikamentöse Behandlung, um das Risiko einer schlagartigen, schweren Herzrhythmusstörung zu verringern.

## Schneller, unregelmäßiger Herzschlag

Ursachen dafür sind normalerweise Vorhofflimmern oder Vorhofflattern. Ersteres ist vor allem bei alten Menschen weit verbreitet. Es entsteht durch Erkrankungen der Herzkranzgefäße, ansonsten treten aber keine Symptome auf; die Lebenserwartung ist nur unwesentlich verringert. Diese Erkrankung kann allerdings auch ganz plötzlich bei jungen Menschen vorkommen. Eine unkontrollierte Kontraktion des Vorhofs, wo das Blut zuerst das Herz erreicht, ist die Hauptursache. Bei dieser Erkrankung pocht der Vorhof mit mehr als 400 Bewegungen pro Minute. Jede dieser Zusammenziehungen bzw. Kontraktionen wird zu den Herzklappen übermittelt. Glücklicherweise werden nicht alle diese Signale ausgeführt, aber immer noch so viele, um das Herz mit einer Frequenz zwischen 100 und 150 Schlägen pro Minute schlagen zu lassen. Als Ergebnis davon entsteht ein komplett unregelmäßiger Herzrhythmus, am Puls deutlich zu fühlen, und über dem Herzen einwandfrei abzuhören.
Es dürfte niemanden überraschen, daß das Vorhofflimmern oder -flattern die Pumpleistung des Herzens verringert. Dadurch entstehen Kurzatmigkeit und geschwollene Fußgelenke. Zusätzlich erhöht sich ein klein wenig das Risiko, daß ein vorhandenes Blutgerinnsel in den Beinen zu einer arteriellen Verstopfung führen kann (Thrombus). Normalerweise wird Herzflimmern oder -flattern mit Digoxin behandelt, einem Medikament, wel-

ches den Herzrhythmus stabilisiert und das Herz stärkt. Bei Verdacht auf ein Blutgerinnsel (Thrombus) tendiert man heute auch dazu, Blutverdünnungsmittel zu verschreiben.
Im Gegensatz zum Herzflimmern ist beim Herzflattern die Frequenzrate im Vorhof etwas niedriger und liegt zwischen 240 und 360 Schlägen pro Minute. Dies ist immer noch viel zu schnell, um die Herzkammern in reguläre Kontraktionen versetzen zu können. Die Herzkammern schlagen normalerweise mit der Hälfte bzw. einem Viertel der Vorhoffrequenz, 90- bis 180mal pro Minute. Das ist auf jeden Fall ein zwar regelmäßiger, aber überaus schneller Herzrhythmus, häufig ändert sich dieser abrupt, wechselt von 180 zu 120 zu 90 und zurück, wodurch der Eindruck der Unregelmäßigkeit entsteht. Das Vorhofflattern ist ein Symptom einer ernsthaften Herzerkrankung und erfordert eine Behandlung im Krankenhaus. Wenn die Anfälle länger als wenige Minuten dauern, so tritt sehr rasch ein Erschöpfungszustand des Herzens ein. Ein Herzfehler entsteht, dessen wichtigstes Symptom zunehmende Atemlosigkeit ist. Die nachfolgend angeführten Erkrankungen beziehen sich hauptsächlich auf Vorhofflimmern.

| | |
|---|---|
| Wahrscheinlich | **Ischämie**<br>**Überfunktion der Schilddrüse** |
| Möglich | **Mitralstenose/Verengung der Mitralklappe**<br>**Alkoholmißbrauch**<br>**Komplikationen nach einem Herzanfall** |
| Selten | **Lungenentzündung**<br>**Endokarditis**<br>**Perikarditis**<br>**Vorhofseptumdefekt** |

Wahrscheinlich

**Ischämie**

Blockierung oder mangelhafte Blutversorgung des Herzens. Es entstehen keine anderen Symptome außer Herzflimmern, gelegentlich kann auch eine Angina auftreten.
Siehe später.

**Überfunktion der Schilddrüse**

Das Vorhofflimmern kann unter Umständen das einzige Signal sein, welches auf eine überaktive Schilddrüse hindeutet. Besonders bei älteren Menschen möglich. Bereits eine Routineuntersuchung kann diese Diagnose an den Tag bringen.
– Schwitzen

- Zittern
- Großer Appetit
- Hervorquellende Augen

Möglich

### Mitralstenose/Verengung der Mitralklappe

Die Mitralklappe trennt die linke Herzkammer vom linken Vorhof. Unter Stenose versteht man, daß diese Herzklappe sich verengt hat und steif wurde. Man muß sich die Funktion der Herzklappen wie jene eines Ventils vorstellen. Die Hauptursache der Mitralstenose ist ein rheumatisches Fieber, das bei uns nur noch selten vorkommt. Heute dagegen zählt der normale Alterungsprozeß zu den Ursachen für diese Erkrankung, die das Herz extrem anstrengt und bis zum Herzversagen führen kann.

- Eine oft Jahre zurückliegende Krankengeschichte mit rheumatischem Fieber
- Leichtere Symptome äußern sich nur als Flimmern
- In fortgeschrittenem Stadium entstehen Atemlosigkeit, Husten mit blutigem Auswurf
- Evtl. geschwollene Fußgelenke
- Unter Umständen andauernde, auffallend ungesund wirkende Rötung der Wangen

Einfachere Formen dieser Erkrankung lassen sich mit Digoxin behandeln, schwerere Fälle mittels einer Herzklappenoperation.

### Alkoholmißbrauch

Langjähriger Mißbrauch schwächt den Herzmuskel, Rhythmusstörungen treten auf.

### Komplikationen nach einem Herzanfall

Nach einer Herzattacke produziert das verletzte Herz eine Vielzahl von Rhythmusstörungen. Die schlimmsten davon sind Tachykardien der Herzkammern. Unter Tachykardie versteht man Herzjagen.

Die dauernde Kontrolle und Behandlung dieser Störungen läßt sich nur auf der Intensivstation eines Krankenhauses durchführen.

- Ohnmachtsanfälle
- Schnelles Schlagen in der Brust
- Bei Verschlechterung Bewußtlosigkeit

Selten

### Lungenentzündung

Diese ernste Brusterkrankung löst mitunter Vorhofflimmern aus, das nach der Heilung wieder verschwindet.

### Endokarditis

Herzinnenhautentzündung, die normalerweise nur die Herzklappen erfaßt, zum Beispiel nach einem rheumatischen Fieber. Das Flimmern ist nur eines von vielen Symptomen.

- Schwitzanfälle in der Nacht
- Unwohlsein
- Keulenförmige Fingerspitzen
- Beklemmungsgefühl
- Herzjagen
- Kurzatmigkeit
- Blutarmut
- Niedriger Blutdruck
- Fieber

Behandlung über einen längeren Zeitraum mit antibiotischen Medikamenten erforderlich, um die Infektion zu beseitigen.

### Perikarditis

Herzbeutelentzündung, die normalerweise nicht isoliert als Krankheit auftritt, sondern meistens eine Begleiterscheinung anderer Erkrankungen ist. Sie kommt in Verbindung mit Tuberkulose, Rheumatismus und vielerlei Virusinfektionen vor. Die Innenseite des Herzbeutels entzündet sich, dadurch wird Flüssigkeit abgesondert, der Herzbeutel füllt sich und drückt auf das Herz. Kurzatmigkeit und Atemlosigkeit des Patienten zählen zu den typischen Symptomen.

### Vorhofseptumdefekt

Es handelt sich um eine Öffnung in der Trennwand des Herzens, also zwischen der linken und der rechten Seite des Herzens. Diese Öffnung entsteht, während das Kind noch im Mutterleib ist. Zum Zeitpunkt der Geburt sollte sich diese Öffnung schließen, was gelegentlich jedoch nicht geschieht. Es kann Jahre dauern, bis die richtige Diagnose gestellt wird. Gelegentlich hört der Arzt bei einer Untersuchung ein bestimmtes Herzgeräusch und entdeckt so diesen Herzfehler.

- Erhöhte Anfälligkeit für Erkrankungen der Atmungsorgane
- Kurzatmigkeit
- Herzklopfen und Herzflimmern

Kann chirurgisch behoben werden.

# Zu langsam schlagendes Herz

Die Mediziner sind übereingekommen, eine Frequenz von weniger als 60 Herzschlägen pro Minute als zu langsam anzusehen. Oft kommt man erst zufällig darauf, daß jemand dieses Symptom hat. Es gibt außerdem noch niedrigere Herzfrequenzen, 40 Herzschläge pro Minute und darunter. Die Folge davon sind Schwindelanfälle, Ohnmacht und bei älteren Menschen auch Verwirrung. Es gibt dafür zwei Hauptursachen. Das Reizleitungssystem des Herzens regelt einen zu langsamen Rhythmus, oder es ist blockiert, so daß die Herzkammern wesentlich langsamer pochen, als die Signale ankommen. Eine genauere Diagnose läßt sich mit dem EKG stellen.

| | |
|---|---|
| Wahrscheinlich | **Fitness**<br>**Nebenwirkungen von Medikamenten**<br>**Herzblock** |
| Möglich | **Unterfunktion der Schilddrüse**<br>**Sinusknotensyndrom**<br>**Geburtsfehler** |
| Selten | **Kardiomyopathie/Herzmuskelentzündung** |

Wahrscheinlich

**Fitness**

Ein langsamer Puls ist bei Athleten und bei Menschen, die regelmäßig Sport betreiben, weit verbreitet.

**Nebenwirkungen von Medikamenten**

Digoxin ist eines jener Medikamente, welches bei Überdosierung den Puls verlangsamt. Betablocker steuern den Puls ebenfalls auf ein niedriges Niveau ein. Dieser Effekt ist aber in diesem Fall beabsichtigt und ein Beweis für korrekte Dosierung. Mit Betablockern wird zu hoher Blutdruck und Angina behandelt.

*Betablocker sind bekannt als wichtige Medikamente. Gelegentlich werden sie auch dazu verwendet, Angstsymptome zu unterbinden. Aufgrund ihrer Fähigkeit, Herzklopfen und Schwitzen zu vermeiden, werden sie häufig von Musikern und Künstlern vor der Vorstellung eingenommen. Immer wieder haben Teilnehmer von Schießwettbewerben bei Olympischen Spielen Betablocker verbotenerweise eingenommen, um eine besonders ruhige Hand zu haben. Betablocker werden im Sport zu den Dopingmitteln gerechnet.*

### Herzblock

Diese Erkrankung entsteht durch eine Störung des Reizleitungssystems, welches an irgendeiner Stelle unterbrochen wird. Die Herzkammern besitzen eigene Schrittmacher, die sie mit 30 bis 40 Schlägen pro Minute steuern. Die üblichen Gründe für diese Erkrankung sind der natürliche Alterungsprozeß oder eine schlechte Blutversorgung des Herzens, Überdosierung von Medikamenten, akutes rheumatisches Fieber, arteriosklerotische Herzerkrankungen, Krebs, Syphilis sowie Herzinfarkt.

- Schwindel
- Kurzzeitige Ohnmachtsanfälle
- Schwarzwerden vor den Augen
- Stoßweiser Atem

Behandlung durch künstlichen Herzschrittmacher.

Möglich

### Unterfunktion der Schilddrüse

Diese kann auch folgende zusätzliche Symptome zeigen:

- Zu langsamer Herzschlag
- Trockene Haut
- Große Kälteempfindlichkeit
- Müdigkeit, langsames Denken
- Krächzende Stimme

Behandlung mit einem Schilddrüsenhormon muß lebenslänglich erfolgen.

### Sinusknotensyndrom

Wird durch einen Alterungsprozeß im Schrittmacherbereich des Herzens verursacht. Bewirkt Rhythmusstörungen von langsam bis schnell und mit jeder Kombination dazwischen.

- Herzklopfen
- Müdigkeit
- Benommenheit

### Geburtsfehler

Manche Menschen werden mit einer langsamen Pulsfrequenz geboren. Trotzdem sollte der Arzt auf jeden Fall feststellen, ob dafür nicht andere Symptome verantwortlich sind, die auf eine Herzerkrankung hindeuten (wie z. B. Herzgeräusche und abnormales EKG).

Selten

### Kardiomyopathie / Herzmuskelentzündung

Allgemeiner Ausdruck und Sammelbegriff für Erkrankungen des Herzmuskels. Dieser ist letztlich in irgendeiner Form geschwächt. Er kann dicker werden, er kann aber auch schwächer und dünner werden. Die Pumpleistung verringert sich. Die Elastizität des Muskels nimmt ab. Bei den Symptomen können alle klassischen Herzsymptome vorkommen: Atemnot, Herzklopfen,

Ermüdung etc. Eine ernst zu nehmende und schwerwiegende Erkrankung mit verkürzter Lebenserwartung, aber auch mit guten Heilungschancen.

## Die Atmung

Wir atmen, um die Körperzellen mit Sauerstoff zu versorgen!
Ohne Sauerstoffversorgung des menschlichen Körpers gibt es kein Leben.
Wir atmen aber auch, um Kohlendioxid, ein Abfallprodukt des Körpers, aus dem Körper zu entfernen. Dieses Prinzip von Einatmung (Zufuhr von Sauerstoff) und von Ausatmung (Entsorgung von Kohlendioxid) nennt man Stoffwechsel. Nahezu alle Krankheiten beeinflussen und beeinträchtigen die Funktionsweise der Atmung. Herzkrankheiten und Komplikationen der oberen Luftwege beeinflussen auch die Atmungsfunktionen.
Mittels der Atmung kontrolliert der Körper den (chemischen) Haushalt von Säuren und Basen: Das Gehirn steuert die Atmung, Krankheiten und Medikamente, Drogen, Suchtgifte können diese über das Gehirn negativ beeinflussen.
Dieses Kapitel beginnt mit Atemlosigkeit bzw. mit plötzlich einsetzender Atemnot. In einem weiteren Abschnitt beschäftigen wir uns mit chronischer Atemnot.
Die Ursachen beider Krankheiten überlappen sich teilweise. Wir bitten daher um Verständnis, wenn wir gewisse Krankheitsursachen wiederholen müssen. Atemnot und Atemlosigkeit zählen übrigens zu den besonders alarmierenden Symptomen.
*Der Heimlich-Handgriff*
*Der amerikanische Arzt Henry Heimlich erfand die hier beschriebenen Erste-Hilfe-Maßnahmen bei Erstickungsanfällen, verursacht durch Fremdkörper in den oberen Luftwegen. Eltern sollten sich diese Hinweise besonders gut einprägen, da vor allem kleinere Kinder gerne Fremdkörper verschlucken.*

1. *Der Helfer umfaßt den liegenden oder sitzenden Menschen von hinten mit beiden Armen. verschränkt seine Hände vor dem Magen des Betroffenen. Er umklammert sozusagen das Unfallopfer von hinten. Nun drückt der Helfer stoßartig mehrmals mit den verklammerten, zu Fäusten geballten Händen kräftig gegen das Zwerchfell.*
2. *Liegt der Betroffene, so legen wir ihn auf den Rücken, knien uns über ihn und drücken mit beiden Händen mehrmals kräftig und stoßartig gegen das Zwerchfell.*

*Hinweise: Das stoßartige Drücken, Pressen gegen das Zwerchfell sollte in etwa dort ansetzen, wo der Übergang vom untersten Rippenbogen zum Bauch liegt. Hier, in der Zwerchfellgegend des Körpers, entsteht durch das Stoßen/Pressen/Drücken eine beachtliche Drucksteigerung im Atmungssystem von Bronchien, Lungen, Luftröhre. Dadurch kann der Fremdkörper nach außen befördert werden.*

*Dieser sollte aufbewahrt und dem Arzt gezeigt werden. Je nach Art des Fremdkörpers (spitz, stumpf, scharfkantig, rund etc.) ist eine sofortige Nachuntersuchung notwendig, um festzustellen, ob der Fremdkörper innere Verletzungen verursacht hat. Eine Nachuntersuchung ist unbedingt in jedem Fall erforderlich.*

## Rasselnde, schnarchende Atmung

Normalerweise ist Schnarchen kein Krankheitssymptom. Es entsteht durch Vibration des weichen Gaumens, am untersten Teil des Mundes. Am ehesten läßt es sich beheben, indem der Schnarcher seine Schlafposition häufig wechselt und ändert. Der Einsatz unterschiedlich weicher oder harten Kissen hat sich ebenfalls sehr bewährt.

| | |
|---|---|
| Wahrscheinlich | **Schnarchen** |
| Möglich | **Drüsenerkrankung/Adenoide**<br>**Schlaganfall**<br>**Alkoholrausch** |
| Selten | **Pickwick-Syndrom** |

Wahrscheinlich **Schnarchen**

Siehe vorher unter Einleitung.

Möglich **Drüsenerkrankung/Adenoide**

Die Schleimhäute der Mundhöhle, der Nase und des Rachens können sich entzünden. Das betrifft häufig die sogenannten Polypen, aber auch die Rachenmandeln. Vor allem bei Kindern können diese adenoiden Vegetationen bzw. Wucherungen so groß werden, daß die Atmung durch die Nase behindert wird.

- Nasale Sprache
- Schnarchen
- Atmung durch den Mund
- Sich wiederholende Ohrenerkrankungen

Entfernung der Wucherungen durch eine Operation.

**Schlaganfall**

Eine Blutung oder ein Thrombus (Pfropfen, Gerinnsel) im Gehirn verursachen:
- Lähmungen auf einer Seite
- Koma (tiefe Bewußtlosigkeit)
- Röchelnde Atmung – typisch, ehe der Patient in ein tiefes Koma fällt

**Alkoholrausch**

Wenn jemand bis zur Bewußtlosigkeit trinkt, entstehen ebenfalls diese Symptome.

Selten

**Pickwick-Syndrom**

Es wurde nach der Figur des Little Joe von Charles Dickens benannt. Man bezeichnet damit eine Erkrankung des Herz-Lungen-Kreislaufes, besonders bei extrem fettleibigen Menschen. In fortgeschrittenem Stadium dösen die Erkrankten sogar tagsüber vor sich hin.

Der Patient schnarcht und röchelt, auch tagsüber.
- Extremes Übergewicht
- Vor-sich-Hindösen (tagsüber)

Gelegentlich helfen diesen Patienten Sauerstoffmasken während des Schlafens, um die Sauerstoffzufuhr zu verbessern, da die Krankheit durch eine Verengung der Luftröhre verursacht wird. Der Patient bekommt zu wenig Luft, Herz und Lungen bekommen zu wenig Sauerstoff. Daher auch jene große Mattigkeit, Müdigkeit und Schlafbedürfnis.

## Heisere, pfeifende Einatmung

Vermutlich ist ein Laryngospasmus, auch Stridor genannt, hierfür der Auslöser. Im Kehlkopf befindet sich ein Fremdkörper und verursacht jenes heisere, pfeifende, zischende Einatmungsgeräusch. Siehe dazu auch später.

# Abnormer Brustkorb

| | |
|---|---|
| Wahrscheinlich | **Angeboren**<br>**Asthma** |
| Möglich | **Chronische Atemwegserkrankung** |
| Selten | **Rachitis** |

Wahrscheinlich

## Angeboren

Fast immer handelt es sich um eine angeborene Rückgratdeformation/Rückgratverkrümmung. Dadurch wird die Form des Brustkorbs (Thorax) negativ beeinflußt. Frühzeitig einsetzende Behandlung kann noch recht erfolgreich einwirken.

- Von hinten betrachtet, ist das Rückgrat gebogen, gekurvt
- Diese bogenförmige Kurve tritt noch stärker zutage, wenn sich der Patient nach vorne neigt und bückt

Eine andere Verformung des Brustkorbs wird durch ein scheinbar eingedrücktes, in Wahrheit aber zu tief innen liegendes Brustbein verursacht, welches direkt auf das Herz drückt. Spätestens jetzt muß das Problem chirurgisch behoben werden.

## Asthma

Chronisches, schweres Asthma, das nicht oder nicht ausreichend behandelt wurde, kann bereits bei Jugendlichen folgendes verursachen:

- Einen breiten, überaus flachen Brustkorb
- Hervorstehende Rippenränder und Rippenbögen
- Hervortretendes Brustbein, welches wie ein spitzer Grat nach vorne ragt. Man spricht von einer »Hühnerbrust«

Man führt diese Mißbildungen darauf zurück, daß die Rippenmuskeln infolge der erschwerten Atmung des Asthmatikers sich besonders anstrengen müssen. Dadurch werden die unteren Rippen nach vorne geschoben, so daß sie hervorstehen. Heute kommt das immer seltener vor, da die Behandlung von Asthma geradezu revolutioniert wurde. Andererseits stellen diese Verformungen/Mißbildungen höchstens ein ästhetisches Problem dar, das sogar chirurgisch behoben werden könnte.

Möglich

## Chronische Atemwegserkrankung

Mit diesem allgemeinen Begriff erfaßt und beschreibt man diverse Krankheiten.Vor allem aber reiht man darunter die chronische Bronchitis und das Emphysem ein. Unter dem Einfluß dieser beiden Erkrankungen kann sich ein tonnenförmiger Brustkorb herausbilden. Siehe dazu später

Selten

**Rachitis**

Wird durch Vitamin-D-Mangel verursacht und führt zu hervorstehenden Gelenkverbindungen, zum Beispiel dort, wo die Rippen am Brustbein anschließen. Heute findet sich diese Erkrankung nur noch in Entwicklungsländern.

## Plötzlich einsetzende Atemlosigkeit und Atemnot

Wir behandeln nur die plötzlich einsetzenden Symptome von Atemnot und Atemlosigkeit, die den Menschen wie eine Attacke blitzartig überfallen.
Der Patient droht zu ersticken, Atemstillstand tritt ein (Asphyxie). Niemals sollte die Ernsthaftigkeit der Lage unterschätzt werden, und besonders bei Kindern und Babys, die unter Kurzatmigkeit, Atemnot leiden, muß besonders vorsichtig vorgegangen werden.

| | |
|---|---|
| Wahrscheinlich | **Asthma**<br>**Entzündung der Bronchiolen**<br>**Brustinfektion** |
| Möglich | **Herzfehler**<br>**Akute oder chronische Bronchitis** |
| Selten | **Allergische Alveolitis/Entzündung der Alveolen** |

Wahrscheinlich

**Asthma**

Eine weitverbreitete Krankheit, welche für Millionen von Menschen ein ständiges Leiden und eine ständige Beeinträchtigung der persönlichen Lebensqualität bedeutet. Asthma kann ganz plötzlich, anfallartig einsetzen. Wir nennen das einen »Asthmaanfall«, und er kann leichter, aber leider auch lebensbedrohlich verlaufen. Es gibt verschiedene Formen von Asthma.
Alle aber führen zu mehr oder weniger großer Atemnot, Atemlosigkeit bis hin zu regelrechten Erstickungsanfällen. Jeder Asthmaanfall strengt den Patienten sehr an, kostet ihn sehr viel Kraft

und erschöpft den Betroffenen völlig. Dazu kommen die seelischen Komponenten von Angst und Furcht bis hin zu Todesangst. Asthmatiker, vor allem Kinder und Jugendliche, leiden darunter, daß sie an vielen schönen Dingen des Lebens – wie Sport – nur bedingt oder gar nicht teilhaben können. Asthmakranke fühlen sich daher oft von der Gemeinschaft ausgeschlossen und ziehen sich in sich selbst zurück.

Es besteht große Gefahr für alle Asthmakranken, die ihr Standardmedikament nicht immer griffbereit zur Hand haben. Jeder Asthmakranke sollte die Anwendung »seiner Medikamente« bei Anfällen beherrschen. Eltern asthmakranker Kinder müssen dem ebenfalls Rechnung tragen und sich mit Soforthilfe bei Anfällen vertraut machen; Kindergärtnerinnen, Lehrer usw. sollten davon informiert werden.

- Schlechte Wirkung von Medikamenten
- Zischende Ausatmung
- Engegefühl im Brustkorb
- Schwitzen, Atemnot, beschleunigter Puls
- Verkrampfungen der Nackenmuskulatur
- Bei fortschreitendem Anfall: Zyanose (Sauerstoffmangel; Patient läuft blau an); Müdigkeit, Blässe, Benommenheit
- Verwirrung, Koma
- Die Verschlechterung des körperlichen Zustandes kann einige Minuten oder Stunden dauern

Asthmatiker sollten genau darauf achten, ob die bisher verwendeten Medikamente in ihrer Wirkung nachlassen. Wenn das der Fall ist, muß rechtzeitig eine neue Therapie gesucht und getestet werden.

### Entzündung der Bronchiolen

Hierbei handelt es sich um ganz feine Bläschen, Verästelungen in den Bronchien. Die Bronchiolen dienen zur Versorgung der Lungenläppchen. Eine typische Kinderkrankheit, die vor allem im Winter vorkommt.

Wird meist durch ein Virus verursacht, häufig auch in Form kleinerer Epidemien auftretend.

- Zu Beginn bekommt das Baby/Kind einen leichten Schnupfen, mit Husten – ähnlich wie bei einer Erkältungskrankheit
- Dann setzt keuchender, pfeifender Atem ein, der sich über Stunden hinweg verschlechtert
- Die Atmung erzeugt einen krächzenden Ton, der auch im Brustkorb zu hören ist
- Beschleunigter Atmen, hechelndes Einatmen
- Schließlich zeigt sich Blässe, die Lippen verfärben sich blau (Zyanose; Sauerstoffmangel)

Erste Maßnahmen: Setzen Sie das Kind einer dampfhaltigen Umgebung und Atemluft aus. Das kann bereits sehr gut helfen.

Bewährt dafür haben sich Inhalationsgeräte, deren Inhalationsdämpfe wir direkt vor Mund und Nase des erkrankten Kindes halten. Das Kind ist dadurch gezwungen, diese feucht-warmen Dämpfe einzuatmen. Bei der eventuell notwendigen Behandlung im Krankenhaus wird Sauerstoff und Feuchtigkeit zugeführt. Babys und Kleinkinder mit dieser Erkrankung weisen eine erhöhte Anfälligkeit für Asthma im Erwachsenenalter auf.

Kinder und Babys, deren Eltern rauchen, müssen im ersten Lebensjahr dreimal so oft im Krankenhaus wegen Erkrankungen der Atmungsorgane behandelt werden wie Kinder von Nichtrauchern.

### Brustinfektion

Entzündungen von Organen in der Brusthöhle, ganz besonders natürlich der Lungen, können sehr schnell zu Atmungsproblemen führen.

- Feuchter Husten mit gefärbtem Auswurf
- Hohes Fieber
- Beschleunigte Atmung
- Stark gerötete Nasenöffnungen
- Schmerzen über dem erkrankten Teil des Brustkorbs
- Lippen und Zunge laufen blau an (Zyanose)
- Gelegentlich Blutspuren im Auswurf
- Verwirrung

Eine Erkrankung, die vor allem bei älteren Menschen vorkommt.

Möglich

### Herzfehler

Treten vor allem in späteren Lebensjahren, besonders dann, wenn es bereits eine medizinische Vorgeschichte mit hohem Blutdruck, generellen Herzproblemen gibt, auf.

- Müdigkeit, Kurzatmigkeit, Atemnot gehören zu den frühen Symptomen
- Geschwollene Fußgelenke
- Kurzatmigkeit, Atemnot nehmen im Liegen noch zu
- Der betroffene Mensch liegt gerne auf einem Kissenberg
- Bei fortgeschrittener Erkrankung wacht der Erkrankte wegen Erstickungsanfällen auf
- Rötlicher, zäher Schleim und Auswurf
- Aufrechtes Sitzen gewährt Erleichterung für einige Minuten

Diese Symptome verlangen sofortige medizinische Behandlung.

### Akute oder chronische Bronchitis

Eine Entzündung der sogenannten Bronchialschleimhaut. Einatmung und Ausatmung sind mehr oder weniger erschwert. Der Patient nimmt dadurch zu wenig Sauerstoff auf und kann zu wenig Kohlendioxid ausscheiden. In schweren Fällen treten regelrechte Erstickungsanfälle auf.

- Schwerer Kopfschmerz
- Warme, blaue Hände; schneller Puls; Muskelzittern
- Muskelzuckungen
- Koma

Die Situation verlangt sofortige notärztliche Maßnahmen!

Selten

### Allergische Alveolitis/Entzündung der Alveolen

In den Alveolen – den unendlich feinen Lungenbläschen – findet der Austausch von Sauerstoff und Kohlendioxid statt. Wir haben es hier also mit einem regelrechten Zentrum des körperlichen Funktionierens zu tun. Allergische Substanzen können zu einer Entzündung der Alveolen führen.

Die bekannteste Ursache dieser Erkrankung ist schimmeliges Heu, das zur Erkrankung vieler Bauern führt, vor allem bei nicht-mechanisierter Landwirtschaft.

- Kurzatmigkeit, Atemnot, zischender Atem
- Fieber, Husten, Unwohlsein, Gelenkschmerzen
- Die Symptome verschwinden nach einigen Tagen wieder

Bei chronischer Alveolitis gibt es ständig wiederkehrende Atmungsprobleme sowie Uhrglasnägel.

Als beste Behandlung gilt: Vermeidung des Kontaktes mit den allergenen Substanzen.

## Atemlosigkeit, Atemnot über Tage, Wochen, Monate

Dieser Typus der Atemnot und Kurzatmigkeit zeigt, zumindest am Anfang, keine zusätzlichen Symptome. Außerdem existieren keine besonderen Unterschiede zwischen den Ursachen, die diese Symptome hervorrufen.

Atemnot und Kurzatmigkeit, die auch nur einige Tage oder Wochen andauern, erfordern auf jeden Fall genauere Untersuchungen.

Andererseits können diese Symptome auch mit dem Bewegungsstandard zu tun haben. Wenn die einzige körperliche Tätigkeit im Öffnen des Garagentores besteht, so darf man sich nicht wundern, wenn einem beim Reifenwechsel sozusagen die Luft ausgeht (nicht dem Reifen ...). Wer allerdings beim Treppensteigen auch über Atemnot klagt, der sollte der Sache auf den Grund gehen.

Wer sich andererseits körperlich überfordert und seine Belastungsgrenze übersteigt, der braucht sich über Atemlosigkeit etc. nicht zu wundern.

Immer noch am besten ist es, seinen eigenen Körper selbst genau zu beobachten und seine eigene Leistungsfähigkeit mit der anderer Gleichaltriger zu vergleichen. Wer bei einem gemeinsamen Ausflug, bei einer Wanderung oder Radtour der einzige ist, der nach halber Strecke rasten muß, bei dem stimmt einiges nicht (mehr).

Die hier gegebenen Ratschäge sollte man sich gut einprägen und sich, ehe man anfängt, Schlüsse zu ziehen, folgende Fragen beantworten:

- Wie lange ist die letzte sportliche Betätigung her, bei der man ins Schwitzen geriet?
- Hat man zugenommen?
- Wenn ja, wieviel?
- Ist man ein starker Raucher?

Ehrliche Antworten auf diese Fragen können weiterhelfen.

Außerdem gibt es natürlich andere Umstände wie Angst, Furcht, Streß, die Atemnot und Kurzatmigkeit bereiten können. Und schließlich könnten noch folgende Erkrankungen dahinterstehen:

| | |
|---|---|
| Wahrscheinlich | **Herzfehler**<br>**Seelische Gründe** |
| Möglich | **Schwangerschaft**<br>**Blutarmut**<br>**Lungenerguß**<br>**Lungenkrebs** |
| Selten | **Skelettverformung/Buckel/Kyphose**<br>**Staublunge**<br>**Höhenkrankheit**<br>**Fibrosierende Entzündung der Lungenbläschen** |

Wahrscheinlich **Herzfehler**

Hauptsächlich ein Problem älterer Menschen. Oft werden diese Symptome oder Probleme dem Alter zugeschrieben, während sie in Wahrheit Anzeichen einer Herzerkrankung sein können. Häufig existiert außerdem noch eine Krankengeschichte mit hohem Blutdruck, Angina oder Herzattacken. Frühe Symptome sind:

- Müdigkeit, geringe körperliche Belastbarkeit
- Geschwollene Fußgelenke
- Appetitverlust
- Später kommt Kurzatmigkeit und Atemnot im Liegen dazu
- Sie schlafen bevorzugt auf hohen Kissen

– Atemnot läßt einen in der Nacht erwachen (mit schaumigem Husten); die Symptome verschwinden, wenn man sich einige Zeit aufgesetzt hat.

Müdigkeit allein kann bei Älteren bereits Symptom einer Herzerkrankung sein. Je früher die Behandlung einsetzt, desto besser wird der Erfolg sein! Die Herzmedizin hat inzwischen geradezu unvorstellbare Fortschritte gemacht.

### Seelische Gründe

Besonders bei jüngeren Berufstätigen kann übergroßer Streß die Ursache sein. Die seelische Belastung durch den Streß ist für den Körper zu groß, er reagiert.

– Der Patient meint, er kann nicht tief genug einatmen
– Ansonsten aber guter Gesundheitszustand

Hier hilft nur Erholung, Urlaub, Entspannung – und Abbau von ungesundem Streß (es gibt auch gesunden Streß ...)! Der Arzt kann mit aufklärenden Gesprächen viel bewirken.

Möglich

### Schwangerschaft

Im letzten Schwangerschaftsdrittel kann die Gebärmutter gegen das Zwerchfell (Diaphragma) pressen und Atembeschwerden hervorrufen.

### Blutarmut

Das Blut transportiert bekanntlich Sauerstoff zu den entlegensten Teilen des gesamten Körpers. Sinkt bei Blutarmut die Blutmenge, so sinkt auch die Sauerstoffzufuhr. Blutarmut kann übrigens auch durch Mangel- oder Fehlernährung entstehen. Einfache Tests können die Diagnose untermauern.

### Lungenerguß

Die Lungen reagieren auf jede Reizung, so wie die Haut bereits bei einem kleineren Sonnenbrand. Gewebeflüssigkeit tritt aus, wird ausgeschwemmt und sammelt sich in einer Art Teich an der Lungenbasis. Ist diese Flüssigkeitsansammlung groß genug, so drückt sie die Lungen nach oben, reduziert und beeinträchtigt damit die Lungenfunktion massiv – und führt zu Atemnot und Atemlosigkeit, oft kombiniert mit Kurzatmigkeit. Weitere Symptome eines Lungenergusses (Effusion) gibt es übrigens nicht! Eine Röntgenuntersuchung ist daher, nebst weiteren Lungenuntersuchungen anzuraten. Im übrigen gibt es für einen Lungenerguß häufig eine Prädisposition (Veranlagung): Herzfehler, Lungenentzündung, Lungenthrombus (Pfropfen) und Embolien, Lungenkrebs. Siehe dazu auch später.

### Lungenkrebs

Ein Tumor kann die oberen Luftwege verlegen, blockieren. Er kann Teile der Lunge lahmlegen und verursacht insgesamt die erwähnten Symptome. Allerdings äußern sich Lungentumoren keineswegs nur mit Kurzatmigkeit und Atemnot, sondern noch mit einer Vielzahl anderer Symptome, wie zum Beispiel Bluthusten und Brustschmerzen. Mehr darüber später.

Selten

### Skelettverformung/Buckel/Kyphose

Massive Verbiegungen der Brustwirbelsäule (oft angeboren) können den Bewegungsspielraum für Herz und Lungen verringern und deren Funktion eingeschränken. Diese Deformationen nennt der Arzt Kyphose; siehe auch später.

### Staublunge

Eine meist beruflich verursachte Lungenkrankheit, die im Laufe langjähriger Arbeit in staubiger Umgebung entsteht. Verbreitet sind die Staublungen bei Bergleuten, Steinmetzen sowie bei der Verarbeitung von Asbest.

- Zunehmende Atemnot und Atemlosigkeit
- Husten

Die betreffenden Arbeitsplätze müssen laufend nach den Bestimmungen des Arbeitsschutzes und gesundheitlichen Bestimmungen kontrolliert werden.

### Höhenkrankheit

Ist die direkte Auswirkung des verringerten Sauerstoffgehalts der Luft in Höhen ab 3500 m über dem Meer. Junge, leistungsstarke Bergsteiger sind davon genauso (oder auch nicht) betroffen wie ältere Bergsteiger. Die jüngeren unter ihnen sind davon mehr betroffen, da sie schneller hochklettern als die älteren Kameraden. Es handelt sich um eine durchaus gefährliche Erkrankung. Erste Symptome sind:

- Atemnot, extreme Kurzatmigkeit
- Der Betroffene muß stehenbleiben, sich hinsetzen – er kann im Gehen nicht mehr atmen ...
- Kopfschmerz und Müdigkeit, Erschöpfung
- Blutiger und starker Husten
- Brechreiz, Verwirrung, Desorientierung
- Koma

Der Höhenkranke muß so schnell wie möglich in tiefere, sauerstoffreichere Regionen gebracht werden.

### Fibrosierende Entzündung der Lungenbläschen

Entweder das Endstadium der allergischen Alveolitis oder auch eine Erkankung, deren Ursprung man bis heute nicht kennt. Die feinen Lungenbläschen (Alveolen) werden zunehmend durch

Einlagerung, Bildung von Bindegewebe verdickt, d.h. die Alveolen fibrosieren. Ganze Teile der Lungen können schließlich nicht mehr arbeiten. Logischerweise beeinflußt diese schwere Erkrankung den gesamten Körper, besonders auch Herz und Kreislauf. Eine schwere fibrosierende Alveolitis zählt heute zu den Indikationen für eine Lungentransplantation (sofern möglich).

## Atemnot und Atemlosigkeit mit keuchender Atmung

Sofern der Arzt akute Entzündungsvorgänge der Atmungsorgane ausschließen kann, handelt es sich meist um Verengungen der oberen Luftwege, der Luftröhre etc. Die Luftzufuhr wird verringert, ebenso die Ausatmung. Häufig besteht auch eine allergische Komponente: Viele Asthmatiker sind empfindlich gegen Staub, Zigarettenrauch etc. und zeigen die Symptome über mehrere Stunden hinweg. Raucher sollten das doch bedenken und Rücksicht auf ihre Mitmenschen nehmen. Vor allem dann, wenn es sich um Asthmatiker und Allergiker handelt.

| | |
|---|---|
| Wahrscheinlich | **Asthma**<br>**Chronische Bronchitis**<br>**Emphysem** |
| Möglich | **Gelegentliches Asthma** |
| Selten | **Nebenwirkungen von Medikamenten**<br>**Aspergillose** |

Wahrscheinlich **Asthma**

Ungefähr jeder Zehnte leidet an Asthma – und die Zahl ist steigend. Die klassischen Symptome sind:

- Wiederkehrende Atemnot, Kurzatmigkeit sowie Atemlosigkeit
- Keuchender, pfeifender Atem; Husten
- Bei Kindern ständiger Husten in der Nacht
- Allgemeine Erkältungskrankheiten schlagen sich sofort auf die Brust nieder. Das heißt, daß Bronchien und Lungen davon betroffen werden

Speziell bei Kindern ist es für den Arzt oft schwierig, zu klären, ob es sich wirklich um Asthma oder nur um eine übliche Erkältung handelt. Kinder, die häufig an diesen Symptomen leiden, gehören sorgfältig und kontinuierlich medizinisch kontrolliert. Immerhin gibt es heute beachtliche Behandlungsmöglichkeiten.

### Chronische Bronchitis

Entsteht vor allem als Spätfolge bei Rauchern, ebenso aber bei Menschen, die jahrelang unter ungünstigen, staubigen Bedingungen leben und/oder arbeiten mußten. Starkes Rauchen ist aber die Hauptursache.

Die ersten Frühsymptome sind:

- Anhaltender, zunehmender Husten
- Pfeifender Atem
- Atemnot, Kurzatmigkeit
- Starker Auswurf in großen Mengen; »Raucherhusten«

Chronische Bronchitis hat zwar nicht dieselbe Gewichtung wie Lungenkrebs, führt aber zu einer starken Verminderung der Lebensqualität. Andauernde und schwere Atemnot ist genauso schrecklich wie das Endstadium eines Bronchialkrebses ...

### Emphysem

Ansammlung von Gasen und Aufblähung in Lungen und Bronchien; meist in den Lungen. Die Lungenfunktion wird stark eingeschränkt, je nachdem, wie groß das Emphysem ist. Emphysem und chronische Bronchitis kommen leider oft zusammen vor, wobei die Symptome langsam über mehrere Jahre hinweg zunehmen.

- Bereits bei einfacher körperlicher Bewegung Atemnot und pfeifender Atem
- Brustkorb tonnenförmig
- Faltige Lippen beim Ausatmen
- Bläuliche Verfärbung von Händen und Zunge (Zyanose)

Die Zerstörung des Lungengewebes ist endgültig. Im Grunde genommen gibt es nur wenige Behandlungsmöglichkeiten für das Emphysem. Der Patient sollte jeden Aufenthalt in rauchiger, schlechter Luft meiden. Die meist damit einhergehende Bronchitis muß dagegen konsequent behandelt werden, um einen negativen Einfluß auf das Emphysem zu unterbinden. Sehr bewährt haben sich langfristige Kuraufenthalte in alpinen Höhenlagen oder am Meer.

Möglich

### Gelegentliches Asthma

Wird vor allem in Verbindung gebracht mit ungesunden, schädlichen Arbeitsplätzen, zum Beispiel in der Textilindustrie. Viele der Substanzen, die Bronchitis verursachen, wirken auch als Allergene. Allergiker daher sehr gefährdet.

- Staubige Atemluft
- Bronchitis bricht aus, z. B. wenn man nach dem Wochenende erneut den Arbeitsplatz aufsucht
- Pfeifender Atem, Atemnot, Kurzatmigkeit

Selten

**Nebenwirkungen von Medikamenten**

Blutdrucksenkende Medikamente, vor allem Betablocker, können eventuell diese Nebenwirkungen aufweisen. Ebenso gibt es bestimmte Krebs- und antirheumatische Medikamente, die in diese Gruppe fallen.

**Aspergillose**

Wird verursacht durch Schimmelpilze der Gruppe Aspergillus, auch als Gießkannenpilz bezeichnet. Dieser Pilz gedeiht z. B. in kompostiertem Gartenmaterial, in verrotteten pflanzlichen Abfällen. Bei Menschen mit früheren oder noch vorhandenen Erkrankungen der oberen Luftwege, der Lungen und Bronchien, mit Tuberkulose, kann sich der Aspergillus ungünstig auswirken.
- Wiederholt auftretender pfeifender Atem und Husten
- Zeitweise Fieber

Die Diagnose läßt sich durch Bluttests und Allergietests absichern. Gesunden Menschen macht Aspergillus übrigens überhaupt nichts.

## Atemnot, Kurzatmigkeit mit Husten

| | |
|---|---|
| Wahrscheinlich | **Entzündung im Brustkorb** |
| Möglich | **Chronische Bronchitis**<br>**Emphysem**<br>**Lungenentzündung** |
| Selten | **Erweiterung der Bronchien/Bronchiektasen**<br>**Lungenkrebs**<br>**Tuberkulose** |

Wahrscheinlich

**Entzündung im Brustkorb**

Erkennbar an der Kombination folgender Symptome:
- Husten mit gelbem, grünem Auswurf
- Fieber, leichtes Unwohlsein
- Atemnot, Kurzatmigkeit mit pfeifend-keuchendem Atem

Diese Symptome treten innerhalb weniger Tage zusammen auf. Meist geht eine Hals-Rachen-Mund-Entzündung oder eine allgemeine Erkältung voraus. Es handelt sich im wesentlichen um eine unspezifische, nicht besonders gefährliche Erkrankung, die sich gut mit Antibiotika steuern läßt.

Möglich

### Chronische Bronchitis

Die präzise medizinische Definition dafür lautet: Ein Husten mit Schleim und Auswurf, der pro Jahr mindestens drei Monate anhält, und zwar in zwei aufeinanderfolgenden Jahren. So, jetzt wissen wir es genau! Es ist allgemein bekannt, daß Raucher dafür prädestiniert sind, daß feucht-kaltes Klima und verschiedene Berufe diese Krankheit verursachen und noch begünstigen. Die Produktion von Auswurf und Schleim ist eine Abwehrreaktion der Lungen gegen Staub und Entzündung sowie gegen Reizung. Auf Dauer gesehen verlieren die Lungen aber an Funktion und Kraft. Die davon befallenen Patienten neigen zu häufigen Erkrankungen von Lungen, Bronchien und oberen Luftwegen sowie zu zunehmender Kurzatmigkeit und Atemnot.
Die Schädigungen der Lungen können nicht mehr behoben werden. Vorbeugend sollte auf Rauchen verzichtet werden, ebenso auf den Aufenthalt unter rauchigen, staubigen Bedingungen.

### Emphysem

Kommt häufig gemeinsam mit chronischer Bronchitis vor. Die Diagnose ist nur mittels Lungenröntgen und Lungentests möglich.
- Tonnenförmig ausgebildeter Brustkorb
- Lippen falten sich beim Ausatmen
- In besonders schweren Fällen zeigt sich Zyanose: Lippen und Nagelbetten verfärben sich aufgrund des Sauerstoffmangels blau

### Lungenentzündung

Eine ernst zu nehmende Brusterkrankung. Meist treten die Symptome schlagartig auf:
- Hohes Fieber, Schüttelfrost, Fieberschauer
- Schnelle Atmung, Husten
- Rostfarbener Auswurf, bluthaltig

Vor allem bei älteren Patienten kann eine Lungenentzündung undeutliche Symptome zeigen: Plötzliche Schwächeanfälle und Fieber deuten darauf hin.
Konsequente antibiotische Behandlung hat der Lungenentzündung ihren einst gefürchteten Schrecken genommen. Aber auch heute gilt noch, daß eine Lungenentzündung, die vor allem bei älteren und/oder bettlägrigen Menschen auftritt, ein sehr bedrohliches Zeichen sein kann.

Selten

### Erweiterung der Bronchien/Bronchiektasen

Das Gewebe von Bronchien und Lungen bricht sozusagen zusammen, es bilden sich sackartige Erweiterungen, Hohlräume, teils geschwüriger Art, auch Varikosen. Diese Veränderungen sind dauernd, können nicht rückgängig gemacht werden. Der Arzt sagt dazu: irreversible Veränderungen.

Bronchien und Lungen werden dadurch sehr anfällig gegen andere Krankheiten.

- Anhaltende Produktion sehr großer, gefärbter Schleimmengen
- Der Auswurf ist oft blutig
- In fortgeschrittenem Stadium kommen dazu: Atemnot, Kurzatmigkeit und sogenannte Trommelschlegelfinger (verdickte, gekrümmte Fingerspitzen)
- Bei Kindern: Verringertes Wachstum, Müdigkeit

### Lungenkrebs

Diese Diagnose muß leider bei allen chronischen Erkrankungen von Lunge, Bronchien, Atmung in Betracht gezogen werden. Das gilt auch bei anhaltenden Atmungsproblemen.

### Tuberkulose

Glücklicherweise in den modernen Industriestaaten weitgehend ausgerottet.

In armen Ländern der Dritten Welt sowie bei Alkoholikern immer noch verbreitet. Die ersten Anzeichen sind:

- Unwohlsein, Gewichtsverlust
- Kurzatmigkeit, Atemnot

Medizinische Behandlung, oft länger andauernd, bringt vollständige Heilung.

# Atemnot und Kurzatmigkeit mit Ermüdung und Erschöpfung

Meistens rufen Erkrankungen der Lunge diese Symptome hervor. Gelegentlich können aber auch ein Herzfehler, Bluterkrankungen und Stoffwechselstörungen die Gründe dafür sein. In diesem Fall ist Müdigkeit das erste Symptom, ehe die Kurzatmigkeit in Erscheinung tritt. Kurzatmigkeit und Atemnot können auch das Resultat eines Ungleichgewichts zwischen Säuren und Basen im Körper sein. Größere Unregelmäßigkeiten der regulären Körperfunktionen treten außerdem auf, wenn Zuckerkrankheit oder Nierenerkrankungen zu schweren Stoffwechselstörungen führen. Bedenken Sie bitte, daß ernste und lang anhaltende Atemnot und Kurzatmigkeit normalerweise immer Müdigkeit, Erschöpfung und Sauerstoffmangel bedeuten.

| | |
|---|---|
| Wahrscheinlich | **Blutarmut**<br>**Herzfehler** |
| Möglich | **Herzerkrankung** |
| Selten | **Komplikationen durch Zuckerkrankheit**<br>**Nierenkrankheit** |

Wahrscheinlich

**Blutarmut**

Die Sauerstoffversorgung des Körpers erfolgt durch Blut und Kreislauf. Wenn das Sauerstoffvolumen im Blut stark sinkt, so zeigen sich:
- Müdigkeit, Erschöpfung
- Blässe, vor allem unter den Augenlidern und entlang den Nagelbetten

Blutarmut entsteht zum Beispiel durch Ernährungsmängel. Die Diagnose kann durch einfache Bluttests gestellt werden.

**Herzfehler**

Kurzatmigkeit ist ein häufiges Symptom in mittleren Jahren. Bei älteren Menschen bedeutet auffallende Müdigkeit oft, daß ein Herzfehler im Hintergrund steht. Zusätzlich können noch andere Symptome auftreten.
- Geschwollene Fußgelenke
- Kurzatmigkeit und Atemnot im Liegen

Möglich

### Herzerkrankung

Schwankungen von Herzschlag und Herzrhythmus werden in der Brust als Flattern oder als Herzklopfen empfunden. Diese Rhythmusschwankungen zwischen zu schnell oder zu langsam verursachen oft Ermattung und Kurzatmigkeit.
Andere Herzerkrankungen, wie z. B. Probleme mit den Herzklappen, setzen die Leistungsfähigkeit des Herzens generell herab und verursachen dadurch wiederum Kurzatmigkeit und Atemlosigkeit. Diese Probleme treten vor allem bei jenen Menschen auf, die schon einmal an rheumatischem Fieber erkrankt waren. Sorgfältige medizinische Untersuchung ist erforderlich.

Selten

### Komplikationen durch Zuckerkrankheit

Die Zuckerkrankheit führt zu einem zu hohen Blutzuckerspiegel im Körper. Die ersten Symptome sind:
- Ausscheidung von großen Urinmengen
- Durst
- Gewichtsverlust

Bei Jugendlichen setzt die Krankheit schlagartig innerhalb weniger Wochen ein. Bei älteren Menschen hingegen tritt sie oft langsam und unbemerkt auf, die Urinausscheidung nimmt zu, ebenso ein vages Gefühl von Müdigkeit. Diabetes wird durch Insulinmangel verursacht. Obwohl der Blutzuckerspiegel hoch ist, kann der Körper ihn nicht nutzen. Er reagiert darauf unter anderem mit erschwerter Atmung. Bei Nichtbehandlung entsteht schließlich ein lebensbedrohlicher Zustand, der sofortige medizinische Betreuung erfordert, das sogenannte Zuckerkoma.
- Flüssigkeitsverlust, trockener Mund, intensiver Durst
- Tiefe, erschwerte Atmung
- Süßlicher Mundgeruch
- Verwirrung, Brechreiz

Dieses kann außerdem in Verbindung mit anderen schweren Krankheiten auftreten, welche den Körper des Zuckerkranken bereits geschwächt haben.

### Nierenkrankheit

Frühsymptome sind:
- Erhöhte Urinausscheidung
- Müdigkeit

In diesem Stadium der Krankheit bieten genaue Untersuchungen und konsequente Änderung von Ernährungs- und Lebensgewohnheiten für viele Jahre tadellose Gesundheit. Bei einem eventuellen Nierenversagen kommen zusätzlich noch folgende Symptome hinzu:
- Müdigkeit, die in Verwirrung übergeht
- Tiefe, erschwerte Atmung
- Trockene, belegte Zunge

– Brechreiz, Übelkeit, Aufstoßen
– Juckreiz und Blutarmut

Nierentransplantation ist oft das einzige Mittel zur Heilung.

## Kurzatmigkeit und Atemnot mit Brustschmerzen

Diese Symptome werden oft verursacht durch besorgniserregende Verringerungen der Herzleistung oder durch schlechte Lungenfunktion. Ist Kurzatmigkeit das einzige Symptom, so dürfte es sich um eine Lungenerkrankung handeln. Dominiert hingegen der Brustschmerz, handelt es sich vermutlich um eine Herzerkrankung. Lesen Sie dazu bitte in den entsprechenden Kapiteln dieses Buches nach.

| | |
|---|---|
| Wahrscheinlich | **Infektion des Brustkorbs**<br>**Herzinfarkt**<br>**Brustfellentzündung**<br>**Pneumothorax** |
| Möglich | **Lungenentzündung**<br>**Lungenembolie**<br>**Lungenkrebs**<br>**Extrasystolen** |
| Selten | **Herzbeutelerguß**<br>**Herztamponade** |

Wahrscheinlich

**Infektion des Brustkorbs**

Schrittweises Auftreten von Fieber, Husten, Auswurf; wird häufig von leichten Lungenschmerzen begleitet. Siehe vorher.

**Herzinfarkt**

Vor allem in mittleren Jahren ist ein Herzinfarkt zu erwarten, wenn folgende Symptome auftreten:

– Plötzlich einsetzende Schmerzen hinter dem Brustbein
– Schwitzen
– Ausstrahlende Schmerzen in den linken Arm sowie in den Kieferbereich
– Kurzatmigkeit

Das sind die klassischen Symptome, ebenso gibt es aber den stummen Infarkt, der diese Symptome nicht zeigt. Nach einem stummen Infarkt können noch folgende Symptome dazukommen:

- Plötzliche allgemeine Müdigkeit
- Als neues Symptom kommen nun Kurzatmigkeit und Atemnot hinzu
- Bereits vorhandene Atemnot verschlechtert sich
- Zusätzliche Symptome eines Herzanfalls: Geschwollene Fußgelenke, Atemnot im Liegen, während der Nacht; Erschöpfungszustände

In der Zwischenzeit haben sich die Behandlungsmöglichkeiten enorm verbessert. Um so wichtiger ist das Erstellen einer möglichst frühzeitigen Diagnose. Herzanfälle kommen zwar meist bei älteren Menschen vor, aber sie können auch in jedem anderen Alter auftreten. Brustschmerzen müssen daher immer sehr ernst genommen werden.

### Brustfellentzündung

Die Pleuritis ist eine Entzündung der dünnen Membranen, welche die Lungen umgeben. Sie kann vielerlei Ursachen haben, meistens aber steckt eine Infektion dahinter.

- Messerstichartige Schmerzen an einer kleinen Fläche des Brustkorbs
- Der Schmerz nimmt beim Einatmen zu
- Kurzatmigkeit, weil der Patient tiefe Atemzüge vermeidet

Eine Brustfellentzündung ist fast immer eine Begleitkrankheit einer generellen Brustkorbinfektion. In diesem Fall beginnt die Krankheit innerhalb weniger Stunden. Die Behandlung besteht einerseits aus der Schmerzbehandlung und andererseits aus jener der eigentlichen Krankheit.

### Pneumothorax

Im Brustfellraum kommt es zur Ansammlung großer Luftmengen, wodurch die inneren Druckverhältnisse beeinträchtigt werden. Ein Kollaps der Lungen oder von Lungenteilen tritt ein.

Möglich

### Lungenentzündung

- Hohes Fieber
- Beschleunigte Atmung
- Schmerzhafter Husten

Siehe frühere Kapitel.

### Lungenembolie

Ein Blutgerinnsel blockiert ein Blutgefäß der Lunge. Die Lungenkapazität sinkt schlagartig: plötzliche Atemnot. Der Schmerz in der Brust ist nicht immer zu spüren, wird aber mit Sicherheit auftreten, wenn Teile der Lunge infolge von Sauerstoffmangel absterben. Das Risiko einer Lungenembolie besteht prinzipiell nach Herzanfällen, schweren Operationen, bei Thrombosen in den Beinen.

### Lungenkrebs

Diese Diagnose sollte immer in Betracht gezogen werden, wenn ungewöhnliche Atemnot und Brustschmerzen bei älteren Menschen, vor allem aber bei Rauchern vorkommen.

### Extrasystolen

Verursachen Brustschmerzen mit Atemlosigkeit aufgrund der verringerten Herzleistung.

Selten

### Herzbeutelerguß

Infolge einer Perikarditis (siehe vorher) sammelt sich innerhalb des Herzbeutels Blut und füllt diesen an. Unter diesen Umständen verringert sich die Herzleistung, da das Herz sich nicht genügend ausbreiten kann. Häufig folgt diese Erkrankung einem Herzanfall. Virusinfektionen, Schockzustände und Nierenversagen zählen ebenfalls zu den Ursachen.

- Zuallererst der stechende Schmerz im Zentrum der Brust als Symptom für Perikarditis
- Der Schmerz strahlt zu beiden Schultern hin aus
- Schmerzverringerung, wenn sich der Patient nach vorne neigt; Schmerzverschlimmerung im Liegen
- Kurzatmigkeit nimmt zu, je mehr Flüssigkeit sich im Herzbeutel ansammelt

Diese Diagnose ist auch heute noch schwierig zu erstellen.

### Herztamponade

Hierbei handelt es sich um die schwerste Form des vorher beschriebenen Herzbeutelergusses. Die Ansammlung von Flüssigkeit und Blut rund um das Herz nimmt so sehr zu, daß dieses nicht mehr arbeiten kann. Es gibt keine vorhergehenden oder sehr auffälligen Symptome, außer extremer und schnell zunehmender Kurzatmigkeit und Atemnot. Nur selten treten die Venen am Hals stark hervor. Nur durch sofortige Drainage kann der Patient gerettet werden.

# Husten und Brustbeschwerden

Husten ist allgemein ein Reflex auf eine Überanstrengung von Lungen oder Stimmbändern. Er entsteht auch, wenn die Lunge versucht, Auswurf oder einen Fremdkörper loszuwerden. Husten ist fast immer leicht zu diagnostizieren, sollte allerdings, besonders bei längerer Dauer, ernst genommen werden. Dies gilt vor allem dann, wenn Schmerzen und andere Symptome hinzukommen. Vor allem bei sehr jungen und bei alten Menschen kann Husten das Symptom einer ernsten Erkrankung sein und erfordert entsprechende Betreuung.

## Trockener Husten ohne Auswurf

Wenige von uns verbringen ein Jahr ohne diese Art von Husten. Normalerweise entsteht er durch eine kleinere Lungenreizung, aber nicht durch eine wirklich ernste Krankheit. Er vergeht nach ca. einer Woche wieder, läßt sich gut behandeln. Der Patient sollte dem Körper viel Flüssigkeit zuführen und eine zu trockene Raumluft vermeiden. Ein Arzt kann, muß aber nicht aufgesucht werden. Wenn jedoch noch andere Symptome, wie zum Beispiel Fieber, hinzukommen, muß er auf jeden Fall konsultiert werden. Dies gilt auch bei chronischem Husten.

| | |
|---|---|
| Wahrscheinlich | **Allgemeine Erkältungskrankheit oder Infektion der oberen Luftwege**<br>**Schlechte Luft**<br>**Nasensekretion in den Rachen** |
| Möglich | **Kehlkopfentzündung**<br>**Luftröhrenentzündung**<br>**Asthma**<br>**Keuchhusten** |
| Selten | **Lungenkrebs**<br>**Fibrosierende Alveolitis, Allergie, Asbest**<br>**Nebenwirkungen von Medikamenten**<br>**Erkrankungen des Kehlkopfes** |

Wahrscheinlich

### Allgemeine Erkältungskrankheit oder Infektion der oberen Luftwege

Diese Erkrankungen werden fast immer von Husten begleitet. Dazu kommen noch: Schlagartig einsetzender Schnupfen mit Schmerzen.

- Heilt normalerweise von selbst

### Schlechte Luft

Trockene, staubige Umweltbedingungen. Husten vergeht bei normaler Raumluft von mittlerer Feuchtigkeit und Trockenheit.

- Ansonsten keine Krankheitsanzeichen

### Nasensekretion in den Rachen

Nasensekrete oder solche der Nebenhöhlen rinnen direkt in den Rachen und erzeugen Husten. Die Krankheitsursache muß direkt behandelt werden, der Husten ist hier nur ein Begleitsymptom: Chronische Nebenhöhlenentzündung, Heuschnupfen und bei Kindern Mandelentzündung.

Möglich

### Kehlkopfentzündung

Meistens im Winter auftretend.

- Rauher Hals
- Heiserkeit oder zeitweiser Stimmverlust
- Entwickelt sich oft zu einer Entzündung im Brustraum

### Luftröhrenentzündung

Weitgehend ähnliche Symptome wie vorher, aber:

- Rauhes Gefühl im oberen Hals-Nacken-Bereich
- Steigt häufig in den Brustraum ab
- Kratzendes Gefühl hinter dem Brustbein

### Asthma

Gehört zu den verbreitetsten Ursachen für Husten in jedem Lebensalter. Die Diagnose ist oft schwer zu stellen, weil Husten eben so viele verschiedene Ursachen haben kann.

- Wiederholt auftretender, pfeifender Atem und Kurzatmigkeit, vor allem nach körperlicher Betätigung
- Besonders ein trockener Husten, der bei Kindern in der Nacht auftritt, deutet auf Asthma
- Nahe Verwandte leiden ebenfalls an Asthma
- Oft kombiniert mit Ekzem und Heuschnupfen

### Keuchhusten

- Verursacht krampfartige Hustenanfälle, ehe Kurzatmigkeit und Atemnot eintreten

Vor allem eine Kinderkrankheit, heute selten dank Impfung.

Bei Erwachsenen in milderer Form vorkommend, Dauer: einige Wochen.
Kommt gerne in Epidemien vor.

Selten

**Lungenkrebs**
Siehe vorher.

**Fibrosierende Alveolitis, Allergie, Asbest**
Asbest in der Atemluft, Allergien, Entzündung der Lungenbläschen zählen zu den chronischen Erkrankungen, die zunehmenden Husten, Atemlosigkeit und pfeifenden Atem verursachen.
- Kommen in Verbindung mit Arbeitsplätzen und erhöhter Luftverschmutzung (Bergwerke, Landwirtschaft, Baumwollfarmen etc. )vor
- Husten, Atemlosigkeit und Atemnot, pfeifender Atem steigern sich über Monate und Jahre
- Keulenförmige Finger

**Nebenwirkungen von Medikamenten**
Mittel gegen hohen Blutdruck können Nebenwirkungen in Form der genannten Symptome haben.

**Erkrankungen des Kehlkopfes**
Dabei handelt es sich entweder um eine Entzündung oder um einen Tumor.
- Andauernde Heiserkeit
- Halsschmerzen, vergrößerte Lymphknoten im Halsbereich

*Drei andere Ursachen – Panarteriitis, Zwerchfellreizung sowie Erkrankungen des Thoraxinnenraumes können Husten als Symptom aufweisen. Die drei genannten Krankheiten können zum Beispiel auftreten, wenn ein Organ im Brustkorb durch einen Tumor gequetscht wird; wenn ein Leberabszeß in der Nähe des Zwerchfells vorkommt; oder wenn die Blutgefäße im Brustkorb allgemein entzündet sind. Diese Erkrankungen sind außergewöhnlich selten und zeigen noch weitere Symptome. So zum Beispiel Atemnot, Gewichtsverlust bei Tumoren; Ausschlag und Gelenkschmerzen bei Panarteriitis/Arterienentzündung; Schweißausbrüche und Atemnot bei Abszessen.*
*In allen Fällen ist eine frühzeitige Behandlung erforderlich.*

# Husten mit Auswurf

Wird meistens verursacht durch eine kleine Infektion der Lungen, die bei den meisten Menschen rasch aufhört. Wenn dazu noch andere Erkrankungen kommen, Herz-, Zuckerkrankheit usw., muß mit Antibiotika behandelt werden.

| | |
|---|---|
| Wahrscheinlich | **Erkältungskrankheit, Infektion der oberen Luftwege**<br>**Bronchitis**<br>**Brustinfektion** |
| Möglich | **Chronische Bronchitis**<br>**Emphysem**<br>**Lungenentzündung** |
| Selten | **Bronchiektasie**<br>**Tuberkulose**<br>**Lungenabszeß**<br>**Eingeatmeter Fremdkörper**<br>**Staublunge**<br>**Zystische Fibrose/Mukoviszidose**<br>**AIDS** |

Wahrscheinlich

**Erkältungskrankheit, Infektion der oberen Luftwege**

Nach einigen Tagen tritt feuchter Husten mit verfärbtem Auswurf auf. Ansonsten guter Gesundheitszustand.

**Bronchitis**

- Husten, Auswurf und pfeifender Atem
- Leichtes Unwohlsein
- Gelegentlich Kurzatmigkeit

**Brustinfektion**

- Lang anhaltender Husten, Auswurf, Fieber
- Schwitzen und Unwohlsein
- Entsteht innerhalb von 1 bis 2 Tagen aus
- Oft begleitet von einer Brustfellentzündung – messerstichartige Schmerzen zwischen den Rippen beim Einatmen möglich

Möglich

**Chronische Bronchitis**

- Husten, Auswurf, pfeifender Atem für Wochen oder Monate, mitunter auch über ein Jahr andauernd. Typische Raucherkrankheit, staubige Luft, feucht-kaltes Klima. Häufig tritt der

sogenannte Raucherhusten nur am Morgen auf – ein Zeichen dafür, daß die Lungen durch Nikotin zerstört werden. Diese reagieren darauf, indem sie große Mengen an Auswurf hinausschleudern.
- Wiederholte Krankheitsepisoden sommers und winters
- Chronischer Husten
- Kurzatmigkeit kann ein dauerhaftes Symptom werden

Man sollte das Rauchen sofort aufgeben.

**Emphysem**

Das letzte Stadium von chronischer Bronchitis oder Asthma mit Kurzatmigkeit und andauernd pfeifendem Atem.
- Das Atmungsvermögen nimmt rapide ab
- Tonnenförmiger Brustkorb

Röntgenuntersuchung bestätigt diese Diagnose.

**Lungenentzündung**

Eine ernsthafte Infektion von Teilen oder der gesamten Lunge. Der Patient fühlt sich sehr krank.
- Blitzartiger Ausbruch
- Kurzatmigkeit oder schnelle Atmung
- Generelle Schmerzzustände, Müdigkeit und Husten
- Schweißausbrüche – gelegentlich ist der Erkrankte buchstäblich in Schweiß gebadet, besonders in der Nacht auftretend
- Starke Schmerzen entsprechend den erkrankten Teilen der Lunge

Selten

**Bronchiektasie**

Diese Erkrankung führt zu einer Zerstörung des Lungengewebes mit nachfolgender Abnahme der Lungenkapazität.
- Langsam zunehmender, chronischer Husten mit reichlichem Auswurf
- Mundgeruch

Röntgenuntersuchung kann die Diagnose bestätigen.

**Tuberkulose**
- Chronische Müdigkeit, Unwohlsein, Gewichtsverlust, Appetitlosigkeit
- Gruppenspezifische Erkrankung von Alkoholikern, Einwanderern, verarmten Slumbewohnern

**Lungenabszeß**

Siehe vorher.

**Eingeatmeter Fremdkörper**

Besonders bei Kindern vorkommend. Ein Kind kann, ohne es zu merken, ein kleines Objekt wie zum Beispiel eine Erdnuß, einatmen. Es folgt unverzüglich ein plötzlicher Hustenanfall. Eine Brustentzündung mit typischen Symptomen entsteht. Sowohl der Hustenanfall als auch die weiteren Symptome sollten von den Eltern ernst genommen werden. Der Fremdkörper kann auch innere Verletzungen erzeugen, es ist daher eine sofortige medizinische Untersuchung notwendig.

### Staublunge

Eine Gruppe von Erkrankungen, die zu einer zunehmenden Versteifung des Lungengewebes führen, das sich nicht mehr ausdehnen kann.

- Tritt auf bei industriellen Arbeitsplätzen, Staub, Bergwerken etc.
- Husten, Atemnot und pfeifender Atem nehmen über Monate und Jahre andauernd zu
- Keulenförmige Finger

### Zystische Fibrose/Mukoviszidose

Eine vererbte Krankheit, die bei Kindern auftritt.

- Wiederholte Brustinfektionen, Wachstumsstörungen
- Durchfall und Gewichtsverlust

Siehe auch früher.

### AIDS

Zu den Risikogruppen zählen Rauschgiftsüchtige, Homosexuelle und Bisexuelle sowie alle Menschen mit häufigem Partnerwechsel.

- Wochenlanges Unwohlsein, Gewichtsverlust, Mattigkeit, Fieberschübe

Ein Bluttest bringt hier Klarheit. Im Speichel zeigen sich außerdem unübliche Organismen.

# Husten mit blutigem Auswurf

Ein Symptom, das unbedingt sorgfältig untersucht werden muß. Vor allem bei Rauchern sowie bei Menschen im Alter über Fünfzig, kann dieses Symptom auf eine besorgniserregende Erkrankung deuten. Im Grunde genommen wäre in diesen Fällen eine vollständige Generaluntersuchung, ein Check-up, angesagt.

| | |
|---|---|
| Wahrscheinlich | **Entzündung im Brustkorb** |
| Möglich | **Lungenentzündung**<br>**Lungenkrebs**<br>**Bronchiektasie/Erweiterung der Bronchien**<br>**Unbekannte Ursache** |
| Selten | **Herzfehler**<br>**Mitralstenose/Erkrankung einer Herzklappe** |

Wahrscheinlich

**Entzündung im Brustkorb**

- Gelblicher oder grünlicher Auswurf, oft mit Blut untermischt, manchmal mit Blutgerinnsel versetzt (rotfarbig, rostfarbig)
- Leichtes Unwohlsein mit erhöhter Temperatur und allgemeinen Schmerzzuständen

Möglich

**Lungenentzündung**

Diese Infektion kann die Lungen derartig beeinträchtigen, daß es zur Absonderung von Blut kommen kann.

**Lungenkrebs**

Inzwischen bestehen gewisse Zweifel daran, daß Rauchen die Hauptursache für Lungenkrebs ist. Andererseits sollten Raucher, vor allem im Alter über Fünfzig, besonders sorgsam auf erste Symptome eines Bluthustens achten und das Rauchen sofort einstellen sowie unverzüglich den Arzt aufsuchen. Je früher eine Krebsdiagnose gestellt wird, desto größer sind heute die Heilungschancen.

Keines der hier genannten Symptome ist für sich allein ein Hinweis auf Lungenkrebs. Häufig handelt es sich erfreulicherweise um falschen Alarm. Vorsicht schadet jedoch nicht!

- Anhaltender Husten; trocken oder mit schleimigem Auswurf; Raucherhusten am Morgen nach dem Aufstehen: Lungenkrebs im ersten Frühstadium kann diese Symptome zeitigen
- Häufige und unübliche Infektionen der Organe im Brustkorb

(Brustinfektionen). Möglicherweise stört ein kleiner Tumor bereits die Lungenfunktionen
- Bluthusten: Auch kleine Mengen sollten untersucht werden. Das gilt noch mehr, wenn immer mehr Blut ausgehustet wird. Ein vorerst kleiner Tumor kann von seiner eigenen Oberfläche Blut und Gewebsteilchen absondern
- Atemnot, Kurzatmigkeit: ein kleiner Tumor hat Teile der Lunge lahmgelegt
- Andauernder Schmerz im Brustkorb; Entzündung verursacht durch einen Tumor
- Gewichtsverlust und Appetitlosigkeit: Oft sind das die allerersten Krebssymptome

### Bronchiektasie/Erweiterung der Bronchien

Siehe vorher.

### Unbekannte Ursache

Trotz genauester Untersuchungen kann in manchen Fällen die Ursache verborgen bleiben.

Selten

### Herzfehler

- Schrittweise zunehmende Atemnot; geschwollene Fußgelenke; Beschwerden beim Liegen
- Schaumiger, pinkfarbiger Auswurf

### Mitralstenose/Erkrankung einer Herzklappe

- Krankenvorgeschichte mit rheumatischem Fieber, »Herzrheuma«
- Stufenweise ansteigende Atemnot, Kurzatmigkeit, Mattigkeit, erweiterte Venen über den Backenknochen und an den Wangen (verursachen typische Rötungen der Wangen); Atemnot beim Liegen

# Husten, blutiger Auswurf, Schmerzen in der Brust

Lungenschmerzen deuten auf eine Entzündung und/oder Verletzung des Brustfells hin, welches die Lungen außen umhüllt. Eine Brustfellentzündung/ Pleuritis tritt meistens zusammen mit anderen Erkrankungen oder Entzündungen im Brustkorb auf.

| | |
|---|---|
| Wahrscheinlich | **Entzündung im Brustkorb** |
| Möglich | **Lungenentzündung**<br>**Lungenembolie**<br>**Verletzung** |
| Selten | **Lungenkrebs mit Knochenmetastasen** |

Wahrscheinlich

**Entzündung im Brustkorb**

Siehe vorher.

Möglich

**Lungenentzündung**

Der Auswurf ist typisch rostfarben gefärbt, enthält aber kein frisches Blut; der Auswurf kann zusätzlich noch gelb-grün verfärbt sein – als Zeichen der tatsächlichen Krankheitsursache. Siehe dazu auch früher.

**Lungenembolie**

Ein Blutgerinnsel, ein Blutpfropfen (Thrombus) verstopft ein Blutgefäß der Lungen. Die Symptome reichen von leichten Schmerzen über messerstichartige Schmerzanfälle bis hin zum Kollaps.

- Erhöhtes Risiko nach Operationen, nach Herzanfällen, wenn Frauen die Anti-Baby-Pille einnehmen und während der Schwangerschaft
- Bluthusten
- Schwere Schmerzen beim Einatmen
- Ein großer Blutpfropfen verursacht Ohnmachtsgefühle, Schweißausbrüche, Kollaps
- Eine Wadenschwellung deutet auf einen Blutpfropfen in der Wade als tatsächliche Ursache hin

**Verletzung**

Verursacht durch eine Verletzung der Lunge; Verkehrsunfall;

Messerstich; eine gebrochene Rippe punktiert (»sticht«) in den Lungenraum.
- Messerstichartige Schmerzen
- Verschlimmern sich beim Einatmen

Selten **Lungenkrebs mit Knochenmetastasen**
In fortgeschrittenem Stadium eines Lungenkrebses können alle bisher genannten Symptome vermischt auftreten. Lungenkrebs strahlt häufig auch auf die Knochen aus und bildet Knochenmetastasen. Oft werden auch Rippen vom Krebs erfaßt und führen zu dauernden Schmerzen, die sich in der Nacht noch verstärken.

## Erstickungsanfälle

| | |
|---|---|
| Wahrscheinlich | **Fremdkörper**<br>**Kehlkopfschwellung**<br>**Entzündung von Kehlkopf und Luftröhre** |
| Möglich | **Pneumothorax/Lungenkollaps**<br>**Lungenembolie** |
| Selten | **Entzündung des Kehldeckels**<br>**Diphtherie**<br>**Ösophagotrachealfistel/Luftröhren-Speiseröhren-Fistel**<br>**Tumoren und Zysten** |

Die Luftwege in Mund, Rachen, die Luftröhre oder die Bronchien sind verlegt oder blockiert. Prüfen Sie grundsätzlich, ob ein verschluckter bzw. eingeatmeter Gegenstand die Ursache sein könnte.
- Schnelles, schlagartiges Einsetzen des Erstickungsgefühls
- Plötzlicher Husten, Ersticken, krampfartiges Keuchen
- Schlagartig einsetzende Blaufärbung/Zyanose von Zunge, Lippen
- Panik
- Stridor: Pfeifendes Geräusch in hoher Tonlage, wenn Luft den Kehlkopf passiert; vor allem beim Einatmen. Häufig auch durch eine Virusinfektion verursacht. Vor allem bei Kindern. Inhalationen bieten gute Soforthilfe, lindern das Fieber, den Husten, den pfeifend-keuchenden Atem

Anfangs sollte man aber nach einem eingeatmeten Fremdkörper

suchen. Falls man diesen ermittelt und entfernt hat, muß Erste Hilfe (künstliche Beatmung) eingeleitet werden. Alarmieren Sie den Rettungsdienst. Ein klassischer Notfall.

Wahrscheinlich

**Fremdkörper**

Bei Kindern handelt es sich meist um ein Stück Fleisch bzw. um Nahrungsmittel im weitesten Sinn, zum Beispiel um eine Gräte, um ein Geflügelknöchelchen usw.
Ebenso werden kleine Bleistifte, Spielsachen, Palmkätzchen, Erdnüsse etc. eingeatmet (aspiriert).

- Erstickungsanfälle, intensives »Verschlucken«
- Akuter Stridor; hohes Pfeifgeräusch, Heiserkeit
- Halskrämpfe

Erste Hilfe: Versuchen Sie, den Fremdkörper zu entfernen. Setzen Sie den *Heimlich-Handgriff* ein – siehe dazu vorher; wir haben diese wichtige Erste-Hilfe-Maßnahme genau beschrieben.
Wenn der Fremdkörper dagegen in die Lunge abgestiegen ist, verschwinden die Symptome. Der Fremdkörper wird in der Lunge eine Infektion und/ oder einen Abszeß auslösen. Wenn das nach dem Einatmen eines Fremdkörpers der Fall sein sollte, so sind sofort gründliche Untersuchungen anzusetzen.

**Kehlkopfschwellung**

Eine akute allergische Erkrankung, die nicht nur den Kehlkopf, sondern auch die Schleimhäute erfaßt.
Kommt häufig als Folge von Insektenstichen vor. Manche Menschen reagieren extrem empfindlich (hypersensitiv) auf bestimmte Nahrungsmittel. Nüsse können dazu zählen!

- Schwellungen von Lippen, Gliedmaßen und Hals-Rachen-Raum
- Akute pfeifende, keuchende Atmung
- Kollaps

**Entzündung von Kehlkopf und Luftröhre**

Diese Entzündung kann so schwere Schwellungen, besonders bei Kindern mit noch engen oberen Luftwege, hervorrufen, daß Erstickungssymptome auftreten. Zusätzlich hervorgerufene Schwellungen der Schleimhäute verstärken die Gefahr noch.

- Heiserkeit geht über in Stridor (hohes Pfeifgeräusch)
- Blaue Verfärbung von Zunge, Lippen, Haut (Zyanose)

Möglich

### Pneumothorax/Lungenkollaps

Die Lungen wirken und funktionieren ähnlich wie ein Ballon. Und ähnlich wie ein Ballon kann auch die Lunge platzen und zusammenbrechen, in sich zusammenfallen, kollabieren: Man spricht von einem Lungenkollaps. Kleinere Vorfälle dieser Art werden nicht bemerkt. Bei schwereren Zusammenbrüchen treten folgende Symptome auf:

- Plötzliche, messerstichartige Brustschmerzen
- Verschlimmerung beim Einatmen
- Atemnot verschlechtert sich binnen weniger Minuten

Nur sofortige notärztliche Maßnahmen können den Patienten retten.

Siehe dazu auch vorher.

### Lungenembolie

Ein Blutpfropfen verstopft ein Lungengefäß, eine Ader.

- Messerstichartige Schmerzen in der Brust
- Bluthusten

Selten

### Entzündung des Kehldeckels

Der Kehldeckel (Epiglottis) liegt unsichtbar ganz an der Rückseite des Rachens. Durch eine Infektion kann er so anschwellen, daß er die Luftwege blockiert. Das kommt besonders bei Kindern vor, deren Luftwege noch relativ eng sind, die sich erst im Laufe des Heranwachsens auf ein normales Maß weiten.

- Beginnt als eine simple Halsentzündung
- Kinder bekommen sehr hohes Fieber!
- Fördert die Speichelabsonderung, da die Schwellung sehr schmerzhaft ist
- Beeinträchtigte Atmung; Zyanose – bläuliche Verfärbung von Lippen, Zunge, Haut

Bei Kindern sollte nur der Arzt eine entsprechende Untersuchung vornehmen; falls der Laie das versucht, könnte es zu einer totalen Blockade der Luftwege mit nachfolgendem Erstickungstod des Kindes kommen.

### Diphtherie

Eine einst gefürchtete Erkrankung, die durch Impfung heute weitgehend besiegt werden konnte (ausgenommen: Entwicklungsländer). An der Rückseite des Rachens bildet sich eine feine Membran, die die Atmung be- bzw. sogar verhindert. Diphtherie hat auch schwere Auswirkungen auf Herz und Nervensystem.

- Beginnt als eine simple Hals-Rachen-Entzündung
- Eine graue Membran/Häutchen bildet sich an der Rückseite des Rachens

– Dramatische Vergrößerung der Lymphknoten im Nacken-Hals-Bereich
– Atemnot, Zyanose

Auch wenn Diphtherie heute gut behandelt werden kann, so ändert das nichts an der Tatsache, daß es sich um eine überaus gefährliche Krankheit handelt.

### Ösophagotrachealfistel/Luftröhren-Speiseröhren-Fistel

Eine Abnormalität bei Neugeborenen. Während der Entwicklung des Embryos wachsen Luftröhre und Speiseröhre in zu enger Nachbarschaft heran. Aufgrund dieser Fehlbildung gelangt die Nahrung nicht zuerst, wie notwendig, in die Speiseröhre, sondern in die Luftröhre des Babys und in weiterer Folge direkt in die Lungen!

– Husten und Erstickungsanfälle, wann immer das Baby gefüttert wird
– Rapides Einsetzen von Entzündungen im Brustkorb

Operative Behandlung erforderlich.

### Tumoren und Zysten

Auch wenn diese Erkrankungen des Kehlkopfes oder der Schilddrüse meist langsam heranwachsen, so können sie dennoch blitzartig größer werden, wenn sie zu bluten beginnen. Die Schwellung des Tumors oder der Zyste verlegt und blockiert die Atmung.

Bei Erwachsenen, von denen bekannt ist, daß sie an einem Geschwür erkrankt sind, sollte diese Ursache bei plötzlich einsetzenden Erstickungsanfällen bedacht werden.

## Brustschmerzen

Auch wenn Schmerzen in der Brust meist als Herzschmerzen gedeutet werden, so trifft dies in den meisten Fällen eher nicht zu. Es gibt noch viele, viele andere Ursachen dafür. Im Brustkorb befinden sich derart viele lebenserhaltende Systeme des Körpers, daß die Liste anderer Ursachen unendlich lang ist. Schmerzen können nicht nur von den inneren Organen des Brustkorbs kommen, sondern ebenso oft von den Rippen und den dazwischenliegenden Rippenmuskeln und Nerven.

Die Lungen können sich entzünden und Schmerzen erzeugen. Schmerzen aus der Bauchhöhle strahlen in die benachbarte Brusthöhle aus. Und Brustschmerzen klassischer Hypochonder haben oft seelische Ursachen.

Außerdem gibt es Brustschmerzen, deren Ursachen trotz sorgfältiger Untersuchung unbekannt bleiben.

Insgesamt besagt das alles nur, daß plötzlich auftretende Brustschmerzen ernst zu nehmen sind. Wichtig dabei ist vor allem eine Untersuchung des Herzens, um – hoffentlich – eine Erkrankung desselben, einen drohenden Anfall, ausschließen zu können. Im Zweifelsfall muß ein Herzanfall in Betracht gezogen werden, und das bedeutet Einleitung sofortiger notärztlicher Maßnahmen: Alarmieren Sie den Arzt; bzw. fahren Sie den Patienten mit dem Auto raschestens zum Arzt; sorgen Sie für den Transport in das Krankenhaus. Jede Sekunde, jede Minute zählt bei beginnenden Herzanfällen. Lieber einmal zu früh das Nötige veranlassen als einmal zu spät.

Man bedenke auch, daß bei allen tatsächlichen oder vermeintlichen Herzbeschwerden, Herzanfällen die Angst des Patienten unvorstellbar groß ist. Diese Angstzustände nehmen exorbitante Dimensionen an und gehören auch zu den Symptomen von plötzlich einsetzenden Brustschmerzen und Herzattacken. Noch ein Wort zur Nomenklatur: Geläufig sind die Begriffe Herzanfall, Herzschlag und Herzattacke. Wir verwenden diese Begriffe je nach Bedarf abwechselnd. Nicht jeder Herzanfall muß in einen Infarkt münden. Herzanfälle/ Attacken können auch noch andere Ursachen haben. Der nachfolgende Teil des Buches wird untergliedert in: Herzattacken (Herzanfälle, Herzinfarkt etc.); in plötzlich einsetzende Brustschmerzen; in andauernde oder ständig wiederkehrende Brustschmerzen.

## Ein Herzanfall

Jeder von uns sollte die klassischen Symptome kennen, denn sofortige Erste Hilfe ist unter Umständen lebensrettend.

- Plötzlicher, starker Schmerz in der Mitte der Brust
- Beginnt im Ruhezustand
- Verschlimmert sich bei Belastung, Anstrengung
- Der Schmerz wird als schwerer »Druckschmerz« empfunden; verbunden mit massiven Angstzuständen
- Der Schmerz strahlt aus zu den Wangen; gelegentlich in beide, meistens aber nur in den linken Arm
- Atemnot, Kurzatmigkeit
- Schweißausbrüche
- Bläuliche Verfärbung (Zyanose) der Lippen

Ein Herzanfall tritt auf, wenn die Blutversorgung des Herzens blockiert ist.

Die Schmerzen entstehen durch die Verkrampfung des Herzmuskels, genauso wie Krämpfe anderer Muskeln schmerzhaft sind. Viele Jahre mußte sich die Medizin darauf beschränken, die danach verbliebenen Komplikationen (z. B. Rhythmusstörungen) zu behandeln. Heute konzentriert sich die Notfallmedizin vor allem darauf, möglichst von Anfang an die Schädigung des Herzens zu begrenzen. Dazu bedarf es aber einer sofort einsetzenden Behandlung und unmittelbarer Fortsetzung derselben im Krankenhaus. Je früher die Diagnose »Herzanfall, Herzinfarkt« gestellt werden kann, desto eher kann mit der richtigen Behandlung begonnen werden.

Nicht bei allen Herzanfällen zeigen sich die vorher erwähnten Symptome.

Es gibt bekanntlich auch den sogenannten »stillen Infarkt«, der ohne Symptome stattfindet und dadurch unter Umständen übersehen werden kann (sehr gefährlich). Vor allem bei älteren Menschen treten oft nur wenige und schwache Symptome hervor:

- Plötzliche Müdigkeit
- Unregelmäßiger Pulsschlag
- Herzerkrankungen mit geschwollenen Fußgelenken, verbunden mit Atemnot, Kurzatmigkeit

Auch hier kann durch den Arzt viel getan werden. Man sollte sich die hier genannten Symptomgruppen gut einprägen, um im Fall des Falles das Richtige veranlassen zu können.

## Plötzliche Brustschmerzen – möglicherweise ein Herzanfall

Plötzlich auftretende Brustschmerzen sind immer ein Anlaß zur Sorge. Wie sehr, hängt von den begleitenden Symptomen ab. Die klassischen Symptome für einen Herzanfall haben wir bereits vorher beschrieben, zusätzlich können auch noch die weiteren Hinweise die Diagnosefindung erleichtern. Ist der Schmerz sehr plötzlich aufgetreten? Oder entwickelte er sich innerhalb von einigen Minuten? Gibt es Atemnot und Kurzatmigkeit? Fühlt man sich krank? Ändern sich die Symptome bei Bewegung? Hat es schon früher einmal ähnliche Symptome gegeben?

Die diagnostischen Möglichkeiten der Medizin sind unterschiedlich und hängen auch vom Alter des Patienten ab. Eine Herzerkrankung ist normalerweise nicht die erste Diagnose bei einem jüngeren Menschen. Demgegenüber ist es bei älteren Personen oft schwierig, eine Herzerkrankung völlig auszuschließen. Es werden daher weitere Tests notwendig sein, auch wenn die momentanen Symptome nicht unbedingt auf eine Erkrankung des Herzens hindeuten. Ganz allgemein empfiehlt es sich, bei Erwachsenen und älteren Menschen schwerere Brustschmerzen auch als Symptom für eine mögliche Herzerkrankung anzusehen. Medizinischer Rat ist hier vonnöten. Die Ärzte werden eine allgemeine Beurteilung erstellen, die folgende Kriterien berücksichtigt: individueller Gesamteindruck des Patienten, Haut und Hautfarbe, Puls, Blutdruck, Flüssigkeitsansammlungen in den Lungen, abnormaler Herzrhythmus etc. Untersuchungen des Blutes sowie ein EKG werden folgen, erfordern aber stets einen gewissen Zeitaufwand.

| | |
|---|---|
| Wahrscheinlich | **Herzanfall** |
| Möglich | **Entzündung der Speiseröhre**<br>**Nervenreizung**<br>**Magen-Darm-Geschwür**<br>**Pneumothorax/Lungenkollaps** |
| Selten | **Lungenembolie**<br>**Aneurysma dissecans**<br>**Perikarditis/Herzbeutelentzündung**<br>**Entzündung der Bauchspeicheldrüse** |

Wahrscheinlich

**Herzanfall**

Sollte immer in Betracht gezogen werden bei Symptomen wie:

- Plötzlich einsetzende, schwere Schmerzen in der Mitte des Brustkorbs
- Auch im Ruhezustand fühlbar
- Fortwährender Druckschmerz

Möglich

**Entzündung der Speiseröhre**

Sie kann extrem schmerzhaft sein und zeigt viele Merkmale, die an einen Herzanfall erinnern:

- Schmerzen im zentralen Brustkorbbereich
- Strahlen aus über das Genick und bis in die Arme hinunter. Können unter Umständen nur schwer von Herzschmerzen unterschieden werden.
- Schwitzen

Vielleicht gibt es aber auch eine Vorgeschichte:

- Verdauungsstörungen
- Aufstoßen und Blähungen
- Brennender Schmerz nach dem Essen
- Nebenwirkungen von Medikamenten möglich, wenn diese die Speiseröhre reizen

- Besserung bei Einnahme von Antazida (Mittel gegen zu viel Magensäure)

Unabhängig davon, wenn diese Symptome in mittleren Lebensjahren zum ersten Mal auftreten, muß auf jeden Fall eine Herzerkrankung in Erwägung gezogen werden.

### Nervenreizung

Die Nerven laufen in Bändern zwischen den Rippen und umrahmen den Brustkorb. Es kann häufig vorkommen, daß einer dieser Nerven gereizt wird und Schmerzen verursacht.

- Scharfe Brustschmerzen
- Strahlen aus vom Rücken zur Vorderseite des Brustkorbs
- Verschlechtern sich bei Bewegung
- Keine Atemlosigkeit, keine Kurzatmigkeit, kein Schwitzen
- Der Schmerz kommt und geht von Minute zu Minute
- Häufig kann ein kleiner Teil des Brustkorbs berührungsempfindlich sein

Diese Erkrankung mag zwar schwerwiegend erscheinen, ist aber letztlich gutartig. Ruhe und eventuell die Einnahme von schmerzstillenden Mitteln genügen zur Behandlung.

### Magen-Darm-Geschwür

Eine Geschwürbildung im Magen oder Zwölffingerdarm, die Schmerzen verursacht.

- Begrenzung auf den Oberbauch
- Stechender, brennender Schmerz
- Verschlechtert sich in der Nacht
- Kann in den Rücken ausstrahlen
- Verdauungsstörungen seit Wochen vorhanden
- Möglicherweise Blutspuren im Erbrochenen
- Bei Druck auf den Oberbauch Schmerzen

Die Behandlung ist vollkommen unterschiedlich im Gegensatz zu einer Herzattacke. Zuerst werden normalerweise Mittel gegen zu viel Magensäure gegeben.

*Einer von zehn Menschen erkrankt gelegentlich an einem Magen-Darm-Geschwür in seinem Leben. Rauchen, vererbte Anlagen, Einnahme von schmerzstillenden Mitteln – all das gehört zu den Risikofaktoren eines Magengeschwürs.*

### Pneumothorax/Lungenkollaps

Plötzlicher Zusammenbruch der Funktion eines Lungenteiles.

- Messerstichartige Brustschmerzen setzten ohne Vorwarnung ein
- Normalerweise sitzt der Schmerz an der Seite des Brustkorbes, nicht in dessen Zentrum
- Kurzatmigkeit kann auftreten

Selten

## Lungenembolie

Ein Blutpfropfen in den Lungen verursacht:
- Plötzliches Druckgefühl im Brustkorb
- Eher Unbehagen als Schmerzen
- Treten solche auf, dann messerstichartig
- Atemnot und Kurzatmigkeit
- Husten mit Blutspuren im Auswurf

Eine Lungenembolie steht normalerweise in Zusammenhang mit einer Thrombose in den Beinvenen. Dies zeigt sich unter Umständen an geschwollenen Waden. Erhöhte Emboliegefahr nach Operationen.

## Aneurysma dissecans

Die Aorta ist die große Arterie, welche das Blut vom Herzen weg transportiert. Erkrankt diese, können die Gefäßwände sich auswölben, weich und undicht werden. In den Tagen oder Wochen vor diesem Stadium können Warnsignale auftreten:
- Ein vager Schmerz im oberen Brustkorbbereich
- Der Patient fühlt im oberen Brustkorb den Puls schlagen: Man spürt einen starken, pochenden Pulsschlag
- Atemnot und Kurzatmigkeit, weil ein Teil der Lunge beeinträchtigt werden kann
- Heiserkeit
- Bei Beginn des Aneurysmas zeigt sich Blutaustritt
- Schmerzen ähnlich einem Herzanfall
- Vermutlich Erbrechen von Blut
- Kollaps infolge des Blutverlustes

Diese Erkrankung ist nur sehr schwer von einer Herzattacke zu unterscheiden. Nur weitergehende Untersuchungen, vor allem mit Röntgen, können die Diagnose ermitteln. Operation von der Lage des Aneurysmas abhängig. Häufig tödlich.

## Perikarditis/Herzbeutelentzündung

- Scharfer Schmerz im zentralen Brustkorb
- Verschlechterung bei Bewegung
- Verschlechterung beim Atmen

Sie kann auch durch eine Virusinfektion verursacht werden. Sehr gute Behandlungsmöglichkeiten, völlige Heilung möglich.

## Entzündung der Bauchspeicheldrüse

Die Bauchspeicheldrüse liegt an der Rückseite des Unterbauchs. Es handelt sich um eine Drüse, welche Insulin und andere Substanzen zur Verdauung der Nahrung produziert. Wenn die Bauchspeicheldrüse sich entzündet, ist die Produktion dieser Substanzen beeinträchtigt. Die Erkrankung tritt häufig bei Alkoholikern auf, kann aber auch durch Gallensteine verursacht

werden. Die sehr starken Schmerzen können bis in den Brustkorb ausstrahlen.
- Schmerzen strahlen auch in den Rücken aus
- Erbrechen
- Der obere Teil des Bauches ist bei einer Untersuchung schmerz- und druckempfindlich. Eine ernsthafte Erkrankung, die intensive Behandlung erfordert

## Wiederkehrende oder anhaltende Brustschmerzen

Darunter versteht man jene Symptome, die über Tage, Wochen und Monate immer wieder auftreten, und sie hängen vom Alter des Patienten ab sowie von einer vielleicht vorhandenen medizinischen Vorgeschichte. Diese Art von Brustschmerzen ist weit verbreitet und läßt sich nicht immer erklären. Vor allem bei jungen Leuten ist es schwierig, die Ursache zu ermitteln.

| | |
|---|---|
| Wahrscheinlich | **Angina pectoris**<br>**Hiatus-Hernie** |
| Möglich | **Knorpelentzündung**<br>**Da-Costa-Syndrom**<br>**Herzrhythmusstörungen**<br>**Lungenkrankheit**<br>**Erkrankung der Gallenblase** |
| Selten | **Herzklappenfehler**<br>**Schwere Blutarmut**<br>**Aortenaneurysma**<br>**Perikarditis/Herzbeutelentzündung** |

Wahrscheinlich **Angina pectoris**

Ein Schmerzzustand, der vom Herzen aufsteigt. Die Ursache liegt meistens in einer Erkrankung einer Koronararterie. Es kann z. B. eine Blockade oder Beeinträchtigung des Blutstromes zum Herzen vorliegen. Das Herz wird mit Blut schlecht versorgt.
- Zentrale Brustschmerzen
- Strahlen häufig in den Nacken oder in den linken Arm
- Kommen bei körperlicher Belastung
- Verschwinden nach einigen Minuten der Erholung wieder

- Vor allem bei kaltem Wetter, nach den Mahlzeiten, bei emotionalem Streß
- Engegefühl

Angina pectoris läßt sich durch ausführliche Untersuchungen der Herzkranzgefäße einwandfrei diagnostizieren. Nachfolgend wird der Arzt entscheiden, ob eine Bypass-Operation notwendig sein könnte.

Angina pectoris ist eines der wichtigsten Warnzeichen einer vorliegenden Herzerkrankung. Zugleich besteht das Problem darin, daß sie gerne auf die leichte Schulter genommen wird, weil sehr viele Menschen mit dieser Krankheit trotzdem durch Jahre hindurch ein aktives Leben führen können; auch mit Hilfe spezieller Medikamente.

### Hiatus-Hernie

Teile des Magens und anderer Eingeweide des Bauches können durch das Zwerchfell in den Brustraum gelangen. Die daraus resultierenden Störungen zeigen sich in einer Vielzahl von Beschwerden des Magens und der Speiseröhre.

Oft werden die ersten Symptome erst zu Beginn einer Schwangerschaft bemerkt oder durch diese verschlimmert.

- Schmerzen im Liegen oder beim Vornüberbeugen
- Brennende Schmerzen
- Können in den Hals-Nacken-Bereich ausstrahlen
- Rülpsen und Aufstoßen
- Linderung mit Antazida

Die Behandlung kann medikamentös erfolgen; nur noch sehr selten wird eine Operation durchgeführt. Die Behandlung und Heilung einer Hiatus-Hernie ist heute durch modernste Medikamente geradezu revolutioniert worden.

Möglich

### Knorpelentzündung

Dort, wo die Rippen am Brustbein ansetzen, befinden sich Knorpelverbindungen, welche sich entzünden können. Dies kann nach einem Unfall oder bei einer Virusepidemie auftreten.

- Schmerzen an beiden Seiten des Brustbeins
- Treten innerhalb weniger Stunden auf
- Verschlimmerung beim Atmen
- Einzelne Knorpelverbindungen können geschwollen und druckempfindlich sein
- Gelegentlich leichtes Fieber

Die Erkrankung ist nicht gefährlich, aber extrem schmerzhaft, kann einige Wochen andauern und wird vor allem am Beginn als alarmierend empfunden.

### Da-Costa-Syndrom

Könnte man auch als »Herzneurose« bezeichnen:

Angst- und Furchtgefühle als seelisches Problem eines Menschen führen zu:
- Wiederholten Schmerzen über dem Herzen
- Kurzatmigkeit
- Nervosität
- Herzklopfen

Es gibt keinen Zweifel daran, daß Menschen von diesen Symptomen belastet werden. Eine Herzerkrankung muß auf jeden Fall in Betracht gezogen oder aber ausgeschlossen werden. Erst danach kann die psychologische Ursache erforscht werden.

### Herzrhythmusstörungen

Sehr langsame oder aber sehr schnelle Herzfrequenzen können Zeichen einer Angina pectoris sein, auch bei jenen Menschen, welche vorher noch nicht an einer Herzkrankheit litten.
- Herzklopfen
- Atemnot
- Schlagartiges Einsetzen, schlagartige Beendigung

Siehe vorher.

### Lungenkrankheit

Viele Erkrankungen der Lunge verursachen auch Brustschmerzen, die oft mit einer Herzerkrankung verwechselt werden. Das gilt vor allem für Lungeninfektionen und Lungenkrebs.

### Erkrankung der Gallenblase

Die Gallenblase sitzt an der rechten oberen Seite der Bauchhöhle. Bei einer Gallenblasenerkrankung können die Schmerzen bis in den Brustkorb hinein ausstrahlen. Weit verbreitet bei Frauen im mittleren Alter. Die Diagnostik einer Gallenblasenerkrankung sollte heute keine Probleme mehr bereiten.
- Die Schmerzen entstehen innerhalb weniger Minuten
- Die Schmerzen dauern mehrere Stunden an
- Schmerz- und Druckempfindlichkeit vor allem unter den Rippen an der rechten Seite
- Schmerzen können in den Brustkorb und die Schulter ausstrahlen
- Übelkeit und Brechreiz
- Ruhelosigkeit

Die ersten Schmerzen können durch bestimmte Nahrungsmittel, durch zu fettes Essen ausgelöst werden. Der übliche Grund aber sind Gallensteine, für die es viele Behandlungen und evtl. die Operation gibt.

Selten

### Herzklappenfehler

Die Aortenklappe kontrolliert den Blutstrom zwischen dem Herzen und der Aorta. Sie arbeitet wie ein Ventil; sie kann steif und hart werden und damit undicht. Die daraus folgende Krankheit wird auch Aortenstenose genannt. Oft ein Resultat des Alterungsprozesses, ebenso kann ein früheres rheumatisches Fieber die Ursache dafür sein.

Gelegentlich werden auch bereits Kinder mit einer abnormalen Aortenklappe geboren. Durch Jahre hindurch können sich trotzdem keine Symptome zeigen. Erst mit zunehmender Versteifung der Klappe werden folgende Symptome auftreten:

- Angina pectoris
- Herzrhythmusstörungen
- Atemnot und Kurzatmigkeit
- Ohnmachtsanfälle bei Anstrengung und Belastung

Die Erkrankung verursacht ein typisches Herzgeräusch, welches der Arzt hören kann. Kann operativ geheilt werden.

## Schwere Blutarmut

Blutarmut ohne das Auftreten weiterer Symptome verschlimmert sich normalerweise nicht. Gelegentlich kommt dies aber doch vor, meist in Verbindung mit einer perniziösen Anämie. Dies beeinträchtigt die Sauerstoffversorgung des Herzens enorm. Es entsteht eine Angina pectoris.

- Blässe oder gelbliche Hautfärbung
- Entzündete Zunge
- Müdigkeit, Atemlosigkeit, Kurzatmigkeit

Dringend Behandlung erforderlich.

## Aortenaneurysma

Siehe vorher.

## Perikarditis/Herzbeutelentzündung

Siehe vorher.

Die Brustschmerzen können über einen längeren Zeitraum anhalten.

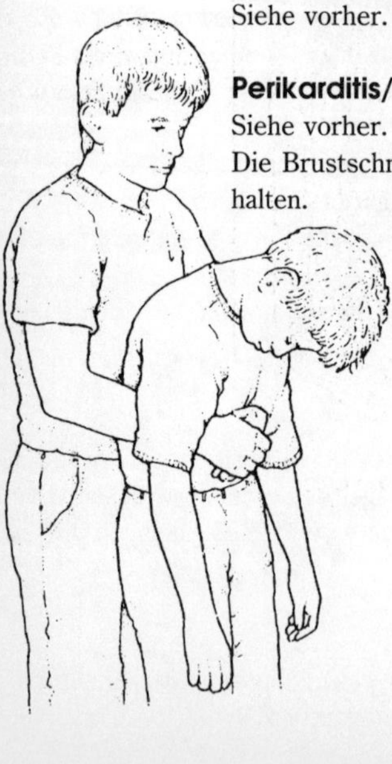

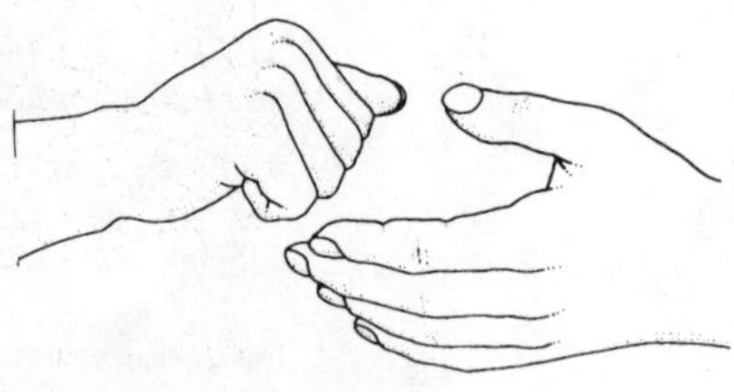

*Heimlich-Handgriff*
*Einer der wichtigsten Handgriffe bei der Ersten Hilfe. Wurde bereits beschrieben. Siehe vorher.*

# Haut und Haare

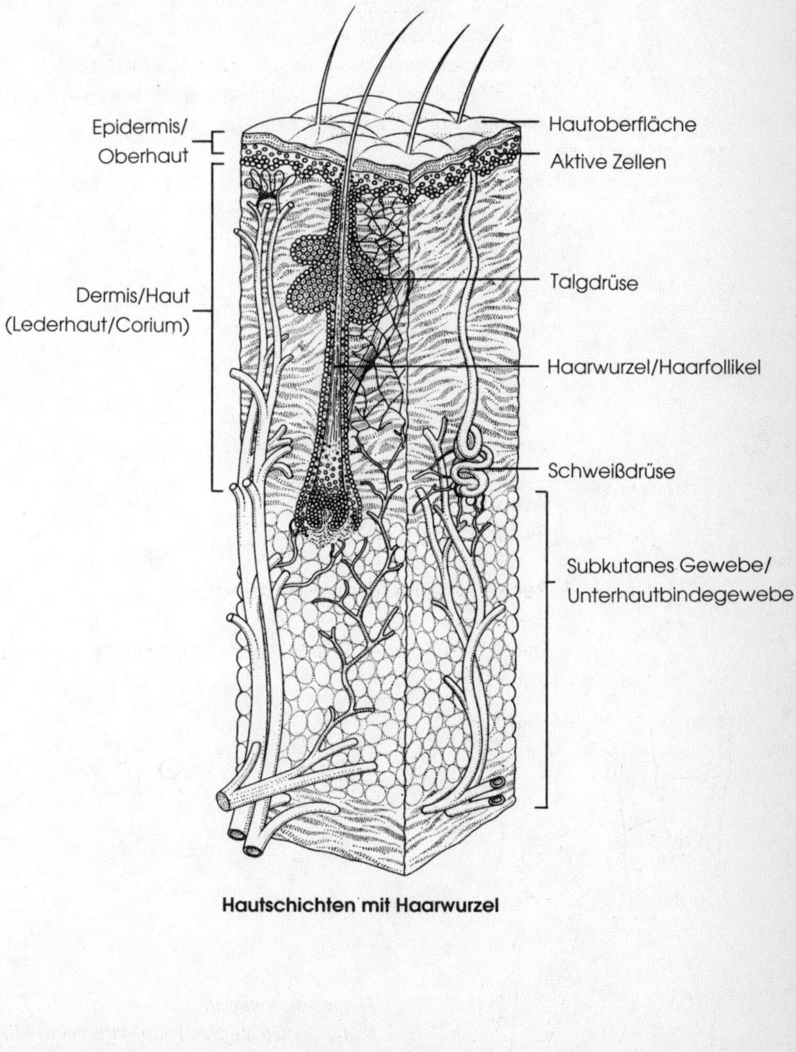


**Hautschichten mit Haarwurzel**

# Die Haut

Sie ist das größte Organ des menschlichen Körpers. Zur Ermittlung einer Diagnose bietet die Haut viele Vorteile: Wir können sie sehen, anfassen und fühlen. Bei vielen Krankheiten ändert sich ihr Aussehen und ihre Farbe, oft sogar in ganz typischer Weise. Veränderungen der Haut werden von Ärzten ausschließlich dazu untersucht, um einer bestimmten Erkrankung auf die Spur zu kommen. Sie dienen Ärzten auch als Schlüssel zur Diagnosefindung.

# Ausschlag/Exanthem

Wir unterteilen hier die Gruppe dieser Krankheiten zur ersten Information in vier Kategorien. In den nachfolgenden Kapiteln findet man dazu die näheren Erläuterungen.

1. Ausschläge mit Bläschen:
- Windpocken
- Ekzem
- Herpes simplex
- Herpes zoster/Gürtelrose
- Impetigo/Grindflechte, Eiterflechte
- Pustulöse Psoriasis/Schuppenflechte
- Dermatitis herpetiformis

2. Ausschläge mit roten, rötlichen oder schwarzen, dunklen Flecken: Lesen Sie auch das Kapitel »Blutungen unter der Haut«.
3. Ausschläge, die sich am ganzen Körper ausbreiten:
- Windpocken
- Dermatitis herpetiformis
- Nebenwirkungen von Medikamenten
- Röteln
- Masern
- Porphyrie (Porphyria cutanea tarda)
- Schuppenflechte
- Schuppiges Hautsyndrom
- Tinea
- Nesselsucht
- Vitaminmangel
- Vitiligo/Depigmentierung/Scheckhaut
- Virusinfektionen (siehe dazu unter Papillom, Warzen, Pocken – gelten weltweit als ausgerottet)

4. Ausschläge auf genau begrenzten Körperstellen:
Siehe dazu unter den einzelnen Körperteilen nach.

## Verstopfte Poren

Siehe unter Akne.

## Pickel

Auch als Papeln oder Pusteln bezeichnet. Siehe unter Akne.

## Akne/verstopfte Poren

Viele Menschen haben eine Anzahl verstopfter Poren mit einem schwarzen Pünktchen. Es handelt sich keineswegs um eine Hautabnormalität. Diese auch als Mitesser bezeichneten Erscheinungen, bilden sich, wenn die Öffnungen der Poren verstopft sind. Werden sie nicht regelmäßig entfernt bzw. ausgedrückt, so können sie sich entzünden, und ein weißes Eiterpünktchen entsteht. Bei fortschreitender Entzündung entsteht daraus die Akne vulgaris, auch als Pubertätsausschlag bekannt. Die genaue Ursache dafür ist bis heute unbekannt. Die Hautveränderungen, welche die Akne bewirkt, können genau beobachtet werden. Man nimmt an, daß eine Überaktivität der Talgdrüsen, eine zu hohe Fettproduktion der Haut die Ursachen dafür sind. Außerdem spielt der Hormonhaushalt des jungen Menschen ebenfalls hierbei eine Rolle. Änderungen in der Ernährungsweise helfen gegen Akne nicht annähernd so gut, wie man meint.

### Akne vulgaris

- Beginnt in der Pubertät
- Man kann schwarze Pünktchen erkennen, welche die Hautporen verstopfen
- Am meisten davon betroffen sind Gesicht, Brust und Rücken
- Die Haut kann grießig erscheinen
- Die Entzündung kann die Öffnungen der Poren und der Talgdrüsen erfassen, Rötungen, Schmerzen und Schwellungen entstehen
- Wenn sich Eiter bildet, entstehen erhöhte Pusteln mit weißen Köpfchen
- Die Erkrankung kann Jahre dauern und sehr entstellend sein

Bei Nichtbehandlung kommt es zur Verunstaltung der Haut. Moderne Behandlungsmethoden können die Krankheit zwar nicht heilen, aber stark abschwächen. Allen Patienten mit schwe-

rer Akne sollte man auch antibiotische Behandlung anbieten, entweder in Tablettenform oder als Lotion für die Haut.
Nicht zu unterschätzen sind hierbei die seelischen Probleme, welche Akne vor allem bei jungen Menschen hervorruft: Man fühlt sich häßlich, unschön, unästhetisch – und das noch dazu während der Pubertät, in der das Leben bekanntlich ohnehin schwer ist! Es gibt heute sehr viele, unterschiedlich erfolgreiche alternative Heilmethoden. Vor allem die Homöopathie bietet mitunter erfolgreiche Behandlungsmethoden an.

## Bläschen

Flüssigkeitsansammlungen zwischen verschiedenen Hautschichten. Sie kommen in verschiedenen Formen und Größen vor. Meist bewegt sich ihre durchschnittliche Größe bei ca. 5 mm.

| | |
|---|---|
| Wahrscheinlich | **Verletzung**<br>**Ekzem**<br>**Herpes simplex**<br>**Grindflechte/Impetigo** |
| Möglich | **Windpocken**<br>**Gürtelrose**<br>**Erythem** |
| Selten | **Bläschensucht**<br>**Schuppenflechte**<br>**Dermatitis herpetiformis**<br>**Bläschenausschlag**<br>**Porphyrie/Lichtdermatose**<br>**Stoßblasensucht**<br>**Brühhautsyndrom** |

Wahrscheinlich **Verletzung**

Die Haut kann durch folgende Ursachen verletzt werden: Extreme Hitze oder Kälte, Reibung, Chemikalien, bestimmte Pflanzen, manche Tiere, Insektenbisse. All dies kann unter Umständen zu einer Bläschenbildung führen.
- Entstehen dort, wo die Verletzung war
- Die umgebende Haut kann sich röten

**Ekzem**

- Oft deutlich begrenzt an jenen Stellen, wo die Haut stark gebogen wird: Ellenbogen, Knie, Nacken.
- Juckreiz
- Rötung
- Erhöhte Stellen
- Sehr kleine Bläschen
- Verkrustung und Schuppung, nässend

**Herpes simplex**

Kann am ganzen Körper Bläschen verursachen. Die am meisten verbreitetste Form ist der Lippen-Herpes.Nach der ersten Infektion tritt Lippen-Herpes wiederholt auf, in Phasen körperlicher Schwäche oder wenn wir der Sonne oder Kälte ausgesetzt sind.

- Örtlich gereizte Hautstellen
- Rötung und Schmerzen
- Kleine Knötchen mit Bläschen bilden sich
- Diese platzen auf und verkrusten
- Der gesamte Krankheitsverlauf dauert ca. 10–14 Tage
- Sehr ansteckend

**Grindflechte/Impetigo**

Eine Hautinfektion, die leicht übertragen werden kann.

- Rötung
- Bläschen und große Blasen bilden sich
- Platzen auf und werden braunschwarz-schmutzig, verkrusten
- Vor allem im Gesicht, rund um Mund und Ohren

Möglich

**Windpocken**

Siehe später.

**Gürtelrose**

Auch als Herpes zoster bekannt. Entsteht, wenn das Virus nach vielen Jahren der Ruhe reaktiviert wird.

- Juckend, dann schwerer Juckreiz; meistens auf eine Körperhälfte begrenzt
- Schmerz nimmt zu
- Rötungen und kleine Knötchen entstehen
- Bläschen werden gebildet
- Verkrustungen, nachfolgend Abheilung. Krankheitsdauer ca. 1 Monat
- Leider kann auch nach Abheilung eine schwere Neuralgie bestehenbleiben. Sie ist sehr schwer zu behandeln

**Erythem**

Bläschen und größere Blasen werden bei dieser Krankheit gebildet, von der es unzählige Varianten gibt. Sie entsteht normalerweise durch eine Entzündung /Infektion oder als Reaktion auf Drogen oder Medikamente.

Selten

**Bläschensucht**

Tritt vor allem bei älteren Menschen auf.

- Plötzliches Auftreten von großen Blasen an Rumpf und Gliedmaßen. Sie entstehen durch gerötete oder geschwollene Haut
- Die Blasen sind mit Blut gefüllt
- Extrem juckend

**Schuppenflechte**

Siehe später.

**Dermatitis herpetiformis**

Eine Erkrankung des Autoimmunsystems.

- Juckender Ausschlag auf den Außenseiten von Ellenbogen, Knien und Gesäßbacken
- Zahlreiche kleine Bläschen bilden sich an diesen Stellen
- Geht mit Zöliakie einher

Mit der Abheilung der Zöliakie verschwindet auch diese Hautkrankheit.

**Bläschenausschlag**

Eine ernsthafte Hauterkrankung, die meistens Menschen im Alter zwischen 40 und 60 Jahren befällt.

- Viele große Bläschen, bestehend aus Haut und Schleimhaut, oft in der Mundhöhle beginnend
- Die Haut kann schon durch einfachen Druck aufplatzen
- Wenn die großen Blasen aufgehen, nässen sie, gerötete und schmerzhafte Haut entsteht, welche sich entzündet

Kann nicht geheilt werden. Behandlung mit Cortison und Antibiotika verbessert normalerweise die Situation.

**Porphyrie/Lichtdermatose**

- Oft in Begleitung eines Leberschadens, auch durch Alkoholismus verursacht
- Erhöhte Hautblasen mit Pigmentierung
- Extremer Haarwuchs im Gesicht und an den Augen

Der Nachweis der Lichtdermatose kann durch eine Urinuntersuchung geführt werden; oft ist dieser braun oder rot verfärbt. Die Krankheit tritt in späteren Jahren auf. Man diskutiert heute, ob es sich um eine vererbte Störung des Enzymsystems handeln könnte. Es handelt sich um eine Stoffwechselstörung des Blutfarbstoffes. Das Symptombild ist sehr kompliziert und kann von Kreislaufstörungen über Lähmungen bis hin zu Nervenentzündungen reichen. Außerdem können eine Reihe von Medikamenten diese Krankheit verursachen. Behandlung nur durch längeren Klinikaufenthalt möglich.

### Stoßblasensucht

Es existieren verschiedene, vererbte Formen dieser blasenbildenden Hauterkrankung. Die Blasen vergrößern sich schon bei geringsten Verletzungen, oft nur durch einfache Reibung und entzünden sich in weiterer Folge.

### Brühhautsyndrom

Bei Kindern verursacht durch eine Infektion, bei Erwachsenen meist durch eine Überempfindlichkeit gegen Medikamente.
- Plötzliches Einsetzen von Unwohlsein
- Erhöhte Temperatur
- Rötungen an verschiedensten Stellen
- Viele Bläschen und Blasen
- Bläschen und Blasen können sich verbinden, verursachen großflächige Hautablösungen; ähnlich wie bei einer schweren Verbrennung. Kann tödlich sein

## Vernarbte Haut

Rein theoretisch verursacht jede wiederholte Hautentzündung nach der Abheilung Narben auf der Haut. In der Praxis ist das aber nur selten der Fall. Am ehesten kann das noch nach Abheilung schwerer Akne vorkommen:
Die Haut weist zahlreiche narbenartige Grübchen etc. auf.

# Schuppige Haut

Tatsächliche Schuppenbildung ist nur auf ganz wenige Störungen oder Erkrankungen der Haut begrenzt. Wenn wir einmal von Kopfschuppen absehen, können folgende Kankheiten Schuppenbildung verursachen:

| | |
|---|---|
| Wahrscheinlich | **Pilzinfektion**<br>**Ekzem** |
| Möglich | **Psoriasis/Schuppenflechte** |
| Selten | **Pellagra**<br>**Fischschuppenkrankheit/Ichthyosis** |

Wahrscheinlich

**Pilzinfektion**

Siehe später.

**Ekzem**

Siehe vorher.

Möglich

**Psoriasis/Schuppenflechte**

Siehe später.

Selten

**Pellagra**

Verursacht durch schweren Mangel an Vitamin $B_3$.

- Demenz
- Schwerer Durchfall
- Starke Schuppenbildung der Haut an unbekleideten Körperstellen (Gesicht, Hände etc.)

**Fischschuppenkrankheit/Ichthyosis**

Siehe später.

# Schorf

Wenn die Hautoberfläche beschädigt ist und Sekrete, Flüssigkeiten ausscheidet, dann kann es zur Bildung von Schorf kommen. Die beschädigte Haut sondert Eiter, Blut, Serum direkt oder über platzende Pusteln aus. Der Schorf kann goldbraune oder schwarze Krusten aufweisen.

| | |
|---|---|
| Wahrscheinlich | **Impetigo/Grindflechte**<br>**Ekzem**<br>**Verletzung**<br>**Herpes simplex** |
| Möglich | **Windpocken**<br>**Herpes zoster/Gürtelrose** |
| Selten | **Bläschensucht**<br>**Psoriasis/Schuppenflechte** |

Wahrscheinlich

**Impetigo / Grindflechte**
**Ekzem**
**Verletzung**
**Herpes simplex**
Siehe vorher.

Möglich

**Windpocken**
Eine Infektionskrankheit, hervorgerufen durch dasselbe Virus wie bei Gürtelrose.

**Herpes zoster/Gürtelrose**
Siehe vorher.

Selten

**Bläschensucht**
Siehe vorher.

**Psoriasis/Schuppenflechte**
Eine Hautkrankheit unbekannten Ursprungs.
- Zahlreiche rötliche Schädigungen, scheinbar wie kleine Einrisse von unterschiedlicher Größe
- Die roten Stellen sind mit silbrigen Schuppen bedeckt
- Wenn die schuppigen Stellen aufgekratzt werden, so zeigen sich darunterliegende Blutungen
- Kann an allen Stellen des Körpers vorkommen. Bevorzugt aber auf Knien, Ellenbogen, Kopfhaut

- Bei manchen Patienten wird die Psoriasis von Arthritis begleitet

Die pustulöse Psoriasis entspricht der ungewöhnlicheren Variante. Hier bilden sich noch zusätzlich eitergefüllte Bläschen aus. Wenn diese aufbrechen, so entstehen krustige Ränder.

## Absichtlich hervorgerufene Hautentzündung

Gelegentlich fügen sich psychisch erkrankte Menschen selbst Verletzungen und Schädigungen der Haut zu. Sie verbrennen sich an Hautstellen, kratzen sich absichtlich auf, bringen ihre Haut mit ätzenden Flüssigkeiten in Kontakt etc. Die daraus entstehenden Verletzungen können übliche Symptome wie Eiterungen, Blutungen, Krusten, Bläschen hervorrufen. Der behandelnde Arzt kann – verständlicherweise – keine medizinische Ursache dafür ermitteln.
Gelegentlich fügen Sexualverbrecher auch Kindern derartige Hautverletzungen zu. Auch der erfahrene Spezialist kann da Probleme haben, die wahre – kriminelle – Ursache zu ermitteln, da die Hautschädigungen scheinbar »echt« aussehen.

## Abblätternde, sich schälende Haut

Kommt zusammen mit vielen Hauterkrankungen vor, besonders mit Bläschen und Ausschlägen. Zusätzlich kann das ganz einfach ein Zeichen für Sonnenbrand sein.
Einige Hautkrankheiten lassen sich mit Sonnenbestrahlung bessern. So z. B. Psoriasis und Vitaminmangel. Andererseits steht inzwischen längst fest, daß übertriebenes Sonnenbaden Hautkrebs verursachen kann. Vermeidung von Sonnenbädern ist zweifelsfrei die sicherste Methode. Man erhöht sein persönliches Risiko noch:

- Wenn Sie helle Haut, rötliche Haut haben
- Wenn Sie blonde Haare, Sommersprossen haben
- Wenn Sie sich um die Mittagszeit der Sonne aussetzen
- Wenn sich Ihre Haut stark rötet – dann ist sie verbrannt
- Letzteres bedeutet erhöhtes Hautkrebsrisiko

Bitte beachten Sie folgende Urlaubsregeln:

- Setzen Sie sich nur sehr langsam und nur in kurzen Zeiträumen direkter Sonnenbestrahlung aus

- Tragen Sie T-Shirts und große Hüte
- Setzen Sie Kinder nicht der prallen Sonne ohne Kleidung aus
- Cremen Sie sich nach dem Schwimmen erneut mit Sonnenschutzcreme ein
- Vermeiden Sie besonders die gefährliche Mittagssonne

Sonnenschutzcremes bieten tatsächlich guten Schutz vor den krebserregenden UV-Strahlen.

## Bleiche, blasse Haut

Siehe später.

## Bläuliche Haut

Siehe später.

## Extrem dunkle Haut

Siehe später.

## Gelbliche Haut

Siehe später und unter Gelbsucht.

## Örtlich begrenzte gelbe Hautstellen

### Xanthom

Örtlich begrenzte, gelbe Hautstellen. Knapp unter der Hautoberfläche. Durch Fetteinlagerung verursacht.

Kann gelegentlich ein Zeichen für hohe Cholesterinspiegel im Blut sein, die zu Gefäßerkrankungen führen können. Vor allem auch rund um die Augen verbreitet, dann Xanthelasma genannt.

### Gichtknoten

Kristalline Gichtablagerungen in der Haut; verursacht durch Gicht bzw. Rheuma. Siehe auch früher.

### Gelbliche Haut – Gelbsucht

Siehe dazu vorher und im letzten Kapitel.

## Verfärbung der Haut

Man versteht darunter jede abnormale Änderung der Hautfarbe. Eine örtlich begrenzte Hauterkrankung kann ebenso die Ursache sein wie systemische Erkrankungen anderer Organe oder ganzer Organsysteme.

Es gibt mehrere Erkrankungen, bei denen eine Hautverfärbung das typische Symptom und Hauptmerkmal ist. Hautverfärbungen kommen häufiger bei blonden, hellhäutigen Menschen als bei solchen mit dunkler Hautfarbe vor.

Wir listen nachfolgend die verschiedenen Verfärbungen der Haut auf. Und zwar gertrennt nach Farbe sowie nach örtlich begrenztem oder generellem Auftreten. Hautflecken und Ausschläge haben wir bereits früher behandelt.

### Schwarzfärbung – örtlich begrenzt

#### Mal

Verbreitet bei Erwachsenen, oft mehrere Millimeter Durchmesser. Auch Muttermal genannt. Typisch braunschwarze Farbe. Ab und zu wachsen Haare daraus hervor. Harmlos. Bitte beachten Sie aber unbedingt den nächsten Abschnitt!!!

#### Bösartiges Melanom/Hautkrebs

Ein allgemeiner Begriff für verschiedene Arten des bösartigen Hautkrebses.

Verbreiteter bei hellhäutigen Menschen, die sich lange in der Sonne aufhalten. Melanome nehmen immer mehr zu, ganz einfach deshalb, weil immer mehr Menschen ihren Urlaub in der Sonne, zum Beispiel am Meer verbringen. Die Vergrößerung des Ozonloches kann auch eine Rolle spielen, ist aber durchaus umstritten und nicht beweisbar. Einige bösartige Formen des Melanoms sind besonders schwere und aggressive Vertreter dieses Krankheit.

Bösartige Melanome beginnen als kleine schwarze Stellen und sind oft nur schwer von Muttermalen zu unterscheiden. Bereits beim geringsten Verdacht sollte der Hautarzt aufgesucht werden. Je früher die Diagnose gestellt werden kann, desto größer sind die Heilungschancen. Die ersten Warnzeichen sind:

- Blutend
- Juckreiz
- Veränderte Farbe
- Schmerzen
- Änderung in Größe und Form
- Sieht aus wie eine kleine, unscheinbare Hautverletzung
- Geschwürbildung (Ulzeration)

Jedes einzelne (!) dieser Symptome sollte Sie veranlassen, sofort den Hautarzt aufzusuchen.

**Acanthosis nigricans**

Schwarze, linienförmige Pigmentierung, in der Achselhöhle, Leistenbeuge sowie in Gesicht und Nacken vorkommend. Tritt oft in Verbindung mit einem vorhandenen bösartigen Tumor auf. Selten und fast immer unheilbar.

**Trockene Gangrän**

Schrittweiser Verlust der Blutversorgung für eine Zehe oder auch den ganzen Fuß. Ebenso kann auch eine andere Extremität befallen werden. Der betroffene Körperteil wird letztlich schwarz und kann abfallen, typisch z. B. bei Erfrierungen einer Zehe.

Blaufärbung – örtlich begrenzt

**Zyanose/bläuliche Haut**

Siehe unter bläulicher Haut.

**Mongolenfleck**

Schwarzblaue Stelle, meist auf den Gesäßbacken oder in der Steißbeingegend. Besonders bei Kindern in Asien und in der Karibik verbreitet. Wird gerne mit einer Schwellung verwechselt. Kann einige Zentimeter groß werden.

**Blauer Nävus/Blaues Muttermal**

Ähnlich wie der Mongolenfleck, tritt am ganzen Körper auf und ist nur einige Milimeter klein.

**Livido reticularis/Cutis marmorata/ Kältemarmorierung**

Übliche Körperreaktion auf zu viel Hitze oder Kälte: Weiße Hautstellen sind umrundet von bläulichen, feinverästelten Blutgefäßen.

Blaufärbung – allgemein

**Zyanose**

Siehe später.

### Amiodaron

Ein Medikament, welches zur Behandlung von Herzrhythmusstörungen dient.

Äußerst selten kann es eine graubläuliche Hautverfärbung nach sich ziehen.

### Methämoglobinämie

Tritt als Nebenwirkung verschiedener Medikamente auf, ebenso durch Kontakt mit bestimmten Chemikalien. Diese Erkrankung, die die Sauerstoffkapazität der roten Blutzellen beeinflußt, ist vererbbar.

### Ochronose

Erfaßt Knorpel und damit in Verbindung stehendes Gewebe, zum Beispiel die Augen. Führt zu blauer oder blauschwarzer Verfärbung. Wird durch eine Stoffwechselstörung hervorgerufen, die man auch Alkaptonurie nennt.

## Braunfärbung – örtlich begrenzt

### Schwangerschaft

Mit zunehmender Schwangerschaft bilden sich an Brustwarzen, den Genitalien und entlang der Bauchmittellinie die typischen Schwangerschaftsstreifen.

### Chloasma

Eine braune Pigmentierung des Gesichtes, kommt bei manchen schwangeren Frauen vor.

### Venengeschwüre

Nach längerer Erkrankung an Venengeschwüren verursachen diese eine Pigmentierung (braun) von Waden und Füßen. Gelegentlich tritt das Venengeschwür auch auf der Innenseite der Fußgelenke auf.

### Erythem

Rötlich-braune, unregelmäßige Verfärbung. Tritt nach längerer Hitzeeinwirkung auf. Kann auch an den Schienbeinen älterer Personen beobachtet werden, die stundenlang im Lehnstuhl vor offenem Kaminfeuer vor sich hindösen.

### Seborrhoische Warzen

Bräunliche Warzen, leicht erhöht. Kommen mitunter in größerer Anzahl vor.

Auch als Alterswarzen bekannt, da sie im mittleren oder späteren Alter auftreten. Sie sind harmlos.

**Milchkaffeefarbene Flecken**

Wie Sommersprossen in großer Zahl vorkommend. Gelegentlich in Verbindung mit Neurofibromatose.

**Addison-Erkrankung**

Verursacht durch lang anhaltende Unterfunktion der Nebennierenrinde.

- Braun-dunkle Pigmentierung der Haut, vor allem der Brustwarzen, Genitalien, des Zahnfleisches und von Narben
- Müdigkeit, Mattigkeit
- Gewichtsverlust, Appetitlosigkeit
- Brechreiz, Übelkeit, Durchfall
- Haarausfall möglich
- Niedriger Blutdruck
- Leukodermie

Braunfärbung – allgemein

**Sommersprossen**

Sind von Natur aus vorhanden, vermehren sich oft nach einem Sonnenbad. Können auch dunkler vorkommen. Meistens im Gesicht, an Schultern und Armen , aber auch am ganzen Körper verbreitet. Am häufigsten bei Rothaarigen. Wer zu Sommersprossen neigt, sollte direkte Sonnenbestrahlung vermeiden.

**Hämochromatose**

Wird auch als Bronzediabetes bezeichnet. Eine angeborene Störung des Eisenstoffwechsels:

- Zuckerkrankheit
- Bronzefarbene Haut
- Zirrhose
- Gelenkentzündungen
- Herzstörungen
- Schrumpfhoden, reduzierte Libido

Orangefärbung – allgemein

**Karotinämie**

Tritt bei Menschen auf, die zu viel Karotten- oder Tomatensaft trinken. Verursacht eine orangefarbene Haut. Karotin kommt auch in Bräunungstabletten vor.

Pinkfarbig – örtlich begrenzt

**Lachsfarbige Flecken**

Von Geburt an vorhanden. Können überall vorkommen, meistens aber im Genick. Einige bleiben, die meisten verschwinden jedoch nach einigen Jahren.

Purpur – örtlich begrenzt

**Portweinflecken (Storchenbiß)**

Auffallende Stelle, die von Geburt an vorhanden ist, verursacht durch eine Störung der Kapillargefäße. Dies führt oft zu verfärbten Stellen in Gesicht und Nacken. Verschwinden nicht, können mit Make-up überdeckt werden.

**Kaposi-Syndrom**

Bläulich-rote Stellen auf der Haut. Ein bösartiger Tumor, vor allem in Afrika verbreitet. Inzwischen aber auf der ganzen Welt ein typisches AIDS-Symptom.

Purpur – allgemein

**Zyanose, bläuliche Verfärbung**

Siehe vorher und später.

Rotfärbung – örtlich begrenzt

**Plötzliches Rotwerden**

Auch allgemein als Wallungen bezeichnet; bei Hitze, bei Aufregungen und in den Wechseljahren auftretend.

**Erythem**

Siehe vorher.

**Palmarerythem**

Rötung der Handflächen. Bei Alkoholikern generell ein Symptom einer Lebererkrankung.

**Erythrasma**

Rötlich-braune Hautverfärbung in Hautfalten, in der Brust- oder Achselhöhle oder in der Leistenbeuge vorkommend. Die Haut trocknet aus und schuppt. Verursacht durch eine bakterielle Infektion.

**Paget-Erkrankung der Brustwarze**

Örtliche Rötung mit Entzündung und Schuppenbildung. Wenn Sie eine derartige Erkrankung an der Burstwarze oder am Warzenhof sehen, sollten Sie unverzüglich den Arzt aufsuchen. Diese Verfärbungen können unter Umständen durch Brustkrebs hervorgerufen werden.

Rotfärbung – allgemein

**Virusinfektion**

Viele Viren verursachen eine unspezifische Rötung der Haut. Diese Rötung verschwindet, wenn die Virusinfektion abklingt.

### Nebenwirkungen von Medikamenten

Diffuse Hautrötung in Verbindung mit Tabletten oder anderen Medikamenten. Die Rötung kann fleckig oder weit verteilt sein. Juckreiz begleitet oft diese Reaktion. Nebenwirkung von Penicillin oder auch Aspirin.

## Gelbfärbung – allgemein

Hierbei handelt es sich niemals nur um eine örtlich begrenzte Erkrankung. Meistens steht eine andere Erkrankung des Körpers im Hintergrund.

### Gelbsucht

Gelbliche Verfärbung der Augen und der Haut, die langsam in ein tieferes Braun übergeht. Ebenso können Juckreiz, weißer Stuhlgang und dunkler Urin auftreten.

### Urämie

Siehe später.

### Mepacrin

Ein Mittel gegen Malaria, verursacht eine Gelbfärbung der Haut.

## Weißfärbung, Blässe – örtlich begrenzt

### Vitiligo/Depigmentierung/Scheckhaut

Störung der Pigmentproduktion der Haut. Verursacht weiße Flecken.

### Halo-Muttermal

Manche Muttermale werden bleich, und die Haut rundherum verliert Pigment, d. h. es bildet sich ein Halo, auch als Hof bezeichnet. Zusätzlich kann Scheckhaut (siehe oben) entstehen.

### Tinea

Eine Pilzinfektion der Haut. Bildet ringförmige Hautveränderungen.

- Zu Beginn entstehen unregelmäßig geformte Stellen mit brauner Verfärbung
- Vor allem an Oberkörper, Armen und Genick
- Später verlieren diese Stellen ihr Pigment, werden zu bleichen Flecken. Behandlung mit Salben

### Nach einer Entzündung

Jede entzündete oder beschädigte Haut kann ihre natürliche Farbe nach der Heilung verlieren die normale Pigmentierung kehrt nach einigen Monaten jedoch zurück.

### Lepra
Siehe später.

### Arterieller Verschluß
Siehe später.

### Phlegmasia alba dolens
Darunter versteht man eine Blockade der Hauptvenen, die zur Blutversorgung des Fußes dienen. Typisch nach langer Bettlägerigkeit.
- Anfängliches Unwohlsein
- Schmerzen in der Leistenbeuge und in den Oberschenkeln
- Danach geschwollene Beine
- Das Bein ist bleich und fühlt sich kalt an

### Raynaud-Syndrom
Damit bezeichnet man Gefäßkrämpfe. Siehe später.

## Weißfärbung, Blässe – allgemein
### Blutarmut
Siehe später.

### Leukämie
Siehe später.

### Albinismus
Erbliche Abnormalität des Stoffwechsels. unheilbar.
- Weißblonde Haut
- Weiße Haare
- Rosafarbene Iris
- Probleme mit den Augen, Sehstörungen

### Phenylketonurie
Stoffwechselstörung, die die Gehirnfunktionen beeinflußt.
Die Behandlung beschränkt sich auf die Vermeidung bestimmter Speisen und Nahrungsmittel, die Phenylalanin enthalten.
- Blonde Haare
- Blaue Augen
- Mentale Defizite und Aggressionen, wenn die Krankheit nicht behandelt wird

### Hypopituitarismus/ Unterfunktion der Hirnanhangsdrüse
Siehe später.

### Schock
Siehe später.

## Parasiten

Läuse gehören zu den sichtbaren Parasiten der Haut und des Körpers. Auch Milben, die unter der Hautoberfläche leben und Krätze bzw. Räude verursachen, zählen zu den Parasiten.

## Hautstreifen

Wir nennen dafür nachfolgend einige Ursachen, die klare, deutlich sichtbare Hautstreifen verursachen.

### Lymphangitis

Eine Entzündung in den Gliedmaßen kann auch das Lymphsystem mit Lymphgefäßen und Lymphknoten erfassen. Oft kann dies bereits nach einer einfachen Armverletzung festgestellt werden, zum Beispiel der Kratzer einer Katze genügt.

- Rote Linie erstreckt sich von der Wundregion aufsteigend bis in die Achselhöhle
- Lymphknoten in der Achselhöhle sind druck- und schmerzempfindlich

### Milben

Feine graue Linien von einigen Millimetern Länge.

### Acanthosis nigricans

Siehe vorher.

# Weiße Flecken

| | |
|---|---|
| Wahrscheinlich | **Vitiligo/Depigmentierung/Scheckhaut** |
| Möglich | **Halo-Nävus**<br>**Tinea**<br>**Nach einer Entzündung** |
| Selten | **Weißfleckenkrankheit**<br>**Lepra**<br>**Hautflecken bei Lepra**<br>**Raynaud-Erkrankung** |

Wahrscheinlich

**Vitiligo/Depigmentierung/Scheckhaut**

Siehe vorher.

Möglich

**Halo-Nävus**
**Tinea**
**Nach einer Entzündung**

Siehe vorher.

Selten

**Weißfleckenkrankheit**

Siehe später.

**Lepra**
**Hautflecken bei Lepra**
**Raynaud-Erkrankung**

Siehe jeweils später.

# Kleine rote Flecken

Zwei schwer zu unterscheidende Ursachen:

**Campbell-de-Morgan-Flecken**

- Dünne, hellrote Flecken, meistens etwas höher als die umgebende Haut
- Vor allem auf Brust und Bauch
- Meist bei älteren Menschen auftretend und ohne Bedeutung

**Spinnennävus**

Hierbei handelt es sich um rote Flecken mit verschiedenen dünnen Blutgefäßen in der Form eines Spinnennetzes. Kommen bei Kindern und Erwachsenen vor. Sehr viele dieser Male (Nävus) können ein Zeichen einer Schwangerschaft, einer Lebererkrankung oder von vererbter Teleangiektasie sein.

## Eitrige und andere Geschwüre

Sie werden an zahlreichen Stellen dieses Buches in Verbindung mit anderen Erkrankungen beschrieben.

## Bläschen

Hierbei handelt es sich um kleine Bläschen, welche aufplatzen können und dann verschorfen. Siehe auch früher.

## Quaddeln

Dieser Fachausdruck umschreibt erhöhte Stellen auf der Haut. Siehe auch später unter Urtikaria.

## Warzen

Siehe nachfolgend.

## Knoten und Schwellungen auf der Haut

Gehen Sie in jedem Fall auf Nummer sicher und berichten Sie Ihrem Arzt über jeden Knoten, der sich bei Ihnen gebildet hat. Die meisten Knoten sind unschädlich, einige wenige sollten aber genau untersucht werden, da sie das Symptom einer bösartigen Erkrankung sein können.
Je früher Diagnose und Behandlung einsetzen, desto besser sind die Aussichten. Suchen Sie sofort den Arzt auf, wenn ein Knoten sich verfärbt, blutet, schnell größer wird, unregelmäßige Formen annimmt oder falls er sich geschwürartig verändert.
Nachfolgend behandeln wir Knoten, welche an allen Körpertei-

len auftreten können. Knoten, die hingegen nur an bestimmten Körperteilen vorkommen, finden Sie in den betreffenden Abschnitten.

| | |
|---|---|
| Wahrscheinlich | **Talgzyste**<br>**Dermoidzyste**<br>**Papillom**<br>**Warzen**<br>**Dornwarze** |
| Möglich | **Lipom**<br>**Granulom**<br>**Ganglion/Überbein**<br>**Dellwarze**<br>**Gefäßmißbildungen**<br>**Basaliom** |
| Selten | **Plattenepithelkarzinom**<br>**Bösartiges Melanom**<br>**Metastasen**<br>**Lymphom** |

Wahrscheinlich

**Talgzyste**

Talgüberproduktion einer Schweißdrüse an der Hautoberfläche.

Oft wächst ein Haar ein, die Zyste enthält Wachs, Körpersekret etc. Keine Krebsgefahr.

- Weich
- Vor allem auf der Kopfhaut, im Genick und am Hodensack vorkommend
- Die Größe schwankt zwischen einigen Millimetern und mehreren Zentimetern
- Kleiner schwarzer Punkt in der Mitte markiert den Eingang in die Talgdrüse

**Dermoidzyste**

Angeborene Zyste, die auch in Form eines gutartigen Tumors überall am Körper vorkommen kann. Die meisten Menschen haben Dermoidzysten, ohne es zu wissen. Oft entzündet sich die Zyste erst durch einen Sturz. Gelegentlich muß eine entzündete Dermoidzyste operativ entfernt werden.

Bei der Öffnung der Zyste durch den Chirurgen finden sich mitunter Reste von Haaren, Finger- und Zehennägeln. Es handelt sich um Überreste der Entwicklung des Fötus im Mutterleib.

### Papillom

Meist gutartiger Tumor, der viel Bindegewebe beinhaltet. Es gibt zahlreiche Varianten eines Papilloms.

### Warzen

Verursacht durch eine Virusinfektion der Haut. Klein, oft in größerer Menge auftretend, schmerzfrei. Wachsen aus der normalen Haut heraus.

### Dornwarze

Bildet sich meist auf der Fußsohle aufgrund der Gewichtsbelastung und wächst in die Fußsohle hinein. Kann Schmerzen verursachen und sollte unbedingt entfernt werden.

Möglich

### Lipom

Gutartiger, fettreicher Tumor. Meistens weich und geschmeidig. Ein Knoten in oder auf der Haut.

### Granulom

Vermutlich durch kleinere Verletzungen verursacht. Ein weicher, roter, fleischiger und gutartiger Tumor, der leicht blutet. Häufig am Finger oder in der Nähe eines Zehennagels auftretend.

### Ganglion/Überbein

Örtlich begrenzte Degeneration des Bindegewebes. Erscheint als kleiner, fester Knoten, meist in Nähe der Gelenke. Oft am Fußrist zu finden.
Früher genügte es, durch einen Schlag mit der Familienbibel das Überbein zu zerquetschen (dies behaupten zumindest die englischen Verfasser dieses Buches!). Es ist aber sicherlich auch eine chirurgische Entfernung des Ganglions möglich und unseres Erachtens ratsamer!

### Dellwarze

Wird durch ein Virus verursacht. Erhebungen von kleinen pinkfarbigen Knoten.
- Häufig am Rumpf oder im Gesicht auftretend
- Jeder Knoten hat eine Einbuchtung in der Mitte
- Verschwindet von selbst

### Gefäßmißbildungen

Es gibt viele verschiedene Formen davon. Spinnennetzförmige, lachsfarbene Flecken, Feuermale etc. Siehe vorher. Oft haben sie eine gewisse Ähnlichkeit mit einer Schwellung oder einem Knoten mit Einbuchtung. Diese Gefäßmißbildungen können oft größere Flächen bedecken, vor allem im Gesicht. Häufig von

Geburt an vorhanden. Verschwinden normalerweise im Alter von ca. 6 Jahren.

**Basaliom**
Siehe früher.

Selten

**Plattenepithelkarzinom**
Bösartiger Tumor, verbreitet bei älteren Menschen.
- Oft an Kopf oder Genick oder am Hals auftretend
- Kann aussehen wie ein ungewöhnlicher Knoten
- Kann bluten
- Kann geschwürig werden
- Benachbarte Lymphknoten vergrößern sich

**Bösartiges Melanom**
Siehe früher.

**Metastasen**
Es handelt sich um Krebs, der weiteren Krebs erzeugt und sich ausbreitet. Die neu entstandenen Krebsgeschwüre nennt man Metastasen. Wenn auf der Haut harte, fleischige Knoten oder plattenförmige Gebilde entstehen, oder falls man diese in der Haut fühlen kann, so könnte es sich um Metastasen eines bereits vorhandenen Krebses handeln. Krebsgeschwüre der Haut sind normalerweise nicht das erste Symptom eines bereits vorhandenen Krebses.

**Lymphom**
Ein ganz bestimmter Typ dieser Erkrankung beginnt in der Haut. Er zeigt sich in Form einer unregelmäßigen Verdickung. Zur Diagnosestellung muß eine Gewebsprobe entnommen werden. Siehe später.

## Brüchige Haut

Ein Zeichen für Entzündung oder Infektion der Haut. Die meisten Ursachen sind Pilzinfektionen oder Ekzeme.

**Pilzinfektion**
Verschiedene Pilzinfektionen können den gesamten Körper erfassen, beschränken sich aber normalerweise auf Hände, Füße und Leistenbeuge.
- Trockene, gerötete, juckende, schmerzende Hautstellen
- Die Haut wird brüchiger und läßt sich abrubbeln
- Gelegentlich mit Bläschen verbunden

– Gelegentlich Verdickung und Einreißen der Haut möglich
– Die Haut bricht
– Unangenehmer Geruch kann auftreten

Einfache Behandlung mit Fungiziden (Cremes, Salben).

### Ekzem

Dieser Fachausdruck wird oft abwechselnd mit dem Begriff Dermatitis (Hautentzündung) verwendet. Ebenso oft wird ein Ekzem mit einer Pilzinfektion verwechselt oder umgekehrt.

– Diffus gerötete Flecken
– Rote Knoten und Schwellungen
– Nässen und verkrusten
– Die Stellen reißen ein und schuppen

## Muttermale

Siehe vorher.

## Blasen verursacht durch eine Hautwunde

Blasen und Sekrete,die von einer Hautwunde herrühren, sowie umgebende, trockene Haut deuten auf eine ernste Infektion hin. Man nennt sie Gasgangrän (Gasbrand). Schmerzen, Unwohlsein und Verfärbung der Haut zeigen sich. Sofortige medizinische Behandlung ist erforderlich.

# Blutungen unter der Hautoberfläche

Wird auch als Purpura bezeichnet. Die Haut besteht aus verschiedenen Schichten, und in diese Schichten hinein ergießen sich kleine Blutmengen, die sich in der Umgebung ausbreiten. Die Ursache ist entweder eine Verletzung, die aber nicht die Hautoberfläche in Mitleidenschaft zog, oder eine Abnormalität eines Blutgefäßes. Gelangen kleinere Blutmengen in die verschiedenen Hautschichten, so ändert das Blut seine Farbe. Über Rot zu Purpur und Schwarz bis hin zu Braungrün und Gelb.
Die Bedeutung der Purpura reicht von geringfügiger bis zu lebensbedrohlicher Erkrankung.

| | |
|---|---|
| Wahrscheinlich | **Schwellungen**<br>**Senile Purpura** |
| Möglich | **Nebenwirkungen von Medikamenten**<br>**Schönlein-Henoch-Purpura**<br>**Meningokokken-Septikämie** |
| Selten | **Erkrankungen des Blutes**<br>**Skorbut**<br>**Ehlers-Danlos-Syndrom**<br>**Blutgerinnungsstörung** |

Wahrscheinlich

**Schwellungen**

Je nach Größe müssen sie in unterschiedliche Gruppen eingeteilt werden. Ist die Schwellung so groß, daß man sie ertasten kann, spricht man von einem Hämatom oder Bluterguß. Hämatome und vergleichbare Schwellungen können durch direkte Verletzungen, z. B. durch einen Schlag mit dem Hammer, oder durch indirekten Druck, zum Beispiel durch Strangulation, entstehen.

**Senile Purpura**

Weiche, klar begrenzte, purpurfarbene Flecken.
– Häufig auf Armen und Beinen
– Normaler Teil des Alterungsprozesses

Möglich

**Nebenwirkungen von Medikamenten**

Oft in Verbindung mit Cortisonpräparaten.
– Gut begrenzte, rote und purpurfarbene Pusteln
Medikament(e) absetzen und den Arzt konsultieren.

### Schönlein-Henoch-Purpura

Rheumatische Purpura, Ursache unbekannt. Kleinste Blutgefäße sind geschädigt, und es zeigen sich kleinere und punktförmige Blutungen, vor allem auch an den Beinen.

- Ausschlag wie bei Nesselsucht
- Schmerzende Gelenke
- Bauchschmerzen
- Blutiger Durchfall
- Blut im Urin

Heilt normalerweise von selbst. Cortisone können aber angebracht sein, weil Komplikationen der Erkrankung die Nieren befallen können.

### Meningokokken-Septikämie

Eine lebensgefährliche Erkrankung, mit oder ohne Meningitis. Wird hervorgerufen durch Meningokokken. Besonders gefährdet sind Kinder im Vorschulalter.

- Plötzlich auftretender, purpurfarbener Ausschlag von großer, aber auch geringerer Intensität
- Unwohlsein
- Fieber
- Sehr schnelle Verschlimmerung und Kollaps. Der Tod kann innerhalb von Stunden eintreten

Bei Verdacht auf Meningitis und wenn das Kind Kontakt mit einem anderen an Meningitis erkrankten Kind hatte, sollte man sofort und unverzüglich den Arzt oder noch besser eine Klinik aufsuchen.

Selten

### Erkrankungen des Blutes

Bluterkrankungen wie Leukämie, Anämie oder aplastische Anämie äußern sich oft mit schlagartigem Einsetzen von vielen Schwellungen.

### Skorbut

Siehe später.

### Ehlers-Danlos-Syndrom

Angeborene Erkrankung, bei der der Körper das Bindegewebe nicht richtig versorgen kann.

- Leicht schuppende Haut
- Schwellungen
- Die Haut ist sehr weich, hyperelastisch und kann sackartig vom Körper weggezogen werden

### Blutgerinnungsstörung

Meistens eine tödliche Erkrankung, verursacht durch einen Fehler der Blutgerinnungsmechanismen. Oft in Kombination mit schweren Infektionen einhergehend. Wird selten außerhalb der Krankenhäuser registriert.

## Furunkel und Karbunkel

### Furunkel

Es handelt sich um einen Haarwurzelabszeß.

- Vor allem am Genick, in der Achselhöhle und auf den Gesäßbacken
- Örtliche Rötungen
- Schwellungen
- Schmerzen
- Zuletzt bildet sich ein Punkt und entläßt gelblich-grünen Eiter

### Karbunkel

Hierbei handelt es sich um eine größere Anzahl von Furunkeln, welche unter der Haut untereinander in Verbindung stehen. Ständig wiederkehrende Furunkel oder Karbunkel deuten auf eine zusätzliche Erkrankung, oft Zuckerkrankheit, hin. Lassen Sie den Urin untersuchen. Gelegentlich ist aber auch mangelnde Körperhygiene die Ursache.

*Furunkel und Karbunkel entwickeln sich normalerweise von selbst bis zur vollen Reife, platzen auf, geben ihren Inhalt frei und verschwinden dann. Andererseits kann dies zu lange dauern und große Schmerzen verursachen, daß man das Bedürfnis hat, den Furunkel vorher zu öffnen. Unterlassen Sie das auf jeden Fall! Der Furunkel darf nur dann geöffent werden, wenn er reif ist. Wird er von einem Unerfahrenen geöffnet, kann es ernste Komplikationen bei der Narbenbildung geben.*
*Heutzutage läßt sich ein Furunkel, ehe er zu groß oder zu schmerzhaft wird, hervorragend mit Antibiotika behandeln.*

## Blasen

Wurden bereits früher behandelt.

## Hühneraugen und Hornhautschwielen

Beide Begriffe beschreiben eine harmlose Verdickung der Haut, die gleichsam auch zum Schutz der Haut dient.

### Hühnerauge

Bildet sich normalerweise oben auf der kleinen Zehe, dort, wo der Schuh drückt.

### Hornhautschwielen

Eine Verdickung der Haut an Händen und Füßen. Menschen, die viel barfuß gehen oder die schwere Handarbeit verrichten, bekommen solche Schwielen.

## Schlaffe, weiche Haut

Abgesehen von fetten, speckartigen Hautfalten kann die Haut auch ihre Elastizität verlieren. Man kann sie in Falten hochziehen, wegziehen und die Haut fällt unverzüglich in sich zusammen. Dafür gibt es drei Gründe:
Die Haut wird faltig und schlaff, je nach Körperteil und Veranlagung. Hier eröffnet sich nun ein weites Feld für die kosmetische Chirurgie …

### Dehydratation/Flüssigkeitsverlust

Der menschliche Körper benötigt eine bestimmte Flüssigkeitsmenge, um ordnungsgemäß zu funktionieren. Schwerwiegender Flüssigkeitsverlust tritt zum Beispiel auf, wenn ein Patient im Koma liegt und zu wenig Flüssigkeit aufnimmt – oder wenn der Patient zu viel Flüssigkeit (Erbrechen, Durchfall) ausscheidet. Das Ergebnis zeigt sich auch und besonders an der Haut, am immerhin größten Organs des menschlichen Körpers.

**Schwerer Gewichtsverlust**

Wer es durch Willen und mit Energie geschafft hat, sein Übergewicht zu verlieren, steht vor einem neuem Problem:
Die Haut braucht eine längere Zeitspanne, um sich an den abgespeckten, schlanker gewordenen Körper anzupassen. In der Zwischenzeit bildeten sich große Hautfalten, besonders an Bauch, Oberschenkeln, Gesäß und Oberarmen.
Auch hier liegt ein Betätigungsfeld der kosmetischen Chirurgie.

## Verhornte, vernarbte Haut

Hühneraugen und Schwielen, also alle Hornhautbildungen, zählen zu den typischen Symptomen, die in Verbindung mit harter Haut vorkommen.

| | |
|---|---|
| Wahrscheinlich | **Wulstnarbe** |
| Möglich | **Lymphödem**<br>**Zustand nach einer Venenentzündung**<br>**Myxödem** |
| Selten | **Vitamin-A-Mangel**<br>**Morphea**<br>**Sklerodermie/Autoimmunerkrankung**<br>**Krebs** |

Wahrscheinlich **Wulstnarbe**

Man versteht darunter eine extreme Narbenbildung nach Verletzungen, Operationen, Schnitten. Die Wunde vernarbt und bildet extrem viel hartes Bindegewebe; auch das Narbengewebe verhärtet. Auf der Oberfläche der umgebenden gesunden Haut bilden sich regelrechte harte Wülste etc. Die Ursache dafür ist unbekannt. Narbenbildung ist Veranlagungssache. Eine Wulstnarbe ist zwar harmlos, kann aber sehr unangenehm sein. Behandlung mit Cremes, Injektionen oder nochmaliges Nachoperieren der Narbe.

Möglich **Lymphödem**

**Zustand nach einer Venenentzündung**

Siehe dazu jeweils später.

### Myxödem

Aufgeschwemmte, aufgequollene Haut, an Armen, Beinen, Fußgelenken und rund um die Augen. In Verbindung stehend bzw. auch verursacht durch eine Unterfunktion der Schilddrüse. Siehe dazu später.

Selten

### Vitamin-A-Mangel

- Nachtblindheit
- Veränderungen der Hornhaut; können zu Entzündung, Vernarbung und Erblindung führen
- Rauhe, trockene Haut

### Morphea

Eine örtlich begrenzte (lokalisierte) Variante der Sklerodermie (siehe auch unten).

- Klar begrenzte, weiße Flecken
- Die Haut an diesen Stellen ist glatt und hart
- Haarausfall an den betroffenen Stellen
- Geschwürbildung möglich

Als Morphea bezeichnet man auch die bei Lepra typischen Hautflecken.

### Sklerodermie/Autoimmunerkrankung

Erkrankung des Autoimmunsystems von Bindegewebe und Gefäßen.

- Es bildet sich harte Haut
- Dünne, rote Flecken werden sichtbar (Teleangiektasie)
- Die Haut wird glatt und glänzend
- Die Hände werden steif
- Die Gesichtshaut wird befallen, der Mund wirkt schmal und verkniffen
- Die Ausdruckskraft des Gesichts schwindet
- Raynaud-Krankheit kommt hinzu (siehe vorher)
- Schluckbeschwerden und Gewichtsverlust

### Krebs

Wenn eine Krebserkrankung an anderer Stelle des Körpers entstanden ist und nachfolgend noch Metastasen (weitere Krebswucherungen) ausbildet, so können sich diese Metastasen auch auf der Haut zeigen. Es entstehen vorerst Hautpartien, die sich hart anfühlen. Die Haut verhärtet, aber nur stellenweise. Derartige Metastasen treten auch relativ häufig im Nabelbereich auf.

# Juckender Ausschlag

| | |
|---|---|
| Wahrscheinlich | **Ekzem**<br>**Nesselsucht/Urtikaria**<br>**Krätze**<br>**Läuse**<br>**Insektenstiche**<br>**Pilzinfektion** |
| Möglich | **Pityriasis rosea**<br>**Lichen simplex/Neurodermitis**<br>**Afterjuckreiz**<br>**Juckende Scheide**<br>**Nebenwirkungen von Medikamenten** |
| Selten | **Knötchen-Prurigo**<br>**Weißfleckenkrankheit** |

Wahrscheinlich

**Ekzem**

Siehe vorher.

**Nesselsucht/Urtikaria**

Eine allergische Reaktion, ausgelöst durch verschiedene Allergene. Normalerweise tritt Urtikaria schlagartig und dramatisch auf. Es bilden sich stark juckende, gelegentliche nässende Quaddeln – oft auf großen Flächen.

Die Quaddeln kommen und gehen, verschwinden an einer Stelle, um sofort woanders wieder aufzutauchen.

- Rote Pusteln und Flecken mit helleren Stellen in der Mitte
- Gelegentlich Schwellungen
- Oft extremer Juckreiz

Urtikaria ist ein Krankheitsbild, also eine komplette Krankheitsfamilie mit verschiedenen Gruppierungen, je nach Ursache und Erscheinungsbild.

Gewisse Formen zählen zu den ernsten Krankheiten. Die verbreitetste Form ist die allergische Urtikaria, zu deren Hauptursachen allergene Pflanzen, Nahrungsmittel, Chemikalien zählen können.

**Krätze**

**Läuse**

**Insektenstiche**

Siehe jeweils vorher.

### Pilzinfektion
Siehe später.

Möglich

### Pityriasis rosea
Eine Hautkrankheit, die zur Gruppe der Seborrhöen gerechnet wird. Führt meist zu starker Schuppenbildung und ist vor allem bei jungen Menschen verbreitet. Wird meist von einer Virusinfektion begleitet.
- Eine einzelne, juckende rote Stelle, ähnlich einer winzigen Verletzung, taucht irgendwo am Rumpf auf
- Nach einigen Tagen entwickeln sich gefleckte, große Stellen mit rötlichen Erhebungen
- Der Ausschlag dauert bis zu sechs Wochen

Normalerweise ist keine besondere Behandlung erforderlich. Salbenbehandlungen, in schweren Fällen evtl. Antihistamin-Tabletten.

### Lichen simplex/Neurodermitis
Sie kratzen sich an einer juckenden Stelle. Der Juckreiz verschwindet für eine Weile, kehrt zurück, und man kratzt sich erneut. Der Juckreiz nimmt dadurch nur noch weiter zu, und schließlich entzündet sich die Haut. Die Entzündung wiederum führt zu verdickter Haut mit Furchen, Rillen, Runzeln und Linien. Die Ursache dieser schmerzenden, juckenden und belastenden Krankheit ist unklar. Das ständig wiederholte Kratzen allerdings setzt einen Teufelskreis in Gang, der nachweislich die Krankheit massiv verschlimmert. Darüber wenigstens sind sich die Fachleute einig. Die ekzematösen Hautveränderungen können am gesamten Körper, leider auch großflächig, auftreten.

### Afterjuckreiz
Häufig Ausschlag mit Juckreiz. Achtung:Juckreiz um den After, besonders bei Kindern, kann durch Befall mit Fadenwürmern ausgelöst sein!
Siehe dazu auch später.

### Juckende Scheide
Siehe dazu nachfolgend unter Weißfleckenkrankheit.

### Nebenwirkungen von Medikamenten
Menschen, die auf Medikamente allergisch reagieren, zeigen meist folgende klassische Reaktionen:
- Verstreuter Ausschlag, vorwiegend am Rumpf
- Gerötete Flecken
- Lokalisierte Schwellungen
- Intensiver Juckreiz

Diese Reaktionen auf Medikamente können auch erst nach längerer Anwendung/Einnahme entstehen.

Selten

**Knötchen-Prurigo**
- Zahlreiche warzige Stellen mit kleinen Knötchenkolonien
- Stark juckend

Ursache unbekannt; vermutlich durch Kratzen begünstigt.

**Weißfleckenkrankheit**

Auch Lichen sclerosus et atrophicus (vulvae) genannt. Es bilden sich runde, juckende, weiße Flecken in der Größe von Linsen. Befallen davon werden vor allem das Genick, der Rücken und die Geschlechtsregionen, besonders die Haut rund um die Vulva (Scheideneingang der Frau)
- Weiße, bleiche Hautstellen
- Klar begrenzt
- Gerötete Stellen in der Mitte der befallenen Haut
- Juckreiz

## Juckreiz ohne Ausschlag/Pruritus

| | |
|---|---|
| Wahrscheinlich | **Milben**<br>**Läuse**<br>**Insektenstiche einschließlich Flohbissen**<br>**Glasfasern/Glaswolle**<br>**Altersjuckreiz/Seniler Pruritus**<br>**Bandwurm** |
| Möglich | **Schwangerschaft**<br>**Lebererkrankung**<br>**Gelbsucht**<br>**Medikamente und Rauschgift**<br>**Seelische Ursachen** |
| Selten | **Dermatitis herpetiformis**<br>**Urämie**<br>**Blutkrankheiten** |

Beschrieben wird hier ein hartnäckiger, vielfach ernsthafter Juckreiz, der zu einem echten Ärgernis wird. Der medizinische Fachausdruck lautet Pruritus (lat. prurire = jucken). Dieser anhaltende Juckreiz führt oft zu zwanghaftem Kratzen, wodurch

sich die Symptome verstärken und die Haut noch mehr gereizt wird.
Eine genaue Untersuchung mit der Lupe kann aber auch die Ursache des Juckreizes, zum Beispiel einen Befall mit Läusen sowie Krätze und Räude durch Milbenbefall aufzeigen. Kratzspuren gehören zu den auffallenden Merkmalen schweren Juckreizes, der durch Kratzen verschlimmert wird. Oft überdecken die Kratzspuren, zumindest auf den ersten Blick, die eigentlichen Symptome.

Wahrscheinlich

### Milben

Der Patient wird von Parasiten befallen: Milben nisten sich direkt unter der Haut ein und verursachen Krätze.
- Schwerer Juckreiz
- Die Milben erkennt man an ihrer Größe von einigen Millimetern Länge
- Eventuell entstehen erhöhte, gerötete Stellen überall am Körper
- Die Krankheit verschlimmert sich durch Kratzen

### Läuse

Der Mensch kann von drei Formen befallen werden: Kopfläuse, Kleiderläuse und Filzläuse (in der Schamgegend).
- Hartnäckiger Juckreiz
- Lymphknoten der befallenen Körperteile vergrößern sich
- Eier der Läuse können im Bereich der Haarwurzeln zu sehen sein; gelegentlich kann man auch die Läuse sehen, obwohl sie sehr leicht übersehbar sind
- Verbreiten sich durch direkten Kontakt Haut und Haaren mit infizierter Personen
- Die Filzlaus kann auch Jucken am After oder an der Scheide verursachen

### Insektenstiche einschließlich Flohbissen

- Die Stich- oder Bißstelle juckt
- Später bilden sich an der Stich- oder Bißstelle harte Knötchen

Flöhe werden auch durch Katzen übertragen.

### Glasfasern/Glaswolle

Wer mit Glasfasern oder Glaswolle zu tun hat, sollte seine Hände mit Handschuhen und seinen Körper mit Schutzkleidung schützen: Feinste Glasfasern können sich in der Haut einnisten und Juckreiz verursachen. Außerdem sollte eine Atemschutzmaske verwendet werden, wenn mit diesen Materialien hantiert wird.

**Altersjuckreiz/Seniler Pruritus**

Ältere Menschen werden gelegentlich von chronischem Juckreiz befallen. Dafür gibt es keine bekannte Ursache. Man unterstellt als Diagnose den natürlichen Alterungsprozeß.

**Bandwurm**

- Juckreiz und generelle Reizung rund um den After

Auf diese Symptome ist vor allem bei Kindern zu achten. Behandlung mittels einfacher Wurmkur.

Möglich

**Schwangerschaft**

Viele Frauen werden im letzten Teil der Schwangerschaft von Juckreiz geplagt. Man sollte den Ursachen auf den Grund gehen und vor allem untersuchen, ob Mundsoor vorliegt.

**Lebererkrankung**
**Gelbsucht**

Erkrankungen, speziell der Leber, die Gelbsucht verursachen, können auch zu intensivem Juckreiz führen. Oft tritt der Juckreiz vor der gelblichen Verfärbung der Haut auf.

**Medikamente und Rauschgift**

Einige Medikamente können auch allergische Reaktionen mit Juckreiz verursachen. Kokain und Heroin führen ebenfalls häufig zu Juckreiz.

**Seelische Ursachen**

Wenn der Mensch Sorgen und Kummer hat, wenn sein Seelenleben getrübt ist, wenn er unglücklich ist, dann kann seelisch verursachter Juckreiz durchaus vorkommen. Das Leben ist für den Betreffenden so unerträglich, daß sein Körper juckt. Eigentlich verständlich, oder nicht?

Selten

**Dermatitis herpetiformis**

Siehe vorher.

**Urämie**

Eine Harnvergiftung des Blutes; meist Folge schwerer, nicht behandelter Nierenerkrankungen; auch Resultat von Niereninsuffizienz.

- Trockene, belegte Zunge
- Atem riecht nach Urin
- Schluckauf
- Übelkeit und Erbrechen
- Trockene, gelbbraune Haut
- Juckreiz
- Blutarmut

**Blutkrankheiten**

Eine Vielzahl von Erkrankungen des Blutes sowie von mit Blut in Verbindung stehenden Krankheiten kann Juckreiz hervorrufen. Dazu zählen unter anderem: Leukämie; Lymphom; Hodgkin-Erkrankung (Morbus Hodgkin) und Polycythaemia rubra (führt zu starker Vermehrung der Blutkörperchen: Erythrozyten, Leukozyten und Thrombozyten).

## Pruritus

Siehe unter Juckreiz.

## Feucht-kalte Haut

Siehe dazu später und in den Kapitel Juckreiz und taubes Gefühl in den Händen.

## Trockene Haut

Es gibt hierfür zwei einfache Erklärungen: Entweder handelt es sich um eine Entzündung oder um eine Funktionsstörung der Schweißdrüsen.

| | |
|---|---|
| Wahrscheinlich | **Ekzem**<br>**Pilzinfektion** |
| Möglich | **Hitzschlag/Sonnenstich**<br>**Unterfunktion der Schilddrüse** |
| Selten | **Urämie**<br>**Vitamin-A-Mangel**<br>**Fischschuppenkrankheit** |

Wahrscheinlich **Ekzem**

Siehe vorher.

Sofern es sich nicht um eine akute Entzündung handelt, fühlen sich die vom Ekzem befallenen Hautstellen bei Berührung trocken und rauh an.

**Pilzinfektion**

Siehe später.

Möglich

**Hitzschlag/Sonnenstich**

Wer zu lange bei großer Hitze arbeitet oder sich zu lange in der prallen Sonne aufhält, kann einen Hitzschlag erleiden. Das gilt auch für den gesündesten Menschen.

Ein Hitzschlag oder Sonnenstich kommt vor allem bei sehr jungen oder älteren Menschen vor. Die Symptome verschlechtern sich sehr schnell:

- Trockene Haut, heiß bei Berührung
- Hohe Temperatur
- Mattigkeit
- Durst
- Kopfschmerzen
- Verwirrung

Die Krankheit kann tödlich verlaufen, wenn keine Behandlung erfolgt. Es ist sehr wichtig, sich ausreichend gegen die Sonne zu schützen.

- Tragen Sie immer einen Hut und ein weites Hemd, möglichst aus Baumwolle und nicht aus synthetischem Material
- Verwenden Sie Sonnenschutzcremes mit einem hohen Schutzfaktor
- Trinken Sie sehr viel!
- Halten Sie sich kühl, indem Sie bei jeder Gelegenheit duschen oder schwimmen
- Vermeiden Sie den Aufenthalt in der Mittagshitze

**Unterfunktion der Schilddrüse**

Siehe vorher.

Selten

**Urämie**

**Vitamin-A-Mangel**

Siehe jeweils vorher.

**Fischschuppenkrankheit**

Eine Gruppe von vererbten Hauterkrankungen. Die Haut verdickt trocknet aus und schuppt sich. Häufig treten die ersten Symptome in der Armbeuge und am Ellenbogen auf.

Äußerst selten können diese Symptome auch auf eine im Hintergrund stehende bösartige Erkrankung hinweisen. Dies ist jedoch nur in höheren Lebensjahren denkbar.

## Zellulitis

Auch als Orangenhaut bekannt. Eine Schädigung und Erkrankung des Bindegewebes, vor allem an Unter- und Oberschenkeln und am Gesäß auftretend.
- Orangenhaut
- Gelegentlich Schwellungen
- Gelegentlich Schmerzen

Man geht davon aus, daß es sich um eine Degeneration kollagener und elastischer Fasern des Unterhautbindegewebes handelt. Kommt vor allem bei Frauen vor. Sport, Gewichtsabnahme und regelmäßige Bewegung bringen die Symptome zum Verschwinden.

## Körpergeruch

Leider ein ziemlich ungenaues und vor allem subjektives Symptom. Ärzte und Zahnärzte kennen viele Patienten, die glauben, daß sie Körpergeruch haben, obwohl dies noch nie einem anderen Menschen aufgefallen ist. Es ist eher anzunehmen, daß manche Menschen einen hervorragenden Geruchssinn besitzen, wohingegen andere, vor allem kleine Kinder, überhaupt keinen Geruch wahrnehmen. Extrem selten ist Körpergeruch das Symptom einer Krankheit. Wenn überhaupt, so gibt es dafür drei Möglichkeiten.

### Schweißfüße

Am Beginn steht oft mangelnde Fußhygiene mit zu seltenem Waschen, zu wenig Barfußgehen, falsches Schuhwerk und schweißtreibende Socken (zum Beispiel aus Kunststoffasern). Das bildet bevorzugt den Nährboden für eine Pilzinfektion der Füße. Zwischen den Zehen entstehen Einrisse und Schrunden, die jucken und sich röten. Füße und Schuhe strömen einen charakteristischen, käsigen Geruch aus, den man sogar dann riechen kann, wenn der »Schweißfüßler« Schuhe trägt.

### Mundgeruch

Siehe vorher.

### Körperausfluß

Dieser kann aus der Scheide austreten und führt zu schlechtem Körpergeruch.

**Fischgeruch-Syndrom**

Überaus seltene, aber sehr ernsthafte Stoffwechselstörung, welche unbedingt behandelt werden muß.

## Stumpfe Haare

Das Kopfhaar kann sehr sensibel auf alle Lebensumstände reagieren. Lang anhaltender Streß durch Arbeitsüberlastung oder eine schwere Erkrankung können die Qualität und Stärke unserer Haare negativ beeinflussen. Medikamente können eine ähnliche Nebenwirkung hervorrufen, die sogar zur vorübergehenden Kahlheit führt. Vitaminmangel wirkt sich ebenfalls auf die Haare aus.

## Haarausfall und Kahlköpfigkeit

Normaler Haarausfall, besonders beim Mann, gehört zum Alterungsprozeß und ist charakterisiert durch:

- Der Haaransatz an Stirn und Schläfe weicht zurück
- Das Haupthaar wird immer dünner, trockener und fällt schließlich aus
- Allmählich werden die kahlen Stellen immer größer, und schließlich bleiben nur noch am Hinterhaupt und über den Ohren Resthaare bestehen

Frauen haben von Haus aus keine Tendenz zur Kahlköpfigkeit. Auch wenn gelegentlich Frauen von dramatischem Haarausfall geplagt werden, so führt dieser nur selten zur völligen Kahlheit. Dafür wird das weibliche Haar mit zunehmenden Lebensjahren immer dünner. Eine Eigenschaft, die sich von Mutter auf Tochter vererbt und besonders im Alter sichtbar wird. Nur ein extremer

**Stadien des Haarausfalls**

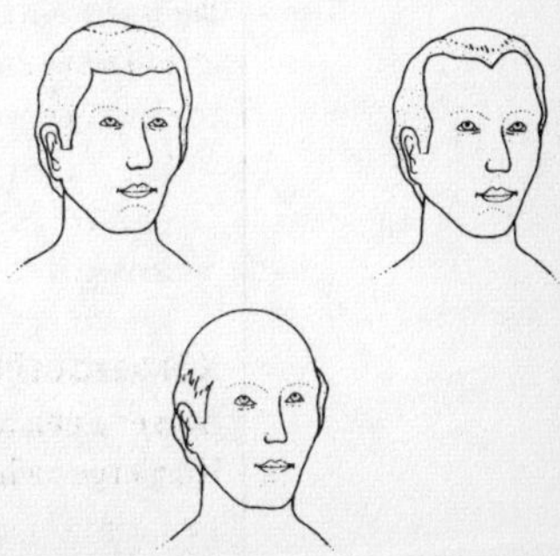

und plötzlicher Haarausfall bei Männern und Frauen deutet auf eine Stoffwechselstörung hin. Gelegentlich kann sich dahinter aber auch eine ernsthafte Erkrankung verbergen.

| | |
|---|---|
| Wahrscheinlich | **Ekzem oder Hautentzündung**<br>**Kreisrunde Alopezie**<br>**Geburt** |
| Möglich | **Verletzung**<br>**Schuppenflechte**<br>**Eisenmangel**<br>**Unterfunktion der Schilddrüse**<br>**Nach den Wechseljahren**<br>**Tinea**<br>**Telogene Alopezie** |
| Selten | **AIDS**<br>**Unterfunktion der Hirnanhangsdrüse**<br>**Nebenwirkung von Medikamenten** |

Wahrscheinlich

**Ekzem oder Hautentzündung**

Jede Entzündung der Haut kann dort Haarausfall verursachen, wo die Haut entzündet ist.

- Das Haar fällt büschelweise aus
- Die Haut ist entzündet, näßt und verkrustet
- Schuppen können auftreten
- Außerdem kann auch an anderen Körperstellen das Ekzem oder die Hautentzündung vorkommen

**Kreisrunde Alopezie**

Darunter versteht man die Kahlheit, die ausschließlich durch starken Haarausfall entsteht. Zuerst bilden sich unterschiedliche Formen kahler Stellen. Dieser kreisrunde Haarausfall kann ohne weiteres ein Drittel bis die Hälfte der Kopfhaut erfassen.

- Oft sind die kahlen Stellen nur so groß wie eine Münze, aber sie können wesentlich größer werden
- Die vielen kahlen Stellen vereinigen sich schließlich zu einer großen Fläche
- Ansonsten gesunde Körperhaut und keine anderen Hauterkrankungen
- Nach einigen Monaten beginnen die Haare wieder von selbst nachzuwachsen

Man führt diese Erkrankung auf Streß und seelische Belastungen zurück.

### Geburt

Viele Frauen registrieren vor und nach der Geburt eine Änderung ihrer Haarqualität. Das Haar wird dünner und feiner. Nach der Geburt und während der Schwangerschaft kann es zu größerem Haarausfall kommen. Normalerweise erholt sich das Haar nach der Geburt vollständig und wächst nach.

Möglich

### Verletzung

Verletzungen, Hautverlust oder tiefe Schnitte können zu dauerndem Haarverlust führen. Ganz allgemein gesagt gilt, daß Haare nicht auf schlechtem Bindegewebe wachsen können.

### Schuppenflechte

- Dort, wo sie an der Kopfhaut auftritt, setzt Haarverlust ein
- Silbrige, schuppige rote Flecken auf der Kopfhaut
- Schuppenflechte kann auch an anderen Körperstellen gleichzeitig auftreten

### Eisenmangel

Führt allgemein zu Haarausfall oder zu sehr dünnem Haar.
- Das Haar erholt sich nach Behebung des Mangels wieder

### Unterfunktion der Schilddrüse

- Spärlicher Haarwuchs
- Trockenes und dünnes Haar

### Nach den Wechseljahren

Die Struktur des Haares ändert sich entsprechend der Hormonumstellung. Eine hormonelle Behandlung in den Wechseljahren wiederum kann auch die Struktur und Kraft des Haares erhalten.

### Tinea

Eine Pilzinfektion der Kopfhaut.
- Kreisrunde, kahle Stellen
- Schuppenbildung
- Kurze Haarreste bleiben zurück

Behandlung mit fungiziden Cremes oder Salben.

### Telogene Alopezie

Mit diesem Fachausdruck beschreibt die Medizin einen diffusen Haarausfall, der am Ende der Lebensdauer des Haares auftritt. Eine Reihe von Ursachen konnte man ermitteln, die aber in keiner Beziehung zur Kopfhaut stehen: Streß, fieberhafte Erkrankungen, Blutverlust, schwere Erkrankungen. Abgesehen von seltenen Fällen wächst das Haar nach einigen Monaten wieder nach.

Selten

### AIDS

Im fortgeschrittenen Stadium dieser Krankheit tritt auch Haarausfall auf.

### Unterfunktion der Hirnanhangsdrüse

Zahlreiche Symptome können auftreten:
- Verlust der Libido
- Ausbleiben der Monatsblutung
- Blasse Haut
- Haarverlust
- Gewichtszunahme und Mattigkeit
- Sehstörungen

### Nebenwirkungen von Medikamenten

Medikamente können den Haarwuchs beeinflussen. Zum Beispiel jene, die zur Chemotherapie benützt werden, oder solche, die eine Vitamin-A-Unverträglichkeit hervorrufen können.

**Die Lage der Hirnanhangsdrüse (Hypophyse)**

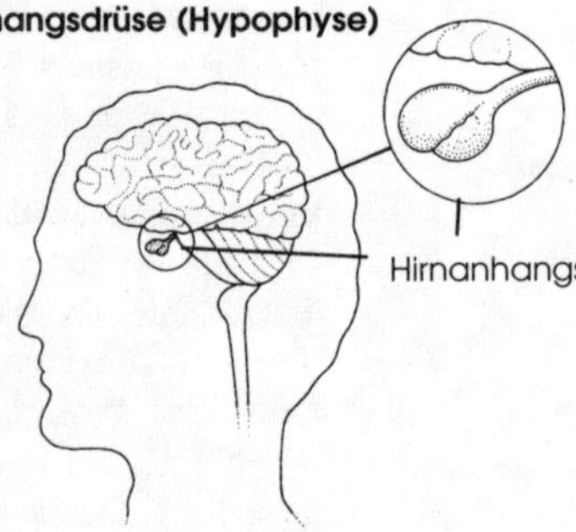


## Schuppen

Die Ursache dieser weitverbreiteten Erscheinung ist unklar. Manche Forschungen unterstellen, daß gelegentlich auch Infektionen oder Hauterkrankungen im Hintergrund stehen könnten. Meistens treten Schuppen auf und verschwinden wieder. Die Körperhaut weist eine natürliche Tendenz zur Selbstreinigung auf, sie stößt die oberste Schicht regelmäßig ab, d. h., sie schuppt sich. Ein allgemein schlechter Gesundheitszustand vergrößert die Schuppenbildung. Trotzdem darf deswegen nicht von einer schlechten Körperverfassung ausgegangen werden. In besonders schlimmen Fällen tritt auch noch Juckreiz auf der Kopfhaut auf. Antischuppen-Shampoos können hier Abhilfe schaffen. Sie sollten so lange verwendet werden, wie die Schuppenbildung andauert. Wenn keine Besserung eintritt, sollte man den Arzt konsultieren und mit ihm das Problem besprechen. Es gibt eine Vielzahl medizinischer Shampoos, Tinkturen etc., die hier Abhilfe bringen können. Auch kortisonhaltige Lotionen zeigen gute Wirkungen.

## Unerwünschte Körperbehaarung

Es zählt zu den großen Ironien der Natur, daß Haarausfall vor allem ein Symptom des Mannes ist. Unerwünschte Körperbehaarung dagegen kommt vor allem bei Frauen vor. Man bezeichnet diese Tatsache auch als Hirsutismus, d. h. abnormaler Haarwuchs.

| | |
|---|---|
| Wahrscheinlich | **Normal** |
| Möglich | **Polyzystisches Ovarialsyndrom**<br>**Wechseljahre** |
| Selten | **Nebenwirkungen von Medikamenten**<br>**Übermäßiges Wachstum/Akromegalie**<br>**Cushing-Syndrom**<br>**Turner-Syndrom**<br>**Angeborene Hyperplasie der Nebenniere** |

Wahrscheinlich

**Normal**

Oft wachsen viele Haare im Gesicht, auf den Gliedmaßen und am Körper. Das hängt auch von der Herkunft des betreffenden Menschen ab, von seiner Rassenzugehörigkeit und von der geographischen Lage. Jeder Mensch sollte daher zuerst überlegen, ob es sich wirklich um einen abnormalen Haarwuchs handelt, oder ob andere Angehörige seines Volkes ebenfalls zu starkem Haarwuchs neigen. So zeigen zum Beispiel japanische und chinesische Frauen nur ganz geringe Körperbehaarung, wohingegen die mediterranen Menschen eine starke Körperbehaarung aufweisen.

Möglich

**Polyzystisches Ovarialsyndrom**

Die Eierstöcke vergrößern sich und bilden Zysten aus. Man vermutet, daß es sich um eine Störung des Drüsensystems handelt. Oft tritt starke Körperbehaarung als Symptom auf, daneben Sterilität und Fettleibigkeit.

- Häufig Ausbleiben der Periode
- Fettleibigkeit

### Wechseljahre

Frauen in den Wechseljahren weisen eine verstärkte Körperbehaarung, vor allem auch im Gesicht, auf.

Selten

### Nebenwirkungen von Medikamenten

Eine Reihe von Medikamenten verursacht übermäßigen Haarwuchs von sehr feinen Haaren am Körper. So zum Beispiel:

- Kortisonpräparate
- Hormonelle Präparate einschließlich der Anti-Baby-Pille
- Medikamente zur Behandlung der Epilepsie

### Übermäßiges Wachstum/Akromegalie

Verstärktes Wachstum von verschiedenen Körperteilen. Frauen mit dieser Erkrankung weisen auch meist sehr starke Körperbehaarung auf.

**Lage der Nebennieren**

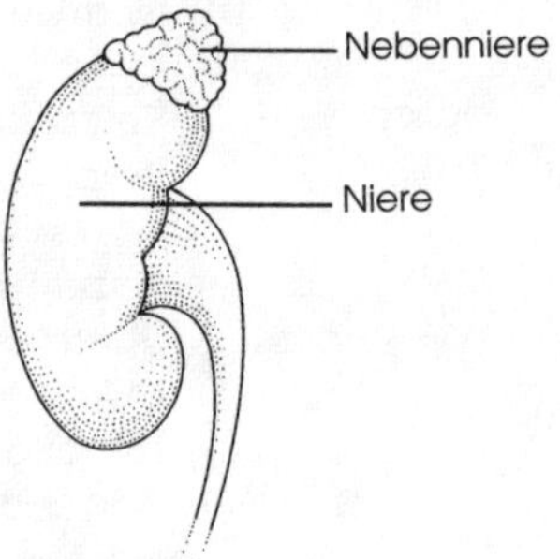


### Cushing-Syndrom

Wird durch eine Störung der Nebennierenfunktion verursacht, aber auch durch die Einnahme von Cortison.

- Rundes Mondgesicht
- Fettablagerungen am Nacken
- Fettablagerungen am Körper, nicht aber in den Beinen
- Muskelschwäche
- Neigung zu blauen Flecken
- Dehnungsstreifen (Schwangerschaftsstreifen)
- Knochenschmerzen
- Bei Frauen starke Körperbehaarung, Ausbleiben der Periode, vergrößerte Klitoris
- Männer neigen zu Impotenz und Akne

### Turner-Syndrom

Abnormalität der Chromosomen. Der Betroffene ist zwar genetisch ein Mann, zeigt aber weibliche Eigenschaften:

- Kurze Statur
- Keine sekundären Geschlechtsmerkmale (z. B. Bartwuchs)

- Der Nacken ist kaum oder nur sehr kurz ausgebildet
- Hervortretende Brust mit weit auseinanderliegenden Brustwarzen
- Schwerhörigkeit
- Abnormaler Haarwuchs

### Angeborene Hyperplasie der Nebenniere

Man versteht darunter extremes Wachstum der Nebennieren von Geburt an.

- Leichter Hirsutismus
- Vergrößerte Klitoris
- Zusammengewachsene Schamlippen

Mit zunehmendem Alter können auftreten: Akne, Scheinpubertät, vergrößerte Klitoris, Ausbleiben der Periode.

# Skelett und Muskelsystem

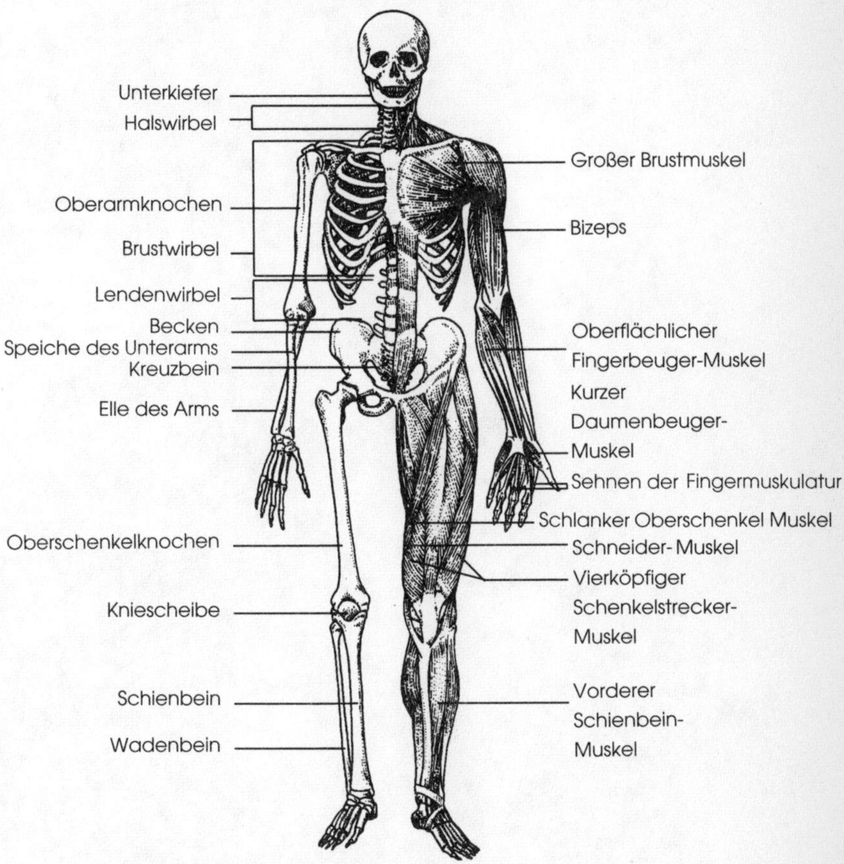

# Knochen, Gelenke und Muskeln

Dieser Buchabschnitt behandelt sozusagen das Chassis des menschlichen Körpers. Ähnlich wie an einem Rahmen sind hier die Weichteile aufgehängt. Mit den Knochen verbunden sind die Muskeln, welche sich ausdehnen und zusammenziehen, sich verlängern und verkürzen und dadurch die Bewegung ermöglichen. Hier können natürlich ein Menge medizinischer Probleme vorkommen.

Die Symptome mancher Erkrankungen von Knochen, Gelenken und Muskeln ähneln einander. Erwähnt sei auch, daß nur wenige zutreffende Diagnosen von Hausärzten gestellt werden können, ohne zusätzliche Diagnostik mit Röntgen, Blut- und anderen Untersuchungen. Diese Tests sind auch nach Findung der richtigen Diagnose noch wichtig, um die Krankheitsentwicklung kontrollieren zu können.

In diesem Buchabschnitt haben wir die Anfangssymptome der Erkrankungen in Gruppen zusammengefaßt, die praktisch wie ein Schlüssel zu den jeweiligen Krankheiten hinführen. Erst nachfolgend spezifizieren wir die detaillierten Symptome von Knochen, Gelenken und Muskeln so, wie sie der Patient an einem einzelnen Körperteil, zum Beispiel an der Schulter, empfindet. Zuletzt fassen wir im Kapitel Finger und Zehen jene Symptome zusammen, die die äußersten Enden der Extremitäten des Körpers betreffen: Zehen und Finger sind ja aufgrund ihrer exponierten Lage besonders verletzungsgefährdet.

# Muskelschwund und Verlust der Muskelkraft

Muskeln können schwinden, der Arzt bezeichnet dies als Atrophie. Ursachen dafür können Verletzungen, Störungen des Nervensystems oder der Blutversorgung eines Muskels sein. Muskelschwund kann aber auch durch Bewegungsmangel infolge einer Krankheit auftreten; Muskelschwund kann auch als selbständige Krankheit vorkommen.

| | |
|---|---|
| Wahrscheinlich | **Verletzung**<br>**Allgemeiner Kraftverlust des Körpers** |
| Möglich | **Karpaltunnel-Syndrom**<br>**Nervenverletzung**<br>**Zuckerkrankheit**<br>**Alkoholismus**<br>**Rheumatische Arthritis** |
| Selten | **Motoneuron-Erkrankung**<br>**Duchenne-Erkrankung/Dystrophie**<br>**Tuberkulose**<br>**Degeneration des Rückenmarks** |

Wahrscheinlich

### Verletzung

Die normale Antwort des Körpers auf eine Verletzung besteht darin, daß der betroffene Muskel seinen Dienst verweigert.
Eines der besten Beispiele hierfür bildet ein verletztes Knie. Rein gefühlsmäßig werden wir das Knie leicht angewinkelt halten und versuchen, jede Bewegung des Knies zumindest für einige Tage zu vermeiden. Schon nach einer Woche können wir feststellen, wie der vierköpfige Schenkelstrecker-Muskel in seinem Umfang kleiner wird. Dies zeigt sich vor allem an der Vorderseite des Oberschenkels oberhalb des Knies.
Je mehr die Muskelschwächung voranschreitet, um so unsicherer wird das Gelenk. Und so setzt ein Teufelskreis ein. Daraus kann man ersehen, wie wichtig medizinische Behandlung und gleichzeitiges kontrolliertes Muskeltraining bei derartigen Verletzungen sind.

### Allgemeiner Kraftverlust des Körpers

Menschen, die lange bettlägrig waren, erleiden einen generellen Muskelschwund sämtlicher Muskeln. Dieser Schwund führt selbstverständlich auch zu einem massiven Kraftverlust. Die eigentliche Krankheit, die dazu führte, kann wiederum diesen Muskelschwund noch zusätzlich verstärken. Fassen wir daher zusammen: Allgemeiner Muskelschwund ist in diesem Fall durch lange Bettlägerigkeit und durch die zusätzliche Krankheit verursacht.

Möglich

**Karpaltunnel-Syndrom**
**Nervenverletzung**
**Zuckerkrankheit**
**Alkoholismus**
**Rheumatische Arthritis**

Siehe dazu jeweils später.

Selten

**Motoneuron-Erkrankung**

Erkrankung des Nervensystems. Eine Nervenbahn kann entlang ihrem Weg vom Gehirn zum Muskel gestört sein. Die Reizleitung der Nerven kann beeinträchtigt sein oder ganz ausfallen. Im schlimmsten Fall können die Nervenzellen die Bewegung der Muskeln bzw. des zugehörigen Muskels nicht mehr kontrollieren. Man nennt dies Motoneuron-Erkrankung, die Medizin spricht aber auch von einer Störung der motorischen Bahn. Es gibt verschiedene Formen dieser Erkrankung, die Hauptmerkmale aber sind:

- Langsam einsetzende Muskelschwäche, begleitet von Muskelschwund
- Die kleinen Handmuskeln werden als erste betroffen
- Zittrige Zusammenziehungen (Kontraktionen) der Muskeln

Die Krankheit schreitet immer weiter fort, zum Schluß werden die Sprache, das Schlucken und die Atmung beeinträchtigt.

**Duchenne-Erkrankung/Dystrophie**

Hierbei handelt es sich um eine reine Muskelerkrankung, welche bereits in den ersten Lebensjahren beginnt.

- Kraftverlust und Muskelschwund der Rücken-Becken-Muskulatur; es werden beide Seiten des Körpers erfaßt
- Die Funktionsstörungen beider Körperhälften führen zu einem unsicheren Watschelgang
- Die fortschreitende Degeneration geht über in Gehunfähigkeit und in allgemeine Immobilität
- Durch diese wiederum verkürzen sich die Muskeln und werden deformiert

Die Prognose dieser Krankheit ist leider aussichtslos.

**Tuberkulose**

Siehe später.

### Degeneration des Rückenmarks

Siehe später.

## Muskelkrämpfe und Muskelschmerzen

Meistens nur von geringer Bedeutung. Normalerweise vergehen sie innerhalb einiger Tage. Man muß sie nicht ernst nehmen, außer sie kehren immer wieder.

| | |
|---|---|
| Wahrscheinlich | **Einfacher Muskelkrampf**<br>**Virale oder bakterielle Infektion**<br>**Verletzung** |
| Möglich | **Immer wiederkehrendes Hinken**<br>**Biochemisches Ungleichgewicht** |
| Selten | **Nebenwirkungen von Medikamenten**<br>**Dermatomyositis**<br>**Polymyositis**<br>**Multiorgan-Erkrankung**<br>**Tetanus/Wundstarrkrampf** |

Wahrscheinlich

### Einfacher Muskelkrampf

- Plötzlich einsetzende Muskelkrämpfe, oft während des Schlafes
- Der Muskel, meistens der Wadenmuskel, fühlt sich hart an
- Linderung durch Massage
- Leichte Beschwerden können einige Stunden anhalten

### Virale oder bakterielle Infektion

Diffuse Muskelschmerzen sind ein Begleitsymptom jeder Infektionskrankheit.

Meistens dauern sie einige Tage an. Eine spezielle Behandlung ist nicht erforderlich, aber natürlich muß die zugrundeliegende Infektion therapiert werden.

### Verletzung

Ein direkter Schlag auf einen Muskel kann schmerzhafte örtliche Schwellungen und Blutergüsse hervorrufen. Indirekte Verletzungen wie zum Beispiel Stoßverletzungen können zu einer Schädigung der Muskelfasern führen. Bei wiederholter Bewegung wiederholt sich auch der Schmerz. Behandlung mit Schmerzmitteln und Ruhigstellung des betroffenen Muskels.

Möglich

### Immer wiederkehrendes Hinken

Siehe später.

### Biochemisches Ungleichgewicht

Starker Salzverlust, typisch nach sportlicher Betätigung, kann Muskelkrämpfe auslösen.

Selten

### Nebenwirkungen von Medikamenten

Eine Vielzahl von ihnen kann Muskelschmerzen verursachen.

### Dermatomyositis

Es handelt sich um eine Autoimmunkrankheit, welche die Haut und die Muskulatur erfaßt. Das Autoimmunsystem ist das körpereigene Abwehrsystem gegen Krankheiten.
Kann mit Krebs in Verbindung stehen und entwickelt sich meistens ab dem 40. Lebensjahr.
- Entzündungen und Schmerzen in vielen Muskelgruppen
- Muskelschwäche
- Hautentzündung
- Ödeme/Flüssigkeitsansammlungen

### Polymyositis

Auch hierbei handelt es sich um eine Erkrankung des körpereigenen Abwehrsystems. Die Krankheit erfaßt sowohl das kollagene Bindegewebe als auch die Lungen sowie das Muskelsystem und kann Krebs hervorrufen.
- Zunehmend schmerzhafte Muskelentzündungen; verschlechtern sich bei Bewegung
- Kann Muskeln mit ganz unterschiedlichen Auswirkungen beeinträchtigen. Die erkrankten Muskeln sind aber immer sehr schwach
- Fieber
- Unwohlsein
- Tachykardie, erhöhte Herzfrequenz, Herzjagen

### Multiorgan-Erkrankung

Kommt meist bei älteren Menschen vor. Schmerzende Muskeln, vor allem an Oberschenkeln und Oberarmen.
- Unwohlsein
- Fieber

Eine entzündliche Erkrankung, deren Ursache man nicht genau kennt, steht oft in Verbindung mit einer Entzündung der Schläfenarterien.

### Tetanus/Wundstarrkrampf

Verursacht durch den Organismus Clostridium tetani und durch Infektion offener Wunden verbreitet. Die Krankheit führt zu einem schweren Angriff auf das Nervensystem. Es dauert ungefähr zwei Wochen, ehe die Symptome voll ausbrechen.

- Muskelschwäche dort, wo die Infektion stattgefunden hat
- Die Gesichtsmuskeln verkrampfen sich: Der Mensch scheint ständig zu grinsen
- Die Muskeln des Körpers verkrampfen beim kleinsten Anlaß
- Fieber

Einziger Schutz dagegen ist eine rechtzeitige Impfung, die alle zehn Jahre wiederholt gehört. Als Erinnerungshilfe sollte man die erste Impfung möglichst an einem runden Geburtstag vornehmen lassen.

## Zu geringe oder fehlende Kontrolle über die Muskeln

Siehe in den späteren Kapiteln über Gehirn und Nervensystem.

## Unfreiwilliges Muskelzittern

Siehe später.

## Ungewöhnlich schwache Muskeln

Muskelschwäche ohne Muskelschwund kommt nur ganz selten vor. Unabhängig davon allerdings müssen zwei seltene Erkrankungen als Ursache in Betracht gezogen werden:

### Cushing-Syndrom

Verursacht durch eine Überproduktion des körpereigenen Cortisons. Oft aber auch durch Behandlung mit Cortisonpräparaten ausgelöst (zum Beispiel bei rheumatischer Arthritis).

- Gewichtszunahme, aber nicht an den Gliedmaßen
- Mondgesicht
- Muskelschwäche
- Purpurfarbene Streifen auf der Bauchdecke, dem Rücken und den Oberschenkeln. Man nennt diese Streifen auch Striae

- Osteoporose (Knochenschwund)
- Zuckerkrankheit
- Erhöhter Blutdruck
- Verstärkter Haarwuchs am Körper
- Gelegentlich psychische Ursachen

**Vermehrte Produktion von Aldosteron**
Sehr seltene Erkrankung, auch bekannt als Conn-Syndrom. Die Nebennieren produzieren zu viel Aldosteron.
- Muskelschwäche
- Extremer Durst
- Große Urinproduktion
- Hoher Blutdruck

## Knochenschmerzen

Sie können auf einen einzigen Knochen lokalisiert sein, sich aber ebenso auf mehrere Knochen erstrecken, ja sogar auf das gesamte Skelett.

| | |
|---|---|
| Wahrscheinlich | **Verletzung**<br>**Osteoarthritis/Gelenkentzündung**<br>**Osteoporose/Knochenschwund** |
| Möglich | **Krebsmetastasen** |
| Selten | **Osteomalazie und Rachitis**<br>**Tuberkulose**<br>**Entzündliche Gelenkerkrankungen**<br>**Knochenkrebs** |

Wahrscheinlich

**Verletzung**
Ist etwas gebrochen? Kennzeichen eines Bruches sind:
- Schmerzen an der verletzten Stelle
- Verformung – das Bein ist verdreht
- Funktionsverlust – man kann mit dem Arm nichts mehr aufheben

Je nachdem, wo der Bruch sitzt und wie sehr Muskeln und Haut verletzt sind, können auch Nerven und Blutgefäße erfaßt sein. Sofortige medizinische Hilfe ist notwendig. Anhaltende Schmerzen folgen der Verletzung. Wenn dann noch eine Schwellung auftritt, so ist ein Bruch wahrscheinlich. Auch geringere Verletzungen können Schmerzen und Funktionsverluste verursachen.

### Osteoarthritis/Gelenkentzündung

Siehe später.

### Osteoporose/Knochenschwund

Siehe später.

Möglich

### Krebsmetastasen

Örtlich begrenzter Knochenschmerz kann auch durch eine Krebsmetastase hervorgerufen werden. Diese Möglichkeit sollte vor allem dann in Betracht gezogen werden, wenn bereits an anderer Stelle im Körper ein Krebs existiert. Ist der betreffende Patient aber ansonsten gesund, so wird es sich kaum um diese Diagnose handeln.

Selten

### Osteomalazie und Rachitis

Siehe später.

### Tuberkulose

Siehe später.

### Entzündliche Gelenkerkrankungen

Diese Erkrankungen sind sehr schmerzhaft und werden vermutlich durch eine rheumatische Arthritis verursacht. Siehe dazu später.

### Knochenkrebs

Siehe später.

# Geschwollene, unförmig gestaltete Knochen

| | |
|---|---|
| Wahrscheinlich | **Kallus**<br>**Bluterguß in der Knochenhaut** |
| Möglich | **Akute Knochenmarkentzündung**<br>**Chronische Knochenmarkentzündung**<br>**Rachitis**<br>**Falsch eingerichteter Knochenbruch**<br>**Akromegalie**<br>**Paget-Erkrankung des Knochens** |
| Selten | **Gutartiger Tumor**<br>**Krebs des Knochens oder Knorpels**<br>**Tuberkulose** |

Wahrscheinlich

### Kallus

Man versteht darunter die Bildung neuen Knochengewebes nach einem Bruch. Genaugenommen muß an den Bruchstellen des zusammengewachsenen Knochens neues Knochengewebe gebildet werden. Dieses nennt man Kallus. Die Heilung eines Bruchs hängt auch maßgeblich davon ab, wie gut oder wie schlecht diese Bildung ist.

- Vorangegangener Knochenbruch
- Dauert einige Wochen
- Je größer der gebrochene Knochen ist, desto mehr Kallus muß gebildet werden; folglich nimmt die Verheilung eines großen Bruches mehr Zeit in Anspruch als die eines kleinen
- Der Knochen wird erst schmerzfrei, wenn er völlig geheilt ist

Leider gibt es auch Menschen mit schlechter Kallusbildung und dementsprechend schlechter Heilung von Knochenbrüchen. Die Medizin versucht dann, mit chirurgischen Maßnahmen und mit kallusbildenden Medikamenten dieser Komplikation Herr zu werden.

### Bluterguß in der Knochenhaut

Eine direkte Verletzung eines Knochens, meistens am Schienbein, aber kein Bruch.

- Eindeutige Verletzungsgeschichte dieser örtlich begrenzten Schwellung
- Schwellungen und Blutergüsse treten sofort auf
- Schmerzen für einige Wochen

- Ein harter Knoten kann nach Wochen oder Monaten an der verletzten Stelle auftauchen
- Kommt bei Sportlern häufig vor

Möglich

### Akute Knochenmarkentzündung

Sehr gefährliche Erkrankung, die sofortige medizinische Behandlung erfordert. Die Ursache kann zum Beispiel in einer Entzündung/Infektion liegen, die irgendwo anders im Körper stattgefunden hat. Über die Blutbahn erreichen die Bakterien dann den Knochen und führen zu dieser schweren Erkrankung.
- Hohes, anhaltendes Fieber
- Schlagartig einsetzende Knochenschmerzen mit Schwellungen
- Die Knochenhaut ist gerötet, geschwollen und kann sehr schmerzempfindlich sein
- Extreme Schmerzen bei Bewegung
- Unwohlsein
- Erstarrung

### Chronische Knochenmarkentzündung

Tritt auf, wenn eine akute Knochenmarkentzündung nicht sofort richtig behandelt wurde. Kann auch entstehen, wenn ein komplizierter Mehrfachbruch mit offener Fleischwunde bis zum Knochen – ein sogenannter offener Bruch – vorliegt.
- Knochenverdickung
- Aus der Wunde fließt Eiter
- Lokalisierte Schmerzen
- Entzündung rund um die Wunde

### Rachitis

Siehe später.

### Falsch eingerichteter Knochenbruch

Normalerweise muß der Arzt dafür Sorge tragen, daß die beiden Knochenhälften an der Bruchstelle genau passend zusammengefügt werden. Man nennt dies: Einrichten eines Bruchs. Heutzutage bedient man sich dazu auch vieler chirurgischer Methoden, Nägel, Drahtgitter etc. werden bei Bedarf verwendet. Trotz allem kommt es immer wieder vor, daß ein Bruch nicht richtig eingerichtet wird. Bei einem Schienbeinbruch zum Beispiel sieht man dann die zueinander fehlstehenden Knochenhälften. Außerdem können zusätzliche Schwellungen über der Bruchstelle auf das Problem hinweisen. Normalerweise muß der Knochen neu gebrochen und neu eingerichtet werden (wird in Narkose vorgenommen).

### Akromegalie

Eine generelle Vergrößerung und verstärkter Wuchs von Skeletteilen, die durch eine übermäßige Produktion von Wachstumshormonen der Hirnanhangsdrüse verursacht wird. Vor allem Ober- und Unterkiefer sowie Hände werden davon befallen.

### Paget-Erkrankung des Knochens

Siehe später.

Selten

### Gutartiger Tumor

Sowohl der Knochen als auch der Knorpel können in jedem Teil des Körpers von einem gutartigen Tumor befallen werden. Dies zeigt sich in:

- Bildung von schmerzfreien, harten Knoten
- Weiche Oberfläche derselben
- Knoten wachsen langsam

### Krebs des Knochens oder Knorpels

Wenn ein Patient bereits an einer anderen Körperstelle Krebs hat (zum Beispiel Lungenkrebs), kann dieser Krebs Metastasen in den Knochen hervorrufen.

- Chronische und ständig zunehmende Schmerzen
- Der Schmerz ist normalerweise auf eine bestimmte Stelle begrenzt
- Kein Knoten

Zusätzlich können auch noch andere Symptome der ursprünglichen Krebserkrankung vorhanden sein. Umgekehrt aber können die Symptome des Knochenkrebses zuerst auftreten. Erst dadurch kommt man dann bei genauer Untersuchung darauf, daß der Patient bereits an anderer Stelle an Krebs erkrankt war. Aus diesem Grund sollte auch bei einem örtlich begrenzten Knochenschmerz ohne vorhergehende örtliche Verletzung unbedingt der Arzt befragt werden.

Knochenkrebs für sich allein als Ersterkrankung kommt sehr viel seltener vor als in Form von Metastasen eines anderen Tumors. Man nimmt an, daß die Krebszellen des ursprünglichen Krebses über das Blutsystem zum Knochen und zum Knochenmark transportiert werden. Knochenkrebs kann in jedem Alter auftreten und zeigt sich in verschiedenen Formen.

### Tuberkulose

Siehe später.

# Brüchige Knochen

Viele Knochenbrüche passieren ohne vorhergehende Verletzung. Die Medizin teilt Knochenbrüche generell in zwei Gruppen ein: jene, die aus einer Erkrankung resultieren, und jene, die durch einen Unfall erfolgen.

Plötzliche Knochenbrüche entstehen durch wiederholtes Abbiegen des Beins beim sportlichen Training, ebenso aber auch beim Springen, Joggen etc.

- Örtlicher Schmerz
- Lokalisierte Schwellung
- Besserung nach einigen Tagen der Ruhe
- Der Schmerz kehrt nach Bewegungen zurück
- Diese Knochenbrüche müssen nicht immer von Anfang an im Röntgenbild zu sehen sein

Brüche kommen häufig vor: am Mittelfuß (Mittelfußknochen), am Oberarmknochen, am Oberschenkelknochen, am Schenkelhals, an der Kniescheibe und an der Wirbelsäule.

Krankheitsbedingte Knochenbrüche hingegen entstehen meist durch Schwächung der Knochensubstanz, durch örtlich bedingte Erkrankungen, Tumoren, Tuberkulose, Osteomyelitis und durch generelle Abnormalitäten (zum Beispiel durch Osteoporose). Solche Knochenabnormalitäten können auch genetisch bedingt sein. Viele Menschen besitzen sozusagen von Haus aus brüchige Knochen. Häufig ist auch die rheumatische Arthritis die Ursache für vermehrte Knochenbrüche. Weiter sollte bedacht werden: Wer sich nur selten oder wenig bewegt, fördert Knochenbrüche!

| | |
|---|---|
| Wahrscheinlich | **Osteoporose** |
| Möglich | **Paget-Erkrankung des Knochens**<br>**Osteomalazie**<br>**Bewegungsmangel** |
| Selten | **Knochenmarkentzündung/Osteomyelitis**<br>**Gutartige Knochentumoren**<br>**Knochenkrebs**<br>**Glasknochen-Krankheit**<br>**Marmorknochen-Krankheit** |

Wahrscheinlich **Osteoporose**

Die Meinung über osteoporosebedingte und krankheitsbedingter Brüche ist etwas kontrovers unter den Medizinern, dennoch bleibt die Tatsache bestehen, daß ein osteoporotischer Knochen kein normaler Knochen ist. Schrittweise verringt sich, vor allem bei älteren Frauen, die Knochensubstanz, und dies endet oft in Brüchen mit ganz signifikanten Verletzungsmustern. An erster Stelle steht hier der Schenkelhalsbruch.

- Schmerzen in Leistenbeuge und Hüfte nach einem Sturz
- Auffallende Verkürzung des Beines
- Schwere Gewichte können nicht mehr getragen werden
- Der Fuß des gebrochenen Beines kann nach außen gedreht sein

Nur operative Behandlung möglich.

Möglich

**Paget-Erkrankung des Knochens**
Siehe später.

**Osteomalazie**
Siehe später.

**Bewegungsmangel**
Auch Knochen benötigen regelmäßige Bewegung, um ihre Struktur erhalten zu können. Wenn sie zum Beispiel durch Lähmungen oder andere Krankheiten oder durch Bewegungsmangel zu wenig oder gar nicht bewegt werden, werden sie immer schwächer und verlieren an Knochensubstanz. Sie können dann aus geringsten Anläßen brechen, u. U. schon dann,wenn man sich ins Bett legt oder wenn der betreffende Mensch getragen werden muß. Jede Art von Knochenschmerz muß bei Kranken oder bei Gelähmten als möglicher Knochenbruch angesehen werden.

**Das Skelett**

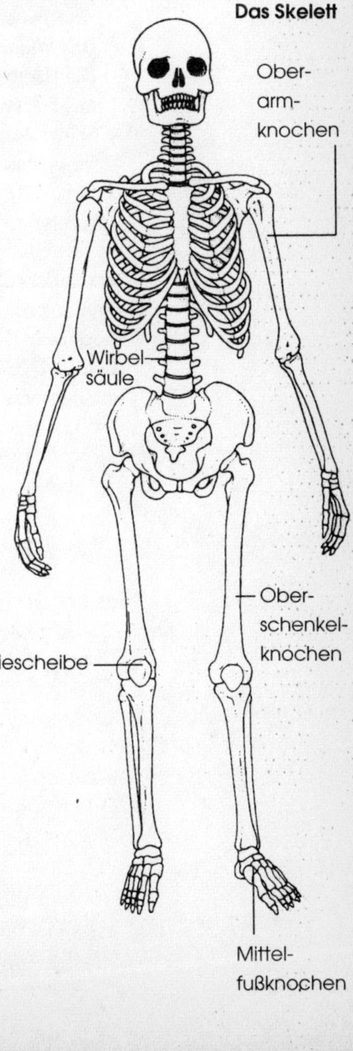

Selten

**Knochenmarkentzündung/Osteomyelitis**
**Gutartige Knochentumoren**
**Knochenkrebs**
Siehe jeweils vorher.

### Glasknochen-Krankheit

Es gibt bei dieser Erkrankung zwei unterschiedliche Arten: eine angeborene Erkrankung, bei der die Knochenbrüche bereits im Uterus bzw. bei der Geburt vorkommen. Bei der zweiten Möglichkeit kommt es im späteren Leben zu traumatischen Brüchen. Die Glasknochen-Erkrankung ist eine vererbte Bindegewebsstörung, die dazu führt, daß die Knochen und anderen Gewebe im Körper sich nicht normal entwickeln. Die Symptome sind:

- Knochenbrüche bereits bei minimaler Verletzung
- Das Weiße im Auge erscheint blau
- Die Bänder sind zu locker, dadurch besitzen die Gelenke viel mehr Bewegungsspielraum
- Schwerhörigkeit kann hinzukommen
- Verformungen der Zähne sind zu beobachten
- Generelle Verformungen aufgrund wiederholter Knochenbrüche

### Marmorknochen-Krankheit

Eine äußerst seltene und immer vererbte Krankheit. Bei ihr werden die Knochen wesentlich stärker und härter entwickelt als normal. Daraus ergibt sich eine erhöhte Neigung zu Knochenbrüchen und Wachstumsstörungen.

# Gelenkentzündungen und Gelenkschmerzen

Jede Erkrankung kann diese Symptome verursachen. Oft treten auch noch Muskelschmerzen auf. Die Schmerzen wandern häufig von einem Gelenk zum anderen bzw. von einem Muskel zum nächsten. Viele Erkrankungen zeigen sich aber auch zuerst an den Gelenken. Dazu zählen:

| | |
|---|---|
| Wahrscheinlich | **Virusinfektion**<br>**Osteoarthritis** |
| Möglich | **Spondylitis/Entzündung des Achsenskeletts**<br>**Gicht**<br>**Rheumatische Arthritis/Polyarthritis**<br>**Still-Syndrom**<br>**Sichelzellenanämie** |
| Selten | **Reiter-Krankheit**<br>**Arthritische Psoriasis**<br>**Tripperbedingte Arthritis**<br>**Systemischer Lupus/Flechte**<br>**Rheumatisches Fieber**<br>**Bluterkrankheit**<br>**Syphilis** |

Wahrscheinlich

**Virusinfektion**

Jede Virusinfektion, wie zum Beispiel eine Grippe, kann vage Gelenkschmerzen verursachen:

- Allgemeines Unwohlsein
- Fieber
- Husten, Triefnase
- Muskelschmerzen
- Gelenkschmerzen
- Klingt normalerweise in wenigen Tagen ab

**Osteoarthritis**

Siehe vorher.

Möglich

**Spondylitis/Entzündung des Achsenskeletts**

Siehe vorher.

### Gicht

Verursacht durch Überproduktion der Harnsäure im Blut.

- Beginnt immer an einem bestimmten Gelenk, häufig an der großen Zehe
- Plötzlich einsetzender Schmerz
- Gelenk fühlt sich heiß an, ist meist gerötet und äußerst schmerzempfindlich
- Unwohlsein und Fieber. Die Anfälle wiederholen sich und breiten sich auch auf andere Gelenke aus
- Das fortgeschrittene Krankheitsbild der Gicht zeigt sich auch in der Bildung von typischen Gichtknoten, welche aus Säurekristallen bestehen. Sie bilden sich in der Haut, oft an den Ohren und erfassen alle Gelenke

Der stark erhöhte Harnsäurespiegel kann u. U. Nierensteine oder Nierenversagen nach sich ziehen, wenn keine Behandlung erfolgt. Blutuntersuchungen können die Diagnose bestätigen, die Erkrankung läßt sich mit Medikamenten unter Kontrolle halten.

### Rheumatische Arthritis/Polyarthritis

Der am meisten verbreitete Typ chronischer Gelenkentzündungen. Häufig handelt es sich dabei um eine Erkrankung des Bindegewebes, die mitunter in einer Familie mehrmals auftritt. Die Symptome werden durch andauernde Entzündung des Gewebes, welches die Gelenkkapseln umhüllt, verursacht. Sehr verbreitet bei noch jungen Frauen. Die Erkrankung kann in Abständen wiederkehren. Eine Behandlung wird sich immer auf Schmerzlinderung und ein Zurückdrängen der Entzündung beschränken. Bei sehr schweren Fällen muß eine Gelenkdeformation chirurgisch behandelt werden. Durch Prüfung des sogenannten Rheumafaktors im Blut läßt sich die Erkrankung nachweisen.

- Schmerzhafte Schwellungen der Gelenke
- Gelenksteife am frühen Morgen
- Fortschreitende Deformation der erkrankten Gelenke
- Schrittweiser Verlust der Gelenkfunktion
- Gichtknoten können unter der Haut und rund um die Gelenke entstehen
- Osteoporose kann hinzukommen
- Blutarmut
- Muskelschwäche

### Still-Syndrom

Eine ähnliche Erkrankung wie die vorhergehende, aber in dieser Variante als Kinder- und Jugenderkrankung bekannt.

### Sichelzellenanämie

Eine vererbte Erkrankung vieler Bewohner des afrikanischen Kontinents. Werden die roten Blutkörperchen mit zu wenig Sauerstoff versorgt, verformen sie sich sichelförmig. Diese sichelförmigen roten Blutkörperchen verstopfen kleine Blutgefäße (Kapillargefäße) und verursachen Organschäden infolge zu geringer Blut- und Sauerstoffversorgung. Manche Menschen werden davon nur schwach, andere hingegen sehr stark befallen. Letztere zeigen schwere Schmerzanfälle in Gliedmaßen und Bauch. Die Krankheit kann einen krisenhaften Verlauf nehmen.

- Blutarmut
- Erhöhte Infektionsanfälligkeit
- Gelenkschmerzen
- Fieber
- Gelbsucht
- Bauchschmerzen

Die Behandlung kann sich nur auf eine Linderung der Symptome beschränken. Bluttransfusionen, Zufuhr von Sauerstoff und starke Schmerzmittel gehören ebenfalls zur Behandlung.

Selten

### Reiter-Krankheit

Bei Männern nach der Pubertät auftretend. Ursache unbekannt. Folgende Symptome:

- Harnröhrenentzündung
- Entwickelt sich ca. einen Monat nach Geschlechtsverkehr, wird nicht von Bakterien verursacht
- Bindehautentzündung tritt ca. drei Wochen nach der Harnleiterentzündung auf
- Arthritis folgt ca. zwei Wochen nach der Bindehautentzündung

Eine milde Variante erfaßt vor allem kleine und mittelgroße Gelenke.

### Arthritische Psoriasis

Als Komplikation der Psoriasis kann eine Arthritis folgen.

- Verschiedene Gelenke werden davon befallen
- Das jeweils letzte Gelenk eines Fingers (zur Fingerspitze hin) wird besonders von der Krankheit befallen
- Eindellung der Fingernägel

### Tripperbedingte Arthritis

Eine von zahlreichen Komplikationen dieser Geschlechtskrankheit. Bei Männern zeigen sich folgende Symptome:

- Ausfluß aus der Harnröhre

Bei 75 % aller erkrankten Frauen treten keinerlei Symptome auf. Der Rest weist folgende Symptome auf:

- Schmerzen beim Wasserlassen
- Scheidenausfluß

In den vordersten Fingergelenken kann sich eine besonders gravierende Form infektiöser Arthritis ausbilden (siehe Bild).

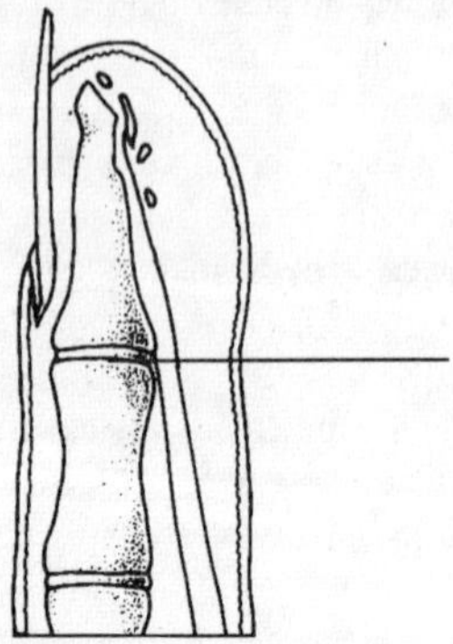


**Systemischer Lupus/Flechte**
**Rheumatisches Fieber**
**Bluterkrankheit**
**Syphilis**

Siehe dazu jeweils später.

## Gelenkschwellung mit Knotenbildung

| | |
|---|---|
| Wahrscheinlich | **Schleimbeutelentzündung**<br>**Osteoarthritis** |
| Möglich | **Rheumatische Arthritis/Polyarthritis**<br>**Gicht** |
| Selten | **Charcot-Krankheit** |

Wahrscheinlich **Schleimbeutelentzündung**

Zahlreiche Gelenke sind mit sackförmigen Gebilden ausgestattet, ähnlich gefüllten Ballons, die die Gelenkoberfläche abdekken. Diese Beutel nennt man Schleimbeutel. Ihr Inhalt dient zur Schmierung des Gelenks. Bei Verletzungen kann sich der Schleimbeutel mit zu viel Flüssigkeit füllen, sich entzünden und vergrößern. Große Schwellungen im Gelenkbereich, Reizungen, Unbehagen sind die Folge davon. Bekannt ist vor allem der Schleimbeutel oberhalb des Kniegelenks, der sehr zu diesen entzündlichen Schwellungen neigt.

**Osteoarthritis**
Siehe später.

Möglich

**Rheumatische Arthritis/Polyarthritis**
Siehe vorher.

**Gicht**
Siehe vorher.

Selten

**Charcot-Krankheit**
Dabei handelt es sich um Gelenke, die jedes Gefühl für Schmerzen verloren haben. Bei Verletzungen eines Gelenks kann es zu immer größeren Deformationen kommen, wenn die Degeneration rapide fortschreitet. Dieses sieht dann so aus, als ob es sehr schmerzempfindlich wäre, oft mit extremer Anschwellung und Deformation verbunden. Flüssigkeiten, Knochenränder und Erhöhungen, einzelne Knochenstücke lassen sich rund um das Gelenk ertasten. Häufig kommen Verrenkungen vor. Die Hauptursachen dafür sind:
Syphilis, Spina bifida (Spaltwirbel am unteren Ende der Wirbelsäule) und jede Art von Schädigung des peripheren Nervensystems durch Zuckerkrankheit und Alkohol.

## Gelenkschmerzen

Siehe vorher.

## Steife Gelenke

Siehe vorher.

# Schulterschmerzen

| | |
|---|---|
| Wahrscheinlich | **Schultersteife**<br>**Osteoarthritis** |
| Möglich | **Supraspinatus-Syndrom**<br>**Riß des Drehmuskels/ Rotatorenmanschetten-Ruptur**<br>**Schulterluxation**<br>**Rheumatische Arthritis**<br>**Schlüsselbeinbruch**<br>**Oberarmbruch** |
| Selten | **Riß der Bizepssehne**<br>**Multiorgan-Erkrankung**<br>**Tuberkulose**<br>**Innere Blutung** |

Wahrscheinlich

**Schultersteife**

Vor allem in mittleren Lebensjahren sehr verbreitet.

- Oft geht eine leichte Schulterverletzung voraus
- Zunehmender Schmerz und Steifheit folgen
- Der Schmerz beginnt an der Schulterspitze und wandert den Arm abwärts bis zur Hand
- Kann die Bewegungen sehr beeinträchtigen
- Neigt zur Selbstheilung

Der Erkrankte wird die Schulter ganz ruhig zu halten versuchen, sozusagen erstarrt, um die Schmerzen zu vermeiden.

**Osteoarthritis**

Siehe später.

Möglich

**Supraspinatus-Syndrom**

Tritt vor allen in mittleren und späteren Lebensjahren auf.

- Schmerzen an der Schulterspitze
- Unterschiedlich auftretende Schmerzen
- Verschlechterung während des Schlafens
- Begrenzte Beweglichkeit der Schulter
- Örtliche Stellen sind extrem berührungsempfindlich. Die Krankheit kann durch Antippen mit der Fingerspitze diagnostiziert werden
- Die Schmerzen breiten sich über die gesamte Schulterpartie aus, wenn der Arm hochgehoben wird. Oft ist einen Sehnenriß die Ursache für die Erkrankung

### Riß des Drehmuskels/Rotatorenmanschetten-Ruptur

Darunter versteht man Sehneneinrisse bis hin zum kompletten Durchriß der Rotatorenmanschette. Häufig bei älteren Menschen auftretend.

- Oft durch Sturz oder plötzliches Hochreißen des Armes verursacht
- Heftige Schmerzen setzen schlagartig ein
- Der Arm läßt sich nicht nach außen drehen

### Schulterluxation

Häufig vorkommende Sportverletzung. Die Gelenkverbindung des Schultergelenks springt sozusagen aus ihrer natürlichen Lage heraus. Gelenkpfanne und Gelenkkopf werden gegeneinander verschoben. Das Gelenk läßt sich nicht mehr bewegen. Sehr schmerzhaft.

- Besonders schmerzhaft bei Bewegung
- Der Kopf des Oberarmknochens kann unter dem äußeren Ende des Schlüsselbeins getastet werden
- Der Patient versucht, den luxierten Arm weg vom Körper zu halten

### Rheumatische Arthritis

Siehe vorher.

### Schlüsselbeinbruch

- Schmerzen an der Bruchstelle
- Schmerzen beim Bewegen des Armes: Häufig hält der Betroffene den Arm mit den anderen Hand, um schmerzhafte Bewegungen zu vermeiden
- Deformierung an der Bruchstelle

### Oberarmbruch

Erfolgt fast immer am oberen Ende des Knochens und ist fast immer das Ergebnis eines Sturzes oder eines direkt gegen den Arm gerichteten Schlages.

- Schmerzen bei Schulter- und Armbewegungen
- Häufig Blutergüsse entlang dem Arm
- Unter Umständen starke Verformungen

Selten

### Riß der Bizepssehne

Tritt häufig bei älteren Menschen auf. Das obere Ende des Bizeps zieht sich über den Gelenkkopf des Oberarmknochens. Hier kann die Sehne reißen.

- Plötzlich einsetzender Schmerz, wenn man mit der Fingerspitze auf die Schulter tippt
- Wenn man den Arm gegen einen Widerstand beugt, so zeigt sich das obere Ende des Bizepsmuskels als große Ausbeulung

im Oberarm. Dies ist deswegen möglich, weil der Bizeps infolge des Sehnenrisses am oberen Ende nicht mehr befestigt ist

### Multiorgan-Erkrankung

Siehe vorher.

### Tuberkulose

Siehe später.

### Innere Blutung

Wer Erste Hilfe leistet, muß wissen: Berührt man einen flachliegenden Bauchverletzten mit der Fingerspitze an der Schulter und zeigt dieser Schmerzen, sind mit großer Wahrscheinlichkeit innere Blutungen im Bauchbereich vorhanden. Dann ist sofortige notärztliche Versorgung lebenswichtig! Man nimmt an, daß das Blut von der Blutungsstelle nach oben zum Zwerchfell steigt, von wo der Schmerz weitergeleitet wird zur Schulter, welche dieselbe Nervenversorgung wie das Zwerchfell hat.

**Luxation der Schulter**

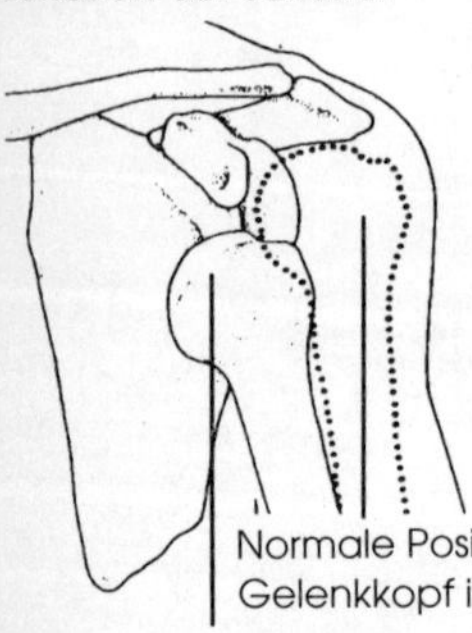


**Verschiedene Frakturen des Oberschenkelknochens**

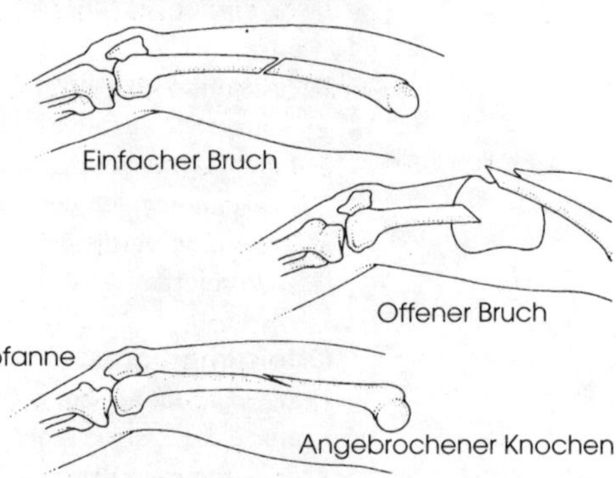

## Rücken kann nicht durchgestreckt werden

Siehe nachfolgend.

## Runde(r) oder buckelige(r) Schultern/Rücken

Siehe später.

## Rückenschmerzen

| | |
|---|---|
| Wahrscheinlich | **Muskelschmerzen**<br>**Akute Überanstrengung**<br>**Chronische Überanstrengung**<br>**Knochen- und Gelenkentzündung**<br>**Ischias**<br>**Spondylose der Halswirbel** |
| Möglich | **Bandscheibenvorfall**<br>**Gürtelrose**<br>**Steißbeinschmerzen**<br>**Skoliose**<br>**Kyphose**<br>**Osteoporose**<br>**Spondylitis ankylosans** |
| Selten | **Wirbelsäulenkrebs**<br>**Gutartiger Tumor**<br>**Rachitis und Knochenerweichung/Osteomalazie**<br>**Tuberkulose**<br>**Magen-Darm-Erkrankung** |

Als Rücken wird jene Körperpartie bezeichnet, die vom Hals bis zum Ende der Wirbelsäule reicht. Fast jeder Mensch hat einmal in seinem Leben Rückenschmerzen, welche durch Krankheit oder Verletzung verursacht sein können. Wenn diese Rückenschmerzen länger als zwei bis drei Wochen andauern und auf einfache Schmerzmittel nicht reagieren, so sollte man das seinem Hausarzt berichten. Die Schmerzen können sowohl beim Strecken als auch bei normaler Körperhaltung auftreten.

Wahrscheinlich

### Muskelschmerzen

Prellungen, Blutergüsse und Schmerzen von Muskeln und Bändern.

Normalerweise liegt ein Schlag oder ein Stoß, evtl. auch ein Sturz, meist jedoch eine kleine Verletzung vor.

- Anfangs dumpfe Schmerzen, die zunehmen
- Örtlich begrenzter Schmerz
- Schmerz nimmt bei Bewegung zu,vor allem beim Husten oder tiefen Einatmen
- Verschwindet wieder nach einigen Tagen

Unter Umständen sind Schmerzmittel notwendig

### Akute Überanstrengung

Oft genügt ein kleiner Anlaß, zum Beispiel eine Bewegung, um den Rücken momentan zu überlasten. Es genügt zum Beispiel, einen kleinen Gegenstand aufzuheben, und schon ist es passiert.

- Meistens im unteren Teil des Rückens auftretend
- Meistens am Anfang sehr schmerzhaft, dann nachlassend
- Verschlimmerung bei Bewegung; anfänglich oft Bewegungsunfähigkeit. Man kann normalerweise nicht genau sagen, wo der Schmerz sitzt
- Im Liegen wird der Schmerz verstärkt, wenn man das ausgestreckte Bein hochzuheben versucht

Bettruhe und evtl. Schmerzmittel sind notwendig

Gute Behandlungserfolge erzielt man auch mit Physiotherapie und Chiropraktik.

### Chronische Überanstrengung

Die Rückenschmerzen treten hier fast immer im unteren Teil des Rückens auf und kehren ständig wieder. Normalerweise hat der Patient diese Schmerzen schon seit einigen Jahren und weiß im Grunde genommen genau, welche Körperbewegungen oder Tätigkeiten die Schmerzen verursachen oder bessern bzw. lindern. Übergewicht oder Fettleibigkeit müssen nicht unbedingt die Ursache sein.

- Die Symptome sind ähnlich wie im vorigen Abschnitt, jedoch nicht so intensiv.

### Knochen- und Gelenkentzündung

Davon werden sehr oft jene Gelenke betroffen, die am meisten Körpergewicht zu tragen haben. So z. B. die Hüftgelenke und die untere Lendenwirbelsäule. Die Erkrankung beginnt mit einer Knochenentzündung, die später aber hauptsächlich die Gelenke erfaßt. Grundsätzlich kann jedes Gelenk davon betroffen sein.

- Regelmäßig wiederkehrende, unspezifische Schmerzen im unteren Rückenbereich
- Verschlimmern sich im Stehen und am Ende des Tages
- Werden im Ruhezustand geringer
- Die Beschwerden können sogar dann auftreten, wenn man im Bett liegt
- Je steifer die Gelenke werden, desto mehr nehmen die Schmerzen zu und desto eingeschränkter wird die Beweglichkeit des Betroffenen

### Ischias

Mehr ein Symptom für sich als eine Krankheitsdiagnose. Zugleich ein Synonym für allgemeine Rückenbeschwerden. Verursacht durch Druck auf den Ischiasnerv, der im unteren Rückenbereich beginnt. Seltener können die Schmerzen auch durch eine Nervenverletzung im Lenden-Steißbein-Bereich auftreten. Dies strahlt auf die Lendenwirbelsäule und auf die beiden Ischiasnerven aus. Andauernde Ischiasschmerzen erfordern eine gründliche Untersuchung, weil eine ernsthafte Erkrankung dahinter verborgen sein kann.
- Die Schmerzen beginnen im unteren Rückenbereich und im Gesäß
- Die Schmerzen können über die Oberschenkel bis zu den Waden und Füßen ausstrahlen. Sehr starke Schmerzen!
- Zittern sowie eine veränderte Motorik des Beins kommen vor
- Die Symptome verschlechtern sich, wenn ein Bein ausgestreckt und hochgehoben wird

### Spondylose der Halswirbel

Siehe vorher.

Möglich

### Bandscheibenvorfall

Die Bandscheiben wirken wie Stoßdämpfer zwischen den Wirbelkörpern. Jede besitzt ein gelatineartiges Zentrum. Aus Altersgründen oder durch Verletzung kann dieses Zentrum sich nach außen vorwölben. Dadurch werden die vom Rückenmark abzweigenden Nerven, die allesamt den Körper versorgen, gepreßt und gequetscht.
- Kurze Phasen von Rückenschmerzen können ein frühes Warnsymptom sein
- Plötzlich einsetzende Rückenschmerzen können so stark werden, daß man nicht mehr stehen kann
- Ischias kann ebenfalls der Auslöser sein
- Husten verschlimmert den Schmerz
- In den Beinen bzw. Füßen kann ein taubes Gefühl entstehen; Zittern!

**Bandscheibenvorfall**

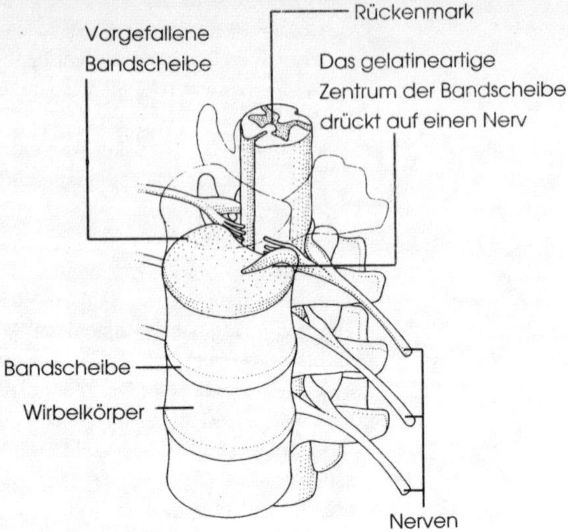


- Sehr selten verursacht ein Bandscheibenvorfall Harnverhaltung. Das ist ein medizinischer Notfall!

*Kribbeln oder taubes Gefühl*
*Wenn man in den Beinen, Armen, Füßen oder sogar in den Geschlechtsorganen ein Kribbeln verspürt bzw. das Gefühl für Taubheit empfindet, sollte man sofort medizinische Hilfe in Anspruch nehmen. Kommt zusätzlich noch ein Harnverhalten hinzu, ist ein Arztbesuch unumgänglich.*

## Gürtelrose

- Zu Beginn eine Hautreizung
- Es entstehen rote Flecken, die oft mehrere Zentimeter groß sein können, sie treten an einer Körperseite auf
- Die Flecken wandeln sich um in flüssigkeitsgefüllte Bläschen. Diese platzen auf und verkrusten
- Sehr schmerzhaft
- Eine Behandlung mit antiviralen Medikamenten hilft am besten, je früher man damit beginnt
- Heilt in ca. 10–14 Tagen von selbst ab

Die Gürtelrose wird durch das Windpockenvirus verursacht. Wer davon noch nicht befallen wurde, kann von anderen erkrankten Menschen angesteckt werden.

## Steißbeinschmerzen

Sie treten vor allem im unteren Bereich der Wirbelsäule und des Mastdarms auf.

- Hauptursache ist ein Sturz auf das Gesäß
- Schmerzen nehmen zu, wenn man darauf drückt
- Auch im Sitzen zunehmende Schmerzen

### Skoliose
### Kyphose

Siehe später.

### Osteoporose

Knochenschwund ist hauptsächlich altersbedingt. Frauen werden davon häufiger betroffen, da es nach den Wechseljahren zu einer Hormonumstellung im Körper kommt. Die Vorbeugung gegen Osteoporose zählt zu den Hauptargumenten für eine Hormonbehandlung während und nach der Menopause der Frau.

- Es müssen keineswegs spezielle Rückenschmerzen auftreten
- Vermehrtes Auftreten von Knochenbrüchen: Unter Belastung, unter Streß neigt der betreffende Mensch vermehrt zu Knochenbrüchen. Man nennt das auch Streßfrakturen
- Ansonsten ist der Betroffene aber gesund
- Zunehmende Deformierungen des Skeletts mit fortschreitendem Alter
- Verkürzung der Wirbelsäule, Gewichtsverlust ist ein Hauptsymptom der Osteoporose.

### Spondylitis ankylosans

Im wesentlichen eine Entzündung, die die Wirbelsäule und deren Wirbelgelenke erfaßt. Man geht von einer chronischen, rheumatischen Erkrankung aus. Verbreitet bei jungen Männern. Häufig eine familiär vererbte Erkrankung.

- Immer wiederkehrende Rückenschmerzen und Steifheit
- Die Symptome verschlimmern sich am frühen Morgen
- Bei fortschreitender Erkrankung werden auch andere Gelenke davon erfaßt, schwellen an und versteifen
- Gelegentlich werden die Augen, das Herz und die Lungen davon betroffen

Selten

### Wirbelsäulenkrebs

Die Wirbelsäule wird bevorzugt von Krebsmetastasen befallen. Jeder, der eines der nachfolgenden Symptome aufweist, sollte unverzüglich den Arzt aufsuchen.

- Andauernder, lokalisierter Schmerz im Rücken
- Ebenso kann der Schmerz so vorkommen, daß man nicht genau sagen kann, von welchem Teil des Rückens er ausgeht
- Der Schmerz strahlt vom Rücken in die Gliedmaßen aus

- Der Schmerz wird ständig stärker, die Gliedmaßen immer schwächer. Zugleich verringerte Motorik

Andere Krebssymptome wie Unwohlsein, Appetitlosigkeit, Gewichtsverlust können auftreten.

### Gutartiger Tumor

Er verursacht normalerweise keine Schmerzen, es sei denn, er ist überdimensional groß. In diesem Fall kann er auf andere Körperteile drücken und Schmerzen verursachen. Auch gutartige Tumoren müssen ärztlich kontrolliert werden.

### Rachitis und Knochenerweichung/Osteomalazie

Beide Krankheiten sind ähnlich. Rachitis kommt bei Kindern, Osteomalazie bei Erwachsenen vor. Verursacht werden sie durch einen Mangel an Vitamin D.

Die Symptome der Rachitis sind:

- Schädelverformung
- Knie, Fußgelenk und Rist verdicken
- Vergrößerung der Knochenknorpel des Brustkorbs
- Verformungen der Beine
- Selten Verbiegung der Wirbelsäule mit Schmerzen

Die Symptome der Osteomalazie sind:

- Allgemeine Knochenschmerzen
- Zusätzlich Rückenschmerzen
- Muskelschmerzen
- Der Patient schrumpft aufgrund des Verfalls der Wirbelkörper
- Eindeutige Neigung zu Knochenbrüchen unter Streß(Hektik, Arbeitsüberlastung etc.)

### Tuberkulose

Siehe später.

### Magen-Darm-Erkrankung

Eine Anzahl kleinerer Erkrankungen können auch Rückenschmerzen nach sich ziehen, so zum Beispiel eine Entzündung der Bauchspeicheldrüse. Magengeschwüre verursachen nicht selten Schmerzen in der Rückenmitte. Entzündungen der Eingeweide können ebenfalls Rückenschmerzen als Symptom hervorrufen.

# Knoten am Rücken

| | |
|---|---|
| Wahrscheinlich | **Gutartiger Hauttumor**<br>**Infektion**<br>**Normal** |
| Möglich | **Wirbelsäulenverkrümmung (nach hinten)/ Kyphose**<br>**Wirbelsäulenverbiegung (seitlich)/Skoliose** |
| Selten | **Spina bifida**<br>**Krebs**<br>**Tuberkulose** |

Wahrscheinlich

## Gutartiger Hauttumor

Man versteht darunter einen harmlosen Knoten, wie zum Beispiel ein Lipom oder eine Talgdrüsenzyste, der an jeder Körperstelle auftreten kann.

- Schmerzfrei
- Langsame Zunahme der Größe
- Ansonsten guter Allgemeinzustand

## Infektion

Verbreitet vor allem bei Menschen mit Akne oder unreiner Haut bzw. mangelhafter Hygiene.

- Meistens im oberen Bereich des Rückens
- Schmerzhaft
- Gerötet
- Örtliche Schwellungen
- Eiter kann austreten

Aus jeder Infektion kann u. U. ein Abszeß entstehen (eine vermehrte Ansammlung von Eiter). Häufig tritt der Eiter von selbst aus, gelegentlich aber muß ein Chirurg eine Drainage durchführen. Bei wiederholtem Auftreten von Infektionen, könnte Zuckerkrankheit die Ursache sein. Suchen Sie den Arzt auf!

## Normal

Ab und an treten auch Knoten ohne jeden Infektionsherd auf. So zum Beispiel nach starken Abmagerungskuren.

Möglich

## Wirbelsäulenverkrümmung (nach hinten)/Kyphose

Diese Deformation der Wirbelsäule kann Knoten und Höcker verursachen.

- Außergewöhnliche Verkrümmung der Wirbelsäule
- Die Verkrümmung der oberen Wirbelsäule sieht man besonders gut von der Seite
- Knoten treten auf
- Gelegentlich treten auch Schmerzen auf

Als Ursachen kommen schlechte Körperhaltung oder Spondylitis in Frage. Die Erkrankung ist selten angeboren.

### Wirbelsäulenverbiegung (seitlich)/Skoliose

- Normalerweise eine Familienkrankheit
- Die seitliche Verbiegung ist besonders gut zu sehen, wenn man von hinten auf die Wirbelsäule blickt
- Gelegentlich Schmerzen

Kann in Verbindung mit jeder Krankheit auftreten, welche die Wirbelsäule befällt.

Selten

### Spina bifida

Angeborene Abnormalität, die nach der Geburt zu sehen ist. Siehe dazu früher.

### Krebs

Menschen mit Krebs entwickeln oft Metastasen auf der Haut des Rückens. Schmerzen, ungewöhnliche Konturen und starkes Wachstum dieser Hautveränderungen sind die ersten Anzeichen.

### Tuberkulose

Nicht erkannte Tuberkulose der Wirbelsäule oder anderer Knochen kann einen plötzlichen Zusammenbruch des erkrankten Körperteils hervorrufen, so daß zum Beispiel Knoten gefühlt werden können.

- Entsteht schnell
- Oft verbunden mit allgemeinem Unwohlsein und Fieber
- Im Frühstadium ist der Schmerz leicht, später wird er anhaltend und schwer

# Rückenschmerzen bei Frauen

| | |
|---|---|
| Wahrscheinlich | **Menstruationsschmerzen**<br>**Mittelschmerz** |
| Möglich | **Entzündungen der Beckenorgane** |
| Selten | **Krebs des Gebärmutterhalses,**<br>**der Eierstöcke und der Gebärmutter** |

Wahrscheinlich

## Menstruationsschmerzen

Werden auch als Dysmenorrhö bezeichnet.

- Während der Periode Schmerzen im Unterbauch und im Rücken
- Wiederholen sich bei jeder Periode
- Ansonsten guter Gesundheitszustand

## Mittelschmerz

- Schmerzen im Unterbauch und Rücken. Bilden sich in der Mitte der Periode
- Wird als Symptom des Eisprungs angesehen

Möglich

## Entzündungen der Beckenorgane

Man versteht darunter vor allem Entzündungen der weiblichen Beckenorgane. In erster Linie sind die Fortpflanzungs- und Sexualorgane der Frau damit gemeint. Achtung! Unbedingt medizinische Behandlung notwendig, da ansonsten Unfruchtbarkeit eintreten kann.

- Fieber
- Schmerzen in Unterleib und im unteren Rückenbereich. Die Schmerzen können sehr schwer, aber auch leicht oder gar nicht fühlbar sein
- Scheidenausfluß in gelber, grüner, brauner Farbe
- Der Ausfluß riecht
- Unwohlsein

Selten

## Krebs des Gebärmutterhalses, der Eierstöcke und der Gebärmutter

- Es kann ein chronischer Schmerz im Unterleib oder im unteren Rückenbereich auftreten. Möglicherweise blutiger Scheidenausfluß
- Schwellungen im Bauch: Flüssigkeitsansammlungen verursachen diese Schwellungen. Zugleich können sich aber noch

andere Symptome einer Krebserkrankung zeigen: Gewichtsverlust, Appetitlosigkeit, Blutarmut, Unwohlsein.

## Ellenbogenschmerzen

Eine Vielzahl von Strukturen rund um den Ellenbogen kann Schmerzen verursachen. Das Ellenbogengelenk stellt eine Verbindung zwischen drei Knochen: dem Oberarmknochen, der Speiche und der Elle. Zusätzlich finden sich hier eine Reihe von Muskeln und Sehnen, die alle im Bereich des Ellenbogengelenks ansetzen. Außerdem verlaufen hier eine Reihe von Nervenbahnen. Ein direkter Schlag, ein Stoß, kann die Knochen brechen oder anschwellen lassen. Der Ellenbogen ist der am weitesten herausragende Teil des Skeletts und wird dementsprechend oft beschädigt bzw. verletzt. So kommt es u. a. häufig zu Brüchen am unteren Ende des Oberarms. Ebenso bricht häufig das obere Ende der Speiche, wenn man mit ausgestreckter Hand stürzt: Die Wucht des Sturzes wird im Unterarm nach oben geleitet, und es kommt im Ellenbogengelenkbereich zum Bruch. Erste Symptome eines Bruches (lat.: Fraktur) sind:
- Örtliche Schmerzen
- Örtliche Schwellungen
- Eingeschränkte Bewegungsfähigkeit
- Deformationen sind kaum bemerkbar

Zusätzlich können sich Prellungen und Blutergüsse auftreten. Der Schmerz verschwindet relativ rasch und die Funktionen kehren zurück.

Ein anderes Problem des Ellenbogens liegt darin, daß sich hier ein kritischer Punkt befindet. Diese Stelle wird in vielen Spra-

**Die Ellenbogenknochen**

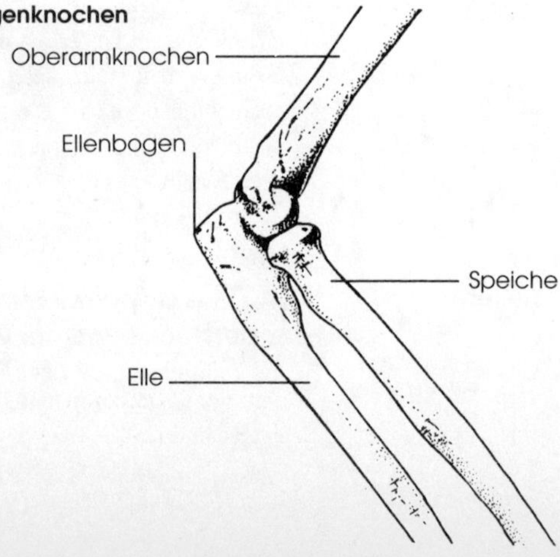

chen extra bezeichnet: In England spricht man vom »funny bone«, in Süddeutschland spricht man vom »Mäuserl« oder »Mäuschen« oder dem »Musikantenknochen«. Es handelt sich in Wirklichkeit nicht um einen Knochenteil, sondern um den hier außen am Gelenk entlanglaufenden Ellenbogennerv (Nervus ulnaris). Schlägt man sich an dieser Stelle an, passiert folgendes:

- Momentan starker Schmerz, bei dem man nicht weiß, ob man lachen oder weinen soll
- Schmerz und Kribbeln wechseln sich ab und können bis in die Fingerspitzen absteigen

| | |
|---|---|
| Wahrscheinlich | **Tennisarm Golfarm/Sportarm** |
| Selten | **Knochen- und Gelenkreste**<br>**Schleimbeutelentzündung** |

Wahrscheinlich

**Tennisarm Golfarm/Sportarm**

Alle drei Begriffe kennzeichnen eine Ellenbogenerkrankung, welche durch typische sportliche Belastungen entstanden ist.

- Schmerzen am Ellenbogen; je nach Sportart sind bestimmte Teile schmerzender als andere
- Bei einer sportarttypischen Bewegung nehmen die Schmerzen zu
- Die Patienten sind meistens im mittleren Alter

Behandlung mit Ruhigstellung des Arms, evtl. örtliche Injektionen schmerzhemmender Mittel; gelegentlich auch operativer Eingriff. Akupunktur kann die Schmerzen verringern und Heilung bringen.

Selten

**Knochen- und Gelenkreste**

Durch eine Überlastung des Ellenbogengelenks, welches im Laufe eines Lebens millionenmal abgebogen wird, können Reste von Knochen, Gewebe, Sehnen im Gelenk vorhanden sein. Außerdem können derartige Reste durch Erkrankungen (Rheuma, Arthritis, Entzündung) abgestoßen werden und die freie Beweglichkeit des Gelenks stören.

- Immer wiederkehrende Gelenkschmerzen
- Das Gelenk kann blockieren
- Der Ellenbogen läßt sich nicht mehr ganz abbiegen oder ausstrecken

Wenn diese Symptome anhalten oder sogar zunehmen, muß der Chirurg diese losen Knochen- und Gewebsreste entfernen.

### Schleimbeutelentzündung

Der Schleimbeutel ist ein sackartiges, einem Ballon ähnliches Gebilde, welches direkt unter der Haut am Ellenbogengelenk liegt. Durch Verletzungen, Schläge, Reibung wird er mit Flüssigkeit gefüllt, welche sich in Form eines Knotens an der Ellenbogenspitze zeigt. Bis zu diesem Stadium ist das Ellenbogengelenk noch schmerzfrei. Solange die Haut über dem Schleimbeutel nicht verletzt ist, wird er sich kaum entzünden. Erfolgt hingegen eine Verletzung (zum Beispiel durch einen Insektenstich!), kann sich die Flüssigkeit im Schleimbeutel entzünden. Der Arzt kann die Entzündung u. U. mit Injektionen oder Medikamenten beheben. Ebenso bewährt ist die chirurgische Entfernung des Schleimbeutels.

## Schmerzen im Handgelenk/ Distale Radiusfraktur

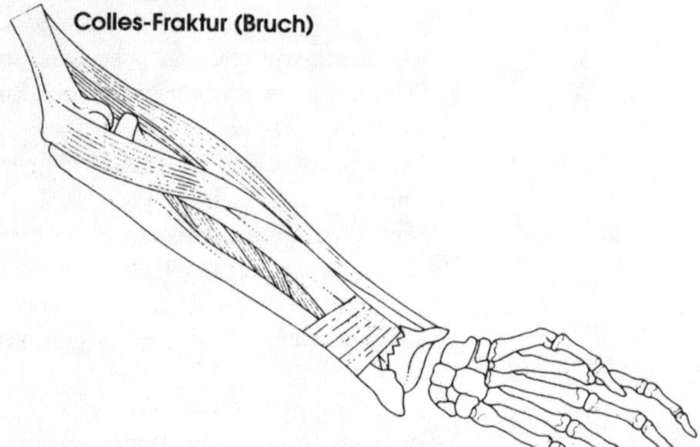


| | |
|---|---|
| Wahrscheinlich | **Verstauchung**<br>**Colles-Fraktur**<br>**Kahnbeinbruch** |
| Möglich | **Knochen- und Gelenkentzündung/Osteoarthritis**<br>**Rheumatische Arthritis**<br>**Karpaltunnel-Syndrom** |
| Selten | **Tuberkulose** |

Wahrscheinlich

### Verstauchung

Meistens das Ergebnis eines Stoßes, Sturzes, eines Aufpralls, oder wenn zum Beispiel der betreffende Körperteil eingeklemmt wurde (in einer Tür).

- Leichte Behinderung des Gelenks bei Bewegungen, aber ohne reduzierte Beweglichkeit
- Keine spezifische örtliche Empfindlichkeit gegen Druck und Berührung. Vergeht nach einigen Tagen von selbst

### Colles-Fraktur

Ein typischer Bruch bei Frauen nach den Wechseljahren. Der Bruch geschieht durch einen Sturz auf die ausgestreckte Hand. Die Enden von Speiche und Elle sind gebrochen, gelegentlich auch nur die Speiche. Man nennt das auch einen Bruch in Form einer Eßgabel.

- Schmerzen in der Handwurzel
- Verformung der Handwurzel, Knoten am Handrücken
- Unter Umständen extrem große Schwellung

Behandlung durch Einrichten der gebrochenen Knochen, Anlegen eines Gipsverbandes.

### Kahnbeinbruch

Der Bruch geschieht ebenfalls durch einen Sturz auf die ausgestreckte Hand. Oft schwierig zu diagnostizieren, da die Bruchstelle eines Handwurzelknochens gelegentlich diffizil zu ermitteln ist.

- Schmerzen im Handgelenk
- Schwellung
- Schmerzen bei Bewegung der Hand
- Örtlich begrenzter Schmerz an der Rückseite der Daumenbasis

Wenn dieser Bruch übersehen wird (kommt relativ häufig vor) und daher unbehandelt bleibt, kommt es zu einer Degeneration des Kahnbeins mit nachfolgender Osteoarthritis (Entzündung zuerst des Gelenks, dann des jeweiligen Knochens). Bereits bei geringstem Verdacht auf Kahnbeinbruch muß sofort geröntgt und behandelt werden. Nach Abschluß der Behandlung muß erneut eine Röntgen-Kontrollaufnahme angeordnet werden, um jedes spätere Risiko auszuschließen. Degeneration und Osteoarthritis des Kahnbeins und der Umgebung führen zu teilweise massiven Einschränkungen der Finger- und Gelenkmotorik – bis hin zu echter Behinderung, da die betreffende Hand dann gewisse Bewegungen (zum Beispiel Umfassen eines Besenstiels, eines Lenkrads etc.) nicht mehr durchführen kann.

Möglich

### Knochen- und Gelenkentzündung/Osteoarthritis

Siehe vorher.

**Rheumatische Arthritis**
Siehe vorher.

**Karpaltunnel-Syndrom**
Obwohl diese Erkrankung vor allem Symptome an Händen und Fingern hervorruft, können auch Handwurzel und Handgelenk schmerzhaft anschwellen.
- Ein durch das Handgelenk verlaufender Nerv wurde eingeklemmt und gedrückt. Dadurch entstehen Kribbeln und ein taubes Gefühl in Hand und Fingern
- Kommt vor allem in der Schwangerschaft oder kurz vor Einsetzen der Menstruation vor; ebenso wenn es zur Ansammlung von Flüssigkeiten (Bildung von Ödemen) kommt

Selten

**Tuberkulose**
Siehe vorher.

## Geschwollenes Handgelenk

Siehe vorhergehenden Abschnitt.

## Eine Schwellung am Handgelenk

| | |
|---|---|
| Wahrscheinlich | **Überbein** |
| Möglich | **Osteoarthritis**<br>**Reumatische Arthritis** |
| Selten | **Tuberkulose** |

Wahrscheinlich

**Überbein**
Normalerweise ein kleines, erbsenförmiges, flüssigkeitsgefülltes, angeschwollenes Gebilde. Es sitzt in Form eines deutlich erhöhten Buckels meistens auf einem Handgelenk, auf einer Gelenkkapsel oder auf einer Sehnenscheide.
- In seiner Größe genau begrenzter geschmeidiger Knoten, meist auf der Rückseite des Handgelenks, oft auch auf den Zehengelenken
- Im Inneren ähnlich wie eine Zyste aufgebaut
- Leichtes Unbehagen

- Stoßempfindlich
- Kann durch einen Schlag mit der Familienbibel beseitigt werden. Falls dies nicht hilft, befragen Sie den Arzt! (Diese Empfehlung der Autoren ist nicht unbedingt ernst zu nehmen!)

Möglich

**Osteoarthritis**

**Rheumatische Arthritis**

Siehe vorher.

Selten

**Tuberkulose**

Siehe vorher.

## Außergewöhnlich große Hände

Ein Kennzeichen für Akromegalie. Siehe vorher.

## Geschwollene Hände

| | |
|---|---|
| Wahrscheinlich | **Üblich**<br>**Schwangerschaft**<br>**Verletzung** |
| Möglich | **Karpaltunnel-Syndrom**<br>**Unterfunktion der Schilddrüse** |
| Selten | **Thrombose/Verstopfung der Achselvene**<br>**Lymphödem** |

Wahrscheinlich

**Üblich**

Stets wiederkehrende Schwellungen von einer oder beiden Händen sind relativ weit verbreitete Symptome. So kann plötzlich ein Ring nicht mehr passen bzw. sich nicht mehr überstreifen oder abnehmen lassen. Bei schwül-heißer Witterung nimmt die Schwellung zu. Ein Symptom, welches Frauen auch während der Monatsblutung beobachten können.

**Schwangerschaft**

Vor allem in den letzten Monaten der Schwangerschaft speichert der Körper wesentlich mehr Flüssigkeit, dadurch können die Hände, aber auch die Füße anschwellen.

**Karpaltunnel-Syndrom/
Querschnitt durch das Handgelenk**

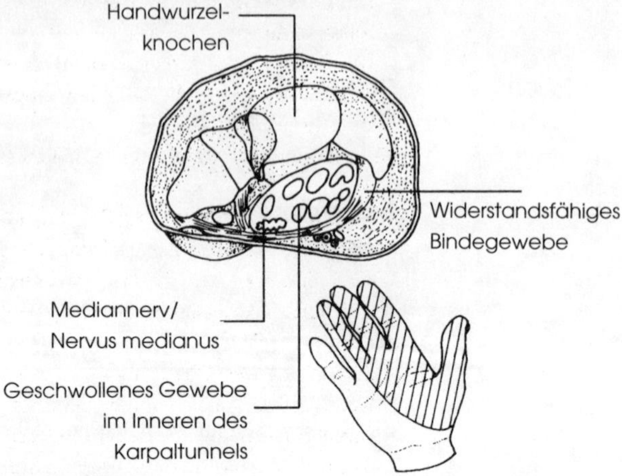


### Verletzung

Eine Anschwellung der Hand kann auch nach einer direkten Verletzung auftreten.

Möglich

### Karpaltunnel-Syndrom

Eine Bindegewebsschwellung von Hand und Handgelenk durch verschiedene Erkrankungen. Der Mediannerv wird dadurch gepreßt bzw. gedrückt und so in seiner Funktion gestört. Dieser Nerv verläuft durch das Handgelenk und ist verantwortlich für die Steuerung von Feinmotorik und Kraftentfaltung vieler Teile der Hand. Das Karpaltunnel-Syndrom kann bei Frauen während des Klimakteriums vorkommen, während der Schwangerschaft und bei Patienten mit rheumatischer Arthritis. Außerdem kann ein Myxödem das Karpaltunnel-Syndrom verursachen.

- Schmerzen und Kribbeln in Daumen, Zeige-, Mittel- und Ringfinger
- Nächtliches Aufwachen mit brennendem Schmerz, Kribbeln und einem tauben Gefühl
- Daumen und kleiner Finger lassen sich nur schlecht abbiegen
- Schwierigkeiten, wenn man feine Bewegungen ausführen muß, wie Nähen, Bleistift halten usw. Man nennt dies in der medizinischen Fachsprache: Störung der Feinmotorik
- Möglicherweise auch Schmerzen und Schweregefühl im Arm

Schienen der Hand, u. U. chirurgische Nervenbehandlung erforderlich.

### Unterfunktion der Schilddrüse

Das Karpaltunnel-Syndrom (siehe vorher) kann eine Krankheit für sich selbst oder aber auch ein Anzeichen für eine Schilddrü-

senunterfunktion sein. In diesem Fall kommen noch folgende Symptome hinzu:
- Die Haut wird rauh und trocken
- Kältegefühl
- Die Stimme wird heiser, undeutlich, schleppend
- Gewichtszunahme, Verstopfung, langsame Sprechweise, verlangsamtes Denken

Diese Erkrankung ist einfach zu heilen (siehe unten).

Selten

**Thrombose/Verstopfung der Achselvene**

Verstopfung durch ein Blutgerinnsel der großen Armvene in der Achselhöhle oder am Oberarm. Meistens ohne offensichtlichen Grund auftretend, häufig aber durch intensive Sportausübung verursacht.
- Schwellung des Oberarms
- Kein direkter, aber dumpfer Schmerz
- Die oberflächlichen Armvenen treten hervor und zeigen sich deutlich,weil die tiefen Armvenen blockiert sind

**Lymphödem**

Siehe später.

# Zitternde Hände

Siehe auch nachfolgend unter Zittern und Schütteln. Außer den dort genannten Krankheiten gibt es noch zwei weitere, selten auftretende, die das Zittern der Hände verursachen können. Das Symptom des Zitterns tritt immer dann auf, wenn ein Mensch eine bestimmte Aufgabe mit den Händen ausführen soll. Es handelt sich um ein typisches Symptom der Wilson-Krankheit oder der Friedreich-Ataxie. Letztere Erkrankung ist erblich und kommt vor oder nach der Pubertät. Bei der der Wilson-Krankheit handelt es sich um eine Stoffwechselstörung, welche zu großen Kupferablagerungen im Gehirn, in den Augen und in der Leber führt. Sie tritt meistens im Alter von 10–25 Jahren auf, und neben dem typischen Zittern der Hände kommen noch folgende Symptome vor:
Steifheit, unnatürliche Bewegungen, Pigmentierung der Augen, geistige Verwirrtheit und zuletzt Leberzirrhose. Die Friedreich-Ataxie dagegen ist eine vererbte Degenerationskrankheit des Gehirns und des Rückenmarks. Ihre Symptome beinhalten nicht nur das Handzittern, sondern auch völlig unsichere und unruhige Gehweise, Sprechprobleme, Verlust aller Bewegungssinne sowie Unbeholfenheit.

**Trommelschlegelfinger**

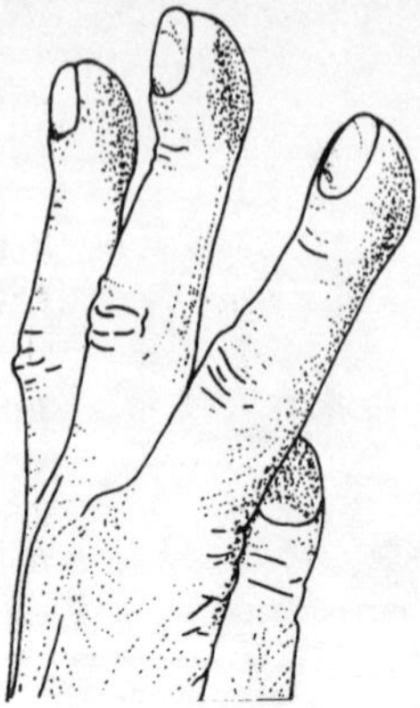

## Uhrglasnägel und keulenförmige Fingerendglieder

Darunter versteht man:

- Die Fingerspitzen werden zunehmend runder
- Die Nägel erscheinen länger, sind nach vorne kurvig verbogen, ähnlich der Ausformung einer Kuppe
- Schließlich wirken die Fingerspitzen keulenförmig

Es handelt sich bei dieser Verformung um eine Bindegewebsproliferation. Bei angeborener Verformung der Finger (gelegentlich auch der Zehen) besteht kein Grund zur Besorgnis. Verwandeln sich hingegen bei Erwachsenen die Finger zu Keulenfingern, so sollte dies ein Anlaß zu weiteren Untersuchungen sein. Möglicherweise steht eine Krankheit im Hintergrund, die sich u.a. mit diesem Symptom äußert. Bis heute ist die Ursache für die Bildung von Keulenfingern in der Medizin umstritten bzw. sogar unbekannt. Krankheiten, die u.a. dieses Symptom aufweisen können, sind:

- Lungenerkrankungen wie chronische Bronchitis, Emphysem, Pleuritis, Tuberkulose, zystische Fibrose, Lungenkrebs
- Herzkrankheiten: angeborene Herzfehler, Endokarditis
- Magen-Darm-Erkrankungen wie: Crohn-Krankheit, zystische Fibrose, Leberzirrhose, Dickdarmentzündung mit Geschwüren
- Andere bösartige Krebserkrankungen

# Probleme mit den Fingernägeln

Gute Ärzte können nicht selten anhand der Fingernägel bei Patienten im Alter über 60 eine ziemlich genaue Diagnose erstellen, denn der Zustand der Fingernägel ist meist ein Spiegel des generellen Gesundheitszustandes eines Patienten. Dasselbe gilt übrigens auch für Zehennägel, Haare und Haut. Zustand und Aussehen der Fingernägel können durchaus auf bestimmte Erkrankungen hinweisen. Einige davon seien hier erwähnt.

- Nägelbeißen: Eine schlechte Angewohnheit, oft aber ein Zeichen seelisch bedingter Angst, Unsicherheit, Nervosität
- Paronychie: Nagelbettentzündung, im Süddeutschen auch als Fingerwurm bezeichnet. Symptome und Verlauf sind meist ähnlich wie bei dem ebenfalls verbreiteten Panaritium. Fast immer durch winzige Verletzungen ausgelöst, entzündet sich der Nagelwall, die Nagelhaut. Die entzündete Stelle rötet sich, eitert, schmerzt beachtlich und ist extrem stoßempfindlich. In vielen Fällen hilft nur chirurgische Behandlung der Stelle, gelegentlich ist auch chirurgische Entfernung des Fingernagels erforderlich
- Nach schweren Erkrankungen zeigen sich auf den Fingernägeln häufig leicht eingerissene, vertiefte Linien und Riefen
- Diese Linien können auch durch Ekzeme verursacht sein
- Bluterguß unter dem Fingernagel: Meist durch einen Schlag mit dem Hammer auf denselben verursacht. Der Nagel bzw. das Nagelbett verfärbt sich zuerst rot, dann blau, dann dunkelbraun. Der Nagel beginnt zu schmerzen, da der darunterliegende Bluterguß gegen den Fingernagel drückt

**Paronychie/Nagelfalzentzündung**

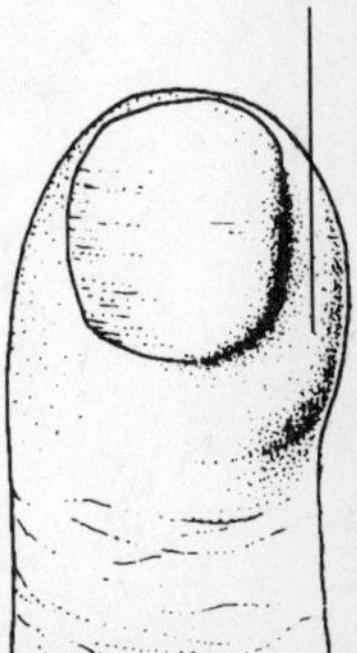

- Bleiche Nägel: Dieses Symptom deutet auf Blutarmut hin
- Blau verfärbte Nägel: Deuten auf Zyanose, auf schlechte Sauerstoffversorgung des Blutes hin. Oft in Verbindung mit einer Herz- oder Lungenkrankheit. Zugleich können Lippen und Ohren bläulich verfärbt sein. Dann handelt es sich auf jeden Fall um Zyanose, deren Ursache auf den Grund gegangen werden muß
- Löffelnägel/Hohlnägel/Koilonychie: Die Fingernägel sind muldenförmig eingedellt, haben die Form eines kleinen Suppenlöffels. Symptom für Eisenmangel, generellen Vitaminmangel
- Knötchentumor: Rote/violette Stellen in Größe einiger Millimeter unter dem Fingernagel
- Dellen- und Grübchenbildung: Begleitsymptom der Psoriasis
- Onycholyse: Die Nagelplatte löst sich vom Nagelbett ab. Auch das ist ein Symptom der Psoriasis
- Pilzinfektionen des Fingernagels verursachen stark verdickte, unregelmäßig verfärbte Nägel. Die Farbe wechselt zu trübem Cremegelb. Kann auch durch Pilzinfektion an anderen Körperteilen ausgelöst werden
- Krallennägel/Onychogryposе: Enorme Verdickungen, übermäßiges Längenwachstum des Nagels, der sich zu einer Kralle verformt. Meist am großen Daumennagel. Vor allem bei älteren Menschen
- Spröde Fingernägel: Deuten in erster Linie auf übertriebene Maniküre, auf ein Zuviel an Nagellack hin
- Linienförmige Blutungen, Blutergüße unter dem Fingernagel weisen unter Umständen auf Herzerkrankungen hin und können in Kombination mit Herzgeräuschen, Unwohlsein, Kurzatmigkeit, Fieber und Blutarmut vorkommen
- Verfärbte »Monde« der Fingernägel mit brauner Farbe deuten auf Nierenerkrankungen hin. Bei roter Verfärbung dagegen auf Herzkrankheiten
- Feine, weiße Linien auf den Fingernägeln haben keinerlei medizinische Bedeutung!

Zusätzlich können noch weitere Erkrankungen mit Symptomen an den Fingernägeln assoziiert werden:

- Lichen planus (Hautflechte) kann auch die Nägel befallen. Diese werden fleckig, gestreift, löffelartig verformt und gelegentlich zerstört
- Fleckenförmiger Haarausfall am Kopf und zugleich brüchige, eingedellte Fingernägel
- Fingernagel-Kniescheibe-Syndrom: Eine vererbte, sehr seltene Krankheit. Fingernägel wurden überhaupt nicht, oder wenn, dann nur verkümmert (rudimentär), ausgebildet. Parallel dazu fehlt die Kniescheibe, oder sie wurde ebenfalls zu klein bzw. verkümmert ausgebildet

- Angeborene Paronychie: Die Fingernägel sind so dick wie die umgebende Haut. Siehe auch vorher
- Stoßblasensucht/Epidermolysis bullosa dystrophica : Unregelmäßige Verdickungen der Nägel und Bläschenbildung an Nagelrändern bzw. Nagelbett. Die den Nagel umgebende Haut wird dadurch extrem empfindlich und platzt bei geringsten Verletzungen oder bei Stoß und Druck sofort auf.

## Extrem kalte oder frostig-starre Finger

Siehe dazu auch vorher unter den Hinweisen über juckende Finger mit starker Gefühllosigkeit, »taube Finger«. Kalte oder frostig-starre Finger kommen außerdem als Folge von Frostbeulen und Erfrierungen vor, da die Blut- und Nervenversorgung mehr oder weniger stark eingeschränkt ist.

## Geschwollene, mißgestaltete, unförmige Finger

| | |
|---|---|
| Wahrscheinlich | **Infektion der Fingerspitze**<br>**Sehnenscheidenentzündung**<br>**Trigger-Finger/Schnellender Finger** |
| Möglich | **Hammerzehe/Hammerfinger**<br>**Rheumatische Arthritis**<br>**Heberden-Knoten**<br>**Dupuytren-Kontraktur**<br>**Gicht** |
| Selten | **Beugefehlstellung/Beugekontraktur/ Ischämische Muskelkontraktur**<br>**Angeborene Deformation (Mißbildung)**<br>**Angeborene Beugefehlstellung/Beugekontraktur**<br>**Bösartige Tumoren**<br>**Gutartige Tumoren** |

*Erste-Hilfe-Hinweis:*
*Wenn ein Finger, auch der Daumen, komplett abgetrennt wurde, dann veranlassen Sie folgendes: Wickeln Sie den abgetrennten Finger in möglichst steriles Verbandmaterial und betten Sie den*

*abgetrennten Finger in Eisstückchen. Suchen Sie umgehend das nächste Krankenhaus auf. Mittels neuer mikrochirurgischer Techniken kann der abgetrennte Finger meist erfolgreich wieder angenäht werden.*

Wahrscheinlich

**Infektion der Fingerspitze**

Typische Infektion und Entzündung, meist durch einen Stich oder kleinen Schnitt in die Fingerspitze.

- Schwellung
- Schmerzen
- Rötung
- Pochender Schmerz

Kann Drainage und antiobiotische Behandlung erfordern.

**Sehnenscheidenentzündung**

Infektion und Entzündung der Sehnenscheiden der Fingerbeugersehnen. Sehr schmerzhaft. Unter Umständen langwierig und chronisch wiederkehrend (rezidivierend).

- Der erkrankte Finger, dessen Sehnenscheide entzündet ist, schwillt an, verfärbt sich rot
- Schmerzen
- Bewegungsverlust
- Verschlimmerung der Schmerzen bei Bewegung; der Finger wird in gekrümmter Stellung gehalten, da er in dieser Position am wenigsten schmerzt
- Bei Nichtbehandlung kann sich die Infektion auf die Innenseite der Hand, auf die Hohlhand, ausbreiten: Ein sehr gefährliches und medizinisch schwer zu kontrollierendes Stadium, das evtl. zu Versteifungen der Hand führen kann

Bei den ersten Anzeichen einer Sehnenscheidenentzündung daher den Arzt/Orthopäden aufsuchen. Jede beginnende Sehnenscheidenentzündung zählt im Grunde genommen zu

**Geschwollene oder mißgestaltete Finger**

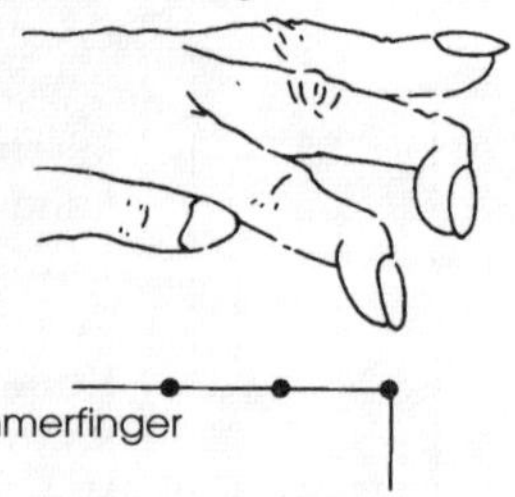

Hammerfinger

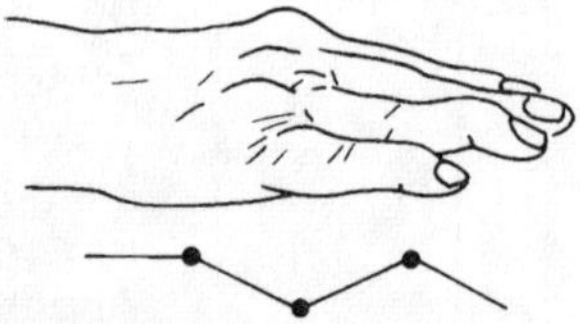

Schwanenhalsdeformität

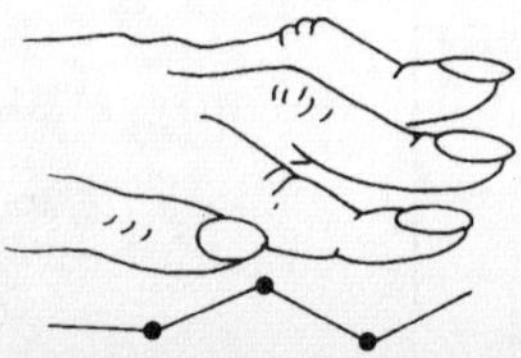

Knopflochdeformität

den medizinischen Notfällen, die sofortige Behandlung erfordern. Die Krankheit entsteht durchweg durch Überlastung (zum Beispiel tagelanges Schreibmaschineschreiben). Typische Berufskrankheit von Sekretärinnen.

### Trigger-Finger/Schnellender Finger

Eine Verdickung und Entzündung einer Fingersehnenscheide, die folgende Symptome verursacht:
- Der Finger schnellt vor, wenn wir ihn ausstrecken wollen
- Ebenso kann der Finger zurückschnellen
- Dieser kann andererseits nur unter Zwang gerade gestreckt werden
- Ein kleiner Sehnenknoten kann unter dem Finger an der Hohlhand entstehen
- Der Knoten kann ein klickendes Geräusch verursachen, wenn wir den Finger beugen

Heilt normalerweise von selbst, wiederkehrende Erkrankung benötigt chirurgischen Eingriff.

Möglich

### Hammerzehe/Hammerfinger

Ursache dieser Erscheinung ist eine Schädigung der Beugesehne, welche auf dem Rücken des Endgliedes jedes Fingers ansetzt. Die Beschädigung kann durch eine Verletzung des Fingerendgliedes verursacht sein, ebenso indirekt durch einen Bruch des Handgelenks. Gelegentlich erfolgt die Schädigung auch in Verbindung mit einer anderen Erkrankung, wie rheumatischer Arthritis.
- Das Endglied eines Fingers ist gebeugt, kann nicht gestreckt werden

Eine Schiene für ca. 6 Wochen kann erstaunliche Erfolge bewirken. In anderen Fällen dagegen muß operiert werden.

### Rheumatische Arthritis

Die Erkrankung kann die Finger mit einer Vielzahl von Konsequenzen beeinträchtigen:
- Die Finger werden in Richtung Elle gebeugt
- Die Fingergelenke treten dadurch stark hervor
- Schwanenhalsverformung (siehe Abbildung)
- Knopflochdeformität (siehe Abbildung)
- Der Finger kann nicht voll durchgestreckt werden

### Heberden-Knoten

Verursacht durch Osteoarthritis.
- Das äußerste Fingergelenk (zur Fingerspitze hin) schmerzt
- Übermäßiges Knochenwachstum vergrößert das Gelenk und beeinträchtigt es in seiner Funktion

### Dupuytren-Kontraktur

- Eine fibröse Beugung, meistens des kleinen und des Ringfingers, die sich nicht vollständig strecken lassen
- Gelegentlich sind die Finger so gebogen, daß die Reinigung der Hand Probleme aufwirft
- Verdickungen lassen sich am betroffenen Finger an der Innenhandseite fühlen

Meist unbekannte Ursache, wird mit exzessivem Alkoholismus und Medikamentenmißbrauch in Verbindung gebracht. Kann aber auch vererbt sein.

### Gicht

Diese Erkrankung erfaßt sowohl die Gelenke als auch die Haut. Bei den Fingern treten folgende Symptome auf:

- Knötchen in der Haut enthalten ein wachsartiges, gelbliches Material
- Verformungen von Fingern und Hand

Selten

### Beugefehlstellung/Beugekontraktur/ Ischämische Muskelkontraktur

Auch Volkmann-Krankheit genannt. Beruht direkt oder indirekt auf einer Störung der Blutversorgung der Unterarmmuskulatur, die dadurch schrumpft und zurückgeht.

- Bleiche oder bläuliche Haut auf der Hand
- Dünner Unterarm
- Klauenförmig gebogene Hand
- Verringertes Tastgefühl
- Die Finger können nur gestreckt werden, wenn das Handgelenk entsprechend gebeugt wird
- Man kann mit der Hand nur greifen, wenn sie von Anfang an gebogen ist

### Angeborene Deformation (Mißbildung)

Von Geburt an vorhanden.

- Entwicklungsschädigung; einige Finger oder alle können deformiert oder nicht vorhanden sein
- Zwei Finger sind bindegewebsartig miteinander verwachsen
- Extrafinger in der Größe von kleinen Fleischknoten bis zu richtigen Fingern an anderen Stellen des Arms

### Angeborene Beugefehlstellung/Beugekontraktur

Von Geburt an vorhanden.

- Finger ist gebeugt
- Bindegewebsverdickungen lassen sich unter der Oberfläche der Innenhand fühlen
- Oft wird nur ein Finger davon betroffen

**Bösartige Tumoren**
**Gutartige Tumoren**
Siehe jeweils vorher und Knoten auf der Haut.

## Hüftschmerzen

Je nach Alter können sie ganz verschiedene Ursachen aufweisen. Der Schmerz wird in der Leistenbeuge, ebenso aber an der Vorderseite der Hüfte empfunden und kann über den Oberschenkel bis zum Knie ausstrahlen. Bei Kindern zeigt sich häufig ein Knoten als einziges Schmerzsymptom. Eine Luxation des Hüftgelenks durch Unfall wird im nachfolgenden Buchkapitel nicht behandelt, da die Ursache – eine schwere Verletzung – offensichtlich ist.

| | |
|---|---|
| Wahrscheinlich | **Osteoarthritis**<br>**Schenkelhalsbruch** |
| Möglich | **Gereizte Hüfte**<br>**Perthes-Erkrankung**<br>**Epiphysenlockerung**<br>**Rheumatische Arthritis** |
| Selten | **Angeborene Luxation der Hüfte**<br>**Unvollständige Verrenkung/Subluxation**<br>**Infektiöse Hüftgelenksluxation** |

Wahrscheinlich **Osteoarthritis**

Knochenentzündung, die das jeweils benachbarte Gelenk erfaßt. Diese Erkrankung tritt speziell im Alter auf. Jeder von uns ist mehr oder weniger von dieser Form der Arthritis betroffen. Manchmal ist auch eine erbliche oder familiär bedingte Veranlagung dafür vorhanden – in diesen Fällen kann die Krankheit bereits in jüngeren Jahren auftreten. Wer an den in diesem Abschnitt genannten Krankheiten schon von Kindheit oder Jugend an leidet, wird auch mit großer Wahrscheinlichkeit sehr früh an Osteoarthritis erkranken.

- Schmerzen strahlen von der Leistenbeuge bis zum Knie aus
- Treten zuerst nach sportlicher Betätigung auf, verstärken sich während des Rastens und können uns sogar um die Nachtruhe bringen
- Zunehmende Steifheit des Beins
- Schwierigkeiten beim Anziehen von Socken und Schuhen

- Zunehmendes Hinken
- Das Bein verkürzt sich

Zuerst beschränkt sich die Behandlung auf Schmerzlinderung; es folgen Physiotherapie und Gymnastik, um die eingeschränkte Funktion zu verbessern. Bei schwerwiegenden Fällen wird ein neues Hüftgelenk eingesetzt.

### Schenkelhalsbruch

Siehe unter dem Kapitel Brüchige Knochen.

Möglich

### Gereizte Hüfte

Bei Kindern oder Erwachsenen:

- Schmerzen in der Leistenbeuge, an der Vorderseite des Oberschenkels, oft auch am Knie
- Hinken
- Alle Gelenkbewegungen der Hüfte sind durch Schmerzen begrenzt und reduziert

Die Stellung einer Diagnose ist überaus schwierig und eigentlich unmöglich, auch wenn man nach anderen Krankheitsursachen sucht, es bleiben dabei immer noch Zweifel. Gelegentlich ergibt sich eine Besserung durch Bettruhe. Vor allem bei jungen Menschen ist es sehr wichtig, mehrere Hüftgelenkspezialisten aufzusuchen, um der Krankheitsursache auf die Spur zu kommen.

### Perthes-Erkrankung

Die Blutversorgung des Oberschenkelknochens stirbt langsam ab. Diese Erkrankung kann schon im Alter von fünf Jahren einsetzen. Erstaunlicherweise verstärken sich die Symptome nur langsam.

- Kann bereits im Alter von 5–10 Jahren auftreten, aber auch bei älteren und jüngeren Menschen
- Regelmäßig wiederkehrender Hüftschmerz
- Gelegentliches Hinken
- Bewegungen verursachen Schmerzen

Der Arzt muß vor allem herausfinden, ob es sich um allgemeine Hüftschmerzen oder um die Perthes-Krankheit handelt.

Die Behandlung dieser Erkrankung wird je nach Krankenhaus sehr unterschiedlich gehandhabt und dauert meistens mehrere Monate. Seit einiger Zeit werden auch sehr fortschrittliche Methoden angewandt, bei denen man die Krankheit sehr genau überwacht (mit gelegentlicher chirurgischer Intervention). Wer an Perthes-Krankheit leiden, sollte unbedingt die Meinung von mehreren unabhängigen Hüftgelenkspezialisten einholen.

### Epiphysenlockerung

Eine vor allem Jugendliche bzw. Kinder heimsuchende Krankheit. Tritt meistens zwischen dem 11. und 13. Lebensjahr, vor allem bei Knaben auf. Der Gelenkkopf des Oberschenkelknochens rutscht an der Epiphyse entlang. Gelegentlich kann als Ursache eine Verletzung angesehen werden. Jugendliche mit dieser Erkrankung sind u. U. dickleibig und haben meist eine verzögerte sexuelle und körperliche Entwickung.

**Epiphysenlockerung**

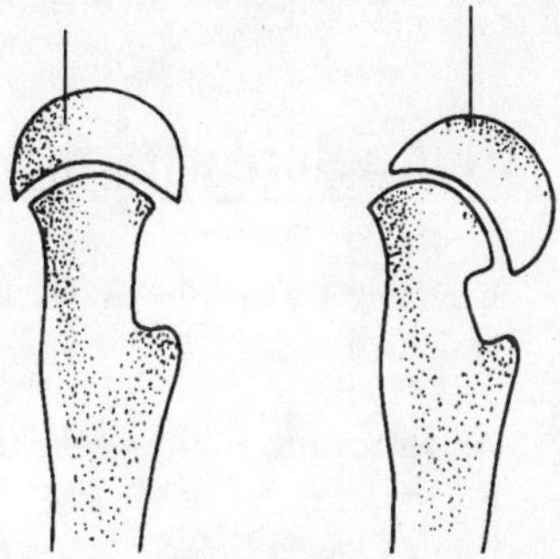


Die Epiphyse kann ganz langsam verrutschen und verursacht dann folgende Symptome:

- Leichte Reizung der Hüfte mit verringertem Bewegungsspielraum
- Ein Bein wirkt kürzer als das andere
- Das betroffene Bein ist etwas nach außen gedreht
- Einwärtsbewegung und Auswärtsbewegung des Beines sind reduziert
- Gelegentliches Hinken
- Das erkrankte Bein zeigt Muskelschwund
- Der obere Teil des Oberschenkelknochens scheint unter der Haut tastbar zu sein

Wenn diese Erkrankung schlagartig auftritt, so erscheinen dieselben Symptome wie bei einer Schenkelhalsfraktur.

### Rheumatische Arthritis

Siehe dazu auch vorher.

- Langsames Einsetzen von Schmerzen in der Leistenbeuge
- Hinken
- Ernsthafter Muskelschwund
- Beide Hüften können erkranken
- Der Fuß des erkrankten Beines ist nach außen gedreht
- Der Bewegungsspielraum der Hüfte ist massiv reduziert

Selten

### Angeborene Luxation der Hüfte

Siehe nächstes Kapitel.

### Unvollständige Verrenkung/Subluxation

Eine frühzeitige Degeneration des Hüftgelenks, hervorgerufen durch eine abnormal kleine Größe der Gelenkpfanne. Tritt meistens schon im Alter von rund 20 Jahren auf.
- Schmerzen in der Leistenbeuge
- Beschwerden beim Sport
- Zunehmendes Hinken

### Infektiöse Hüftgelenksluxation

Siehe nachfolgendes Kapitel.

## Hüftgelenksluxation

Kann angeboren (vererbt), erworben oder durch eine Infektion verursacht sein.

### Angeborene Hüftgelenksluxation

Kommt vermehrt als erbliche Familienkrankheit vor. Wird durch eine zu kleine Gelenkpfanne und durch zu schlaffe Bänder im Bereich des Hüftgelenks verursacht. Bei einer Steißgeburt erhöht sich die Wahrscheinlichkeit dieser Erkrankung.
Erste Symptome, ehe das Kind zu laufen beginnt:
- Unsymmetrische Hüften, erkennbar an Hautfalten
- Die Beine wirken nicht identisch
- Es kann sein, daß das Baby sehr spät mit dem Laufen beginnt

Symptome, wenn das Kind zu laufen beginnt:
- Asymmetrie der Beine
- Hinken

Sind beide Hüften luxiert, so kann der typische Watschelgang mit normalem Gang verwechselt werden. Beide Hüftgelenksluxationen werden dadurch nicht erkannt, können nicht behandelt werden und verursachen eine dauernde Schädigung. Das Problem muß möglichst früh diagnostiziert werden. Durch die heute üblichen Vorsorgeuntersuchungen wird normalerweise der Kinderarzt die Erkrankung sehr rasch erkennen und eine Weiterbehandlung in die Wege leiten. Es ist durchaus ratsam, auch in diesen Fällen mehrere Spezialisten zu befragen. Wird keine Behandlung vorgenommen, so bleibt das Hinken, das Hüftgelenk wird zunehmend abgenützt und zerstört. Letztendlich tritt eine schwere Osteoarthritis auf und erzwingt das Einsetzen eines künstlichen Hüftgelenks schon bei Jugendlichen. Diese Erkrankung betrifft fünfmal so viele Mädchen wie Knaben. Heutzutage kann man auch schon beim Ungeborenen mittels Ultraschalluntersuchungen eine Veranlagung dazu entdecken.

## Erworbene Hüftgelenksluxation

Entweder durch Verletzung oder Infektion der Hüfte verursacht. Häufig handelt es sich um einen Verkehrsunfall, bei dem der Oberschenkelknochen nach oben in die Gelenkpfanne gestoßen wurde.

- Extreme Schmerzen
- Verformung in schweren Fällen
- Verkürztes und nach innen gedrehtes Bein
- Leicht gebeugtes Knie
- Das Bein läßt sich nicht bewegen

Der Kopf des Oberschenkelknochens kann zwar erneut in der Gelenkpfanne plaziert werden, die Heilung wird aber sehr viel Zeit in Anspruch nehmen, da die meist vorhandenen anderen Verletzungen auch erst heilen müssen. Wesentlich seltener kommt es bei einem Unfall vor, daß die Hüfte nach vorne gestoßen und luxiert wird; ebenso ist dies in der Körpermitte selten; in letzterem Fall wird der Kopf des Oberschenkelknochens durch die Gelenkpfanne in das Becken hineingestoßen (zum Beispiel durch einen Sturz aus großer Höhe).

## Infektiöse Luxation der Hüfte

Eine nichtbehandelte Infektion eines Gelenks (einschließlich Tuberkulose) verlangt unverzüglich nach orthopädisch-chirurgischer Betreuung: Zuerst muß der Eiter entfernt und die Infektion besiegt werden, erst dann können die Oberflächen des Gelenks und die umgebenden Strukturen behandelt werden. Bei Nichtbehandlung würden diese sonst sehr schnell zerstört.

- Schmerzen von unterschiedlicher Intensität
- Hinken
- Unter Umständen Verlust der Beweglichkeit
- Fieber
- Unwohlsein

Werden diese Symptome mißachtet oder falsch behandelt, so müssen die dadurch entstandenen Mißbildungen mittels einer großen Operation behoben werden.

## O-Beine

Kommen normalerweise in der Kindheit vor. Bei den meisten Kindern verwächst sich dies wieder.

- Füße stehen zusammen
- Knie voneinander entfernt

Kann auch, aber sehr selten, Folge von Rachitis, Osteoarthritis und Paget-Erkrankung sein.

## Hinken

Kann ein Symptom von zahlreichen Erkrankungen sein und wird vor allem durch Schmerzen sowie durch Mißbildungen hervorgerufen. Achten Sie genau darauf, an welcher Stelle der Schmerz auftritt, und berichten Sie das dann dem Arzt.

## Schmerzen beim Gehen

Beachten Sie dazu bitte die vorhergehenden und nachfolgenden Kapitel.

## Watschelgang

Siehe unter Hüftgelenksluxation und Duchenne-Krankheit.

## Schmerzen im Bein und Oberschenkel

Siehe vorher.

## Gelähmtes Bein

Siehe später.

## Hervortretende Venen

Siehe später.

## Geschwollenes Bein

Siehe später unter geschwollene Fußgelenke.

## Schwache Beine

Siehe vorher unter Muskelschwund etc.

## Bleiche Beine

Wenn ein Bein plötzlich nicht nur bleich, sondern sogar leichenblaß aussieht, handelt es sich um einen medizinischen Notfall: Die Arterie, die das Bein mit Blut versorgt, ist blockiert. So rasch es geht, den Notarzt verständigen, da sonst das Bein amputiert werden muß.

## Knieschmerzen nach einer Verletzung

Je nachdem, wie schwer das Knie verletzt wurde, werden auch die Schmerzen sein. Hinter dem so schlicht klingenden Wort »Knie« verbirgt sich ein regelrechtes Wunderwerk der Natur, ja der biomechanischen Funktionsvielfalt. Das Knie setzt sich aus folgenden Komponenten zusammen:

- Knochen: Unterer Teil des Oberschenkelknochens; oberer Teil des Schienbeins; Kniescheibe
- Bänder: Seitenbänder, Kreuzbänder; Gelenkkapsel
- Mehrere Menisci

Diese Komponenten durch die Bänder an allen Seiten, durch die Gelenkkapsel und durch die umgebenden Gewebe zusammengehalten. Und alle diese Teile können einzeln oder zusammen verletzt werden.

Die am meisten vorkommenden Verletzungsarten werden nachfolgend aufgelistet. Jede dieser Verletzungen erfordert unverzüglich medizinische Notfallmaßnahmen. Jede Verzögerung bei der Einleitung derselben wird mit großer Wahrscheinlichkeit zu schweren Komplikationen führen. Außerdem sollte bedacht werden, daß jede Gelenkverletzung das Risiko einer nachfolgenden Osteoarthritis bedeutend erhöht (aus einer anfänglichen Knochenentzündung entsteht eine nachfolgende Gelenkentzündung). Gravierende Deformationen und Mißbildungen des Gelenks sind die weiteren Folgen ...

### Luxation des Kniegelenks

Um das Knie zu luxieren, bedarf es ungeheurer Kräfte. Immer werden auch die Gelenkkapsel und die Bänder durch die Luxation gezerrt, verrenkt, eingerissen, zerrissen, schwer geschädigt. Das Ausmaß dieser Schädigungen hängt davon ab, wie, wo, wann, wodurch die Luxation einsetzte und vor sich ging.
- Schwere Schmerzen
- Deutliche Veformung
- Deutlich sichtbare Schwellungen, Blutergüsse

Nerven und Blutgefäße des Knies können ebenfalls beschädigt werden.

### Luxation der Kniescheibe

Siehe nächsten Abschnitt.

### Bruch des Gelenkkopfes des Oberschenkelknochens (Condylus femoralis)

Man versteht darunter den Bruch des Oberschenkelknochens (Femus) dort, wo er mit seinem Gelenkkopf das Kniegelenk bildet. Die Bruchstelle befindet sich meist direkt im Bereich des Knies.
- Kommt vor allem nach einem Sturz vor, bei dem das Unfallopfer aus großer Höhe abstürzt und auf den Fußsohlen aufkommt
- Schwere Knieschmerzen; Knie kann nicht bewegt werden
- Sofortige Schwellung und Verformung des Knies

### Bänderriß

Eines oder mehrere Bänder des Kniegelenks können teilweise oder ganz reißen.

Es besteht die Gefahr, eventuelle leichte Beschwerden nicht ernst zu nehmen. Oft treten überhaupt keine Symptome wie Schwellungen, Schmerzen, Funktionsverlust auf. Außerdem: Ein vollständiger Bänderriß im Knie kann ohne Schmerzen stattfinden, im Gegensatz zu einem teilweisen Einriß eines/mehrerer Bänder.

Auch bei geringen Schmerzen im Knie (zum Beispiel nach einem leichten Sturz) sollte unbedingt ein erfahrener Orthopäde konsultiert werden. Es können nach einem leichten Sturz geringe

Schmerzen auftreten – bei voller Beweglichkeit und Belastbarkeit des Knies. Auch in diesem Fall sollte ein Orthopäde befragt und auf keinen Fall erneut Sport betrieben werden, ehe der Arzt dazu nicht Stellung genommen hat. Risse von Bändern oder Bändereinrisse sind oft langwieriger, mühsamer und mit weniger Aussicht auf vollständige Heilung zu behandeln, als ein klar definierter Schienbeinbruch. Während vor Einführung der Skischuhe aus Kunststoff und der sogenannten Sicherheitsbindungen durch Skiunfälle hauptsächlich Knochenbrüche verursacht wurden, so ist das nun genau umgekehrt, indem sich die Belastung und Verletzungsgefahr durch das Skifahren vor allem auf das Kniegelenk überträgt, das dann im Falle des Falles voraussichtlich Verletzungszentrum wird und dementsprechend kompliziert zu behandelnde und zu heilende Verletzungen aufweist. Routinierte Skisportler wissen meist aus eigener Erfahrung: Lieber ein üblicher Schienbeinbruch als eine komplizierte Knieverletzung mit Langzeitfolgen. Umgekehrt heißt das aber: Sofort zum Arzt beim geringsten Verdacht auf eine Knieverletzung!

### Bruch der Kniescheibe

Fast immer durch einen Sturz, Schlag, Stoß verursacht.

- Sofortige Schwellung
- Das Knie ist gebeugt
- Ausstrecken des Beines nur unter Schwierigkeiten oder überhaupt nicht möglich

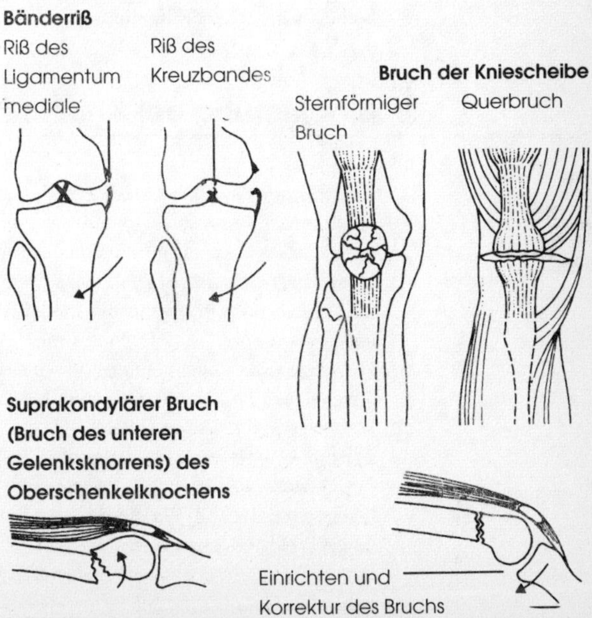

### Suprakondyläre Fraktur

Ein Bruch des Oberschenkelknochens (Femur) direkt über dem Kniegelenksknorren des Knochens (= suprakondylär). Verursacht durch eine direkt einwirkende Verletzung (Schlag, Stoß etc.).

- Schwere Schmerzen – Knie kann nicht bewegt werden
- Sofort einsetzende Schwellung und Verformung

### Schädigungen am oberen Schienbein

Verletzungen des oberen Schienbeins, direkt unterhalb der Kniescheibe, können die Ansatzpunkte der Bänder beschädigen und zerstören. Im Bereich des oberen Schienbeins gilt dies besonders für die Sehne des Musculus quadriceps femoris (ein wichtiger Oberschenkelmuskel).

- Geschwollenes Knie, vor allem knapp unter der Kniescheibe
- Druck- und Berührungsschmerz am oberen Schienbein (Tibia)
- Hochheben des ausgestreckten Beines verursacht Schmerzen oder ist unmöglich

Bei Jugendlichen gibt es die Osgood-Schlatter-Krankheit, die ähnlich schnell auftritt.

## Geschwollene Knie

Siehe vorhergehende Kapitel.

## Blockierung der Kniefunktion

Ein Kniegelenk läßt sich bei einem bestimmten Beugewinkel nicht mehr weiter biegen und nachfolgend auch nicht mehr gerade ausstrecken. Die Funktion des Kniegelenks – das Biegen – ist blockiert. Diese Funktionsstörungen treten sowohl andauernd als auch in regelmäßig wiederkehrenden Zeitabständen auf.

Derartige Symptome deuten auf eine Störung innerhalb des Kniegelenks hin. Ein Meniskus ist beschädigt, oder ein Fremdkörper befindet sich im Gelenk.

Falls eine Verletzung, zum Beispiel ein Sturz, der Blockierung des Gelenks vorausging, so ist folgendes wichtig:

Wann passierte die Verletzung? Wodurch erfolgte die Verletzung? Welche Symptome traten sofort auf? Wann verschwanden die ersten Symptome wieder? Diese Einzelheiten muß man dem behandelnden Arzt mitteilen.

# Knieverletzungen

| | |
|---|---|
| Wahrscheinlich | **Verletzung eines Bandes** |
| Möglich | **Einriß des Meniscus medialis**<br>**Fremdkörper**<br>**Osteoarthritis** |
| Selten | **Wiederholte Luxation der Kniescheibe**<br>**Einriß des Meniscus lateralis**<br>**Scheibenförmiger Meniscus lateralis**<br>**Entzündung des Knorpelgewebes/ Polychondritis der Kniescheibe**<br>**Knochen- und Knorpelentzündung/ Osteochondritis dissecans (spaltend)** |

Wahrscheinlich

**Verletzung eines Bandes**

Häufigste Ursache für eine Kniegelenksfunktionsstörung ist die Beschädigung eines Bandes. Dabei muß unterschieden werden zwischen einem Einriß desselben, zwischen einem kompletten Riß oder einem Abriß des Bandes am Ansatz.

Siehe später.

Möglich

**Einriß des Meniscus medialis**

Meistens wird bei Knieverletzungen, ebenso aber auch durch Abnützung, einer der Menisci zwischen Oberschenkel und Schienbein beschädigt. Typische Verletzung bei Fußballspielern oder extremen Skifahrern. Als lobendes Gegenbeispiel sei das Radfahren erwähnt, welches auch bei intensiver Betätigung, bei richtig justiertem Fahrrad, zu keinerlei Schädigungen führt.

- Häufig auftretende Schmerzen im Inneren des Knies
- Teilweise Blockierung des Knies, kann nicht ganz ausgestreckt werden
- Gelenkschwellung innerhalb weniger Stunden

Nach dem ersten Auftreten bleiben die Schmerzen und Symptome, die Häufigkeit der Schmerzanfälle nimmt zu.

Meniscus, Meniskus = Einzahl

Menisci, Meniski = Mehrzahl

Der Laie sollte sich unter dem Meniskus eine Art von Beilagscheibe bzw. ein Dämpfungsmaterial im Kniegelenk vorstellen.

### Fremdkörper

Dieser befindet sich zwischen Oberschenkelknochen und Schienbein.

- Plötzlich auftretende Schmerzen beim Treppensteigen
- Man kann das Bein nicht strecken
- Jede Schmerzattacke wird durch Schwellungen begleitet
- Wird dadurch ausgelöst, daß der Fremdkörper innerhalb des Gelenkes wandert
- Der Fremdkörper, eigentlich ein Stück abgetrennter Substanz, kann im Gelenk gefühlt werden, häufig über der Kniescheibe oder seitlich derselben

Im Grunde genommen handelt es sich um ein Stück Knochenrest, einen Teil des Meniskus, Sehnenmaterial oder Flüssigkeitsansammlungen, welche sich innerhalb des Gelenks selbständig gemacht haben.

### Osteoarthritis

Auch diese Entzündung (zuerst des Knochens und dann des Gelenks) kann dazu führen, daß sich Materialreste (siehe oben) selbständig machen. Vor allem in mittleren und späteren Lebensjahren.

Selten

### Wiederholte Luxation der Kniescheibe

Anatomische Besonderheiten treten oft neben den normalen Gegebenheiten auf: Bänder, Muskeln und Sehnen rund um das Knie sind so ausgebildet, daß die Kniescheibe seitwärts verrutscht. Vor allem bei jungen Frauen verbreitet.

- Die Kniescheibe läßt sich besonders gut von Seite zu Seite schieben
- Das Knie bleibt gleichsam in abgebogener Position für kurze Momente stecken
- Die Kniescheibe kann seitlich gefühlt werden, ehe sie zurückrutscht
- Kann in beiden Kniegelenken vorkommen

Menschen, die daran leiden, sind besonders sturzgefährdet.

### Einriß des Meniscus lateralis

Eine Beschädigung dieses Meniskus kommt seltener vor. Die Symptome sind dieselben wie beim Einriß des Meniscus medialis (siehe vorher), die schmerzenden Stellen befinden sich an der Außenseite des Knies.

### Scheibenförmiger Meniscus lateralis

Abnormal geformter Meniskus rutscht zwischen Oberschenkelknochen und Schienbein und verursacht eine klickendes Geräusch. Unter Umständen muß operativ eingegriffen werden.

**Das Kniegelenk**

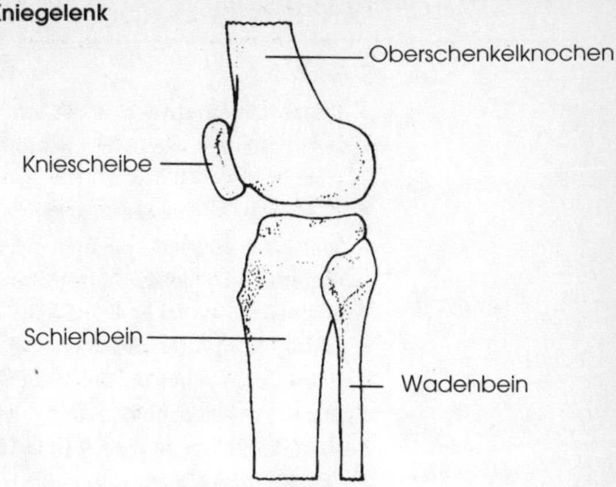


## Entzündung des Knorpelgewebes/ Polychondritis der Kniescheibe

Eine degenerative Erkrankung des Knorpelgewebes auf der Rückseite der Kniescheibe, vor allem bei jungen Frauen verbreitet.

- Führt zu wiederholter Luxation bzw. Verschiebung der Kniescheibe
- Ständig wiederkehrende Schmerzen an der Vorderseite des Kniegelenks, Schwellungen
- Oft verbunden mit Funktionsblockade des Gelenks
- Knie kann seitlich wegknicken

## Knochen- und Knorpelentzündung/ Osteochondritis dissecans (spaltend)

Der untere Teil der Oberfläche des Oberschenkelknochens, der Kondylus, ist nach einer Verletzung beschädigt. Teile des Gelenkknorpels lösen sich ab und werden somit zu einem Fremdkörper, der sich bewegt. Diese Erkrankung kommt bei beiden Geschlechtern etwa zwischen dem 15. bis 20. Lebensjahr vor.

- Wiederkehrende Schmerzen
- Wiederkehrende Schwellungen
- Wiederkehrende Funktionsblockaden
- Das Knie ist instabil, bis hin zum totalen Funktionsverlust

## X- und O-Beine

X-Beine zählen zu den normalen Kindheitserscheinungen, die sich mit zunehmendem Wachstum normalisieren (meist um das 7. Lebensjahr).

- Die Füße erscheinen gespreizt
- Die Knie pressen gegeneinander

Eine genaue ärztliche Kontrolle sollte durchgeführt werden. Der Arzt untersucht dabei vor allem, ob sich die X-Beine normal entwickeln. Im Alter zwischen drei und vier Jahren zeigt sich das auch bei dem Kind an den Innenseiten der Fußgelenke: Der Abstand zwischen beiden Fußgelenken sollte, wenn das Kind bequem steht, etwas weniger als 10 cm betragen.

X-Beine können auch durch Rachitis, Osteomalazie, Paget-Erkrankung und Charcot-Gelenke verursacht werden. Siehe jeweils früher.

O-Beine findet man ebenfalls häufig bei Kindern. Ist der Abstand zwischen den beiden Kniegelenken beim Liegen größer als 5 cm, sollte der Arzt genau untersuchen. Manchmal können Rachitis oder Entwicklungsschädigungen des Knochens die Ursache sein. Der vorher erwähnte Abstand wird wie folgt gemessen: Am Ende des Oberschenkelknochens, dort, wo er mit seinem Knorren das Kniegelenk bildet. Wenn nur ein Bein gebogen ist, so muß unbedingt der Arzt konsultiert werden.

## Knieschmerzen

Siehe dazu vorher.

# Geschwollene Fußgelenke

Können an einem oder aber an beiden Füßen auftreten.

| | |
|---|---|
| Wahrscheinlich | **Akute oder chronische Verletzung** |
| Möglich | **Krampfadern**<br>**Thrombose in tiefliegenden Venen**<br>**Spätfolgen einer Venenentzündung**<br>**Herzfehler** |
| Selten | **Blutarmut**<br>**Lymphödem**<br>**Nichtdiagnostizierter Bruch**<br>**Nierenentzündung** |

Wahrscheinlich

**Akute oder chronische Verletzung**

Siehe vorher.

Möglich

**Krampfadern**

Durch eine Funktionsschädigung der Klappen in den Venen werden diese vergrößert. Das Zurückströmen des Blutes zum Herzen ist gestört, Blut staut sich in den Beinen, eine Venenstauung tritt auf. Bei wiederholten Venenstauungen schwellen die Fußgelenke und Unterschenkel an, oft nur an einer Seite.

- Krampfadern werden sichtbar
- Die Beschwerden nehmen am Tagesende oder nach intensiver Bewegung zu
- Eher Unbehagen als Schmerzen
- Linderung bei hochgelagerten Beinen und in der Nacht
- Oft in Verbindung mit Venengeschwüren und Schwellungen der Innenseite des Fußgelenks
- Unbehandelte Krampfadern verursachen eine bräunliche Verfärbung von Unterschenkeln und Füßen

**Thrombose in tiefliegenden Venen**

Besonders gefährliche Venenerkrankung, die oft ignoriert wird. Die Blockierung einer Vene mit einem Thrombus oder Blutpfropfen erfolgt tief im Inneren des Unterschenkels. Der betroffene Mensch sieht zum Beispiel an der Oberfläche nicht unbedingt Krampfadern. Tritt gerne bei dickleibigen Rauchern, bei Frauen, welche die Anti-Baby-Pille nehmen, oder aber bei bösartigen Erkrankungen auf. Auch bei geringstem Verdacht sollte sofort der Arzt aufgesucht werden.

- Plötzliches Auftreten der Beschwerden
- Zu Beginn kein Schmerz, dann leichtes Unbehagen
- Die Wade und gelegentlich der Oberschenkel schwellen an
- Die Schmerzen werden als Druckschmerz an der Rückseite der Wade empfunden
- Die Schwellung bleibt bestehen und geht nicht zurück

Wenn ein Teil des Blutklumpens von den Beinen in die Brust wandert, so entstehen Brustschmerzen und Kurzatmigkeit. Wenn der Blutpfropfen groß genug ist, so kann in seltenen Fällen der Tod eintreten. Siehe auch unter Lungenembolie.

### Spätfolgen einer Venenentzündung

Monate oder Jahre nach einer tiefliegenden Thrombose (siehe oben) kann das Bein noch geschwollen und schmerzempfindlich sein. Eine Verfärbung der Haut und Venengeschwüre können noch vorkommen. Behandlung am besten mit Stützstrümpfen.

### Herzfehler

Nimmt die Pumpleistung des Herzens ab, so kommt es zu Flüssigkeitsansammlungen/Ödemen im Körper. Eine milde Form dieser Ödembildungen zeigt sich an den Fußgelenken.

- Beide Gelenke schwellen an
- Kalte Füße
- Immer wiederkehrende Symptome
- Oft in Kombination mit Kurzatmigkeit
- Bei schweren und nichtbehandelten Herzfehlern schwillt das ganze Bein an
- Zugleich zeigen sich oft am Hals vergrößerte Venen sowie Zyanose

Behandlung der Symptome mit harntreibenden Medikamenten.

Selten

### Blutarmut

Gelenkschwellungen sind nicht selten das erste Symptom einer Blutarmut. Sie werden verursacht, weil Blutarmut auch die Herzfunktion beeinträchtigt.

### Lymphödem

Der Abfluß der Lymphe im Lymphsystem ist behindert. Es handelt sich teilweise um eine angeborene Abnormalität. Ebenso können Lymphödeme vorkommen, wenn das Lymphsystem im betroffenen Körperteil nicht vorhanden ist. Eine angeborene Variante ist als Milroy-Krankheit bekannt. Lymphödeme entstehen aber auch als Folge einer Operation der Lymphknoten in der Leistenbeuge; außerdem können Parasiteninfektionen Lymphödeme verursachen.

- Schwellungen
- Ändern nicht ihre Größe
- Infektion oder Entzündung kommt hinzu
- Die Haut verdickt sich
- In schweren Fällen mit anhaltender Lymphstauung nimmt die Haut das Aussehen der Elephantiasis an: starke Hautschwellungen, Schuppung, graugelbe Hautverfärbung

Lymphödeme sind immer ein Zeichen dafür, daß das Lymphsystem gestaut ist, d. h. eine Lymphstauung vorliegt.

### Nichtdiagnostizierter Bruch

Ein kleiner Anbruch eines Fußgelenkknochens ist oft schwer zu erkennen, wird daher leicht übersehen und nicht behandelt. Wenn ein Patient über andauernde Schwellungen, Schmerzen und Instabilität des Fußes klagt, so muß diese Ursache immer in Betracht gezogen werden.

### Nierenentzündung

Eine akute oder chronische Nierenschädigung verursacht ebenfalls Schwellungen in den Fußgelenken. Zusätzlich treten folgende Symptome auf:

- Aufgedunsenes Gesicht, vor allem rund um die Augen
- Eiweiß und Blut im Urin
- Unwohlsein
- Kurzatmigkeit
- Übelkeit und Erbrechen

## Schwaches und schmerzendes Fußgelenk

Häufig als Folge einer Verletzung durch ungewolltes Drehen oder Rutschen beim Gehen und beim Springen. Das Fußgelenk besteht aus drei Hauptknochen: dem Schienbein, dem Wadenbein und dem Fersenbein. Jeder dieser Knochen kann verletzt bzw. geschädigt sein. Eine Verletzung in diesem Körperteil schädigt auch Bänder, Sehnen und Muskeln rund um das Gelenk. Schmerzen entstammen vor allem zuerst diesen Gelenkteilen. Das Gelenk fühlt sich schwach an, wir haben das Gefühl, es kippt zur Seite weg. Die Symptome können an einem oder aber auch an beiden Gelenken auftreten.

Beschwerden des Fußgelenks müssen sorgfältig beobachtet werden, da Nichtbehandlung zu andauernden Funktionseinschränkungen führen kann. Schmerzmittel und Physiotherapie stellen bewährte Behandlungsmethoden dar, sofern kein Bruch vorliegt.

| | |
|---|---|
| Wahrscheinlich | **Verstauchung** |
| Möglich | **Chronische Verletzung** |
| Selten | **Bruch** |

Wahrscheinlich **Verstauchung**

In der Medizin spricht man auch von einem akuten Trauma.

- Eindeutige Vorgeschichte
- Schmerzen beim Stehen
- Lokalisierte oder allgemeine Schwellungen
- Diese entstehen erst nach einigen Stunden oder am darauffolgenden Tag
- Man hat das Gefühl, daß das Fußgelenk instabil nach außen wegkippt

Möglich **Chronische Verletzung**

- Diese kann Wochen, Monate oder sogar Jahre zurückliegen
- Symptome traten nur gelegentlich auf
- Vorherrschend war und ist das Gefühl eines schwachen Gelenks und der Instabilität
- Die Schmerzen sind nicht annähernd so stark wie bei einer akuten Verstauchung
- Schwellungen nach Bewegung

**Knochen des Fußes und des Fersengelenks**

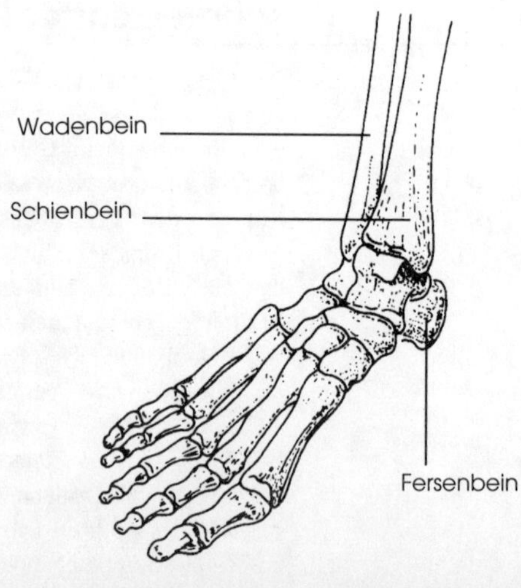

Selten **Bruch**

Im allgemeinen handelt es sich um völlig klare Symptome, die auf den gebrochenen Knochen begrenzt sind.

- Schwere Schmerzen
- Man kann nichts tragen
- Sofort einsetzende Schwellungen
- Bruchstelle läuft blau an, Blutergüsse

Ein Knochenbruch am unteren Ende des Schienbeins verursacht Symptome an der Innenseite des Fußgelenks. Ein Knochenbruch am unteren Wadenbein hingegen zeigt an der Außenseite des Fußgelenks Symptome. Ein Bruch des Fersenbeins zeigt wiederum an Innen-, Außen- und Rückseite der Ferse Symptome.

## Außergewöhnlich große Füße

| | |
|---|---|
| Wahrscheinlich | **Innerhalb der Norm** |
| Selten | **Akromegalie** |

Wahrscheinlich **Innerhalb der Norm**

Viele Menschen, die sich über ihre zu großen Füße Sorgen machen, haben weder eine körperliche Abnormalität noch eine sonstige Erkrankung. Die Größe der Füße ist höchst unterschiedlich. Umgekehrt machen sich sehr viele Menschen Sorgen über ihre zu kleinen Füße.

Selten **Akromegalie**

Siehe vorher.

## Plattfüße

Man versteht darunter völlig abgeflachte Fußsohlen. Häufig auch in Kombination mit X-Beinen und zu kurzer Achillessehne. Gelegentlich auch angeboren, dann meist mit Spina bifida einhergehend. Ebenso aber auch ein Resultat schwindender Fitness, zum Beispiel nach längerer Bettlägrigkeit. Muskeln und Sehnen, welche die Fußsohle unterstützen, sind geschwächt.

- Der Fuß liegt flach am Boden auf – keine Fußgewölbe zu sehen
- Nur ganz selten Schmerzen, vor allem in den Muskeln von Füßen und Beinen

Muß normalerweise nicht behandelt werden, orthopädische Fußeinlagen sind jedoch sinnvoll. Die Ursache für Plattfüße ist unbekannt.
Auch Spezialisten können nichts dagegen machen! Man sollte darauf achten, daß Kinder von Anfang an möglichst viel barfuß gehen, um die Ausbildung eines gesunden Fußgewölbes zu fördern. Plattfüße sind erblich in Familien bedingt.

## Schmerzendes Fußgewölbe

Siehe vorher.

## Fußschmerzen

| | |
|---|---|
| Wahrscheinlich | **Dornwarzen** |
| Möglich | **Entzündung der Fußsohle**<br>**Hallux valgus**<br>**Hallux rigidus** |
| Selten | **Klauenzehe**<br>**Morton-Neuralgie**<br>**Klauenfuß** |

Wahrscheinlich

**Dornwarzen**

Auch als Sohlenwarzen bekannt. Verursacht werden sie durch eine Virusinfektion, die in Schulen und Schwimmbädern verbreitet wird.

- Berührungsschmerzen an der Fußsohle, dort, wo die Warze nach innen wächst
- Die Warze ist gut sichtbar, oft treten auch mehrere auf
- Können spontan wieder verschwinden

Nur sehr schmerzvolle Fußwarzen sollte man behandeln lassen. Jede unnötige Behandlung führt meistens nur dazu, daß noch mehr Warzen entstehen. Eine alte, harte Fußwarze ist praktisch nicht mehr ansteckend.

Möglich

**Entzündung der Fußsohle**

Eine Entzündung der Gewebsschichten, genannt Faszien, die die Fußsohle bilden.

- Vor allem im Alter über 40 Jahre auftretend

- Erhöhte Schmerzempfindlichkeit im Fersenbereich
- Beschwerden beim Laufen und Gehen
- Verbreitet bei Menschen, die extrem lang gehen oder stehen müssen

**Hallux valgus**

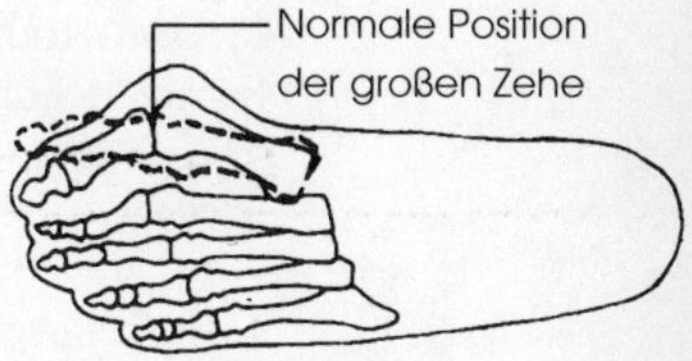


**Morton-Neuralgie**

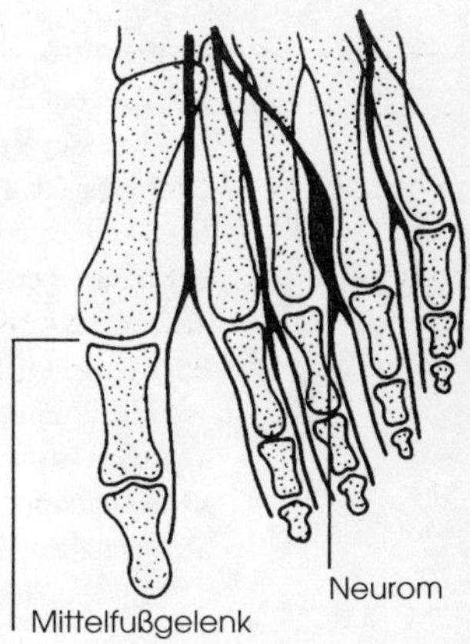


## Hallux valgus

Verformung der großen Zehe, verbreitet bei Frauen mittleren Alters.

- Die große Zehe zeigt nach außen
- Die Basis der großen Zehe tritt hervor
- Das Ende des Mittelfußknochens zeigt zur inneren Seite des Fußes
- Ein Knochenknoten kann unter der Haut gefühlt werden
- Die darüberliegende Haut ist verdickt und schmerzt

Chirurgische Behandlung kann notwendig sein. Meist in Kombination mit Hammerzehen einhergehend.

## Hallux rigidus

Verursacht durch Osteoarthritis des ersten Mittelfußgelenkes.

- Schmerzen bei Bewegung
- Knöcherne Auswüchse bilden sich und umrunden das Gelenk mit Knoten

- Verdickte Haut im Gelenkbereich
- Die Beweglichkeit des Gelenkes kann evtl. durch Steifheit und Schmerzen verringert werden

Selten

### Klauenzehe

Siehe weiter unten bei Klauenfuß.

### Morton-Neuralgie

Betrifft Menschen im mittleren Alter.

- Die Nerven zwischen den Mittelfußknochen bilden Vergrößerungen und Neurome; verursacht durch zu intensive Belastung
- Örtlich begrenzte Schmerzen
- Schmerzen strahlen bis in die Zehen aus

Chirurgische Behandlung sinnvoll!

### Klauenfuß

Das Gegenteil vom Plattfuß. Das Fußgewölbe ist stark erhöht. Meistens in Verbindung mit der Bildung von Klauenzehen. Man nimmt an, daß die Muskulatur im Bereich des Fußes aus dem Gleichgewicht geraten ist. Kommt vor allem bei Menschen mit Erkrankungen des Nervensystems des Unterschenkels vor; Ursachen sind vor allem Kinderlähmung, Spina bifida, zerebrale Lähmungen.

- Gekrümmte oder klauenförmige Zehen
- An den druckempfindlichen Stellen bildet sich Kallus und Schwielen
- Zusätzlich Auftreten von Nervenschmerzen im Bereich der Mittelfußknochen

## Geschwollene Füße

Lesen Sie dazu unter den Abschnitten Venenerkrankungen und geschwollene Fußgelenke nach.

# Geschwüre und Infektionen an den Füßen

| | |
|---|---|
| Wahrscheinlich | **Eingewachsener Zehennagel**<br>**Pilzinfektion/Tinea pedis**<br>**Dornwarze** |
| Möglich | **Hautentzündung**<br>**Zuckerkrankheit**<br>**Krampfadern**<br>**Tiefliegende Thrombose**<br>**Beschwerden nach Venenentzündung**<br>**Arteriosklerose/Arterienverkalkung** |
| Selten | **Alkoholmißbrauch**<br>**Multiple Sklerose**<br>**Raynaud-Erkrankung**<br>**Buerger-Krankheit**<br>**Frostbeulen**<br>**Syphilis** |

Wahrscheinlich

**Eingewachsener Zehennagel**

Kommt häufig am großen Zehennagel vor. Dort, wo der Nagel in das Nagelbett einwächst, entsteht eine örtliche Entzündung des Bindegewebes. Oft verursacht durch schlecht sitzendes Schuhwerk, durch zu kurz geschnittene Nägel oder durch unsauberes Besteck bei der Pediküre.

- Normalerweise ist die äußere Seite des Nagels befallen
- Mitunter sind beide Füße betroffen
- Wiederholt Schmerzen
- Wiederkehrende Entzündung mit Rötung, Schwellung und Eiter

Kann letztlich eine chirurgische Behandlung erfordern.

**Pilzinfektion/Tinea pedis**

Siehe später unter Juckreiz und Taubheit von Fingern und Zehen.

**Dornwarze**

Siehe vorher.

Möglich

**Hautentzündung**
**Zuckerkrankheit**
**Krampfadern**
**Tiefliegende Thrombose**
**Beschwerden nach Venenentzündung**
**Arteriosklerose/Arterienverkalkung**

Siehe jeweils früher.

Selten

**Alkoholmißbrauch**
**Multiple Sklerose**
**Raynaud-Erkrankung**
**Buerger-Krankheit**
**Frostbeulen**
**Syphilis**

Alle diese Krankheiten werden nachfolgend in Extrakapiteln behandelt. Erwähnt sei hier, daß die Buerger-Krankheit eine schmerzhafte Geschwürbildung, verursacht durch eine Gefäßkrankheit in den Beinen, ist. Besonders bei jungen, männlichen Rauchern aus Osteuropa verbreitet.

## Hühneraugen

Siehe vorher.

## Erkrankungen von Finger und Zehen

Wir haben hier eine Gruppe von Symptomen zusammengefaßt, die sowohl Finger als auch Zehen betreffen können. Gelegentlich zeigen sich die Symptome aber auch an Armen und Beinen. Im Grunde genommen beziehen sich diese auf alle Teile des Körpers, die sozusagen an dessen äußersten Enden (Extremitäten) liegen. Demzufolge ist es auch verständlich, wenn die hier genannten Symptome gelegentlich auch ähnlich an Nase und Ohren auftreten. Auch hier können sich Juckreiz, ein taubes Gefühl und Verfärbungen einstellen, ebenso wie an Fingern und Zehen.

# Taubheitsgefühl in Fingern und Zehen

Taubheitsgefühle innerhalb jeden Körperteiles müssen sehr ernst genommen werden. Es kann auch eine weitere Erkrankung zugrunde liegen. Besonders gefährlich dabei ist, daß normalerweise kein Schmerz als Symptom auftritt. Der Patient empfindet kein besonderes Unbehagen. Hautschädigungen und Geschwüre können sich bilden. Die Beschwerden zeigen sich vor allem im Bereich druckempfindlicher Stellen, zum Beispiel an der Ferse, den Knöcheln und der Fußsohle.

**Druckempfindliche Stellen des Fußes**

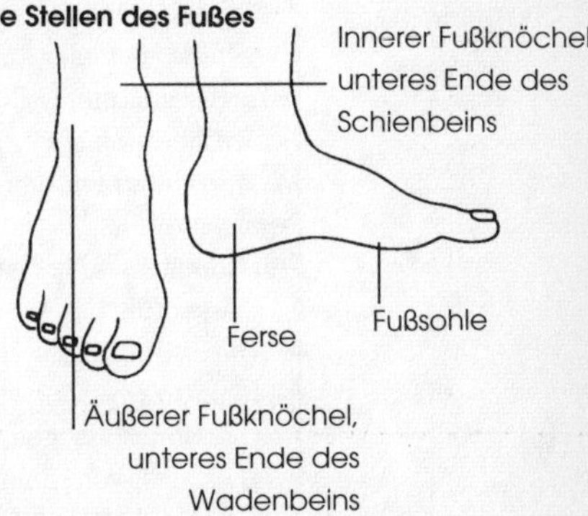


*Taubheitsgefühl in Fingern und Zehen ist besonders gefährlich, wenn es von Rücken- oder Nackenschmerzen begleitet wird. Es besteht der Verdacht auf ein Bandscheibenleiden, oder ein gebrochener Wirbelkörper übt direkten Druck auf die Nerven des Rückenmarks aus. Suchen Sie in diesem Falle sofort ärztliche Hilfe auf.*

| | |
|---|---|
| Möglich | **Erkrankung der Halswirbelsäule**<br>**Nervenerkrankung, bedingt durch Zucker**<br>**Multiple Sklerose**<br>**Periphere Gefäßerkrankungen**<br>**Alkoholmißbrauch** |
| Selten | **Guillain-Barré-Syndrom**<br>**Frostbeulen**<br>**Lepra** |

Möglich

**Erkrankung der Halswirbelsäule**

Es handelt sich um eine degenerative Erkrankung der Wirbelsäule. Die Wirbelkörper können zum Beispiel knöcherne Zacken, Wülste bekommen und Fortsätze bilden. Dadurch kann es

zur Ausübung von Druck auf das Nervensystem kommen. Es bilden sich Symptome des Taubheitsgefühls etc.
Siehe dazu auch früher.

### Nervenerkrankung, bedingt durch Zucker

Typische Komplikation, wenn man bereits lange an Zuckerkrankheit leidet. Das Nervensystem kann erkranken. Zuckerkranke kennen folgende Symptome:
- Gelegentliches Zittern und Schmerzen in den Unterschenkeln
- Taubes Gefühl im Oberschenkel
- Gelegentlich Muskelschwund und Muskelschwäche
- Geschwürbildung an den druckempfindlichen Stellen des Fußes (siehe Bild); schmerzfrei

In selteneren Fällen kann nur ein Nerv betroffen sein: Bereits das genügt dann, um Taubheitsgefühl, Muskelschwund und Muskelschwäche in einem Arm oder Bein hervorzurufen.
Weitere neurologische Symptome der Zuckerkrankheit können sein:
- Radikulitis: eine Entzündung der Nervenwurzeln des Rückenmarks; führt zu schweren Störungen des Tastgefühls etc.
- Unregelmäßige Pupillen
- Impotenz
- Orgasmusversagen
- Durchfall, vor allem in der Nacht auftretend
- Unsicherheitsgefühl beim Stehen und bei Veränderung der Position
- Unterarme und Unterschenkel schwitzen nicht

### Multiple Sklerose

Das Nervengewebe des zentralen Nervensystems ist erkrankt.
- Kribbeln und taubes Gefühl in Händen oder Füßen; dadurch können Geschwüre an den druckempfindlichen Stellen (siehe Bild) entstehen, wenn diese nicht sorgfältig behandelt werden
- Sehstörungen (verringerte Sehkraft, Doppelbilder)
- Schwäche in den Gliedmaßen
- Muskelschwund
- Schwindel
- Blasenstörungen
- Zittern
- Sprachstörungen
- Schluckbeschwerden
- Probleme bei der Körperbeherrschung (zum Beispiel bei Stellungsänderungen)

Es kann mehrere Jahre dauern, bis diese Krankheit diagnostiziert wird, weil sie in Schüben verläuft. Die Prognose für die Betroffenen ist mitunter ungünstig: Manche Fälle verlaufen von Anfang an sehr schwer, mit Lähmungen, Bewegungsunfähigkeit; andere hingegen haben nur geringfügige Symptome, die sich gut mit Medikamenten behandeln lassen. Insgesamt aber existiert noch keine spezifische Behandlung dieser heimtückischen Krankheit.

### Periphere Gefäßerkrankungen

Mit zunehmendem Alter können die Arterien durch Ablagerungen von Fett und Kalk verengt werden. Das zählt zu den normalen Alterungsprozessen, bekannt auch als Arteriosklerose. Es gibt aber auch Menschen (Raucher und solche mit genetischer Schädigung), bei denen die Arterien in viel jüngeren Jahren und ganz extrem durch Ablagerungen verengt werden. Diese extremste Form der Arteriosklerose führt zu einer verringerten Blutversorgung der Beine:

- Kalte Beine
- Bleiche Haut
- Krampfartige Schmerzen in den Wadenmuskeln sowie bei kurzen Spaziergängen
- Sie setzen beim plötzlichen Stehenbleiben beim Spaziergang ein
- Gelegentlich Auftreten eines Taubheitsgefühls und Beeinträchtigung des Tastsinns
- Der Puls läßt sich an den üblichen Stellen nicht tasten

### Alkoholmißbrauch

Chronischer Alkoholismus führt zu Nervenstörungen.

- Taubheitsgefühl in Unterarmen und Unterschenkeln, Bildung von Geschwüren
- Kribbeln in Unterarmen und Unterschenkeln
- Fußbrennen
- Gliederschwäche
- Muskelschwund von Unterarmen und Unterschenkeln
- Gehvermögen ist beeinträchtigt

Behandlung durch Alkoholentzug, Diät und Vitamin-B-Gaben.

Selten

### Guillain-Barré-Syndrom

Eine umfassende Entzündung des Nervensystems. Irgendeine Krankheit kann das periphere Nervensystem erfassen, und dies kann in jedem Alter vorkommen, besonders jedoch drei bis vier Wochen nach einer akuten Virusinfektion.

- Am Anfang in Händen und Füßen Kribbeln
- Muskelschwäche in Armen und Beinen; in schweren Fällen Schwächung der Lungenmuskulatur. Sehr gefährlich! Unter Umständen wird eine künstliche Beatmung des Betroffenen notwendig sein
- Tastgefühl beeinträchtigt
- Schwäche der Gesichtsmuskulatur

Die Heilung erfolgt nur schrittweise über mehrere Wochen oder Monate hinweg. Eine vollständige Heilung ist jedoch – wenn auch sehr langwierig – möglich.

### Frostbeulen

Siehe später.

### Lepra

Typische Erkrankung der Dritte-Welt-Länder. Wird durch engen Kontakt mit einem Erkrankten übertragen. Normalerweise ist die Stellung der Diagnose nicht schwierig. Abgesehen von sehr vielen anderen Symptomen zählen Taubheitsgefühl und Kribbeln in den Gliedmaßen zu den Frühsymptomen der Lepra.

## Kalte Finger und Zehen

Siehe später.

## Beeinträchtigte Sinnesempfindung in Fingern und Zehen

Jede Erkrankung oder Verletzung eines Nervs führt zu einem beeinträchtigten Wahrnehmungsvermögen in jener Körperregion, für deren Versorgung der betreffende Nerv zuständig ist. Das kann sich in vielen Formen zeigen. Angefangen beim Kribbeln, über stechende, nadelartige, brennende Schmerzen, bis hin zum totalen Sinnesverlust bei Zerstörung des Nerven.

| | |
|---|---|
| Wahrscheinlich | **Erkrankung oder Verletzung eines oder mehrerer Nerven** |
| Möglich | **Zuckerkrankheit**<br>**Multiple Sklerose**<br>**Periphere Gefäßerkrankung**<br>**Alkoholmißbrauch**<br>**Degenerative Erkrankung des Rückenmarks** |
| Selten | **Guillain-Barré-Syndrom**<br>**Frostbeulen**<br>**Lepra** |

Wahrscheinlich

**Erkrankung oder Verletzung eines oder mehrerer Nerven**

Weit verbreitet ist die Schädigung eines Nerven durch Druck, kann bis zur Nervenlähmung führen. Passiert zum Beispiel in einer verkrümmten Schlafposition. Meistens sind davon betroffen: Nerven von Elle und Speiche sowie des Knies.

Die dadurch entstehenden Lähmungen haben folgende Symptome:

- Taubheitsgefühl am Beginn an jenen Stellen, welche der betroffene Nerv versorgt
- Zunehmender Funktionsverlust der betroffenen Körperteile
- Innerhalb weniger Minuten kann das Gefühl zurückkehren
- Zu Beginn zwar ein leichtes Kribbeln, dieses wird aber von nadelstichartigen Schmerzen abgelöst
- Normalerweise kehrt nach einigen Minuten der Normalzustand wieder zurück

Wenn auf den Nerv sehr lange Druck ausgeübt wurde, kann die Heilung – falls überhaupt möglich – Wochen dauern.

Möglich

**Zuckerkrankheit**
**Multiple Sklerose**
**Periphere Gefäßerkrankung**
**Alkoholmißbrauch**

Siehe jeweils vorher.

**Degenerative Erkrankung des Rückenmarks**

Diese Erkrankung ist vornehmlich Resultat eines schweren Vitamin-$B_{12}$-Mangels, der wiederum durch viele Faktoren hervorgerufen ist (zum Beispiel durch perniziöse Anämie). Zu den weiteren Ursachen können Mangelernährung, extremer Vegetarismus, schlechte Nahrungsaufnahme, Nebenwirkungen von Medikamenten sowie exzessiver Alkoholmißbrauch zählen. Ein Teil der Rückenmarkssubstanz wird geschädigt.

- Nadelstichartige Schmerzen in den Füßen
- Verlust des Bewegungsgefühls in Beinen und im Körper
- Gliederschwäche und Muskelschwund
- Unsichere Gehweise

Selten

**Guillain-Barré-Syndrom**
**Frostbeulen**
**Lepra**

Siehe jeweils vorher.

## Kribbeln in Fingern und Zehen

Siehe dazu vorher.

## Taubheitsgefühl und Juckreiz in Fingern und Zehen

Gehört in gewisserweise zum Normalzustand.

| | |
|---|---|
| Wahrscheinlich | **Fußpilz**<br>**Frostbeulen** |
| Möglich | **Dermatitis** |
| Selten | **Erfrierungen** |

Wahrscheinlich

**Fußpilz**

Pilzinfektion der Füße.

- Reizungen zwischen den Zehen, brennender Juckreiz zwischen diesen
- Gelegentlich Rötungen als Zeichen einer Entzündung
- Infektion breitet sich aus und bildet Krusten
- Schlecht riechende Füße
- Brüchige Haut, vor allem zwischen den Zehen

**Frostbeulen**

Schädigung der Blutgefäße in der Haut durch Frost und große Kälte. Sofortige Behandlung, am besten durch Wärme.

- Örtliche Schmerzen in Fingern oder Zehen
- Brennender Juckreiz am Anfang, später Schwellungen
- Die schmerzenden Stellen verfärben sich rötlich, bläulich
- Bläschenbildung

Möglich

**Dermatitis**

Akute Hautentzündung wird meist durch chemische Substanzen (Deodorant, Waschpulver etc.) hervorgerufen. Sie kann zum Beispiel dadurch entstehen, daß beim Sockenwaschen der Mensch mit allergischen Substanzen in Berührung kommt.

- Reizung
- Brennendes Gefühl
- Schwere Entzündung mit nässender und verkrusteter Haut

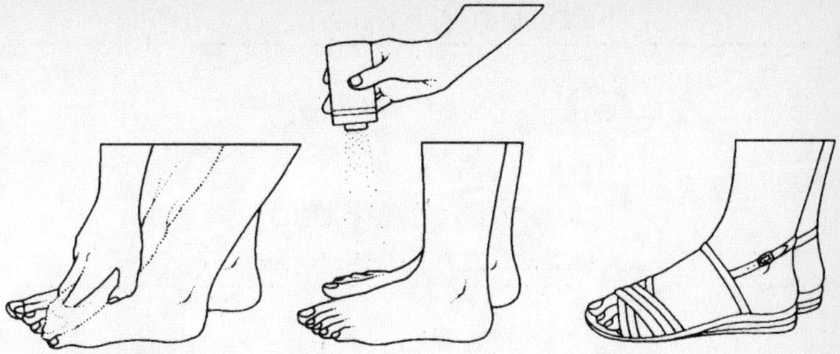

**Fußpilzinfektion**
Um Pilzinfektionen des Fußes zu vermeiden, halten Sie die Haut zwischen den Zehen trocken und behandeln Sie diese vorbeugend mit einem fungiziden Puder. Halten Sie auch die Füße trocken und sorgen Sie für gute Durchlüftung, indem Sie Sandalen mit Zehenöffnungen tragen

- Die Symptome beschränken sich normalerweise auf jene Stellen, die mit der allergenen Substanz in Berührung gekommen sind

Selten

**Erfrierungen**

Wenn unser Körper sehr lange tiefen Temperaturen ausgesetzt ist, so besteht ein hohes Gesundheitsrisiko für alle außen liegenden Körperteile. Das gilt nicht nur für Arme und Beine, sondern ebenso für Ohren, Nase, Zehen und Finger. Zu den besonderen Risikogruppen zählen meist ältere Menschen mit schlechter Blutzirkulation und Kleinkinder, die noch nicht in der Lage sind, Wärme längere Zeit zu speichern.

- Anfänglich Schmerzen und Kribbeln im betroffenen Körperteil
- Schmerzfreies Taubheitsgefühl ist ein höchstes Alarmsymptom
- Verfärbung: Zuerst verfärbt sich die betroffene Körperstelle blaurot, wenn sich die Farbe dann gegen weiß hin ändert, so handelt es sich um einen ernsthaften Frostschaden
- Wenn die erfrorenen Körperstellen nicht behandelt werden, bilden sich Gangräne (Gewebstod!) aufgrund des Fehlens der Blutversorgung. Es entstehen sehr rasch infektiöse Frostgeschwüre

Medizinische Behandlung besteht in der Wiedererwärmung der erfrorenen Körperteile. Oft kann sie sich nur noch darauf beschränken, die endgültige Schädigung möglichst gering zu halten.

# Fortpflanzungs- und Geschlechts- organe

**Fortpflanzungs- und Geschlechtsorgane**

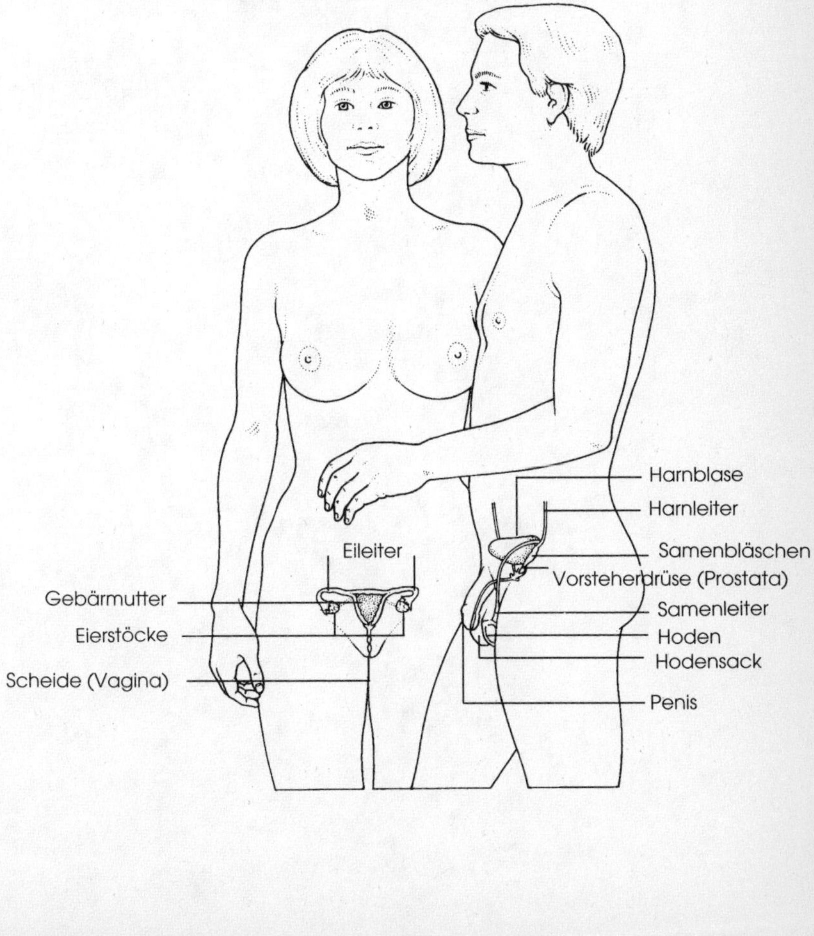

## Bläschen an den Geschlechtsorganen

| | |
|---|---|
| Wahrscheinlich | **Herpes** |
| Möglich | **Molluscum contagiosum** |

Wahrscheinlich **Herpes**

Dasselbe Virus, das Bläschen im Bereich von Mund und Lippen hervorruft, kann auch im Genitalbereich Herpes verursachen.

- Vor allem bei Frauen vorkommend
- Einige Bläschen bilden sich von Zeit zu Zeit
- Intensiver Schmerz in der Entstehungsphase

Behandlung mit antiviralen Medikamenten. Beim ersten Auftreten der Herpessymptome während der Schwangerschaft sollte sofort der Arzt und/oder die Hebamme informiert werden, um Schaden vom Baby abzuwenden.

Möglich **Molluscum contagiosum**

Harmlose, bläschenähnliche Knoten und Knötchen, verursacht durch ein Virus; können an vielen Stellen des Körpers vorkommen.

- Schmerzfrei, solange nicht entzündet
- Im Zentrum befindet sich ein Grübchen

Verschwinden normalerweise von selbst; Behandlung fördert den Heilungsprozeß noch zusätzlich.

# Knoten und Geschwüre im Genitalbereich

Kleine Infektionen der Genitalien kommen relativ häufig vor und können sogar von einem ungeübten Auge sehr gut erkannt werden. Menschen mit ständig wechselnden Sexualpartnern sollten darauf besonders achten, um eventuelle erste Symptome einer Geschlechtskrankheit zu erkennen und behandeln zu lassen. Diese Sorgfalt ist man nicht nur sich selbst, sondern auch seinem Geschlechtspartner/-partnerin schuldig.

| | |
|---|---|
| Wahrscheinlich | **Furunkel**<br>**Krätze und Filzläuse**<br>**Warzen** |
| Möglich | **Zysten**<br>**Syphilis** |
| Selten | **Behçet-Krankheit**<br>**Tropische Geschlechtskrankheiten**<br>**Krebs** |

Wahrscheinlich

## Furunkel

Dünne Knötchen bilden sich auf der Haut und entlang der unteren Schamhaargrenze.

- Schnelle Bildung von schmerzempfindlichen Knoten
- Entwickeln einen gelblichen Kopf
- Sondern Eiter und Blut ab; verschwinden danach

Einfache antiseptische Salben eignen sich gut zur Behandlung; in schwereren Fällen sollte mit antibiotischen Salben behandelt werden.

## Krätze und Filzläuse

Gefährlich und unangenehm sind jene Milben, die sich in der Haut einnisten und Krätze verursachen.

- Juckreiz, besonders während der Nacht
- Mehrere kleine Knötchen bilden sich um die Genitalien
- Diese Milben siedeln auch zwischen den Fingern und am Handgelenk

Behandlung mit Shampoos und Hautlotionen; Entlausungskur gegen Filzläuse; sorgfältige Reinigung und Entlausung der Kleidung und des Bettzeugs.

### Warzen

Warzen im Bereich der Genitalien sind genauso harmlos wie an anderen Körperstellen. Aber auch hier können sie als störend und häßlich empfunden werden. Wenn aber Warzen oder warzenähnliche Gebilde in Form von größeren Ansammlungen auftreten, dann sollte man den Arzt informieren.

- Sehen aus wie dünne Bläschen
- Kommen auch am Gesäß und im Analbereich vor

Um jede Verwechslung mit Symptomen der Syphilis auszuschließen, muß unbedingt der Hautarzt befragt werden.

Möglich

### Zysten

Bei Frauen kommt es mitunter zu einer Zyste an den Bartholinischen Drüsen.

- Schmerzfreie Schwellungen in einer Schamlippe
- Verursachen ansonsten kein zusätzliches Problem
- Entzündet sich die Zyste und schwillt sie an, ist sie schmerzempfindlich und ruft Fieber hervor

In diesem Fall muß die Zyste chirurgisch behandelt werden.

### Syphilis

Die ersten Symptome treten zwei bis vier Wochen nach der Ansteckung, die beide Partner befallen kann, auf.

Der Verlauf der Krankheit geht in drei Stadien vor sich. Symptome des ersten und zweiten Stadiums können leicht verwechselt, daher ignoriert und somit nicht behandelt werden. Das nachfolgende dritte Stadium verläuft mehr als nur dramatisch.

- Im ersten Stadium bilden sich kleine Geschwüre, die sich in einen festen Knoten umwandeln. Diese ersten Symptome, auch Schanker genannt, treten an den Genitalien, rund um den Mund, am Gesäß und im Analbereich auf – je nachdem, wo der erste Sexualkontakt stattfand
- Benachbarte Lymphknoten vergrößern sich. Abklingen dieser ersten Symptome nach einigen Wochen; sehr gefährlich, da die Krankheit inzwischen in das zweite Stadium übergeht
- Nach einigen Monaten zeigen sich die Symptome des zweiten Stadiums mit Ausschlag an den Fußsohlen, im Fußgewölbe, mit Gelenkschmerzen, geschwollenen Lymphknoten und warzenähnlichen Gebilden an den Genitalien. Bei Nichtbehandlung geht die Krankheit in ihr unheilbares drittes Stadium über, das sich oft erst nach Jahren äußert: Geistiger Verfall tritt ein; Gehirnauflösung; Auflösung des Rückenmarks; schließlich erfaßt die Syphilis jedes Organ des Körpers.

Im ersten Frühstadium kann Syphilis mit Penicillin behandelt werden. Diese Geschlechtskrankheit nimmt in allen Zivilisationsstaaten massiv zu, galt vor kurzem noch als deutlich zurückgedrängt. Inzwischen gibt es neue Syphilis-Erreger, die mit den bisher erfolgreichen Therapien nur noch schwer bzw. gar nicht mehr besiegt werden können.

Selten

### Behçet-Krankheit

Folgende kombinierte Symptome zeigen sich:

- Schmerzhafte einzelne Geschwüre an den Genitalien und im Mund
- Rote Augen; entweder Konjunktivitis oder Iritis
- Die Symptome tauchen immer wieder auf

Unbedingt den Arzt aufsuchen.

### Tropische Geschlechtskrankheiten

Seltener in Europa und USA; man versteht darunter spezielle Geschlechtskrankheitsformen, die in den Tropen vorkommen und besonders von sogenannten Sextouristen verbreitet werden. Es handelt sich um syphilisähnliche Krankheiten, wie zum Beispiel das venerische Lymphogranulom oder ein inguinales Granulom. Beide Krankheiten verursachen folgende Symptome:

- Geschwüre an den Genitalien, bereits wenige Tage nach der Ansteckung
- Die Geschwüre bleiben entweder sehr klein oder werden sehr groß
- Meistens schmerzhaft
- Benachbarte Lymphknoten schwellen an

Diagnose und Behandlung sollten möglichst rasch einsetzen. Zeitverlust ist zu vermeiden.

### Krebs

Dauernd vorhandene Geschwüre auf Penis oder Vagina können auch ein Zeichen für Hautkrebs sein. Suchen Sie möglichst rasch einen Arzt auf.

# Knoten in der Leistenbeuge

Unter der Leiste bzw. Leistenbeuge versteht man jene Körperpartie, die oberhalb der Oberschenkel und Geschlechtsteile liegt. Hier auftretende Knoten sind ziemlich verbreitet, werden meist sofort wahrgenommen (weil gut sichtbar) und stellen kaum einen Anlaß zur Besorgnis dar. Die Gewebe in den Knoten unterscheiden sich meist deutlich voneinander. In der Praxis des Arztes kann eine sichere Diagnose nur durch genaue Untersuchung gestellt werden.

| | |
|---|---|
| Wahrscheinlich | **Leistenbruch**<br>**Vergrößerte Lymphknoten** |
| Möglich | **Krampfadern**<br>**Schenkelhernie/Schenkelbruch**<br>**Lipom**<br>**Eingeklemmter Hoden** |
| Selten | **Aneurysma eines Blutgefäßes**<br>**Tumoren und Abszesse** |

Wahrscheinlich

**Leistenbruch**

Ein weitverbreiteter Typ eines Gewebebruches (Hernie), verursacht durch Schwächung der Muskulatur der Bauchdecke. Normalerweise bei älteren Männern, seltener bei Frauen vorkommend. Ganz selten auch bei Babys.

- Auswölbungen und große Knoten sind unter Belastung zu sehen und zu tasten
- Sie verschwinden oft gänzlich in Ruhelage, ohne Belastung
- Leichte Schmerzen üblich
- Die Schmerzen nehmen zu, die ausgetretenen, durch die Bruchöffnung nach außen drängenden Gewebe- und Organteile lassen sich wieder in die Bauchhöhle zurückschieben

Spätestens jetzt muß unverzüglich ärztliche Hilfe einsetzen. Eine schwere Hernie kann durchaus lebensbedrohlich, ja sogar tödlich verlaufen. Hernien bei Kindern müssen ebenfalls bei den ersten Symptomen behandelt werden.

Bei Patienten, die schwere körperliche Arbeit verrichten, kann ein nichtbehandelter Leistenbruch sehr dramatisch und mit schweren Komplikationen verlaufen. In vielen Fällen stellt eine Operation die mit Abstand beste Behandlungsmethode dar.

### Vergrößerte Lymphknoten

Ähnlich wie im Nacken-Hals-Bereich, so finden sich auch in der Leistengegend ganze Gruppen von Lymphknoten, die das Abwehr- und Immunsystem des menschlichen Körpers im Kampf gegen Infektion und Entzündung bilden. Sie lassen sich als kleinere Knoten gut in der Leiste tasten. Ihre Größe beträgt ungefähr fünf Millimeter; sie sind unter den tastenden Fingern beweglich.

Kleinere Wunden ebenso wie Pusteln, Pickel in der Leistengegend lassen diese Lymphknoten für einige Tage anschwellen. Danach sollten sie aber wieder auf ihre ursprüngliche Größe schrumpfen. Länger dauernde Schwellungen der Lymphknoten, verbunden mit Schmerzen, sollten unbedingt näher untersucht werden. Mehr darüber im Kapitel über geschwollene Lymphknoten gegen Ende dieses Buches.

Kommen zusätzlich zur Schwellung oder Vergrößerung der Lymphknoten noch folgende Symptome vor, besteht Anlaß, den Arzt zu konsultieren:

- Andere Lymphknoten, zum Beispiel im Nacken-Hals-Bereich, in der Achselhöhle, sind angeschwollen und vergrößert
- Blutungen aus dem After
- Fieber, Unwohlsein
- Blutarmut
- Verstärkte Neigung zu Schwellungen, Blutergüssen, blau unterlaufenen Stellen

Möglich

### Krampfadern

Vergrößerte Venen lassen sich oft auch in der Leistenregion erkennen und fühlen.

- Weiche Schwellungen, mühelos zwischen den Fingern zu fassen
- Eine bläuliche Verfärbung kann vorkommen
- Geringere Schmerzen beim Stehen

### Schenkelhernie/Schenkelbruch

Bildet sich ebenfalls durch Muskel- und Gewebsschwäche, aber am oberen Ende des Oberschenkels. darf nicht mit einer Leistenhernie verwechselt werden. Die Gefahr, daß Gewebeteile, Muskelteile, Gefäße oder Nerven eingeklemmt werden, ist bei der Schenkelhernie sehr groß. Demzufolge sollte ohne Zeitverlust der Arzt um Rat gefragt werden. Meistens wird eine Operation den Patienten von seinem Leiden befreien.

- Vor allem bei älteren Frauen
- Als erstes Symptom zeigt sich ein druck- und schmerzempfindlicher Knoten
- Bei einem schweren Bruch kommt es zur Blockierung der eingeklemmten Körperteile, zu Brechreiz und Übelkeit, zu

Komplikationen in den Eingeweiden. Rein äußerlich erkennen wir einen großen, harten Knoten

In diesem Stadium handelt es sich bereits um einen ernsten medizinischen Notfall.

### Lipom

Eine mit Fett gefüllte kleine Zyste. Sie fühlt sich weich an, wächst sehr langsam und bleibt einige Wochen.

- Ohne Schmerzen
- Oft noch an anderen Körperstellen weitere Lipome

Solange kein Zweifel an der Diagnose besteht, muß ein Lipom nicht entfernt werden.

### Eingeklemmter Hoden

Bei Männern kann ein Hoden in der Leistenbeuge eingeklemmt sein. Normalerweise müssen beim neugeborenen Knaben beide Hoden in den Hodensack absteigen. Das sollte vor allem während des ersten Lebensjahres laufend kontrolliert werden (Abtasten des Hodensackes).

- Wenn einer der Hoden nicht abgestiegen ist, kann er nicht im Hodensack getastet werden

Mit einem kleineren chirurgischen Eingriff muß der nicht abgestiegene Hoden in den Hodensack abgesenkt werden. Das sollte so früh wie möglich, am besten noch vor dem dritten Lebensjahr geschehen. Heutzutage sollte es nicht mehr vorkommen, daß ein erwachsener Mann an diesen Symptomen leidet. Konkret besagt dies nämlich, daß dieser Mann als Baby weder von Eltern noch Ärzten genau untersucht wurde (auch nicht während der ersten Lebensjahre). Aus Gründen falscher Schamhaftigkeit zum Beispiel sehr frommer Mütter, kann es allerdings vorkommen, daß der Arzt nicht sofort darüber informiert wird, falls ein Hoden nicht in den Hodensack abgestiegen ist. Je später das chirurgisch behoben wird, desto mehr erhöht sich das Risiko für den erwachsenen Mann, nur noch gering zeugungsfähig zu sein und mit einem erhöhten Krebsrisiko leben zu müssen.

Selten

### Aneurysma eines Blutgefäßes

Die große Oberschenkelarterie muß beachtliche Mengen an Blut in das Bein transportieren, sie leistet Schwerarbeit und verläuft nahe unter der Oberfläche in der Leistenbeuge.

Diese Arterie kann in ihren Gefäßwänden schwach werden und sich zwiebelartig erweitern.

- Ein großer, pulsierender Knoten: Er schlägt mit einer Verzögerung von ungefähr einer Sekunde im Rhythmus des Herzens
- Meist empfindlich gegen Druck und Berührung

Sofortige chirurgische Behandlung erforderlich.

### Tumoren und Abszesse

Wie bei allen Knoten an jeder anderen Körperstelle, so muß auch hier in der Leistengegend ein Tumor oder Abszeß in Erwägung gezogen werden. In derartigen Fällen zeigt sich:
- Ein druck- und schmerzempfindlicher Knoten
- Man hat den Eindruck, als ob der Knoten direkt mit dem umgebenden Gewebe verwachsen sei
- Zusätzlich allgemeines Unwohlsein

Insgesamt aber überaus selten vorkommend.

## Ausfall des Schamhaares

| | |
|---|---|
| Wahrscheinlich | **Alopezie** |
| Möglich | **Nebenniereninsuffizienz/Addison-Krankheit**<br>**Leberzirrhose** |
| Selten | **Unterfunktion der Hirnanhangsdrüse/Hypophyse** |

Kein sehr verbreitetes Symptom, welches aber dennoch vom Betroffenen meist mit Alarmgefühlen registriert wird. Die Ausdünnung des Haares mit zunehmendem Alter ist bei allen behaarten Bereichen des Körpers völlig normal. Zusätzlich allerdings tritt Ausfall der Schamhaare als Nebenwirkung der Chemotherapie auf; wird weiter als Symptom hormoneller Störungen gedeutet.

Wahrscheinlich

### Alopezie

Man bezeichnet damit einen Haarausfall, dessen Ursachen nicht bekannt sind. Zuerst wird das Haar immer dünner, dann treten fleckenförmige kahle Stellen auf. Nur in ganz seltenen Fällen kommt es zu totalem Haarausfall.
- Bei Männern und bei Frauen
- Gleichzeitig auch Ausfall der Augenbrauen und Achselhaare

Weitere mögliche Ursachen eines plötzlich auftretenden Haarausfalls sind Pilzbefall oder seelische Ursachen.

Möglich

### Nebenniereninsuffizienz/Addison-Krankheit

Die Nebennieren erzeugen zu wenig Adrenalin.
- Anhaltende Schwachheit
- Dunkle Flecken im Mund, am Gaumen oder an alten Narben
- Gewichtsverlust

- Magenkrämpfe, Unwohlsein

Behandlung mit zusätzlichen Hormongaben.

**Leberzirrhose**

Oft durch Alkoholismus verursacht (aber keineswegs nur).

- Zunehmend dünnes Haar
- Kleine, erweiterte Venen zeigen sich im Gesicht und am Brustkorb
- Rote Fußgewölbe
- Impotenz
- Geschwollene Fußgelenke
- Erbrechen, Verdauungsprobleme
- Neigung zu Prellungen, Schwellungen, blauen Flecken
- Möglicherweise Blut im Erbrochenen oder im Stuhl
- Unterschiedliche Stadien der Verwirrtheit

Sofortige Entziehungskur notwendig.

Selten

**Unterfunktion der Hirnanhangsdrüse/Hypophyse**

Funktionsstörungen der Hypophyse, die so viele Teile des Körpers beeinflußt, können folgende Symptome bewirken:

- Schlagartige Blässe
- Haarverlust
- Große Müdigkeit und Schwächung im allgemeinen
- Zusätzlich bei Frauen Aussetzen der Regelblutungen

Lebenslange Hormongaben ermöglichen Heilung.

## Hitzewallungen

In regelrechten Wellen wird der gesamte Körper von Hitze und Rötungen gleichsam überschwemmt. Diese Wallungen können zu jeder Tages- und Nachtzeit vorkommen, sind aber nachts am unangenehmsten.

| | |
|---|---|
| Wahrscheinlich | **Menopause** |
| Möglich | **Überfunktion der Schilddrüse** |
| Selten | **Fieber und Schweißausbrüche** |

Wahrscheinlich

**Menopause**

Ein altbekanntes Symptom in den Wechseljahren und nach dem endgültigen Ausbleiben der Regel. Die damit verbundenen hormonellen Umstellungen belasten den Organismus, oft auch die

Seele der Frau, sehr stark und können zu den regelrechten Streßphasen des Lebens zählen. Von Menopause spricht man dann, wenn eine Frau in den Wechseljahren wenigstens ein Jahr keine Regelblutung mehr hatte. Unabhängig von diesen Überlegungen treten die ersten Hitzewallungen meist schon ein Jahr vorher auf, ehe das Klimakterium offensichtlich wird. Regelmäßige Blutuntersuchungen wären nun angebracht. Im Durchschnitt setzt die Menopause im Alter von ungefähr 45–50 Jahren ein. Abweichend davon, wenn auch selten, kann die Menopause schon in den frühen Dreißigern oder auch erst in den späten Fünfzigern eintreten. Töchter haben übrigens die Menopause meist im selben Alter wie ihre Mütter. Die wichtigsten Symptome sind:

- Die Periode wird schwächer, aber auch unregelmäßiger
- Die Haut der Scheide wird trockener
- Allgemeine Schmerzen treten häufiger auf. So manche körperlichen Symptome und Merkmale zeigen sich widersprüchlich und können als ein Zeichen der kommenden hormonellen Änderungen gedeutet werden. Immerhin ist diese Phase, nach der Pubertät des Mädchens, nun die nächste große Umstellung im Leben der Frau: Bis jetzt konnte sie noch Kinder bekommen – bald wird das nicht mehr möglich sein
- Nachlassen der Sexualität
- Kopfschmerzen
- Depressionen
- Reizbarkeit

Hitzewallungen treten in diesem Zusammenhang meist während der ersten zwei bis drei Jahre auf. Einige Frauen leiden darunter allerdings auch zehn Jahre und mehr. So wie bei vielen die Wechseljahre begleitenden Umständen spielt auch bei den Hitzewallungen das Verständnis der Umgebung – Familie und Lebenspartner sowie das berufliche Umfeld – eine sehr große Rolle. Je nachdem wie die genannten äußeren Bedingungen beschaffen sind, werden die Symptome der Menopause erträglich(er) oder aber zu einer Last werden.

Für viele Frauen stellt das Ausbleiben der monatlichen Regel eine große Erleichterung dar, für andere wiederum ist das eine Quelle der Nachdenklichkeit und Melancholie: Das Alter kommt mit Riesenschritten! Beschwerden der Wechseljahre und der Menopause, wie zum Beispiel die Hitzewallungen, lassen sich vorzüglich durch Hormongaben steuern, einschränken oder zumindest sehr erträglich gestalten.

Hormonelle Gaben wären, genaue Untersuchung vorausgesetzt, auch aus Gründen der Vorbeugung gegen zunehmende Osteoporose wünschenswert und überaus sinnvoll. Bekanntlich tritt die Osteoporose besonders häufig bei Frauen nach den Wechseljahren auf. Hier, und das ist ein hervorragendes Beispiel, zeigt sich, daß medizinische Vorbeugung (Prophylaxe) alles andere als nur ein Schlagwort ist.

Nebenbei gesagt sind die psychologischen Vorteile einer derartigen Behandlung evident und inzwischen weit bekannt. Über Intensität und Dauer einer hormonellen Behandlung im Klimakterium (Wechseljahre) sollte mit dem Arzt ausführlich und in Ruhe, auch mehrmals gesprochen werden. Heutige Hormonpräparate dieser Indikationskategorie sind im Vergleich zu ihren Vorgängerpräparaten um ein Vielfaches verbessert, werden noch geringer dosiert und lassen zahlreiche Einsatzmöglichkeiten zu, von denen man vor einigen Jahren nicht einmal zu träumen wagte (zum Beispiel Oströgenpflaster).

Möglich

**Überfunktion der Schilddrüse**

- Kann in jedem Alter vorkommen
- Schweißausbrüche, verringerter Appetit, Gewichtsverlust
- Hitzeunverträglichkeit
- Zittern der Hände
- Schneller Puls
- Hervortretende Augen

Die Behandlung reduziert die Produktion von Schilddrüsenhormon.

Selten

**Fieber und Schweißausbrüche**

Es gibt zahlreiche Ursachen, die zu anhaltendem Fieber und Schweißausbrüchen führen können. Mehr darüber finden Sie in späteren Kapiteln gegen Ende dieses Buches.

- Die Symptome der Menopause setzen schlagartig ein
- Die Regelblutungen finden noch wie gewohnt statt
- Schweißausbrüche in der Nacht
- Unwohlsein, Gewichtsschwankungen
- Erhöhte Anfälligkeit gegen Infektionen, zum Beispiel bei Reisen oder größerer Belastung
- Vergrößerte Lymphknoten

## Vermännlichung der Frau

Männliche Merkmale bei einer Frau können ein gestörtes Gleichgewicht zwischen männlichen und weiblichen Hormonen reflektieren, die männlichen Hormone nehmen überhand. Außerdem könnte dies eine Familien- oder Rasseneigenschaft sein. Solange die monatlichen Blutungen im gewohnten Rahmen stattfinden, muß nicht von einem ernsthaften Problem ausgegangen werden. Typische Mermale einer Vermännlichung sind:
- Haarwuchs im Gesicht, an Brust und Bauch
- Glatzenbildung
- Tiefe Stimme
- Unterbrechung des monatlichen Zyklus

| | |
|---|---|
| Wahrscheinlich | **Erblich bedingt** |
| Möglich | **Unterfunktion der Schilddrüse**<br>**Eierstockzysten**<br>**Nebenwirkungen von Medikamenten** |
| Selten | **Eierstocktumor**<br>**Cushing-Syndrom** |

Wahrscheinlich

**Erblich bedingt**

Familiäre und ethnisch bedingte Unterschiede in der Körperbehaarung sind bekannt. So tendieren zum Beispiel Männer und Frauen des Mittelmeerraumes zu stärkerer Behaarung als die Menschen in Skandinavien. Dies hat jedoch nichts mit der Fruchtbarkeit zu tun.

Möglich

**Unterfunktion der Schilddrüse**

Bei dieser Erkrankung zeigen sich mehr männliche Symptome bei der Frau:
- Tiefe Stimme
- Rauhe Haut
- Menstruationsbeschwerden
- Gewichtszunahme
- Langsames Denken
- Verlangsamter Puls
- Schwächegefühl

Die Diagnose läßt sich durch einfache Bluttests ermitteln.

**Eierstockzysten**

Eine Erkrankung der Eierstöcke, die von vielen Zysten befallen

werden und männliche Hormone produzieren. Es handelt sich jedoch nicht um Krebs!
- Starker Haarwuchs
- Ausbleiben der Periode
- Schwere Akne
- Übergewicht

Das Ausmaß der Krankheit kann auch sehr ernst sein. Eine Untersuchung der Eierstöcke mit Ultraschall, Messungen des Hormonspiegels lassen diese Krankheit klar erkennen. Eine rechtzeitige Behandlung kann Unfruchtbarkeit verhindern.

### Nebenwirkungen von Medikamenten

Starke Behaarung kann auch ein Nebeneffekt von Medikamenten sein. Dazu zählen vor allem Medikamente gegen Epilepsie sowie gegen Arthritis.

Selten

### Eierstocktumor

Wenn eine ansonsten gesunde Frau Merkmale der Vermännlichung entwickelt, so wäre immer auch in diese Richtung hin zu untersuchen. Ein Tumor an den Eierstöcken zeigt nämlich keine anderen Symptome im Frühstadium. Eine Ultraschall-Untersuchung muß umgehend vorgenommen werden.

### Cushing-Syndrom

Dieses Krankheitsbild weist zahlreiche Ursachen auf, bei allen werden große Mengen an natürlichen männlichen Hormonen erzeugt. Zu den Symptomen zählen:
- Dickleibigkeit. aber dünne Gliedmaßen
- Maskuline Merkmale
- Verstärkte Neigung zu blauen Flecken
- Erhöhte Urinproduktion
- Purpurfarbene Streifen entlang der Hüfte und an anderen fettuntersetzten Körperstellen

## Beckenschmerzen

Unterleibsschmerzen bei der Frau zählen zu den alltäglichen Dingen und lassen sich oft nur schwierig diagnostizieren. Abgesehen von gynäkologischen Ursachen (Gebärmutter und Eierstöcke) gibt es noch eine Anzahl anderer Beckenorgane, welche in Betracht zu ziehen sind: Eingeweide, Harnblase, Nieren, Nervenreizungen am Rücken, Erkrankungen der großen Baucharterie. Der Bauch ist auch ein sensibler Index aller Gefühlswallungen in allen Lebensjahren bei beiden Geschlechtern. Immerhin befindet sich im Bauch auch die Gebärmutter als Zentrum des werdenden Lebens. Folgende Schmerzsymptome deuten auf gynäkologische Ursachen hin:

- Menstruationsbeschwerden
- Scheidenausfluß
- Scheidenblutungen
- Schmerzen beim Geschlechtsverkehr
- Unfruchtbarkeit

Siehe auch später.

Symptome, die auf einen nicht gynäkologischen Hintergrund hindeuten, sind:

- Durchfall
- Häufiger Harndrang, meist brennend beim Wasserlassen
- Schmerzen variieren in Abhängigkeit von der Körperstellung
- Pulsierendes Pochen im Bauch
- Schmerzen beim Gehen
- Depressionen, Eheprobleme

Wiederkehrende Beckenschmerzen können auch nicht gynäkologische Ursachen haben.

## Unfruchtbarkeit

15% aller Paare mit regelmäßigem Geschlechtsverkehr und Kinderwunsch haben auch nach einem Jahr noch kein Kind gezeugt und müssen daher als unfruchtbar angesehen werden. Über 10% aller Paare bleiben überhaupt unfruchtbar. Ehe wir irgendwelche weiteren Feststellungen treffen, muß gesagt werden, daß bei einem normalen Geschlechtsverkehr keine Schwangerschaft entstehen kann, wenn der Samenerguß außerhalb der Scheide erfolgt. In ungefähr 70% aller Fälle liegt die Ursache für die Unfruchtbarkeit beim männlichen Sperma und nur in 30% aller Fälle ist die Ursache hierfür bei der Frau zu suchen.

| | |
|---|---|
| Wahrscheinlich | **Fehlender Eisprung**<br>**Verstopfte Eileiter**<br>**Unbekannte Ursachen** |
| Möglich | **Endometriose**<br>**Allgemeine Erkrankung** |
| Selten | **Gebärmutterabnormalitäten** |

Wahrscheinlich

**Fehlender Eisprung**

Unregelmäßigkeiten und Probleme bei der Bildung von einem oder mehreren Eiern, die auch wirklich ohne Probleme befruchtet werden könnten, sind häufiger anzutreffen. Die Ursachen dafür liegen meist in einer Störung des hormonellen Gleichgewichts. Dafür typische Symptome sind:
- Unregelmäßige Perioden
- Ausbleiben der Periode
- Verzögerung beim Beginn einer Periode

Siehe auch später.

**Verstopfte Eileiter**

Diese sind vor allem die Folge von wiederholten Beckenentzündungen, die nicht ausreichend behandelt wurden. Dadurch kann ein befruchtungsfähiges Ei nicht durch den Eileiter in die Gebärmutter gelangen.
- Wiederholte Beckenschmerzen
- Häufiger, infektiöser Scheidenausfluß
- Schmerzen beim Geschlechtsverkehr

**Unbekannte Ursachen**

Trotz sorgfältigster Untersuchungen lassen sich dennoch viele Fälle von Unfruchtbarkeit niemals klären.

Möglich

**Endometriose**

Es handelt sich um eine Absonderung von Schleimhaut aus der Gebärmutter.
- Schmerzen beim Geschlechtsverkehr

Siehe auch später.

**Allgemeine Erkrankung**

Jede andere ernsthafte Erkrankung kann die Fruchtbarkeit herabsetzen, dies sollte aber den Patienten eigentlich bekannt sein.

Selten **Gebärmutterabnormalitäten**

Gelegentlich ist die Gebärmutter von Geburt an so deformiert, daß sich kein befruchtungsfähiges Ei einnisten kann.

## Frigidität

Nachlassendes Interesse am Geschlechtsverkehr bis hin zur Frigidität eines Partners ist niemals nur der Fehler eines einzelnen. Wer das erkannt hat, hat bereits den ersten Schritt zur Lösung des Problems getan. Außerdem gibt es natürliche Variationen während jeder Periode, wo sich die sexuellen Wünsche der Frau unterschiedlich darstellen. Den stärksten Wunsch nach Sex verspüren Frauen in der Mitte des Zyklus, also zur Zeit des Eisprungs. Schwere Krankheiten und Geburten können sexuelle Wünsche stark herabsetzen.

| | |
|---|---|
| Wahrscheinlich | **Seelische Faktoren** |
| Möglich | **Negative sexuelle Erfahrungen** |
| Selten | **Depression** |

Wahrscheinlich **Seelische Faktoren**

Sie liegen meist dann vor, wenn man folgende Vorstellungen hat:
- Sex ist schmutzig
- Sexuelle Berührungen durch den Partner werden als unangenehm empfunden
- Sex vermittelt keine Befriedigung
- Schuldgefühle deswegen

Eine Partnerschaftsberatung kann hier helfen!

Möglich **Negative sexuelle Erfahrungen**

Dazu zählen traumatische Ereignisse wie schmerzhafter Geschlechtsverkehr, Mißverständnis über die Anatomie des Menschen, Angst vor unerwünschter Schwangerschaft sowie sexueller Mißbrauch im Kindesalter. Von großer Bedeutung sind in diesem Zusammenhang die ersten sexuellen Erfahrungen eines Menschen. Eine Lösung der Probleme erfordert geduldige Erklärungen, Anständigkeit und großes Einfühlungsvermögen. Nur ein langsames Hineinwachsen in die Welt des Sexuallebens kann hier Hilfe bringen.

Selten **Depression**

Nachlassendes sexuelles Interesse von Männern oder Frauen kann auch ein Symptom der Depression sein. Damit einhergehen:

- Traurigkeit, Melancholie
- Verlust des Selbstwertgefühls
- Schlafstörungen
- Weinerlichkeit
- Selbstmordgedanken
- Verlangsamtes Denken

## Orgasmusprobleme

Die meisten Menschen haben über den Orgasmus völlig falsche Vorstellungen. Die einen glauben, daß er gleichsam automatisch bei jedem Geschlechtsverkehrs stattfinden muß, die anderen hingegen sind der Meinung, daß es ihn überhaupt nicht gibt. Sowohl das eine wie das andere ist falsch! Männer wie Frauen können aus den gleichen Gründen oft keinen Orgasmus erleben bzw. zustande bringen. Wir wollen hier einige Fakten über den weiblichen Orgasmus erwähnen:

- Es handelt sich gleichermaßen um ein körperliches wie seelisches Erlebnis
- Die Reizung der Klitoris ist sehr bedeutsam
- Sex wird nicht zu jeder Zeit als erfreulich empfunden
- Frauen brauchen länger, bis sie zum Orgasmus kommen, als Männer
- Frauen können zahlreiche Orgasmen hintereinander erleben; sie benötigen keine Erholungspause wie die Männer

Es steht einwandfrei fest, daß Probleme beim Orgasmus keineswegs nur von der Frau verursacht sind, sondern auch durch Partnerschaftsprobleme oder durch sexuelle Techniken. Manche Frauen können nur durch Masturbation einen Orgasmus erleben. Es ist hilfreich, zusammen mit seinem Partner herauszufinden, was beide Beteiligten zum Orgasmus führt.

| | |
|---|---|
| Wahrscheinlich | **Seelische Ursachen**<br>**Sexuelle Praktiken** |
| Möglich | **Partnerschaftsprobleme** |

Wahrscheinlich **Seelische Ursachen**

Die Qualität einer Partnerschaft ist entscheidend und hängt sehr davon ab, ob man seelisch harmoniert und dementsprechend auch geschlechtlich zusammenpaßt. Zuneigung, Vertrauen und positive Erfahrungen spielen hier eine große Rolle. Es ist allgemein bekannt, daß es große Partnerschaftsprobleme geben wird, wenn diese wichtigen Dinge des Lebens nicht vorhanden sind. Auf einem schlechten seelischen Boden können Sexualität und Orgasmus nicht gedeihen.

### Sexuelle Praktiken

Der Mann muß auf die Eigenheiten der weiblichen Anatomie unbedingt Rücksicht nehmen. Für einen Orgasmus der Frau sind folgende Dinge erforderlich:
- Einfühlsames Vorspiel
- Reizung der Klitoris
- Vermeidung von Schmerzen
- Ausreichende Gleitfähigkeit von Penis und Scheide

Insgesamt handelt es sich hier um eine Materie der Irrungen und Wirrungen.

Möglich

### Partnerschaftsprobleme

Schwierigkeiten beim Erlangen des Orgasmus können auch durch folgende Aspekte verursacht werden:
- Vorzeitige Ejakulation
- Impotenz

Siehe auch später.

## Schmerzen beim Geschlechtsverkehr

| | |
|---|---|
| Wahrscheinlich | **Scheidenentzündung**<br>**Scheidenkrampf** |
| Möglich | **Zu trockene Scheide**<br>**Endometriose**<br>**Chronische Beckenentzündung** |
| Selten | **Körperliche Hindernisse** |

Wahrscheinlich

### Scheidenentzündung

Zeigt sich zum Beispiel durch eine rauhe Stelle in oder nahe der Vagina.

- Der Schmerz tritt mehr an der Oberfläche, d. h. im äußeren Teil der Vagina und nicht tief innen auf
- Vermutlich Ausfluß, Juckreiz wahrscheinlich. Sehr wahrscheinlich wird die Infektion durch Herpes begleitet

### Scheidenkrampf

Die Muskeln rund um die Scheide verkampfen sich so sehr, daß ein Verkehr unmöglich wird. Vaginismus zählt zu den wichtigsten seelischen Symptomen, wenn eine Frau Angst vor dem Eindringen des Mannes hat. Scheidenkrämpfe können auch als Folge einer schmerzhaften Geburt, die zu Verletzungen der Scheide führte, eintreten.

- Andere geschlechtliche Aspekte und Verhaltensweisen sind aber normal

Eine gynäkologische Untersuchung kann u. U. bei der Lösung des Problems hilfreich sein.

Möglich

### Zu trockene Scheide

Normalerweise tritt dies nach der Menopause auf.

- Die Scheide fühlt sich allgemein trocken, entzündet an
- Wäßriger, gelegentlich blutiger Ausfluß

Die Behandlung kann mit Östrogensalben sowie mit hormonellen Gaben sehr erfolgreich durchgeführt werden.

### Endometriose

- Brennende Schmerzen beim Geschlechtsverkehr
- Menstruationsbeschwerden
- Unfruchtbarkeit

Siehe dazu später.

### Chronische Beckenentzündung

Sie verursacht außerdem:

- Brennende Schmerzen beim Geschlechtsverkehr
- Menstruationsbeschwerden

Siehe dazu später.

Selten

### Körperliche Hindernisse

Das Jungfernhäutchen, welches normalerweise beim ersten Geschlechtsverkehr reißt, kann in seltenen Fällen so dick sein, daß eine Defloration nicht stattfinden kann. Weiter kann der Scheideneingang außergewöhnlich eng geformt sein. Hier ist chirurgische Hilfe angebracht.

- Man kann das Hindernis sehen und fühlen bzw. tasten
- Schmerzen beim beginnenden Geschlechtsverkehr
- Schmerzen rund um den Scheideneingang

## Erkrankungen der weiblichen Brust

Frauen sollten in regelmäßigen Zeitabständen ihre Brüste selber untersuchen, um Abnormalitäten möglichst früh feststellen zu können. Bedenken Sie außerdem, daß das Bindegewebe der weiblichen Brust bis in die Achselhöhle reicht, die daher auch kontrolliert werden muß. In vielen Ländern gibt es inzwischen auch Vorsorgeuntersuchungen. Bei diesen Untersuchungen werden gelegentlich Abnormalitäten festgestellt, die sich bei weiterer bei Untersuchung dann meist als harmlos herausstellen. Wenn auch dieser falsche Alarm meist belastend ist, so ist dies nur als Preis für eine eventuelle Früherkennung von Brustkrebs zu sehen.

Viele Frauen glauben, daß Brustkrebs die einzige Erkrankung der weiblichen Brust sein kann. Dem ist aber nicht so! Die Angst, an Brustkrebs erkrankt zu sein, veranlaßt manche Frauen, festgestellte Symptome dem Arzt gegenüber zu verschweigen. Dies ist nicht nur dumm, sondern mitunter auch tödlich!

## Knoten in der Brust

Immer wieder können Frauen in einer ihrer Brüste einen Knoten tasten.Die Brüste sind von Haus aus knotig aufgebaut, und einige dieser Knoten kann man mühelos fühlen. In 9 von 10 Fällen ist dies harmlos. Umgekehrt aber heißt dies auch, daß einer von zehn Krebs sein kann. Diese Diagnose muß aber noch lange nicht den Tod bedeuten, denn unter Brustkrebs ist eine ganze Gruppe von Erkrankungen zu verstehen. Die Chancen, geheilt zu werden, hängen vom Alter und von der Art des jeweiligen Krebses ab. Vor allem aber davon, wie frühzeitig dieser erkannt wurde!

Brustkrebs zählt heute zu den am meisten erforschten Krebsarten, dennoch ist sich die Medizin darüber im klaren, daß man noch viel zu wenig darüber weiß.

Die fundamentalen Fragen sind daher nach wie vor nicht beantwortet: Was löst den Krebs aus? Wie schnell entwickelt er sich? Und wie behandelt man ihn am besten? Demzufolge ändert sich die Meinung der Fachleute ständig und hängt auch davon ab, welche Behandlungsergebnisse irgendwo auf der Welt erzielt wurden.

In dieser schwierigen Situation neigen betroffene Frauen dazu, an Wundermittel und an Blitzheilungen zu glauben. Man sollte damit jedoch sehr vorsichtig sein! Wie immer die Meinung dazu auch sein mag, man sollte ohne Zeitverlust den Arzt aufsuchen, wenn auch nur der geringste Verdacht auf Brustkrebs besteht.

| | |
|---|---|
| Wahrscheinlich | **Fibroadenom/Gutartige Geschwulst**<br>**Brustzysten/Fibrozystische Erkrankung**<br>**Papillom der Brustdrüse** |
| Möglich | **Brustkrebs**<br>**Fettnekrose** |
| Selten | **Andere Tumoren** |

Wahrscheinlich

**Fibroadenom/Gutartige Geschwulst**

Bei Frauen im Alter von 20–40 Jahren verbreitet.
- Ein fester, schmerzfreier Knoten
- Frei beweglich

Manche Frauen können mehrere dieser Knoten über Jahre hinweg haben. Jeder einzelne sollte chirurgisch entfernt werden. Man nimmt an, daß diese Knoten nicht in Krebs übergehen, und betrachtet sie deshalb als gutartig.

**Brustzysten/Fibrozystische Erkrankung**

Hierbei handelt es sich um einen leicht mißverständlichen medizinischen Fachausdruck für eine Erkrankung, die in Wirklichkeit aber keine tatsächliche Erkrankung ist. Die Brüste sind generell knotig, und innerhalb dieser vielen Knoten können noch weitere genau definierte, große Knoten vorkommen, welche normalerweise einer flüssigkeitsgefüllten Zyste entsprechen.
- Häufig bei Frauen zwischen 30 und 50 Jahren
- Die Knoten können sich während eines Monatszyklus ändern
- Schmerzen häufig vor Beginn der Periode
- Oft sind ganze Stellen der Brust empfindlich gegen Druck und Berührung

Mittels einer Mammographie kann der Arzt diese Knoten von Krebs unterscheiden. Viele Chirurgen tendieren dazu, derartige flüssigkeitsgefüllte Zysten mittels einer Nadel zu entleeren und den Inhalt zu analysieren. Keine weitere Behandlung ist notwendig!
Diese Erkrankung hat nichts mit der gefürchteten Mukoviszidose (zystische Fibrose) zu tun.

**Papillom der Brustdrüse**

Ein Knoten läßt sich genau hinter der Brustwarze ertasten. Häufig tritt blutiger Ausfluß aus der Brustwarze aus. Diese Symptome müssen unbedingt dem Arzt berichtet werden. Siehe später.

Möglich

### Brustkrebs

Man kann einen Knoten ertasten; er ist meist klein, aber man kann mit Sicherheit sagen, daß er plötzlich entstanden ist. Folgende Symptome könnten darauf hindeuten, daß es sich um einen bösartigen Knoten handelt:

- Fester, unregelmäßig geformter Knoten
- Nicht frei beweglich, sondern scheint an seinem Platz festzusitzen
- Die Haut oberhalb des Knotens ist grübchenartig eingedellt
- Gleichzeitig treten an der Brustwarze Änderungen auf
- In der Achselhöhle kann man geschwollene Lymphknoten ertasten
- Die betreffende Stelle, an welcher der Knoten sitzt, schmerzt
- Blutungen aus der Brustwarze

Man kann aus dem Knoten eine Gewebeprobe (Biopsie) entnehmen. Damit läßt sich im vorhinein über eine eventuelle Operation entscheiden. Auch die Mammographie kann die Diagnose absichern. In vielen Fällen aber hat es sich bewährt, den Knoten durch eine Operation (ohne Biopsie) zu entfernen und erst bei dieser (in Narkose) den Knoten zu analysieren und festzustellen, ob es sich um Krebs handelt oder nicht. Je nachdem wird der Chirurg die Operation dann beenden oder fortführen.

### Fettnekrose

Tritt häufig bei vollschlanken Frauen auf. Durch einen Stoß oder Schlag können Fettzellen in der Brust beschädigt werden und einen Knoten ausbilden, der sich sehr ähnlich wie ein Krebsknoten anfühlt.

- Ein fester Knoten
- Er ist nicht frei beweglich
- Die Haut oberhalb des Knotens ist grübchenartig eingedellt

Der einzig sichere Weg, den Knoten zu untersuchen, besteht in einer Biospie oder einer Operation mit nachfolgender Untersuchung.

Selten

### Andere Tumoren

Tumoren und Krebsgeschwüre, die an anderen Körperstellen auftreten, können auch bis in die Brust ausstrahlen und Metastasen bilden. Auch hier kann nur eine Gewebeprobe Klarheit bringen.

# Schmerzende Brüste

Wenn die Schmerzen über die gesamten Brüste zu spüren sind, handelt es sich fast immer um eine Störung des Hormonhaushalts. Schmerzende Brüste können nichts anderes als ein hinnehmbares Übel, für manche Frauen allerdings auch ein großes Problem sein. Eine Mammographie gibt Sicherheit, daß keine andere Erkrankung im Hintergrund steht. Eine kombinierte Behandlung aus Hormongaben, Vitamin $B_6$ und Einreibungen mit Primelöl haben sich sehr bewährt.

| | |
|---|---|
| Wahrscheinlich | **Brustdrüsenentzündung/Mastitis**<br>**Brustzyste/Fibrozystische Erkrankung** |
| Möglich | **Brustkrebs**<br>**Rippenschmerzen**<br>**Schwangerschaft** |

Wahrscheinlich

**Brustdrüsenentzündung/Mastitis**

Siehe später unter Ausfluß aus der Brustwarze.
- Schmerzen
- Rötung der erkrankten Brust
- Fieber

**Brustzyste/Fibrozystische Erkrankung**

Siehe dazu vorher.

Möglich

**Brustkrebs**

Siehe dazu vorher.

Normalerweise tritt bei Brustkrebs Schmerz nicht als frühes Symptom auf; erst im fortgeschrittenen Stadium der Krebserkrankung zählt Schmerz zu den Symptomen.

**Rippenschmerzen**

Die Muskeln zwischen den Rippen oder dort, wo das Brustbein mit den Rippen verbunden ist, sind entzündet.
- Eine Brust kann davon befallen sein
- Stechender Schmerz, hoch oben am Brustkorb angesiedelt
- Der Schmerz wird stärker, wenn man auf das Brustbein oder zwischen die Rippen drückt

Ein harmloses Symptom, welches nach einigen Wochen von selbst wieder verschwindet.

### Schwangerschaft

Schmerzen in der Brust kommen vor allem in der Schwangerschaft häufig vor, ehe die erste Regel ausgeblieben ist, und sind damit ein sehr frühes Anzeichen für das bevorstehende Ereignis. Weitere frühe Symptome einer Schwangerschaft sind:
- Erhöhter Harndrang
- Undefinierbare Müdigkeit
- Brechreiz

## Brustumfang

In den westlichen Staaten wird eine große Brust gerne mit Weiblichkeit gleichgesetzt. Hierbei handelt es sich natürlich um eine männliche Meinung!
Viele Frauen sind jedoch ebenfalls mit der Größe ihrer Brüste unzufrieden. Entweder halten sie diese für zu klein oder für zu groß. Die Größe der Brüste hat jedoch nichts mit der Stillfähigkeit zu tun. Außerdem ist es ganz normal, daß beide Brüste in Größe und Form unterschiedlich sind.

| | |
|---|---|
| Wahrscheinlich | **Vererbt** |
| Möglich | **Hormonell** |
| Selten | **Verstopfung des Lymphsystems** |

Wahrscheinlich

### Vererbt

Die Größe der Brust ist in erster Linie vererbt und wird von beiden Großeltern vorherbestimmt. Auch kann die Zugehörigkeit zu einer bestimmten Rasse eine Rolle spielen. Asiatinnen haben normalerweise kleinere Brüste als Europäerinnen. Gründe für eine chirurgische Korrektur der Brust können sein:
- Seelische Ursachen
- Starke Schmerzen im Nacken und Rücken bei sehr schweren Brüsten
- Berufliche Gründe (Schauspieler etc.)

Möglich

### Hormonell

Die Einnahme der Anti-Baby-Pille oder die Durchführung hormoneller Therapien führen fast immer zu einer leichten Vergrößerung der Brüste. Das ist auch in der Schwangerschaft durchweg der Fall. Viele Frauen registrieren außerdem während der

Menstruation Umfangänderungen der Brüste. Die Größe der Brüste hat nichts mit der Empfängnisfähigkeit zu tun.

Selten

**Verstopfung des Lymphsystems**

Wenn der Abfluß der Gewebsflüssigkeiten von der Brust in die Achselhöhle verlegt ist, so führt dies zu Schwellungen der Brust.

- Häufig nach Strahlentherapie
- Man kann die Lymphknoten in der Achselhöhle spüren – bitte sofort den Arzt darüber informieren
- Die Brust wird allgemein fester, härter

Unglücklicherweise kann man medizinisch nur sehr wenig gegen dieses Problem unternehmen.

## Ausfluß aus der Brustwarze

Während der Schwangerschaft ist es völlig normal, wenn die Brustwarze eine milchige Flüssigkeit absondert. Stillende Mütter werden sehr schnell feststellen, daß nicht nur das Saugen des Babys die Milchproduktion anregt, sondern daß mitunter bereits das Schreien des Kindes Milch aus den Brustwarzen austreten läßt. Besteht keine Schwangerschaft oder Stillzeit und tritt klare, blutige oder eitrige Flüssigkeit aus der Brustwarze aus, so ist dies auf jeden Fall ein Krankheitssymptom. Ein Ausfluß entsteht meist im Milchgangbereich.

| | |
|---|---|
| Wahrscheinlich | **Brustdrüsenentzündung/Mastitis**<br>**Hormonelle Störungen** |
| Möglich | **Papillom in den Milchgängen**<br>**Krebs der Milchgänge**<br>**Erweiterung der Milchgänge** |
| Selten | **Brustkrebs**<br>**Paget-Erkrankung der Brustwarze** |

Wahrscheinlich

**Brustdrüsenentzündung/Mastitis**

Ein häufig vorkommendes Problem in den ersten Wochen der Stillzeit. Die Medizin nimmt an, daß die Infektion durch das Stillen von außen in die Brust gelangt, oft sind kleinere Verletzungen dafür die Ursache.

- Die Symptome entstehen innerhalb weniger Stunden
- Schmerzen an einer Stelle der Brust
- Oft erkennt man eine feste, rote Stelle auf der Brust

- Blutiger Ausfluß, oft mit Milch vermischt
- Wiederholte Verhärtungen, sehr hohes Fieber, verbunden mit Schweißausbrüchen
- Große Schmerzen

Heutzutage wird die Entzündung teilweise mit Antibiotika behandelt. Gelegentlich kann durch die andauernde Infektion auch ein chronischer Abszeß entstehen, der dann u.U. chirurgisch behandelt werden muß.

### Hormonelle Störungen

Die Milchproduktion wird durch das Hormon Prolaktin gesteuert. Dieses wiederum wird von der Hirnanhangsdrüse erzeugt. Ein Zuviel an Prolaktin verursacht:

- Milchaustritt aus beiden Brüsten über Monate hinweg
- Periode kann ausbleiben

Mit Blutuntersuchungen kann der Prolaktinspiegel ermittelt werden, eine medikamentöse Behandlung kann vorgenommen werden. Eine erhöhte Produktion des Hormons kann aber auch als Nebenwirkung von Medikamenten entstehen (blutdrucksenkende Mittel, Beruhigungsmittel).

**Die weibliche Brust**

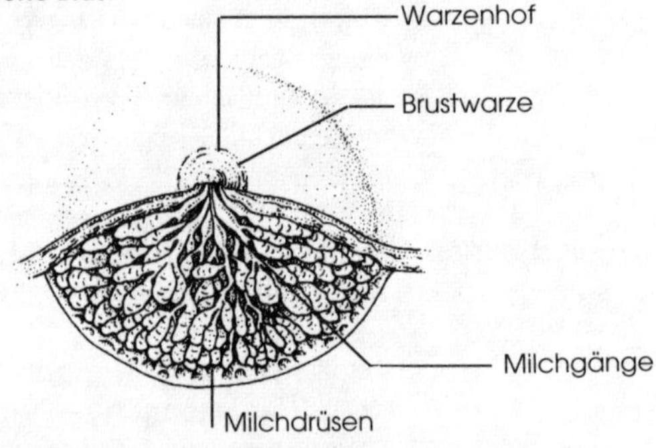


Möglich

Die drei nachfolgend beschriebenen Erkrankungen weisen allesamt ähnliche Symptome auf, so daß in allen Fällen der Arzt sehr genau untersuchen wird, um Verwechslungen zu vermeiden.

### Papillom in den Milchgängen

Ein warzenähnliches, gutartiges Gewächs in einem der Milchgänge, die direkt zur Brustwarze führen.

- Blutiger Ausfluß
- Gelegentlich ein klarer, gelblicher Ausfluß
- Ein Knötchen läßt sich in der Nähe der Brustwarze ertasten

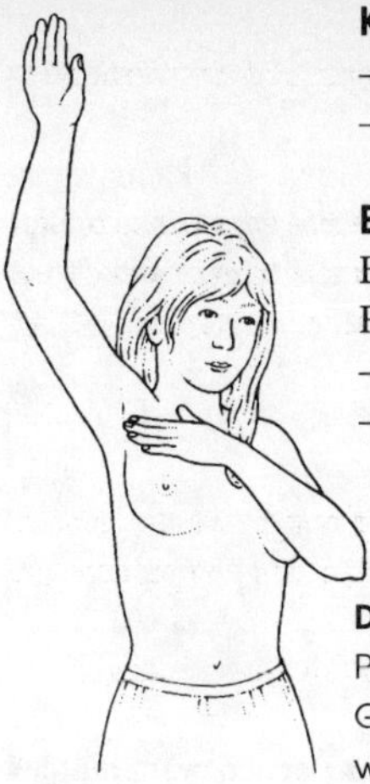

### Krebs der Milchgänge

- Blutiger Ausfluß
- Prickelndes Gefühl hinter der Brustwarze

### Erweiterung der Milchgänge

Bei dieser Erkrankung gestatten die erweiterten Milchgänge die Produktion von Ausfluß.

- Brauner oder grünlicher Ausfluß
- Dieser ist relativ fest, käseähnlich

**Die Untersuchung der weiblichen Brust**
Prüfen Sie beide Brüste und die Achselhöhlen auf Knoten oder Gewebeunterschiede. Achten Sie auf Änderungen der Brustwarzen und allfälligen Ausfluß.

Selten

### Brustkrebs

Siehe dazu vorher. Gelegentlich verursacht ein Brustkrebs auch Blutungen aus der Brustwarze.

- Wahrscheinlich ein Knoten in der Brust
- Unbehagen

### Paget-Erkrankung der Brustwarze

Typische Erkrankung bei älteren Frauen.

- Brüchige Haut
- Rötungen der Haut rund um die Brustwarze
- Blut sickert aus der Brustwarze
- Die Brustwarze stülpt sich um

Diese Erkrankung deutet oft auf Brustkrebs hin.

## Eingestülpte Brustwarzen

Im Normalzustand ragen beide Brustwarzen ein klein wenig nach außen, ändern sich bei Wärme oder Kälte oder bei sexueller Erregung. Eingezogene Brustwarzen sehen wie in die Brust versunken aus.

| | |
|---|---|
| Wahrscheinlich | **Angeboren** |
| Möglich | **Brustkrebs** |

Wahrscheinlich **Angeboren**

Häufig bei kleinen Mädchen zu sehen, bei denen während des Heranwachsens eine oder beide Brustwarzen einstülpt sein können. Kein Krankheitssymptom, kann aber die Stillfähigkeit beeinträchtigen. Es existieren sehr viele Patentrezepte zur Behandlung dieser Erscheinung, der Erfolg ist meist sehr gering.

Möglich **Brustkrebs**

Eine sich plötzlich einstülpende Brustwarze kann u. U. auch auf Brustkrebs hindeuten und sollte sofort dem Arzt gemeldet werden. Achten Sie auch auf folgendes:
- Knoten in der Brust
- Ausfluß aus der Brustwarze

## Menstruation

Während des monatlichen Zyklus verdickt sich die Schleimhaut in der Gebärmutter und bereitet sich darauf vor, ein befruchtetes Ei aufzunehmen.Wenn keine Empfängnis stattgefunden hat, löst sich die Schleimhaut und wird ausgestoßen. Dieser Vorgang wird als Menstruation oder Periode bezeichnet. Dieser komplexe Prozeß wird durch Hormone des Gehirns, der Eierstöcke und des Eis gesteuert, alles nur für das eine große Ziel: eine erfolgreiche Schwangerschaft! Eine problemlose Menstruation hängt auch von der gesundheitlichen Balance von Seele und Körper ab. Nichts wird so sehr seelisch beeinflußt wie die monatliche Regelblutung. Länge, Stärke und Dauer derselben schwanken von Frau zu Frau und von Monat zu Monat. Sie sind aber keineswegs ein Symptom für eine Abnormalität. Plötzliche Änderungen des Zyklus sollten allerdings untersucht werden.

# Ausbleiben der Periode/ unregelmäßige Periode

Dieser Buchabschnitt betrifft vor allem jene Frauen, die bisher eine normale Periode hatten. Der Beginn der Periode bei jungen Mädchen wird hingegen in einem späteren Kapitel behandelt. Streß ist vor allem bei jungen Frauen eine häufige Ursache für einen unregelmäßigen Zyklus, und in diesem Fall erübrigen sich weitere Nachforschungen (es sei denn, um eine mögliche Schwangerschaft mit Sicherheit auszuschließen). Unregelmäßigkeiten bei Frauen im Alter zwischen 30 und 40 haben aller Voraussicht nach meist hormonelle oder andere körperliche Gründe. Frauen mit unregelmäßigem Zyklus müssen darauf achten, ob es zu abnormalen Blutungen kommt.

| | |
|---|---|
| Wahrscheinlich | **Schwangerschaft**<br>**Streß**<br>**Stillen** |
| Möglich | **Menopause**<br>**Erhöhte Prolaktinproduktion**<br>**Gewichtsschwankungen**<br>**Eierstockzysten**<br>**Nach dem Absetzen der Pille**<br>**Schwere Allgemeinerkrankung** |
| Selten | **Schilddrüsenerkrankung**<br>**Erkrankung der Nebennieren** |

Wahrscheinlich

### Schwangerschaft

Es zählt zu den wichtigsten medizinischen Erfahrungen, daß bei Patientinnen im gebärfähigen Alter bei Ausbleiben der Regel zuerst auf eine mögliche Schwangerschaft untersucht wird. Symptome dafür können sein:

- Morgendliche Müdigkeit
- Gespannte Brüste
- Lethargie, Gewichtszunahme
- Verstärkter Harndrang
- Appetitänderungen

### Streß

Weitverbreitete Ursache vor allem bei jungen Frauen. Streß ist nicht nur durch seelische Ursachen, sondern auch durch Alltag,

Beruf, Reisen oder Krankheit verursacht. Täglicher Streß durch Vorbereitungen auf zum Beispiel Prüfungen genügt bereits, um die Regel ausfallen zu lassen.

- Bei offensichtlichen Gründen kann die Periode mitunter auch ein oder zwei Monate ausbleiben. Eine Schwangerschaft muß hingegen ausgeschlossen werden
- Bleibt der Zyklus länger als 6 Monate aus, muß medizinisch sorgfältig untersucht werden

### Stillen

Während des Stillens bleibt die Regel normalerweise aus bzw. setzt nur ganz spärlich ein. Nach dem Abstillen normalisieren sich diese rein hormonell gesteuerten Dinge wieder. Unabhängig davon ist es aber durchaus möglich, während der Stillperiode schwanger zu werden, da der Eisprung nach wie vor stattfindet.

Möglich

### Menopause

Die Wechseljahre können bereits ab dem 30. Lebensjahr einsetzen. Ein so frühes Einsetzen der Menopause ist aber normalerweise in der Familie bekannt und meist vererbt. Bei allen Frauen mit Totaloperationen, sowie während der Behandlung des Brustkrebses, setzen die Symptome der Menopause schlagartig ein.

### Erhöhte Prolaktinproduktion

Siehe dazu vorher.

Das Ausbleiben der Periode sowie ein milchiger Ausfluß aus den Brüsten deuten auf diese Erkrankung hin. Sie kann außerdem in ganz seltenen Fällen durch einen Gehirntumor verursacht sein. Blut- und Röntgenuntersuchungen bringen hier Klarheit.

### Gewichtsschwankungen

Ständige Gewichtsschwankungen zwischen großer Gewichtszunahme und strenger Diät bewirken u. U. ein Ausbleiben der Periode. Man nennt dies auch nervöse Anorexie:

- Die Knochen werden sehr dünn
- Besessene Gewichtskontrolle durch die Patientin
- Am Körper wachsen feine Haare

### Eierstockzysten

Vor allem bei jungen Frauen sollte diese Erkrankung in Betracht gezogen werden, wenn:

- Die Periode ausbleibt
- Starker Haarwuchs auftritt
- Akne entsteht
- Das Gewicht ansteigt

Siehe dazu auch vorher.

### Nach dem Absetzen der Pille

Kommt vor allem bei Frauen vor, deren Periode schon vor der Einnahme der Pille sehr unregelmäßig war.

- Ansonsten gute Gesundheit
- Die Regel kehrt nach 3–6 Monaten wieder

Wenn nach dem Absetzen der Pille und einer Zeitdauer von ca. 6 Monaten immer noch keine Regel einsetzt, muß der Frauenarzt konsultiert werden.

### Schwere Allgemeinerkrankung

Bedenken Sie, daß bereits eine allgemeine Anspannung oder Belastung den Zyklus beeinflussen kann (siehe auch vorher). Um so mehr kann jede andere ernsthafte Erkrankung den Körper so sehr belasten, daß die Periode ebenfalls ausbleibt. Zusätzliche Symptome können sein:

- Gewichtsverlust
- Müdigkeit
- Chronischer Husten
- Fieber, Durchfall

Die Regel sollte nach der Gesundung wieder einsetzen.

Selten

### Schilddrüsenerkrankung

Überaktivität oder Lethargie, kombiniert mit ausbleibender Regel, deuten auf eine Über- oder Unterfunktion der Schilddrüse hin. Siehe dazu auch später.

### Erkrankung der Nebennieren

Diese Möglichkeit ist in Betracht zu ziehen, wenn das Ausbleiben der Regel durch folgende Symptome begleitet wird:

- Starker Haarwuchs
- Gewichtszunahme
- Allgemeine Schwäche

# Blutungen zwischen den Perioden oder nach dem Geschlechtsverkehr

Je älter die Frau ist, desto wichtiger ist dieses Symptom. Man sollte unbedingt ärztlichen Rat suchen und eine Kontrolluntersuchung vornehmen lassen. Übrigens könnte die Ursache auch darin liegen, daß Blut im Samen des Partners vorkommt: Auch diese Möglichkeit ist in Betracht zu ziehen. Daraus folgt, daß sich beide Partner untersuchen lassen sollten.

| | |
|---|---|
| Wahrscheinlich | **Zwischenblutungen durch die Pille**<br>**Erosion des Gebärmutterhalses**<br>**Hormonstörungen** |
| Möglich | **Gebärmutterhals-Polyp**<br>**Krebs des Gebärmutterhalses**<br>**Krebs der Gebärmutter**<br>**Scheidenentzündung** |
| Selten | **Karunkel der Harnröhre** |

Wahrscheinlich

**Zwischenblutungen durch die Pille**

Symptome bei jüngeren Frauen:
- An sich normale Periode
- Zwischenblutung mit wenig Blut während ein oder zwei Tagen
- Kann jeden Monat im stets gleichen Zeitraum vorkommen

Wenn diese Symptome länger als einige Monate anhalten, sollte ein Wechsel des Pillenpräparates in Betracht gezogen werden.

Diese Zwischenblutungen sind aber kein Zeichen dafür, daß die Pille nicht wirkt. Setzen Sie daher die Pille aufgrund der Zwischenblutungen nicht ab. Verbrauchen Sie die gesamte Packung wie üblich.

**Erosion des Gebärmutterhalses**

So dramatisch dieser Fachausdruck klingen mag, so wenig besorgniserregend ist er. Der Gynäkologe versteht unter Erosion eine minimale Hautschädigung, eine rauhe Stelle, an der sich die Haut verändert.
- Schwerer, klarer Scheidenausfluß
- Blutung nach dem Geschlechtsverkehr
- Kurze, unregelmäßige Blutabgänge zwischen den Perioden

in Form von Blutteilchen. Diese sieht man an der Unterwäsche oder am Toilettenpapier.

Zur Behandlung wird die betreffende Hautstelle mit einem kleinen chirurgischen, schmerzfreien Eingriff gereinigt.

### Hormonstörungen

Verursacht durch Änderungen des Östrogenspiegels während einer Periode.

- Vor allem bei jungen Frauen
- Geringfügige Zwischenblutungen
- Ansonsten normaler Zyklus

Die Ermittlung der Diagnose erfordert genaue und umfangreiche Untersuchungen.

Möglich

### Gebärmutterhals-Polyp

Ein kleines, fleischiges, warzenartiges Gebilde, das ansonsten keinerlei Bedeutung hat. Bei gründlicher Untersuchung sichtbar. Auch wenn ein Polyp meist völlig harmlos ist, so sollte er entfernt und histologisch untersucht werden. Nur in ganz seltenen Fällen könnte es sich um Krebsgewebe handeln.

### Krebs des Gebärmutterhalses

Durch regelmäßige Kontroll- und Vorsorgeuntersuchungen ist diese Krebserkrankung stark zurückgegangen bzw. sie wird so frühzeitig ermittelt, daß die Heilungschancen enorm gestiegen sind. Am häufigsten betroffen sind Frauen im Alter um die Vierzig oder Fünfzig. Man geht davon aus, daß frühe Geschlechtskontakte und zahlreiche Partnerwechsel das Risiko, an diesem Krebs zu erkranken, stark erhöhen.

- Unregelmäßige Blutungen
- Ungewöhnlicher Scheidenausfluß
- Schmerzen

Im Frühstadium besteht die Behandlung in einer kleinen Operation. Der erkrankte Teil des Gebärmutterhalses wird entfernt, womit das Problem gelöst ist. Im fortgeschrittenen Stadium muß operiert und mit Strahlentherapie behandelt werden. Alle sexuell aktiven Frauen sollten besonders darauf achten, daß regelmäßig ein Abstrich gemacht wird. Frauen, die zu Herpes neigen oder die bereits einmal Krebs hatten, sollten den Abstrich in wesentlich kürzeren Intervallen wiederholen lassen.

### Krebs der Gebärmutter

Alle älteren Frauen, die zu ungewöhnlichen Gebärmutterblutungen neigen, sollten sich regelmäßig untersuchen lassen. Dabei nimmt der Arzt zum Beispiel vorsorglich eine Ausschabung der Gebärmutter vor. Das entnommene Material wird zusätzlich gewebekundlich (histologisch) auf Vorhandensein von Krebszellen untersucht. Dadurch wiederum ist es im Falle des Falles möglich, extrem frühzeitig eine Krebserkrankung der Gebärmutter festzustellen. Und dadurch ergeben sich außergewöhnlich große Chancen zur vollständigen Heilung.

**Scheidenentzündung**
Entsteht durch Infektion; aber auch durch die Veränderung der Haut in der Menopause (die Haut wird rauh, trocken, spröde). Zur Behandlung eignen sich Hormongaben, auch Hormonsalben, die in Verbindung mit entzündungshemmenden Medikamenten verabreicht werden.

Selten

**Karunkel der Harnröhre**
Ein kleines Gewächs, warzenähnlich, das in der Harnröhre/Harnblase Schmerzen und Blutungen verursacht.

## Verspätete Menarche/Verspätetes Einsetzen der ersten Menstruation

Unter Menarche versteht man den Zeitpunkt des ersten Einsetzens der Menstruation – also die erste Regelblutung im Leben der Frau. Die ärztlichen Meinungen, wann die Menarche einsetzen sollte, gehen weit auseinander. Unabhängig davon hängt dies auch von der Rasse und Volkszugehörigkeit des jungen Mädchens ab. Mädchen südländischer Staaten haben zum Beispiel eine frühere Menarche als Mädchen in Mittel- und Nordeuropa. Aber auch diese Meinungen können nicht zutreffen und sollten mit Vorsicht gehandhabt werden. Als Faustregel gilt, daß die Menarche spätestens mit 16 Jahren eingetreten sein sollte. Ist das nicht der Fall, muß der Arzt befragt werden. Noch sinnvoller wäre es für junge Mädchen dieser Altersgruppe, laufend Kontakt mit dem Gynäkologen zu halten, um eine eventuell verspätete Menarche rechtzeitig erkennen und behandeln zu lassen.

| | |
|---|---|
| Wahrscheinlich | **Noch normal, aber verspätet** |
| Möglich | **Hormonstörungen**<br>**Nervöse Anorexie/Magersucht** |
| Selten | **Behinderung der Abflußwege**<br>**Genetische Erkrankungen oder angeborene Fehlbildungen** |

Wahrscheinlich

### Noch normal, aber verspätet

Das ist wahrscheinlich dann der Fall, wenn:

- Brüste, Schamhaare und Achselhöhlenbehaarung normal entwickelt sind
- Normales Wachstum, normale Körpergröße
- Es ist in der Familie außerdem bekannt, daß die erste Menstruation spät eintritt

Zusätzlich durchgeführte Hormonuntersuchungen ergeben ein normales Bild. Unter diesen Umständen kann man beruhigt abwarten; eventuell könnte man mit einer Hormontherapie die erste Menstruation auslösen, gleichsam starten. Die Meinungen darüber sind jedoch höchst unterschiedlich.

Möglich

### Hormonstörungen

Wenn folgende Symptome zutreffen, könnten Hormonstörungen vorliegen:

- Geringe Körperlänge; zu klein für das Alter und im Vergleich zu gleichaltrigen Mädchen
- Nur gering entwickelte Brüste
- Entweder zu wenig oder zu viel Körperbehaarung
- Dickleibigkeit
- Sehr, sehr schwere Akne

Hier sollten unbedingt hormonelle Untersuchung und hormonelle Behandlung einsetzen.

### Nervöse Anorexie/Magersucht

Dieses heute relativ verbreitete und sehr bedauerliche Krankheitsbild zeigt im Hintergrund schwere seelische Probleme, Sorgen und andere Komponenten. Zusätzlich treten durch das fast suchtartige Hungern der jungen Mädchen oft schwere, irreversible (unumkehrbare) körperliche und geistige Schäden infolge chronischen Ernährungs- und Vitaminmangels auf. Im Grunde genommen eine der besorgniserregendsten Jung-Mädchen-Krankheiten unserer Zeit.
Siehe dazu später.

Selten

### Behinderung der Abflußwege

Ein Membranhäutchen kann das Innere der Scheide sperren und den Abfluß der ersten Regelblutung verhindern.

- Ansonsten normal entwickeltes Mädchen bzw. junge Frau
- Ständig wiederkehrende Unterleibsschmerzen
- Eine große, mit Menstruationsblut gefüllte Blase kann sich im Vaginalbereich bilden

Die sehr einfache Behandlung besteht in der Entfernung des Membranhäutchens.

### Genetische Erkrankungen oder angeborene Fehlbildungen

Es gibt zahlreiche angeborene Fehlbildungen der Gebärmutter, der Eierstöcke und der Scheide. Diese Organe können evtl. sogar von Geburt an fehlen! Selbstverständlich muß in allen diesen Fällen eine bzw. mehrere Untersuchungen vorgenommen werden, da vor Auftreten der ersten Menstruation keine besonderen Hinweise auf diese Fehlbildungen bestehen.

## Starke Monatsblutungen

Es hängt sehr von den persönlichen Verhältnissen ab, wann man von einer starken Periode sprechen kann und wann nicht. Unabhängig davon gibt es auch Symptome, die auf eine solche hinweisen.

- Die Blutungen sind sehr belastend
- Jeden Monat dauern sie länger als sieben Tage
- Es bilden sich Blutklumpen
- Blutarmut, Körperschwäche, Müdigkeit, Blässe

Der Blutverlust ist außergewöhnlich groß und sollte dem Arzt berichtet werden.

| | |
|---|---|
| Wahrscheinlich | **Unnormale Blutung** |
| Möglich | **Endometriose**<br>**Gebärmutterfibrom/Fasergeschwulst**<br>**Beckeninfektion**<br>**Fehlgeburt/Abgang** |
| Selten | **Schilddrüsenerkrankung**<br>**Probleme mit der Blutgerinnung**<br>**Tumor des Gebärmutterhalses oder der Gebärmutter** |

Wahrscheinlich

### Unnormale Blutung

Hierbei handelt es sich um keine besorgniserregende Erscheinung. Normalerweise wird der Arzt nur dann von einer unnormalen Blutung sprechen, wenn er ohnehin vorher alle andere Eventualitäten in Betracht gezogen hat. Bei sehr jungen Frauen ist dieses Symptom relativ häufig anzutreffen, bei älteren hingegen kaum mehr. Meist reguliert sich die Regel von selbst, ebenso kann man sie u. U. mit Hormonen einregulieren. Seelische Hintergründe können evtl. ebenfalls eine Rolle spielen.

Möglich

### Endometriose

Bindegewebserkrankung. Zusätzlich zum normalen Schleimhautgewebe in der Gebärmutter kommt es in diesem Fall zur Bildung von weiterem Gewebe, welches von der Gebärmutter dann abgestoßen wird. Häufig werden davon auch die Eierstöcke und andere Schleimhäute und Gewebsteile der Bauchhöhle erfaßt. Die Gründe für die Krankheit sind unbekannt, auch wenn sehr viele Theorien existieren. Was immer die Ursache dafür ist, die Erkrankung bringt viele Unannehmlichkeiten für die betroffenen Frauen mit sich.

- Sehr verbreitet bei Frauen im Alter von 20–40 Jahren
- Starke, sehr schmerzhafte Monatsblutungen
- Empfängnisschwierigkeiten
- Tiefliegender Schmerz beim Geschlechtsverkehr

Behandlung: Hormongaben; Entfernung der örtlichen Gewebsablagerungen; schließlich Totaloperation.

### Gebärmutterfibrom/Fasergeschwulst

Die Gebärmutter besitzt Wände aus sehr kraftvollen Muskeln. Hier können sich Fasergeschwülste aus Muskelfasern bilden, die Schwellungen in der Gebärmutterwand verursachen. Diese Geschwülste können ganz klein oder sehr groß sein. Niemals aber krebsartig!

- Am häufigsten bei Frauen zwischen 30 und 55 Jahren, speziell bei Frauen, die nicht geboren haben
- Starke, gelegentlich unregelmäßige Perioden
- Handelt es sich um eine sehr große Geschwulst, so treten Unterleibsschmerzen auf
- Entzündet sich die Geschwulst, so setzen die Schmerzen schlagartig ein

Diese Fasergeschwülste sind einfach zu diagnostizieren und können, solange sie keine Probleme verursachen, ignoriert werden. Ein einzelnes Gebärmutterfibrom kann chirurgisch entfernt werden, treten jedoch Probleme auf, so besteht die einzig richtige Behandlung in einer Totaloperation.

### Beckeninfektion

Zahlreiche Ursachen können dazu führen, daß in der Gebärmutter und in den Eileitern unterschwellige Entzündungen dauerhaft vorhanden sind. Plötzlich können sie zum Ausbruch kommen und sogar zu Entzündungen im gesamten Beckenbereich führen. Risikofaktoren sind:

- Geschlechtsverkehr mit vielen unterschiedlichen Partnern
- Vorausgegangene Infektionen des Beckens mit Fieber, Schmerzen und Scheidenausfluß
- Tiefliegender Schmerz beim Geschlechtsverkehr
- Unregelmäßige Menstruation

- Unfruchtbarkeit
- Verwendung eines Intrauterinpessars (Spirale)

Eine genaue Eileiteruntersuchung kann die Diagnose bestätigen. Danach muß eine intensive Behandlung, meist mit Antibiotika, erfolgen.

### Fehlgeburt/Abgang

Die Statistik beweist, daß auf 8 gesunde Geburten, statistisch gesehen, eine Fehlgeburt kommt. Der Ausdruck Fehlgeburt ist nicht immer zutreffend, oft spricht man auch von einem frühzeitigem Abgang, wenn die Schwangerschaft nur ganz kurz währte. Nicht wenige Frauen leiden unter starken Blutungen, völlig unregelmäßigen Blutungen – vor allem wenn sie jünger und im gebärfähigen Alter sind. Die Blutungen sind zum Teil derart unregelmäßig, daß die betroffene Frau gar nicht mehr in der Lage ist, festzustellen, ob eine Schwangerschaft eingetreten ist oder nicht. Der Beginn einer Schwangerschaft kann in diesem Fall nicht durch das Ausbleiben der Menstruation festgestellt werden. Auch ein Schwangerschaftstest kann negativ verlaufen, obwohl eine Schwangerschaft vorliegt.

In diesem Stadium kann es durchaus zu einem Abgang/Fehlgeburt kommen.

- Die Frau ist sich nicht sicher, ob die letzte Periode stattgefunden hat oder nicht
- Zusätzlich treten noch andere Symptome einer Schwangerschaft auf, wie Übelkeit, gespannte Brüste etc.
- Unterleibsschmerzen
- Schwere Blutungen
- Abgang von gallertartigem Material

Eine Ultraschalluntersuchung kann hier sehr schnell Klarheit bringen.

Selten

### Schilddrüsenerkrankung

Eine Über- oder Unterfunktion der Schilddrüse kann starke Blutungen verursachen.

### Probleme mit der Blutgerinnung

Zu starke oder zu schwache Blutgerinnung wirkt sich auch immer auf die Periode aus. Starke monatliche Blutungen können auch ein Symptom einer geänderten Blutgerinnung sein. Achten Sie auf folgende Symptome:

- Neigungen zu blauen Flecken
- Zahnfleischblutungen
- Blässe
- Vergrößerte Lymphknoten
- Blut im Urin, Stuhl oder im Erbrochenen

**Tumor des Gebärmutterhalses oder der Gebärmutter**

Bei Vorliegen dieser Erkrankung kommt es meist auch zu starken Blutungen und zu folgenden weiteren Symptomen:

- Unregelmäßige Blutungen
- Ungewöhnlicher Ausfluß
- Beim Gebärmuttertumor kommt es zu Blutungen noch nach der Menopause

Regelmäßige Kontrolluntersuchungen erhöhen die Chance, diese Tumoren zu entdecken.

## Unregelmäßige Blutungen

Sie kommen normalerweise am Beginn und am Ende des gebärfähigen Alters bei einer Frau vor. Es handelt sich hier aber nicht um Zwischenblutungen.

| | |
|---|---|
| Wahrscheinlich | **Abnormale Blutungen** |
| Möglich | **Vor der Menopause**<br>**Nach der Menopause** |

Wahrscheinlich

**Abnormale Blutungen**

Siehe auch vorher. Unregelmäßigkeiten der Menstruationsmechanismen kommen vor allem bei Teenagern vor. Außerdem erleben fast alle Frauen wenigstens einmal in ihrem Leben eine Episode mit abnormalen Blutungen. Grundsätzlich sollte der Arzt untersuchen, ob es sich um ernste Symptome oder letztlich ungefährliche Belastungen der Frau handelt. Außerdem muß festgestellt werden, ob es sich um unregelmäßige Perioden, um starke Monatsblutungen, um Zwischenblutungen oder um Blutungen nach dem Geschlechtsverkehr handelt.

Möglich

**Vor der Menopause**

An sich sind unregelmäßige monatliche Blutungen sehr verbreitet. Vorsicht ist geboten,wenn:

- Die Blutungen auch zwischen den Perioden auftreten
- Sie nach dem Geschlechtsverkehr vorkommen
- Starke, belastende und schmerzhafte Perioden

Zusätzlich bestehen oft Zweifel am Gesundheitszustand der Frau, der auch als Vorsorgemaßnahme gründlich untersucht werden sollte.

### Nach der Menopause

Alle Blutungen nach der Menopause oder mit einem Zeitabstand von mindestens einem Jahr müssen untersucht werden. Sie dürfen niemals ignoriert werden. Es können sich dahinter ernsthafte, aber gut behandelbare Krankheiten verbergen. Sehr gute Heilungschancen bestehen bei frühzeitiger Diagnose. Man suche daher den Arzt ohne jeden Zeitverlust auf.

## Schmerzhafte Monatsblutungen

Glücklich die Frau, die nie Menstruationsschmerzen hat! Sie können sehr unterschiedlich ausfallen. Jede Frau empfindet dies anders, der Schmerz wird von jeder Frau anders aufgenommen. Die Beschwerden werden vor allem dann als belastend empfunden, wenn kraftraubende Krämpfe, Müdigkeit und Erbrechen damit einhergehen. Vor allem ältere Frauen sollten bei Vorliegen dieser Symptome sofort ihren Frauenarzt aufsuchen. Werden die Beschwerden zunehmend schmerzhafter, treten schwere Blutungen auf, so ist dies immer ein Alarmzeichen.

| | |
|---|---|
| Wahrscheinlich | **Ursache unbekannt** |
| Möglich | **Endometriose**<br>**Fasergeschwulst**<br>**Beckenentzündung** |
| Selten | **Schleimhautabgang aus der Gebärmutter** |

Wahrscheinlich **Ursache unbekannt**

Menstruationsschmerzen kommen häufig bei jungen Frauen während der ersten Menstruationsjahre vor. Sie werden durch Krämpfe und Kontraktionen der Gebärmutter während der Menstruation hervorgerufen:

- Die Schmerzen beginnen 12–24 Stunden vor dem Einsetzen der Blutung
- Die Beschwerden dauern einen oder zwei Tage an
- Schmerzen werden wiederholt im Rücken und in den Beinen verspürt

Medikamente wie Aspirin eignen sich sehr gut zur Behandlung dieser Schmerzen und Symptome. Weiterhin gibt es eine Reihe bewährter Präparate gegen Menstruationsbeschwerden. Bei sehr hartnäckigen und schweren Fällen wäre der Einsatz der

Anti-Baby-Pille sinnvoll. Oft verschwinden die Beschwerden auch nach der Geburt des ersten Kindes.

Möglich

**Endometriose**

Bitte achten Sie auf folgende Symptome:
- Schmerzen setzen bereits mehrere Tage vor Beginn der Periode ein
- Schwere Monatsblutungen
- Tiefliegender Schmerz beim Geschlechtsverkehr
- Unfruchtbarkeit

Siehe auch vorher.

**Fasergeschwulst**

Gutartiges Muskelfasergewächs in der Gebärmutterwand, auch verantwortlich für viele schwere Perioden. Siehe auch vorher.

**Beckenentzündung**

Wenn zu den nachfolgend genannten Symptomen noch Menstruationsbeschwerden hinzukommen, könnte diese Erkrankung vorliegen:
- Wiederholte Unterleibsschmerzen
- Schwere Monatsblutungen
- Tiefliegender Schmerz nach Geschlechtsverkehr
- Anzeichen für eine Infektion, Entzündung

Es ist äußerst wichtig, die Erkrankung sofort behandeln zu lassen, da sie bei Mißachtung zur Unfruchtbarkeit führen kann. Siehe auch vorher.

Selten

**Schleimhautabgang aus der Gebärmutter**

Während der Periode kann sich die Schleimhautauskleidung der Gebärmutter lösen und in vielen kleinen Stücken abgehen. Zusätzlich können auch gelegentlich größere Stücke derselben abgehen. Die Erkrankung ist überaus schmerzhaft.
- Extreme Bauchschmerzen
- Abgang von fleischig-schleimigem Material

Behandlung mit Hormongaben sehr wirksam.

# Blutungen nach der Menopause

Wenn nach der letzten Monatsblutung in der Menopause ein Jahr vergangen ist und dann erneut eine Blutung einsetzt, so handelt es sich um ein sehr ernst zu nehmendes Symptom. Es darf unter keinen Umständen ignoriert werden, besonders dann nicht, wenn das Blut pinkfarben statt hellrot ist. Auch eine nur einmalig auftretende Blutung sollte zum sofortigen Besuch des Frauenarztes veranlassen. Die Blutungen können sehr leicht mit Mastdarmblutungen oder einer Harnröhrenblutung verwechselt werden. Ein sorgfältiger Arzt wird beide Möglichkeiten untersuchen.

| | |
|---|---|
| Wahrscheinlich | **Dünne Scheidenhaut**<br>**Polyp** |
| Möglich | **Gebärmutterkrebs**<br>**Gebärmutterhalskrebs** |
| Selten | **Karunkel der Harnröhre** |

Wahrscheinlich

**Dünne Scheidenhaut**

Folge eines zu niedrigen Östrogenspiegels.

- Die Scheide fühlt sich trocken an
- Ein rosafarbener Ausfluß tritt auf
- Generell trockene Haut

Behandlung mit Östrogensalben.

**Polyp**

Ein fleischiges Gewächs aus dem Gebärmutterhals, sondert Blut ab.

- Wiederholter Ausfluß von frischem Blut
- Unter Umständen schwerer Ausfluß

Ein Polyp kann normalerweise bei der Untersuchung vom Arzt gesehen werden. Er sollte immer untersucht werden.

Möglich

**Gebärmutterkrebs**

Leider muß diese Möglichkeit auch grundsätzlich in Betracht gezogen werden. Niemand kann dieser Gefahr entgehen! Auch bei fortgeschrittenem Tumor und zunehmenden Schmerzen gibt es keine anderen Symptome außer Blutungen. Die Diagnose wird erstellt mittels einer Gewebeprobe aus dem Uterus. Totaloperation und nachfolgende Strahlentherapie! Bei frühzeitigem Erkennen des Krebses bestehen sehr gute Heilungsaussichten, während fortgeschrittener Gebärmutterkrebs weniger günstige Prognosen gestattet. Um so wichtiger ist es, auch nur beim geringsten Anschein einer Blutung nach der Menopause sofort den Frauenarzt aufzusuchen.

### Gebärmutterhalskrebs

- Normalerweise Blutungen nach dem Geschlechtsverkehr, aber auch zu anderen Zeiten möglich
- Starker Ausfluß möglich

Die Diagnose wird durch die Untersuchung eines Abstriches erstellt. Die Behandlung hängt von der Größe des Tumors ab und kann verschiedene Operationen, bis zur Totaloperation, erfordern.

Selten

### Karunkel der Harnröhre

Kleines, warzenartiges Gewächs am Ausgang des Harnleiters im Bereich der Vagina, schwillt an und entzündet sich.

- Schmerzen bei Berührung
- Schmerzen beim Geschlechtsverkehr
- Schmerzen beim Wasserlassen

Die entzündete Karunkel läßt sich leicht entfernen.

## Beschwerden vor Menstruationsbeginn

Anspannung und Streß sind nur zwei von vielen körperlichen und seelischen Problemen, welche bis zu zwei Wochen vor Beginn der Menstruation Schmerzen verursachen können. Diese Anzeichen verschwinden aber fast immer zwei Tage nach dem Einsetzen der monatlichen Blutung. Außerdem können noch folgende Symptome auftreten:

- Gefühl der Aufgedunsenheit
- Reizbarkeit
- Müdigkeit
- Kopfschmerz
- Gespannte Brüste
- Depression

Es gibt keine Begründung, mit welcher diese Symptome erklärt werden könnten. Ebenso gibt es keine anerkannte Behandlung dafür.

Wie immer es sei, es können folgende Therapien den betroffenen Frauen sehr wirksam helfen:

- Einnahme von Vitamin $B_{12}$ vor der Menstruation
- Harntreibende Mittel verringern das Gefühl der Aufgedunsenheit

- Einnahme von ca. 6 Kapseln Primelöl täglich stärkt das allgemeine Wohlbefinden
- Es gibt zahlreiche alternative Behandlungsmethoden und Kräuterrezepte. Der Preis muß nicht unbedingt ein Kennzeichen für die Wirksamkeit sein. Konventionelle Ärzte stehen homöopathischen Produkten meist skeptisch gegenüber
- Nicht zu vergessen sind eine Reihe von hormonellen Behandlungsmöglichkeiten
- Betablocker, ursprünglich zur Behandlung hohen Blutdrucks entwickelt, können u. U. die körperlichen Symptome lindern

Viele Frauen akzeptieren aber auch, daß diese Beschwerden auftreten und letztlich die Schulmedizin dagegen praktisch machtlos ist. Diese Frauen geben sich ihren Stimmungen hin und können damit recht zufriedenstellend leben.

## Scheidenblutungen

Wir behandeln in diesem Abschnitt das Auftreten unerwarteter Blutungen. Es handelt sich allerdings nicht um die bereits besprochenen Menstruationsblutungen.

| | |
|---|---|
| Wahrscheinlich | **Fehlgeburt/Abgang**<br>**Bauchhöhlenschwangerschaft** |
| Möglich | **Komplikationen im letzten Schwangerschaftsstadium**<br>**Erkrankung des Gebärmutterhalses**<br>**Erkrankung der Gebärmutter**<br>**Scheidenentzündung** |
| Selten | **Probleme mit der Blutgerinnung** |

Wahrscheinlich **Fehlgeburt/Abgang**

Es kann nicht oft genug wiederholt werden, daß eine Schwangerschaft möglich ist, solange die Frau Blutungen. Dies gilt auch, wenn ungewöhnliche Scheidenblutungen auftreten.

Anzeichen einer Schwangerschaft können sein:

- Ausbleiben der letzten Periode
- Gespannte Brüste, morgendliche Müdigkeit
- Unterleibsschmerzen

Häufig ist es schwer, zwischen einem Abgang und einer Bauchhöhlenschwangerschaft zu unterscheiden. Abgänge innerhalb der ersten 12 Wochen kommen mindestens einmal im Verhältnis zu acht erfolgreichen Schwangerschaften vor, möglicherweise aber auch öfter. Sie werden von den Frauen als seelisches Trauma empfunden.

### Bauchhöhlenschwangerschaft

Diese entsteht, wenn ein befruchtetes Ei nicht in der Gebärmutter, sondern außerhalb davon, häufig in einem Eileiter, eingepflanzt wird. Das befruchtete Ei kann nur wenig wachsen und beginnt dann, den Eileiter auszudehnen:

- Extreme Schmerzen im Unterleib auf nur einer Seite
- Blutungen
- Bei schweren inneren Blutungen kann es zu Ohnmachtsanfällen kommen
- Bauchhöhlenschwangerschaften können u. U. bei Verwendung einer Spirale vorkommen

Es handelt sich um einen lebensbedrohenden Notfall! In einer Notoperation muß der Chirurg den Eileiter und das befruchtete Ei entfernen, eine spätere Unfruchtbarkeit kann die Folge der Bauchhöhlenschwangerschaft sein.

Möglich

### Komplikationen im letzten Schwangerschaftsstadium

Bei bisher einwandfrei verlaufener Schwangerschaft deuten Blutungen auf eine Plazentaabnormalität hin. Schmerzlose Blutungen kommen zum Beispiel vor, wenn die Plazenta in der Gebärmutter zu tief liegt. Schmerzhafte Blutungen, besonders nach der 26. Schwangerschaftswoche, bedeuten u. U. eine beginnende Plazentaablösung. Eine gründliche Untersuchung ist in allen Fällen dringend notwendig.

### Erkrankung des Gebärmutterhalses

Diese Erkrankung liegt vor, wenn eines der genannten Symptome auftritt:

- Schwerer Scheidenausfluß
- Unregelmäßige Blutungen
- Blutungen nach dem Geschlechtsverkehr

Nähere Angaben dazu findet man in den vorhergehenden Abschnitten.

### Erkrankung der Gebärmutter

Mit die häufigste Ursache für Scheidenblutungen nach der Menopause und ein überaus ernst zu nehmendes Symptom. Siehe früher.

### Scheidenentzündung

Ein dünner, wäßriger, blutiger Scheidenausfluß. Siehe früher.

Selten **Probleme mit der Blutgerinnung**

Diese Störungen können dann vorliegen, wenn zu den Scheidenblutungen noch folgende Symptome auftreten:

- Neigung zu blauen Flecken
- Blut im Urin, im Stuhl

Siehe auch früher.

## Scheidenausfluß

Normaler Ausfluß ist klar oder leicht gelblich.Er variiert in Volumen und Konsistenz während des monatlichen Zyklus. Wer eine Spirale verwendet, wird feststellen, daß die Menge des Ausflusses größer wird. Jede Abweichung des Scheidenausflusses bezüglich seiner Menge, Zusammensetzung bzw. seines Geruchs vom Normalzustand muß als ungewöhnlich und daher alarmierend betrachtet werden. Suchen Sie in diesem Fall unbedingt den Frauenarzt auf.

| | |
|---|---|
| Wahrscheinlich | **Soor in der Scheide**<br>**Erosion des Gebärmutterhalses** |
| Möglich | **Scheidenentzündung**<br>**Polypen am Gebärmutterhals**<br>**Scheideninfektion**<br>**Beckeninfektion**<br>**Fremdkörper** |
| Selten | **Tripper/Gonorrhö**<br>**Tumor**<br>**Sexueller Mißbrauch** |

Wahrscheinlich **Soor in der Scheide**

Verbreitetste Ursache dafür ist eine Hefepilzinfektion. Diese wird nicht von einem Geschlechtspartner übertragen. Es handelt sich um eine Störung des Gleichgewichtes der verschiedenen Scheidensubstanzen. Dadurch kann der Hefepilz gedeihen und entsprechende Symptome bilden. Möglich ist es allerdings, daß die Frau den Partner mit dieser Hefepilzinfektion anstecken kann. Am Penis zeigen sich dann alsbald dieselben Symptome. Beide Partner müssen ärztlich behandelt werden.

- Juckreiz, weißlicher Ausfluß

- Weiße, quarkähnliche Ablagerungen, sichtbar an den Scheidenwänden

Die Behandlung kennt viele Methoden, einschließlich Salben, Pessaren und Tabletten. Für manche Frauen kann diese Erkrankung zu einem sich stets wiederholenden Problem werden. In diesem Fall sollte eine Untersuchung auf Diabetes durchgeführt werden.

**Erosion des Gebärmutterhalses**

Andauernder, schwerer, außergewöhnlich klarer Scheidenausfluß. Siehe vorher.

Möglich

**Scheidenentzündung**

Gemeint ist hier die sogenannte atrophische Vaginitis, eine Erkrankung, die fast nur nach der Menopause auftritt.

- Wäßriger, möglicherweise etwas blutiger Ausfluß. Siehe vorher.

**Polypen am Gebärmutterhals**

Fleischige Gewächse, welche ebenfalls einen hartnäckigen, gelegentlich blutigen Ausfluß hervorrufen können.

**Scheideninfektion**

Abgesehen vom Scheidensoor gibt es noch drei weitere Infektionen bzw. Erreger:

Trichomoniasis: eine Infektion der Scheide mit grünlichem, schaumigem Ausfluß.

Gardnerella vaginalis: grauer Ausfluß mit fischigem Geruch.

Chlamydien: wiederholt auftretender Ausfluß. Der Sexualpartner könnte einen Penisausfluß haben, der durch eine unspezifische Harnröhrenentzündung verursacht wird.

Zur Behandlung dieser Infektionen gibt es eine Reihe maßgeschneiderter, meist antibiotischer Therapien. Die Erkrankung an Chlamydien kann allerdings eine Beckeninfektion und Unfruchtbarkeit nach sich ziehen. Daher ist es äußerst wichtig, daß eine Chlamydieninfektion rasch und präzise diagnostiziert wird. Dazu sind eine Reihe spezieller Tests notwendig.

**Beckeninfektion**

Siehe auch vorher. Akute Beckeninfektion verursacht:

- Schweren, gelblichen oder grünlichen Ausfluß
- Schwere Schmerzen im Becken
- Fieber, Unwohlsein

Die Behandlung muß sofort und massiv einsetzen, um eine evtl. Unfruchtbarkeit als Folgeerscheinung von Anfang an zu unterbinden.

### Fremdkörper

Am ehesten kommt dafür ein Tampon in Frage, der ganz tief in der Scheide sitzt. Kleine Kinder neigen mitunter auch dazu, Spielzeuge in die Scheide zu stecken.

- Gelblicher oder gräulicher Ausfluß, schwere Beschaffenheit
- Sehr übelriechend
- Möglicherweise Fieber
- Tampons lassen sich leicht entfernen; bei Kindern sollte man allerdings unbedingt den Arzt aufsuchen

Selten

### Tripper/Gonorrhö

Bedauerlicherweise verursacht diese Geschlechtskrankheit bei Frauen nur ganz geringe Symptome und wird daher auch meist zu spät erkannt. Wenn beim Mann diese Krankheit diagnostiziert wird, muß die Frau unbedingt ebenfalls auf diese Erkrankung hin untersucht werden.

- Eine nur geringe Zunahme des normalen Ausflusses
- Möglicherweise Brennen beim Wasserlassen
- Evtl. gelblicher Ausfluß

Tripper kann eine Beckenentzündung mit Schmerzen, Ausfluß und Fieber sowie Unfruchtbarkeit nach sich ziehen.

### Tumor

Gewächse in und rund um die Vagina können, wenn auch selten, einen andauernden Ausfluß nach sich ziehen. Es gehört daher unbedingt frauenärztlich untersucht.

### Sexueller Mißbrauch

Diese Möglichkeit sollte immer dann in Betracht gezogen werden, wenn Mädchen andauernden oder unüblichen Scheidenausfluß haben. Zusätzliche Signale für sexuellen Mißbrauch könnten sein:

- Verletzungen und Einrisse, Schwellungen und blutunterlaufene Stellen rund um die Scheide oder am Gesäß
- Verändertes, verstörtes Verhalten

Beim geringsten Verdacht auf sexuellen Kindesmißbrauch muß sofort professionelle Hilfe medizinischer, psychologischer und auch sozialtherapeutischer Art in Anspruch genommen werden. Schweigen ist hier immer fehl am Platz und hilft weder dem Kind noch den Angehörigen, sondern nur dem, der den Mißbrauch ausübt!

# Scheidenvorfall

Normalerweise schon beinahe ein Prolaps/Vorfall der Gebärmutter, der sich auf die Scheide dementsprechend auswirkt. Verursacht wird er durch eine Schwäche der Scheidenmuskulatur. Teile der Gebärmutter dringen in die Scheide vor.

| | |
|---|---|
| Wahrscheinlich | **Prolaps/Gebärmuttervorfall** |
| Möglich | **Vorfall der Harnblase oder des Mastdarms** |
| Selten | **Tumor** |

Wahrscheinlich

**Prolaps/Gebärmuttervorfall**

- Im Zentrum der Scheide läßt sich ein dicker, fester Knoten tasten
- Verschlechtert sich beim Husten und beim Strecken
- Verbessert sich, wenn man entspannt flach liegt

Sollte chirurgisch behoben werden.

Möglich

**Vorfall der Harnblase oder des Mastdarms**

Ein Vorfall der Harnblase kann an der vorderen Scheidenseite ertastet werden.

- Normalerweise verursacht er Harntröpfeln beim Lachen und Husten

Ein Vorfall des Mastdarms kann an der Rückseite der Scheide gefühlt werden.

Chirurgische Behebung ist möglich.

Selten

**Tumor**

Ein derartiges Gewächs kann in der Gebärmutter, aber auch in der Scheide entstehen. Eine gynäkologische Untersuchung wird das klären.

# Übelriechender Ausfluß

| | |
|---|---|
| Wahrscheinlich | **Normal** |
| Möglich | **Infektion**<br>**Fremdkörper**<br>**Seelische Ursache** |
| Selten | **Krebs** |

Wahrscheinlich

**Normal**

Ein gewisser Scheidengeruch ist unvermeidlich und gehört zum Normalzustand.

Möglich

**Infektion**

Siehe vorher.

- Scheidengeruch (schlecht oder fischig riechend)
- Oft begleitet von Juckreiz und Ausfluß

**Fremdkörper**

Gar nicht selten passiert es, daß ein Tampon in der Scheide vergessen wurde und einen faulig riechenden Ausfluß verursacht.

- Brauner Ausfluß
- Unangenehmer Geruch
- Weder Schmerzen noch andere Krankheitssymptome

Andere Ursachen dafür sind evtl. auch ein Kondom oder andere empfängnisverhütende Geräte, die in der Vagina vergessen wurden. Arzt oder Krankenschwester können diese Gegenstände leicht entfernen.

**Seelische Ursache**

- Geruch, den nur die Betroffene selbst wahrnimmt
- Sorge, daß der Geruch von anderen bemerkt und als unangenehm empfunden wird

Sollte sicherheitshalber gynäkologisch abgeklärt werden (um Krebs ausschließen zu können).

Selten

**Krebs**

Gebärmutter-, Gebärmutterhals- bzw. Darmkrebs können u.a. folgende Symptome verursachen:

- Anhaltenden, faulriechenden Scheidenausfluß
- Blutungen/Schmerzen

Soweit sollte es aber nicht kommen! Wer allerdings die Frühwarnungen (Scheidenblutung, Ausfluß und Änderungen des Stuhlgangs) ignoriert, geht ein großes Risiko ein. Alle Frauen sollten die zahlreich angebotenen Vorsorgeuntersuchungen unbedingt wenigstens einmal jährlich wahrnehmen!

## Scheidenschmerzen

| | |
|---|---|
| Wahrscheinlich | **Infektionen**<br>**Atrophie der Scheidenhaut** |
| Möglich | **Scheidenkrampf** |
| Selten | **Krebs** |

Wahrscheinlich

**Infektionen**

Jede Scheideninfektion verursacht Schmerzen und Druckempfindlichkeit sowie:
- Juckreiz
- Ausfluß
- Scheidengeruch

**Atrophie der Scheidenhaut**

Nach der Menopause empfinden viele Frauen ein Unbehagen, weil die Haut der Scheide dünn und druck- und berührungsempfindlich wird. Das läßt sich durch Östrogensalben oder Hormongaben leicht beheben.

Möglich

**Scheidenkrampf**

Hat meist seelische Ursachen, führt zu Schmerzen, ist eine innere, unbewußte Abwehr gegen Geschlechtsverkehr. Siehe früher.

Selten

**Krebs**

Eine Krebsgeschwulst in der Vagina verursacht Schmerzen, zeigt sich aber sonst nicht in frühen Symptomen. Zusätzlich können auftreten:
- Blutung nach dem Geschlechtsverkehr
- Ausfluß

# Juckreiz an der weiblichen Scham

Man versteht darunter die äußeren Geschlechtsorgane der Frau (Vulva), bestehend aus den kleinen und großen Schamlippen, der Schamspalte und dem Scheidenvorhof.

| | |
|---|---|
| Wahrscheinlich | **Infektion** |
| Möglich | **Allergie**<br>**Fadenwürmer/Filzläuse**<br>**Ekzem oder Psoriasis** |
| Selten | **Leukoplakie**<br>**Krebs**<br>**Allgemeine Erkrankung** |

Wahrscheinlich

**Infektion**

- Schlagartiges Einsetzen von intensivem Juckreiz
- Weißlicher oder gefärbter Ausfluß

Der Arzt muß auch auf folgende Krankheiten untersuchen: Scheidensoor, Trichomonaden oder Zuckerkrankheit.

Möglich

**Allergie**

Die empfindsame Haut innerhalb und außerhalb der Scheide kann jucken und allergisch reagieren auf: übermäßige Waschungen, Whirlpool, Scheidendeodorants oder Kondome. Die Diagnose kann nur ermittelt werden, indem alle in Frage kommenden Möglichkeiten ausgetestet werden.
Fragen Sie in Ihrer Apotheke nach antiallergenen Kondomen!

**Fadenwürmer/Filzläuse**

Weit verbreitet, vor allem in der Kindheit.

- Intensiver Juckreiz, bei Würmern besonders in der Analregion
- Besonders in der Nacht

Die Würmer oder aber auch die Filzläuse kann man bei sorgfältiger Untersuchung sehen. Einfache Behandlung.

**Ekzem oder Psoriasis**

Diese weitverbreiteten Hautkrankheiten verursachen:

- Trockene, gerötete Hautstellen
- Die Schuppenflechte breitet sich in der Analregion aus
- Meist ist überhaupt die ganze Körperhaut davon befallen

Selten

### Leukoplakie

- Weißliche, brüchige Hautstellen
- Breitet sich auch in der Analregion aus
- Verbreitet bei älteren Menschen

Sorgfältige Hautuntersuchungen sind unerläßlich, um den Verdacht auf Hautkrebs ausschließen zu können.

### Krebs

Hautkrebs kann folgende Symptome verursachen:
- Entzündung und Juckreiz
- Blutungen

Gehen Sie sofort zum Arzt, je früher eine Diagnose erstellt werden kann, desto größer sind die Heilungschancen!

### Allgemeine Erkrankung

Verschiedene gesundheitliche Störungen können allgemeinen Juckreiz nach sich ziehen. Weitere Symptome:
- Geschwollene Lymphknoten
- Gelbsucht
- Änderung des Volumens der Urinausscheidung
- Weit verstreute Hautrötungen
- Gelenkschmerzen

## Verweiblichung des Mannes

Erwachsene Männer, die beginnen, weibliche Merkmale zu entwickeln, benötigen eine umfassende hormonelle Behandlung. Erste Kennzeichen der Verweiblichung sind schrumpfende Hoden, Verlust der Schambehaarung, Verlust anderer Körperhaare, völlige sexuelle Erschlaffung, und schließlich bilden sich richtige Brüste aus.

| | |
|---|---|
| Wahrscheinlich | **Nebenwirkungen von Medikamenten** |
| Möglich | **Genetische Probleme**<br>**Alkoholmißbrauch** |
| Selten | **Tumor** |

Wahrscheinlich

### Nebenwirkungen von Medikamenten

Eine Reihe von Medikamenten können zur Ausbildung weiblicher Geschlechtsmerkmale beim Mann führen: Dazu zählen u. U. Medikamente aus der Gruppe zur Behandlung von Magen-

Darm-Geschwüren sowie Östrogenpräparate zur Behandlung von Prostatakrebs.

Möglich

**Genetische Probleme**
- Außergewöhnlich große Menschen
- Unfruchtbarkeit

**Alkoholmißbrauch**
- Impotenz
- Der Mann bekommt eine weibliche Brust
- Stark verringerte Samenproduktion führt zu Unfruchtbarkeit

Selten

**Tumor**
Wenn alle vorher genannten Ursachen ausscheiden, so sollte untersucht werden auf: Hodenkrebs, Lungenkrebs sowie speziell die weiblichen Hormone produzierenden Organe. Mögliche Symptome sind:
- Knoten auf oder in einem Hoden
- Bluthusten, Brustschmerzen, Gewichtsverlust

## Schmerzen in der Genitalregion

| | |
|---|---|
| Wahrscheinlich | **Verletzungen** |
| Möglich | **Prostataentzündung** |
| Selten | **Prostatakrebs** |

Wahrscheinlich

**Verletzungen**
Sie können eine Reizung der Prostata verursachen:
- Ein dumpfer Schmerz zwischen den Beinen
- Unhagen beim Wasserlassen
- Blut im Urin bei ernsthafteren Verletzungen

Möglich

**Prostataentzündung**
Sie kann verursachen:
- Schmerzen
- Hohes Fieber
- Brennen beim Wasserlassen
- Schlieriger Urin

Bei Verdacht auf diese Erkrankung sollte sorgfältig untersucht werden, fast immer wird eine Behandlung mit Antibiotika folgen.

Selten

### Prostatakrebs

Ein fortgeschrittener Krebs kann folgende Symptome verursachen:

- Unangenehmes Gefühl zwischen den Beinen
- Schmerzen im unteren Rücken sowie im Becken, wenn der Krebs diese Regionen bereits erfaßt hat

Normalerweise ist Prostatakrebs praktisch schmerzfrei und wird in Verbindung mit folgenden Symptomen festgestellt:

- Schwierigkeiten beim Wasserlassen
- Die vergrößerte Prostata drückt auf die Harnröhre

Zusätzliche Symptome einer vergrößerten, aber nicht krebskranken Prostata sind:

- Schwierigkeiten beim Beginn des Wasserlassens
- Urintröpfeln nach Beendigung der Entleerung
- Häufiger Harndrang, vor allem in der Nacht

## Blut im Samen

Verhältnismäßig weit verbreitetes Symptom, welches alarmierend aussieht, dem aber nur selten eine Krankheit zugrunde liegt. In den allermeisten Fällen bleibt die Ursache dafür im dunkeln.

- Verbreitet vor allem bei älteren Männern
- Das Blut kann mit dem bloßen Augen (= ohne Mikroskop) im Samen gesehen werden
- Kann verwechselt werden mit Scheidenblutung nach dem Geschlechtsverkehr

Grundsätzlich wäre eine Durchuntersuchung von Genitalien und Harnblase anzuraten, um andere Erkrankungen auszuschließen; vor allem solche der Harnblase und der Prostata.

## Impotenz

Es gibt zwei Formen: Unfähigkeit, den Geschlechtsverkehr zu vollziehen, oder Unfähigkeit, ein Kind zu zeugen, obwohl der Geschlechtsverkehr problemlos vollzogen werden kann. Impotenz kommt wesentlich öfter vor, als man annimmt. Denkbar sind auch kurze Episoden von Impotenz. Sie kann natürlich auch eine Begleiterscheinung einer anderen schweren Erkrankung sein. Nach einer Ejakulation dauert es immer länger und länger, bis sich der Penis erholt und erneut erigiert – eine Tatsache, die mit zunehmendem Alter immer häufiger auftritt.

Ein weiteres Problem ist die vorzeitige Ejakulation. Siehe dazu später.

Impotenz kann natürlich auch aus seelischen Gründen entstehen, und weiter kann sie ihre Ursache in einer Durchblutungsstörung des Penis haben. Potenzstörungen, vor allem bei älteren Männern, lassen sich inzwischen mit vielen Methoden behandeln.

| | |
|---|---|
| Wahrscheinlich | **Seelische Gründe** |
| Möglich | **Zuckerkrankheit**<br>**Durchblutungsstörungen**<br>**Nebenwirkungen von Medikamenten**<br>**Alkoholmißbrauch**<br>**Nach Operationen** |
| Selten | **Neurologische Störungen**<br>**Hormonstörungen** |

Wahrscheinlich

**Seelische Gründe**

Depressionen, Partnerschaftsprobleme und seelische Belastung durch die bestehende Impotenz an sich können diese verursachen bzw. noch verstärken. Bei seelisch bedingter Impotenz zeigen sich vor allem folgende Symptome:

- Normale Erektionen während des Schlafs oder beim Erwachen
- Ejakulation während des Schlafens
- Impotenz mit einem speziellen Partner
- Schlagartiges Einsetzen der Impotenz

Die Therapie besteht in Ermittlung und Besprechung der psychologischen Probleme und Anleitung zur schrittweisen Rückkehr zu einem befriedigenden Geschlechtsverkehr.

Möglich

**Zuckerkrankheit**

Sie beeinträchtigt die Nerven und die Blutversorgung der Genitalorgane. Nicht ermittelte Zuckerkrankheit verursacht:

- Gewaltige Harnausscheidungen bei Tag und Nacht
- Durst

**Durchblutungsstörungen**

Eine Erektion entsteht, indem die Schwellkörper im Penis besonders reichlich mit Blut vollgepumpt werden. Wenn diese Blutversorgung des männlichen Glieds nachläßt, so schlafft es ab. Inzwischen gibt es Tests, um die Stärke dieser Blutversorgung festzustellen.

### Nebenwirkungen von Medikamenten

Beruhigungsmittel, blutdrucksenkende Medikamente, auch Rauschgift, zum Beispiel Heroin, führen letztlich zu Impotenz.

### Alkoholmißbrauch

Shakespeare läßt einen Diener in »Macbeth« sagen:
»Alkohol erhöht zwar die Lust, vernichtet aber zugleich die Ausführung« (frei übersetzt).
Chronische Alkoholsucht verursacht außerdem neurologische Störungen, die zu dauernder Impotenz führen.

### Nach Operationen

Bei Darm- oder Prostata-Operationen besteht grundsätzlich ein erhöhtes Risiko, daß Nerven im Beckenbereich in Mitleidenschaft gezogen werden. Das kann sich auf die Erektionsfähigkeit auswirken.

Selten

### Neurologische Störungen

Eine der verbreitesten darunter ist die Multiple Sklerose, die folgendes verursacht:
- Taubheitsgefühl in verschiedenen Körperteilen
- Unsicherer Gang
- Sehstörungen, vorübergehende Blindheit auf einem Auge
- Unkontrollierbares Wasserlassen

Außerdem kann jede Erkrankung, die die untere Wirbelsäule erfaßt, Impotenz verursachen.

### Hormonstörungen

Ein weites medizinisches Feld an Möglichkeiten. Durchaus im Rahmen des Möglichen liegen:
- Zu kleine oder fehlende Hoden
- Verlust der Körperbehaarung
- Es bildet sich eine weibliche Brust
- Außergewöhnlich geringe oder sehr große Körpergröße
- Extreme Dickleibigkeit

Eine Hormonbehandlung kann diesen Menschen sehr erfolgreich helfen.

# Unfruchtbarkeit des Mannes

In sehr vielen Fällen ist die ungewollte Kinderlosigkeit von Paaren auf Unfruchtbarkeit des Mannes zurückzuführen. Es sollte sofort eine Spermienuntersuchung durchgeführt werden. Die Spermien werden gezählt, ihre Anzahl kann zu klein, zu groß oder abnormal sein. Weiter ist zu überlegen, ob eine zeitweise Unfruchtbarkeit als Folge einer schweren Erkrankung vorliegen könnte. Es dauert oft viele Monate, bis sich die Samenproduktion in diesen Fällen wieder normalisiert hat. Es gibt auch eine Reihe von Samenmißbildungen und schließlich lassen sich nicht wenige Fälle von Unfruchtbarkeit überhaupt nie erklären.

| | |
|---|---|
| Wahrscheinlich | **Schädigungen der Hoden** |
| Möglich | **Nebenwirkungen von Medikamenten**<br>**Krampfaderbruch/Varikozele**<br>**Alkoholismus**<br>**Hormonstörungen** |
| Selten | **Chromosomenstörungen** |

Wahrscheinlich

**Schädigungen der Hoden**

- Zu kleine Hoden
- Zu weiche Hoden

Eine Vielzahl unterschiedlicher Hodenprobleme geht auf das Konto von geschädigten, nicht richtig entwickelten Hoden mit eingeschränkter Funktion. Ein Beispiel ist ein Hoden, welcher nicht aus der Bauchhöhle abgestiegen war, und der nach der Geburt nicht chirurgisch dorthin befördert wurde. Dieser an und für sich einfache Eingriff sollte bald nach der Geburt vorgenommen werden, möglichst noch vor dem dritten Lebensjahr. Ansonsten entsteht Unfruchtbarkeit. Eine zu geringe Samenproduktion kann außerdem durch Mumps, Röntgenstrahlung, Chemotherapie sowie durch verdrehte Lage der Hoden verursacht werden.

Nikotin, Alkohol und hohe Temperaturen in der Hodengegend können die Samenproduktion ebenfalls verringern.

Möglich

**Nebenwirkungen von Medikamenten**

Manche Medikamente verringern die Spermaproduktion. So zum Beispiel Medikamente zur Krebsbehandlung bei Kindern.

**Krampfaderbruch/Varikozele**
Eine extreme Vergrößerung der Venen des Samenstranges, die außerdem ähnlich wie Krampfadern verlaufen. Siehe dazu auch später.
Diese vergrößerten Venen sind ebenfalls für eine verringerte Spermienproduktion verantwortlich.

**Alkoholismus**
Chronischer Mißbrauch verringert ebenfalls die Spermienproduktion.

**Hormonstörungen**
Siehe auch früher. Weitere Symptome sind:
- Fehlende Körperbehaarung
- Entwicklung einer weiblichen Brust

Selten

**Chromosomenstörungen**
- Ungewöhnlich große Körperlänge
- Vergrößerte Brüste
- Fehlende oder zu kleine Hoden
- Fehlende Körperbehaarung
- Abnormal geformter Penis

## Frühreife/Zu früh einsetzende Pubertät

Das Einsetzen der Pubertät und der sexuellen Entwicklung vor dem neunten oder sogar achten Lebensjahr ist eine Abnormalität. Dazu würden außerdem noch zählen: Körperbehaarung, Wachstum des Penis, tiefe Stimme (bei Jungen). Derartige Entwicklungsstörungen kommen äußerst selten vor und müssen unverzüglich medizinisch behandelt werden.

| | |
|---|---|
| Möglich | **Erkrankung des Hypothalamus** |
| Selten | **Hodentumor**<br>**Erkrankung der Nebennieren** |

Möglich

**Erkrankung des Hypothalamus**
Diese Drüse des Gehirns steuert und kontrolliert zahlreiche hormonelle Abläufe. Eine Störung liegt unter Umständen vor:
- Wenn der Junge sich zuerst völlig normal entwickelt
- Später zeigt sich dann abnormales Wachstum – entweder Kleinwüchsigkeit oder Riesenwuchs

Selten

**Hodentumor**

- Ein Knoten läßt sich fühlen
- An einem Hoden entsteht eine Schwellung

Ein zu hoher Hormonspiegel könnte die Ursache sein. Blutuntersuchungen dienen zum Nachweis der Erkrankung und zur Absicherung der Diagnose.

**Erkrankung der Nebennieren**

Eine Erkrankung der Nebennieren oder eine Funktionsstörung der Adrenalinproduktion führt zu schweren Wachstumsstörungen bereits bei einem Baby. Nur durch hormonelle Behandlung läßt sich ein viel zu frühes Einsetzen der Pubertät unterbinden.

## Vorzeitiger Samenerguß/ Ejaculatio praecox

Darunter ist ein Samenerguß zu verstehen, der bereits erfolgt, ehe überhaupt das männliche Glied in die Scheide eingeführt wurde, oder aber der unverzügliche Samenerguß im Augenblick des Einführens des Penis, wenn sich dieser erst im Scheideneingang befindet.
Hierbei handelt es sich nicht um eine Erkrankung, sondern meist um ein Problem sehr junger Männer mit erstem Geschlechtskontakt oder um ein seelisches Problem erwachsener, reifer Männer. Zur Lösung des Problems bedarf es viel Geduld und Einfühlungsvermögens sowie sexualtherapeutischer Beratung. Gelegentlich wird der vorzeitige Samenerguß (der sogenannte Coitus interruptus), auch als Mittel der Empfängnisverhütung eingesetzt, da der Samen sich bei dieser Technik nicht in die Scheide der Frau ergießen kann.

| | |
|---|---|
| Wahrscheinlich | **Seelische Faktoren** |

Wahrscheinlich

**Seelische Faktoren**

Junge und meist noch unerfahrene Männer sind schon vor dem Eindringen des Penis in die Vagina derart erregt, mit Vorfreude erfüllt, daß der vorzeitige Samenerguß durchaus verständlich ist. Mit zunehmendem Geschlechtsverkehr wird der junge Mann entspannter, erfahrener und souveräner. Ein vorzeitiger Samenerguß findet kaum mehr statt. Zum vorzeitigen Samenerguß kann es auch kommen, wenn ein Mann und eine Frau zu lange nicht mehr miteinander geschlafen hatten (zum Beispiel infolge beruflicher Abwesenheit). Auch dann müssen sich die Dinge erst wieder einspielen.

Eine erfahrene, einfühlsame Frau kann dem vorzeitig Ejakulierenden mittels mancherlei Kniffen und Tricks unterstützend helfen. Insgesamt aber sollten möglichst beide Sexualpartner sexualtherapeutische Beratung aufsuchen. Auch wenn in diesem Fall beim Mann die alleinige Ursache liegt, so ist er doch auf das Verständnis der Partnerin angewiesen.

## Gebogener Penis/Penisdeviation

Eine extreme Verbiegung des Glieds kann sogar Geschlechtsverkehr unmöglich machen. Das Glied biegt sich im erigierten Zustand mehr oder weniger nach oben.

| | |
|---|---|
| Wahrscheinlich | **Angeboren** |
| Möglich | **Peyronie-Erkrankung/Induratio penis plastica** |
| Selten | **Verletzung** |

Wahrscheinlich **Angeboren**

Wird bereits bei der Geburt erkannt.

- Der Ausgang der Harnröhre befindet sich nicht, wie normal, am Ende des Penis, sondern darunter

Neugeborene mit dieser Erkrankung sollten keinesfalls beschnitten werden, da die Vorhaut des Jungen zur chirurgischen Korrektur der Penisdeviation benötigt wird.

Möglich **Peyronie-Erkrankung/Induratio penis plastica**

Eine Veränderung des straffen Bindegewebes bedingt, daß sich der erigierte Penis stark nach oben krümmt. Kommt in mittleren oder späteren Jahren vor.

- Schmerzen und gebogenes, erigiertes Glied
- Am Glied selbst läßt sich das verhärtete Bindegewebe mühelos greifen

Die Behandlung ist sehr schwierig; ganz selten geht die Krankheit auch von selbst vorüber.

Selten **Verletzung**

Ungewöhnliche Sexualpraktiken, auch Verletzungen können

zum Bruch des Penis führen. Dieser Notfall gehört sofort behandelt.

– Plötzlicher Schmerz; bläuliche Schwellungen

## Ausfluß aus dem Penis

Egal, ob der Ausfluß klar oder verfärbt ist, er deutet immer auf bestimmte Erkrankungen hin, die sofort behandelt gehören: Entzündung der Harnröhre; eventuell kombiniert mit Tripper/Gonorrhö. Auch die Sexualpartner des Erkrankten können infiziert sein, ohne es zu wissen. Der/die Sexualpartner müssen daher unbedingt auch untersucht und behandelt werden.

## Erkrankungen der Vorhaut /Präputium

Die Vorhaut zählt zu den bevorzugten Körperteilen für Infektionen, Verletzungen etc. Sie kann durch eine Infektion entzündet werden, kann einreißen. All dieses macht Probleme beim Wasserlassen sowie zum Beispiel beim Geschlechtsverkehr.

| | |
|---|---|
| Wahrscheinlich | **Entzündung von Vorhaut und Eichel**<br>**Vorhautverengung/Phimose** |
| Möglich | **Spanischer Kragen/Paraphimose** |
| Selten | **Peniskrebs** |

Wahrscheinlich

**Entzündung von Vorhaut und Eichel**

Eine Entzündung der Eichel, der Vorhaut und eventuell angrenzender Teile des Penis.

– Leichte Schmerzen
– Ausfluß und Sekret bilden sich rund um die Eichel(-furche), werden aber nicht direkt vom Penis durch die Harnröhre nach außen abgegeben: Dieser Ausfluß kommt nicht direkt aus dem Penis heraus
– Juckreiz

Salzbäder, Antibiotika dienen zur Behandlung; eventuell könnte eine unerkannte Zuckerkrankheit Mitursache sein.

**Vorhautverengung/Phimose**

Die Vorhaut läßt sich nicht über die Eichel zurückziehen bzw.

zurückschieben. Als normal gilt aber noch, wenn die Vorhaut eines noch nicht fünfjährigen Knaben zu eng ist und sich nicht zurückziehen läßt. Die ärztlichen Meinungen gehen da allerdings auseinander. Allerspätestens ab dem fünften Lebensjahr muß man die Vorhaut über die Eichel ziehen können. Symptome für Vorhautverengung sind:

- Immer wieder auftretende Entzündungen von Eichel und Vorhaut
- Beim Wasserlassen dehnt sich die Vorhaut wie ein kleiner Ballon

Eine zu enge Vorhaut gehört so früh wie möglich operiert (eine kleine Sache): Unter der Vorhaut sammeln sich Sekret, Schmutz etc. – all dies verursacht beim geschlechtsreifen Mann Peniskrebs, bei der Partnerin Krebs der Fortpflanzungsorgane !

Möglich

**Spanischer Kragen/Paraphimose**

Auch in diesem Fall ist die Vorhaut zu eng, läßt sich aber immerhin über die Eichel zurückschieben – bleibt aber jetzt in der Eichelfurche wie ein Ring stecken. Daher auch der Namen Spanischer Kragen.

- Schmerzen
- Schwellung des Gliedes

Wenn der Penis bereits geschwollen ist, so besteht ein akuter Notfall: Sofort zum Chirurgen! Ganz generell gehört auch hier die zu enge Vorhaut chirurgisch korrigiert.

Achtung! Nicht wenige Mütter vermeiden auch heute noch aus falscher Schamhaftigkeit den sofortigen Gang zum Arzt, wenn ihr kleiner Junge an Phimose oder Paraphimose leidet. Diese Mütter handeln extrem leichtsinnig: Sie erhöhen das Peniskrebsrisiko enorm; der heranwachsende Junge bekommt Sexualprobleme (er »will zwar, kann aber nicht« – die eingeklemmende Vorhaut unterbindet das); er bekommt Kontakthemmungen und Unsicherheiten dem anderen Geschlecht gegenüber.

Selten

**Peniskrebs**

Selten in Europa, aber häufig im Fernen Osten. Kommt fast überhaupt nicht bei beschnittenen Männern vor, weil sich kein Schmutz unter der Vorhaut sammeln kann, da diese beschnitten wurde. Die religiös motivierte Vorhautbeschneidung hat mit Sicherheit auch einen medizinischen Aspekt.

- Beginnt mit einem roten Fleck an der Penisspitze oder Vorhaut
- Wird größer, geschwürig
- Ausfluß, Schmerzen, Blutung

Behandlung: Operation und Strahlentherapie.

# Schmerzender Penis

| | |
|---|---|
| Wahrscheinlich | **Infektion**<br>**Erkrankung der Vorhaut** |
| Möglich | **Blasen- oder Nierenstein** |
| Selten | **Peyronie-Erkrankung** |

Wahrscheinlich

**Infektion**

- Schmerzen; Brennen beim Wasserlassen
- Starker Urindrang, häufiges Wasserlassen
- Unter Umständen Blut im Urin
- Schlieriger Urin
- Bei Ausfluß besteht Verdacht auf Geschlechtskrankheiten!!!

Jede Infektion mit derartigen Symptomen muß unverzüglich ärztlich behandelt werden. Das gilt für Jugendliche genauso wie für erwachsene Männer.

**Erkrankung der Vorhaut**

Siehe dazu vorher.

Möglich

**Blasen- oder Nierenstein**

Ein Blasen- oder Nierenstein, aber auch ein kleines Steinchen bis hin zum Grieß, kann – auf dem Weg nach außen – irgendwo in der Harnröhre steckengeblieben sein und verursacht nun schwerste Schmerzen.

- Die Schmerzen, oft kolikartig, strahlen über Glied, Hodensack, Unterleib, bis zu Nieren und Rücken aus
- Blut im Urin
- Brechreiz, Übelkeit, Schwitzen

Ein akuter Notfall! Starke Schmerzmittel helfen im ersten Augenblick sehr. Danach aber muß der Stein oder Grieß entfernt werden. Der Gang zum Urologen oder in die urologische Klinik bleibt nicht erspart.

Selten

**Peyronie-Erkrankung**

- Der erigierte Penis schmerzt und ist nach oben gekrümmt.

Siehe dazu vorher.

# Dauererektion/Priapismus

Eine sehr schmerzhafte, lange andauernde Erektion des Gliedes. Der daran Erkrankte hat dabei aber gleichzeitig keinerlei sexuelles Bedürfnis. Die Spitze des Penis erscheint weich. Der Patient benötigt medizinische Hilfe, um einer Dauerschädigung des Penis vorzubeugen.

| | |
|---|---|
| Wahrscheinlich | **Unbekannte Ursache** |
| Möglich | **Blutkrankheiten** |
| Selten | **Andere Ursachen** |

Wahrscheinlich

**Unbekannte Ursache**

Ärzte vertreten die Ansicht. daß in drei von fünf Fällen eine lange sexuelle Aktivität vorangegangen ist. Durch die lange anhaltende Füllung der Schwellkörper des Penis mit Blut kann es sogar zu gefährlichen Thrombosen sowie zu Fibrosen im Penis kommen. Ansonsten guter Gesundheitszustand.
Eine genaue Ursache ist aber nicht zu ermitteln.

Möglich

**Blutkrankheiten**

Eine genaue Blutuntersuchung könnte zum Beispiel herausfinden, daß Leukämie oder eine Sichelzellen-Anämie vorliegt.

- Wiederholt auftretende Gelenk- oder Bauchschmerzen würden auf die Sichelzellen-Anämie deuten

Selten

**Andere Ursachen**

Im Rahmen einer gründlichen Untersuchung sollten noch folgende Möglichkeiten erwogen werden:
Geschwüre und Wucherungen im Becken; Auswirkung von Medikamenten und/oder Drogen; Schädigung des Rückenmarks.

# Kleiner Penis

Eine objektive Beurteilung, ob die Größe eines Penis als zu klein zu bewerten ist, fällt ausgesprochen schwer. Außerdem ist die Größe einer Erektion von ganz verschiedenen Umständen abhängig (zum Beispiel Raumtemperatur, seelische Aspekte etc.), so daß ein und derselbe Penis im erigierten Zustand durchaus unterschiedlich groß sein kann. Besser ist es dagegen, noch folgende Aspekte zu beachten:

- Zu kleine Hoden
- Hodenhochstand
- Außergewöhnliche Körpergröße
- Entwicklung von Brüsten
- Fettleibigkeit
- Frühere Verletzung der Hoden
- Torsionslage (verdrehte Lage) der Hoden

Der Arzt wird Untersuchungen der Chromosomen, des Hormonhaushalts sowie des Gehirns veranlassen. Es gibt heute verschiedene Behandlungsmöglichkeiten: Je früher man den Arzt aufsucht, um so besser sind die Aussichten.

## Wenn ein Hoden »fehlt«

Diese Erkrankung sollte bei einer Routineuntersuchung des Neugeborenen und des Kleinkindes natürlich längst ermittelt worden sein. Falls bei Jungen in der Pubertät, eventuell sogar bei jungen Männern, ein Hodenhochstand vorliegt, dann haben Eltern wie Ärzte mehr als nur nachlässig und fahrlässig gehandelt. Entweder wurde das Symptom übersehen oder es wurde (meist von der Mutter) zwar erkannt, aber nicht dem Arzt gemeldet.

- Ein Hoden, der nicht in den Hodensack abgestiegen ist, führt zu Unfruchtbarkeit und zu stark erhöhtem Krebsrisiko.

| | |
|---|---|
| Wahrscheinlich | **Nicht abgestiegener Hoden** |
| Möglich | **Gleithoden** |
| Selten | **Hodenektopie** |

Wahrscheinlich **Nicht abgestiegener Hoden**

- Normale Entwicklung des Kindes
- Ein Hoden ist als Knoten in der Leiste/Leistenbeuge zu fühlen, zu tasten

Drei bis vier Prozent aller neugeborenen Jungen haben einen Hoden, der noch nicht in den Hodensack hinunter gewandert ist. Man nennt das auch Hodenhochstand. Die Wanderung beider Hoden findet normalerweise schon im Mutterleib statt. Wenn nach der Geburt ein Hodenhochstand vorliegt, so regelt sich das meist nach der Geburt schnell von selbst, der Hoden steigt selbst in den Hodensack ab: Man darf aber nicht zu lange abwarten.

Außerdem: Diese Frage kann nur ein Arzt entscheiden, der die Dinge laufend kontrolliert. Der Hodenhochstand läßt sich chirurgisch beheben. Dies sollte spätestens im zweiten oder dritten Lebensjahr erfolgen.
Das Risiko späterer Unfruchtbarkeit wird dadurch gemildert.

Möglich **Gleithoden**

Immer wieder rutscht der Hoden nach oben in den Hochstand.
- Zu gewissen Zeiten wandert der Hoden aber in den Hodensack
- Bei Kälte und seelischer Anspannung zieht sich der Hoden nach oben zurück

Genaue ärztliche Kontrolle ist notwendig. Unter Umständen ist auch eine chirurgische Korrektur sinnvoll bzw. zweckmäßig und notwendig.

Selten **Hodenektopie**

Ein Hoden befindet sich im unteren Teil der Bauchhöhle. Er kann in der Leistenbeuge ertastet werden, an der Wurzel des Penis oder über einem Oberschenkel. Chirurgische Korrektur unbedingt erforderlich, um spätere Unfruchtbarkeit zu vermeiden und um das Krebsrisiko zu minimieren.

## Knoten in Hoden und Hodensack

Feste Gewebsgebilde, die man am Rücken der eigentlichen Hoden ertasten kann, sind die Nebenhoden. Hier reift der männliche Samen, ehe er dem Samenleiter zugeführt wird. Kleine Knötchen in der Haut des Hodensackes (Skrotum) sind übrigens etwas ganz Normales. Dabei könnte es sich um unbedeutende Entzündungen oder um gelbliche Talgdrüsen handeln.

| | |
|---|---|
| Wahrscheinlich | **Krampfaderbruch/Varikozele**<br>**Nebenhodenzyste** |
| Möglich | **Hodenkrebs** |
| Selten | **Syphilis**<br>**Tuberkulose** |

Wahrscheinlich **Krampfaderbruch/Varikozele**

Eine an sich harmlose Schwellung, entstanden durch vergrößerte Krampfadern, gleichsam eine wurmartige Tasche. Kann hinter den Hoden getastet werden. Siehe auch später.

### Nebenhodenzyste

Eine weitere harmlose Schwellung, ausgehend von den Nebenhoden.

- Meist bei älteren Männern
- Häufig auf beiden Seiten des Hodensackes
- Die Schwellung ist vom Hoden, deutlich tastbar, getrennt

Nach Bestätigung der Diagnose kann man das auf sich beruhen lassen. Es sei denn, man fühlt sich davon gestört.

Möglich

### Hodenkrebs

Ein eher seltener Krebs, der vor allem Männer im Alter zwischen fünfzehn und vierzig Jahren befällt. So wie Frauen ihre Brust nach Knoten abtasten sollten, sollten Männer einmal pro Monat ihre Hoden nach Anzeichen einer Veränderung untersuchen.
So lange nicht das Gegenteil bewiesen ist, sollte man bei einem Knoten im Hodensack grundsätzlich auch auf Krebsverdacht untersuchen.

- Fühlt sich hart an
- Häufig auch geschwollener Hodensack
- Gefühl der Schwere
- Normalerweise ohne Schmerzen

Die Behandlung hängt ab von der Art des jeweiligen Krebses. Die Aussichten auf Heilung sind bei frühzeitigem Entdecken sehr, sehr gut. Verlieren Sie daher keine Zeit, wenn Sie eine Veränderung im Hodensack entdecken. Suchen Sie auch beim geringsten Verdacht den Arzt auf.

Selten

### Syphilis

Breitet sich derzeit besonders in der Dritten Welt enorm aus.

- Ein langsam wachsender Knoten
- Deutliche Symptome für Syphilis; siehe dazu auch vorher!

### Tuberkulose

Heute ziemlich ungewöhnlich, zumindest in den Industriestaaten. Nimmt aber innerhalb extrem armer Bevölkerungen zu; ebenso verbreitet bei Obdachlosen und in der Dritten Welt.

- Ein schmerzfreier Knoten
- Kann Ausfluß absondern, ähnlich einem Abszeß, aber ohne pochenden Schmerz
- Zusätzlich andere Symptome der Tuberkulose, wie Husten, Bluthusten, Übelkeit, Unwohlsein, Gewichtsverlust, Schwitzen

# Hodenschmerzen

Bei Knaben und jungen Männern sollte man von einem Torsionsschmerz ausgehen, solange nichts anderes festgestellt wurde. Bei Erwachsenen dagegen kommt eine Reihe von Diagnosen in Frage.

| | |
|---|---|
| Wahrscheinlich | **Nebenhodenentzündung**<br>**Hodentorsion** |
| Möglich | **Verletzung**<br>**Varikozele**<br>**Stein**<br>**Bruch/Hernie** |
| Selten | **Mumpsorchitis**<br>**Entzündung der Bauchspeicheldrüse** |

Wahrscheinlich

## Nebenhodenentzündung

Das Gewebe der Nebenhoden, in denen der Samen von den Hoden zu den Samenleitern transportiert wird, ist entzündet. Die Nebenhoden kann man an der Rückseite der Hoden tasten. Eine Entzündung entsteht ohne besonderen Grund, aber es gibt einen Ausfluß aus dem Penis. Dieser muß vom Arzt untersucht werden auf eine eventuelle Geschlechtskrankheit oder eine unspezifische Harnleiterentzündung.

Eine Nebenhodenentzündung ist bei einem Jungen vor der Pubertät eher unwahrscheinlich. Es dürfte sich eher um eine Hodentorsion handeln.

- Am Beginn Schmerzen hinter den Hoden, bauen sich innerhalb weniger Stunden auf
- Hoden und Hodensack schwellen an und sind überaus berührungsempfindlich
- Fieber
- Brechreiz, Übelkeit

Ruhe und antibiotische Behandlung für einige Wochen sind zur Genesung notwendig.

## Hodentorsion

Vor allem bei Kindern, bedingt durch plötzliche Bewegungen beim Spiel, vorkommende Verdrehung des Gefäßstiels der Hoden, wobei die blutzuführende Arterie abgedrückt wird.

- Plötzlich auftretende schwere Schmerzen in einem Hoden
- Übelkeit und Erbrechen

- Der erkrankte Hoden schwillt an und ist berührungsempfindlich

Eine Notoperation ist in vielen Fällen erforderlich, weil die Hodendrehung schnellstens rückgängig gemacht werden muß. Normalerweise muß man auch den anderen, noch gesunden Hoden operieren: Wenn sich einer gedreht hat, so dreht sich der andere, noch gesunde, praktisch immer in absehbarer Zeit ebenfalls. Wer eine Hodentorsion ignoriert, akzeptiert, daß der betroffene Hoden abstirbt und Unfruchtbarkeit die Folge davon ist.

Möglich

### Verletzung

Eine genaue Beschreibung der Art der Verletzung, wo wann was passiert ist, sollte möglichst vorhanden sein.

- Mittelmäßige Schmerzen, und mäßige Berührungsempfindlichkeit
- Wasserlassen geht normal, kein Blut im Urin

Ärztliche Betreuung und ausreichend Zeit zur Gesundung sind hier das wichtigste.

### Varikozele

Siehe auch vorher. Es handelt sich um eine stark vergrößerte Vene, die man auf der Rückseite eines Hodens ertasten kann.

- Nimmt mit dem Alter zu
- Man verspürt ein leichtes Ziehen, aber keinen Schmerz
- Erst über Monate hinweg entsteht leichter Schmerz

Eine Varikozele kann die Fruchtbarkeit beeinflussen; wenn das keine Rolle mehr spielt, ist allerdings keinerlei Behandlung mehr notwendig.

### Stein

Ein Stein, Steinchen oder Grieß im Harnsystem verursacht:

- Schlagartig einsetzende Schmerzen, dauern meist eine Stunde
- Der Schmerz kehrt über Tage und Wochen immer wieder
- Strahlt im gesamten Rücken- und Unterleibsbereich bis auf die Penisspitze hin aus
- Übelkeit und Erbrechen
- Blut im Urin

Es handelt sich um Nieren- oder Blasensteine, welche auf natürlichem Wege abzugehen versuchen. Wenn der Stein steckenbleibt, zum Beispiel in der Harnröhre, verursacht er die bekanntberüchtigten Schmerzen bis hin zu Koliken. In diesem Fall ist eine unverzügliche urologische Spezialbehandlung notwendig.

### Bruch/Hernie

Siehe unter Leistenbruch. Dieser verursacht auch rund um den Hodensack und den Hoden Schmerzen.

Selten

**Mumpsorchitis**

Bei Erwachsenen ist Mumps eine ziemlich seltene Erkrankung und verursacht in einigen wenigen Fällen eine Hodenentzündung, auch Orchitis genannt:

- Mumps verursacht Schwellungen im Gesicht, Hamsterbacken nicht unähnlich
- Nach drei bis vier Tagen kann einer oder auch beide Hoden anschwellen
- Fieber mit Schmerzen

Eine nichtbehandelte Orchitis kann Unfruchtbarkeit nach sich ziehen.

**Entzündung der Bauchspeicheldrüse**

Siehe vorher.

# Hodenschrumpfung

Die Hoden unterscheiden sich nur wenig in ihrer Größe. Der linke Hoden hängt normalerweise tiefer als der rechte Hoden. Alkoholmißbrauch sowie die Behandlung eines Prostatakrebses können zur Hodenschrumpfung führen.

| | |
|---|---|
| Wahrscheinlich | **Verletzung oder Infektion** |
| Möglich | **Hormonstörung** |
| Selten | **Genetische Veranlagung** |

Wahrscheinlich

**Verletzung oder Infektion**

- Ein Hoden ist zu klein
- Vorausgehende Schmerzen
- Schwellung

Es besteht ein Zusammenhang zwischen Hodentorsion und Orchitis. Siehe vorher.

Möglich

**Hormonstörung**

- Beide Hoden sind klein
- Der erkrankte Mensch ist häufig von sehr großer Statur
- Fehlende oder abnehmende Körperbehaarung
- Weibliche Brust bildet sich
- Unfruchtbarkeit

Mit Hormontests kann man die wahre Ursache ermitteln.

Selten

**Genetische Veranlagung**

Ein faszinierender, überaus komplexer medizinischer Bereich: Er berührt die Forschungsgebiete der Intersexualität und unklarer sexueller Entwicklungen. Die Forschungen stehen allerdings alle erst am Beginn.

- Hoden und Penis sind meist abnormal geformt
- Davon betroffene Männer sind normalerweise sehr klein oder überaus groß gewachsen
- Unfruchtbarkeit

## Schwellung von Hoden und Hodensack

Es handelt sich um Schwellungen, bei denen kein Knoten vorkommt. Über Knoten an Hoden und Hodensack haben wir bereits ausführlich berichtet.

Diese können natürlich von einem Krebs verursacht sein und bedürfen einer genauen medizinischen Untersuchung. Verlieren Sie daher keinerlei Zeit, um Ihren Urologen aufzusuchen und berichten Sie über sämtliche Veränderungen an Hoden und Hodensack, welche Ihnen persönlich aufgefallen sind. Die Heilungschancen sind heute sehr groß, wenn ein Krebs frühzeitig hier entdeckt wird.

| | |
|---|---|
| Wahrscheinlich | **Wasserbruch/Hydrozele**<br>**Hodenentzündung** |
| Möglich | **Bruch/Hernie** |
| Selten | **Filariose** |

Wahrscheinlich

**Wasserbruch/Hydrozele**

Es handelt sich um eine Flüssigkeitsansammlung rund um die Hoden.

- Geschwollene Hoden
- Mit oder ohne Schmerzen
- Bei chronischer Erkrankung große Schwellungen
- Bei Kindern oft von einem Bruch begleitet
- Kann nach der Geburt auftreten

Ein Spezialist sollte unbedingt zu Rate gezogen werden, da eine Infektion oder eine Krebserkrankung die Ursache dafür sein kann.

### Hodenentzündung

Allgemeine Bezeichnung für einen geschwollenen und entzündeten Hoden.

- Schmerzen können innerhalb weniger Stunden entstehen
- Normalerweise schwillt der Hodensack infolge einer Flüssigkeitsansammlung an
- Ursachen dafür sind eine Verletzung (Stoß), Entzündung oder Mumps

Siehe auch vorher.

Im akuten Zustand der Hodenentzündung kann sich ein Hoden drehen, es entsteht ein sogenannter Torsionshoden mit dem Risiko zukünftiger Sterilität. Sofortige medizinische Behandlung ist notwendig, vor allem bei Kindern. Siehe auch vorher.

Möglich

### Bruch/Hernie

Die Bauchdecke hat normalerweise ihre schwächsten Stellen in der Leistenbeuge. Dort, zwischen Bauchdecke und Oberschenkel, kann sie so schwach werden, daß durch ihre verschiedenen Schichten Eingeweide, meistens Darmschlingen, sich hindurchquetschen. Männer sind von dieser Erkrankung besonders betroffen. Man bezeichnet dies als Gewebebruch oder Hernie.

- Knoten in der Leistenbeuge
- Vor allem bei Kindern dehnt sich der Bruch bis in den Hodensack aus, der sehr anschwillt
- Man nennt dies Hodenbruch; kommt bei Erwachsenen ganz selten vor
- Die Schwellung nimmt in Ruhelage ab

Selten

### Filariose

Der Patient ist von Parasiten (Fadenwürmer) befallen. Diese blockieren den Abfluß der Gewebsflüssigkeit und rufen in der betroffenen Region Schwellungen hervor.

- Kommt vor allem in Fernost vor
- Wiederholte Entzündungen von Hoden und Nebenhoden
- Nach mehrmaligen Infektionen bleibt der Hodensack permanent geschwollen

In fortgeschrittenem Stadium ist eine chirurgische Behandlung notwendig.

# Gehirn und Nervensystem

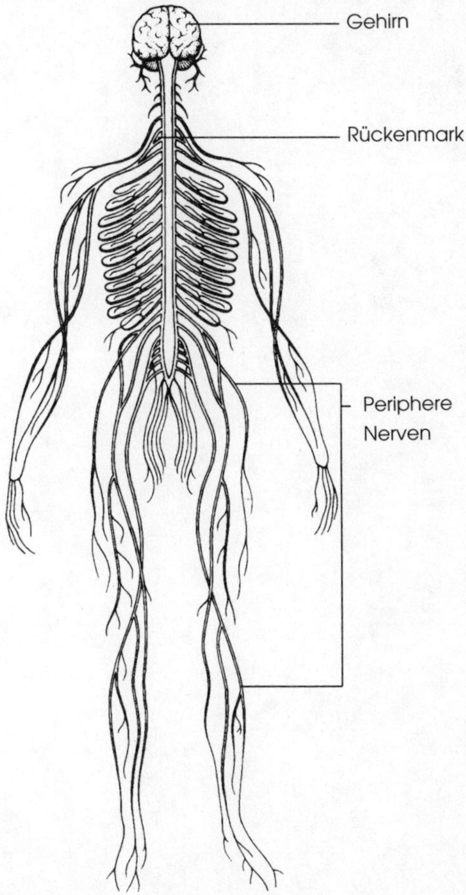

## Angst und Furcht

Leichte Formen der Ängstlichkeit sind normal und erhöhen die Bereitschaft des Menschen, mit den Lebensproblemen umzugehen.
Ein abnormaler Angstzustand dagegen steht in keinem Verhältnis zu einer Situation oder einem Ereignis und kann gleichsam zu einem unüberwindlichen Problem des Lebens werden. Die Symptome sind sehr vielfältig und zeigen unter anderem:

- Ein ständiges Gefühl der Anspannung, vermischt mit überdimensionaler Angst
- Kopfschmerzen
- Schwitzen von Händen, Achselhöhlen und Stirn
- Herzklopfen
- Trockener Mund
- Zittern

Zusätzlich können noch andere Symptome wie schnelle Atmung, Impotenz, Durchfall oder Schwindel sowie Rastlosigkeit dazukommen.

| | |
|---|---|
| Wahrscheinlich | **Angstzustände** |
| Möglich | **Andere seelische Ursachen**<br>**Überfunktion der Schilddrüse**<br>**Nebenwirkungen von Alkohol und Medikamenten** |
| Selten | **Niedriger Blutzuckerspiegel**<br>**Phäochromozytom** |

Wahrscheinlich

**Angstzustände**

Angst und Sorge erfassen die Menschen von Natur aus, manche mehr, manche weniger; auch Vererbung spielt hier eine große Rolle. Außerdem gibt es in jeder Gesellschaft ganz spezielle Angstzustände. Im Hintergrund stehen meist Kindheitserfahrungen, unterdrückte Sexualität, die Endpersönlichung der modernen Gesellschaft: Alle diese theoretisch denkbaren Gründe können Angstzustände verursachen, und es ist ganz sicher, daß extremer Leistungsdruck und Anonymität der modernen Zeit diese Zustände noch steigern. Zu den hier genannten seelischen Aspekten, welche die Diagnose von Angstzuständen erleichtern, kommen meist noch Streß sowie körperliche Symptome, zum Beispiel Kurzatmigkeit, hinzu. So manche dieser Symptome muß der Arzt daraufhin untersuchen, ob sie mehr seelischen oder mehr körperlichen Ursprungs sind. Entsprechend muß die Behandlung durchgeführt werden. Sie umfaßt Medikamente für akute Angstzustände und ebenso den Besuch und die Behandlung beim Psychotherapeuten.

Möglich

**Andere seelische Ursachen**

- Angstzustände tauchen plötzlich bei einer ansonsten stabilen Persönlichkeit auf
- Kein Streß im Hintergrund
- Störungen des Denkens, der Konzentration

Zusätzlich kommen noch Möglichkeiten in Betracht, die später gesondert behandelt werden, wie zum Beispiel Depression, Schizophrenie und die Demenz.

**Überfunktion der Schilddrüse**

Verursacht alle genannten Symptome der Angst mit zusätzlich folgenden Merkmalen:

- Feines Zittern
- Gewichtsverlust
- Appetitzunahme
- Hitzewallungen
- Schneller Puls
- Hervortretende Augen
- Schwellungen im Halsbereich

Im Zweifelsfall sollte ein Bluttest gemacht werden, um die Diagnose abzusichern.

**Nebenwirkungen von Alkohol und Medikamenten**

Mißbrauch von Alkohol, Medikamenten und Drogen kann viele Angstzustände verursachen.

- Ein grobes Zittern
- Angst
- Schweißausbrüche, Schwitzen
- Vernachlässigung des Äußeren
- Halluzinationen

Spezialkliniken helfen, mit diesen Suchtproblemen fertig zu werden.

Selten

**Niedriger Blutzuckerspiegel**

Bei Diabetikern kann der Blutzuckerspiegel rapide absinken und in diesem Fall große Angstzustände hervorrufen. Sortige Hilfe ist notwendig.

Die Symptome treten schlagartig auf:

- Schwitzen
- Hunger
- Schläfrigkeit
- Leichte Kopfschmerzen

Alle Diabetiker sollten diese Warnsymptome erkennen und Glukose griffbereit haben, wobei es sich um rasch resorbierbare Präparate handeln muß (zum Beispiel Traubenzucker).

### Phäochromozytom

Ein Tumor, der Hormone erzeugt, die zu hohem Blutdruck führen. Der Hormonspiegel kann schlagartig ansteigen und verursacht:
- Plötzliche Angstgefühle, Schwitzen, Herzklopfen
- Blässe

Während des Anfalls ist der Blutdruck extrem hoch.

## Koma

Damit bezeichnet man folgenden Zustand:
- Keine Reaktion auf Schmerzreize
- Bewegungsunfähigkeit des Patienten
- Der Patient spricht nicht bzw. ist nicht ansprechbar

Oft ist der Patient körperlich und geistig völlig regungslos. Man nennt diesen Zustand, der in verschiedenen Stufen vorkommen kann, Stupor. Die Abstufungen schwanken zwischen Schläfrigkeit und Verwirrtheit bis hin zum Delirium. Der Patient befindet sich in einer extrem tiefen Form der Bewußtlosigkeit, die je nach Fall kürzer oder länger dauern kann. Normalerweise ist ein Patient im Koma auch nicht durch Reize von außen aufzuwecken.

Fällt ein Mensch in das Koma, so zählt dies zu den absoluten medizinischen Notfällen. Er muß schnellsten ins Krankenhaus gebracht werden. Die Ärzte, die einen Komapatienten behandeln, sind auf jede zusätzliche Information der Angehörigen angewiesen. Zum Beispiel:
- Ist der Patient zuckerkrank?
- War der Patient in den letzten Stunden verwirrt und schläfrig?
- Liegt Mißbrauch von Alkohol oder Medikamenten vor?
- Im Falle von Epilepsie muß dem Arzt berichtet werden, welche Medikamente der Patient bisher eingenommen hat
- Gab es eine Kopfverletzung in den letzten Wochen?
- Behandlung gegen hohen Blutdruck?
- Schlaganfall?
- Bei depressiven Patienten ist auf Selbstmordabsichten zu achten: Gibt es evtl. leere Tablettenschachteln?

| | |
|---|---|
| Wahrscheinlich | **Schlaganfall**<br>**Herzanfall**<br>**Alkohol- oder Drogenmißbrauch** |
| Möglich | **Epilepsie**<br>**Infektion**<br>**Stoffwechselerkrankung**<br>**Verletzung** |
| Selten | **Extrem niedrige Körpertemperatur**<br>**Andere Ursachen** |

Wahrscheinlich

**Schlaganfall**

Vor allem bei älteren Menschen vorkommend.

- Plötzlicher Kollaps
- Einseitige Lähmung

**Herzanfall**

Siehe vorher. Koma kann eintreten:

- Brustschmerzen
- Kurzatmigkeit und Atemlosigkeit
- Schwitzen und blaue Lippen

**Alkohol- oder Drogenmißbrauch**

Eine genaue Diagnose kann der Arzt normalerweise nur stellen, wenn er Kenntnisse über die persönlichen Gewohnheiten des Patienten hat. Bei Drogenabhängigkeit kann zusätzlich noch hinzukommen:

- Tiefe, schwere Atmung
- Veränderte Pupillen
- Anzeichen von intravenösen Injektionen (rote Pünktchen auf Armen und Beinen bzw. verdickte harte Venen)

Möglich

**Epilepsie**

Nach einem schweren Anfall kann der Epileptiker für einige Minuten in einen komaähnlichen Zustand verfallen. Siehe dazu später.

**Infektion**

Jede schwere Infektion kann durch Schock ein Koma nach sich ziehen. Das ist zum Beispiel bei Meningitis sehr wahrscheinlich, und hier wiederum besonders bei Babys. Vor allem bei Kindern sind folgende Symptome wichtige Frühwarnzeichen:

- Reizbarkeit und Schläfrigkeit

- Größer werdende Schläfrigkeit
- Purpurfarbener Ausschlag am Körper
- Bei einem Säugling zeigt sich eine hervorwölbende Fontanelle

Bei Erwachsenen kommen noch zusätzliche Symptome hinzu:

- Nackensteifigkeit
- Lichtempfindlichkeit

Ein absoluter Notfall. Der Patient muß sofort ins Krankenhaus transportiert werden.

### Stoffwechselerkrankung

Diese sollten bekannt sein, da es sich um Erkrankungen der Nieren, der Leber oder um eine Zuckerkrankheit handelt.

- Bei Diabetikern ist noch eine zusätzliche Krankheit aufgetreten, oder sie haben ihre Injektion vergessen
- Die Urinausscheidung ist entweder viel größer oder viel geringer als normal
- Tiefe schwere Atmung
- Unter Umständen tritt Gelbsucht auf

Wenn es sich um einen Diabetiker handelt, kann man den Patienten häufig aus dem Koma zurückholen.

### Verletzung

Eine Schädelverletzung zählt zu den verbreiteten Ursachen eines Komas, normalerweise nach einem Unfall. Oft tritt das Koma auch erst einige Wochen nach der Schädelverletzung ein, weil ein Blutgerinnsel im Gehirn eine Thrombose gebildet hat. Eine chirurgische Entfernung führt normalerweise zur Heilung.

Selten

### Extrem niedrige Körpertemperatur

Ein tiefer Abfall der Körpertemperatur, meist bei Älteren, einem Schlag- oder Herzanfall folgend.

### Andere Ursachen

Zahlreiche andere Ursachen kommen in Frage.

# Konzentrationsschwäche

Die Konzentrationsfähigkeit der Menschen ist sehr unterschiedlich und hängt von verschiedenen Faktoren wie zum Beispiel der Stimmungslage, den Arbeitsbedingungen und vom Streß ab. Es gibt viele ernsthafte Gründe für eine Konzentrationsschwäche. Die Konzentrationsfähigkeit von Kindern ist wesentlich kürzer als jene von Erwachsenen.

| | |
|---|---|
| Wahrscheinlich | **Müdigkeit**<br>**Überaktivität** |
| Möglich | **Angstzustände** |
| Selten | **Minimale Gehirnstörungen** |

Wahrscheinlich

**Müdigkeit**

Betrifft Kinder wie Erwachsene gleichermaßen.

- Normalerweise guter Gesundheitszustand und dementsprechende Konzentration
- Zeichen der Überarbeitung
- Urlaubsreif

Nach ausgiebiger Erholung und Regeneration kehrt die Konzentration wieder zurück.

**Überaktivität**

Die Ärzte sind sich nicht darüber einig, ob es sich bei Kindern und bei Erwachsenen um dieselbe Symptomatik handelt.

- Unfähigkeit, sich auf eine Aufgabe zu konzentrieren
- Schlagartiger Verlust des Interesses für eine bestimmte Tätigkeit
- Ständig in Bewegung und totale Rastlosigkeit

Soziale Umstände und Ernährungsfehler werden als Mitursachen für diese Erkrankung angesehen. Aber wahrscheinlich spielen hier noch eine Vielzahl anderer Faktoren eine Rolle. Es könnte auch sein, daß zusätzlich zu diesen Symptomen noch eine minimale Gehirnstörung hinzukommt. Siehe später.

Möglich

**Angstzustände**

Siehe auch vorher.

- Anspannung
- Schwitzen
- Herzklopfen

Selten **Minimale Gehirnstörungen**
Eine mitunter kontroverse Diagnose bei Kindern.
- Ein Kind zeigt schlagartige Verhaltensänderungen
- Geringe Lernfähigkeit
- Gespaltene Persönlichkeit

Die Behandlung ist überaus schwierig, derartige Kinder benötigen außerdem oft spezielle Schulen (zum Beispiel Sonderschulen etc.).

# Verwirrtheit

Eine Kombination aus Desorientierung und emotioneller Übersteigerung. Eine nur teilweise Verwirrung tritt häufiger bei älteren Menschen auf. Setzt diese jedoch, altersunabhängig, sehr plötzlich ein, so ist eine genaue Untersuchung erforderlich, um mögliche zugrundeliegende Krankheiten zu ermitteln.

| | |
|---|---|
| Wahrscheinlich | **Senile Verwirrtheit** |
| Möglich | **Komplikationen bei der Zuckerkrankheit** |
| | **Alkohol- und Drogenmißbrauch** |
| | **Herzfehler** |
| | **Infektionen** |
| | **Leichter Schlaganfall** |
| | **Atmungsprobleme** |
| | **Zu niedrige Körpertemperatur** |
| Selten | **Unterfunktion der Schilddrüse** |
| | **Stoffwechselerkrankung** |
| | **Subdurales Hämatom/Hirnblutung** |

Wahrscheinlich **Senile Verwirrtheit**
Die Erinnerung an kurz zurückliegende Ereignisse erlischt plötzlich. Danach folgt unmittelbar Konfusion/Verwirrtheit: Der Mensch weiß nicht mehr, wo er ist und wer er ist. Im schlimmsten Stadium folgt dann die Demenz, das ist Geistesschwäche mit Verblödung. Für viele ältere Menschen ist aber eine gewisse Verwirrtheit ein akzeptables Ärgernis, das das Alter mit sich bringt.
- Ansonsten für das Alter normaler Gesundheitszustand
- Keine Verwirrung und Konfusion bei der Erfüllung familiärer Aufgaben und Pflichten

- Die Symptome lassen sich gut kaschieren: Der Mensch führt auffallend viele Listen und Notizen
- Die Verschlimmerung geht oft nur langsam vor sich; erst eine plötzliche Veränderung der Lebensgewohnheiten, bei Reisen und Urlaub, bringt es zutage

Möglich

### Komplikationen bei der Zuckerkrankheit

Verwirrtheit kann durch zu hohen sowie durch zu niedrigen Blutzuckerspiegel ausgelöst werden.

- Kann Stunden oder Minuten andauern und bis zum Koma führen
- Reizbarkeit, Schläfrigkeit
- Tiefe Atmung, Durst
- Hunger

Diabetiker sollten über diese ersten Symptome genau Bescheid wissen und sofort richtig darauf reagieren.

### Alkohol- und Drogenmißbrauch

Meist liegt schon ein längerer Alkohol- und/oder Drogenmißbrauch vor, der dem Hausarzt bekannt ist. Alkoholiker im Zustand akuter Verwirrtheit benötigen sofortige medizinische Hilfe und Notfallbehandlung.

### Herzfehler

Verwirrtheit als Konsequenz eines Herzfehlers bzw. einer Herzattacke bei Älteren ist ein häufig auftretendes Symptom.

- Atemlosigkeit, Kurzatmigkeit, geschwollene Fußgelenke
- Der Patient kann nicht flach liegen
- Wiederkehrende Brustschmerzen und Müdigkeit können ein Frühwarnsignal einer Herzattacke sein

### Infektionen

Jede akute Infektion kann vor allem bei Älteren zu Verwirrtheit führen. Das muß nicht unbedingt mit Fieber einhergehen.

- Husten
- Bei häufigem Wasserlassen und starkem Harndrang könnte eine Entzündung der Harnblase vorliegen

Wenn ein jüngerer Mensch folgende Symptome zeigt, könnte er an Meningitis erkrankt sein (sofort Krankenhaus aufsuchen):

- Verwirrtheit
- Kopfschmerzen
- Lichtempfindlichkeit

### Leichter Schlaganfall

- Plötzliche Verwirrtheit
- Plötzlich schleppende Sprechweise und Schwierigkeiten beim Finden des richtigen Wortes

– Gesicht kann auf einer Seite hängen
– Plötzlicher Ausfall der Funktionen eines Armes oder Beines

Die Erholung von einem derartigen leichten Schlaganfall ist erstaunlich schnell möglich. Aber der Patient gehört dringend unter dauernde ärztliche Kontrolle gestellt.

**Atmungsprobleme**

Meist handelt es sich um Menschen, die an chronischer Bronchitis oder an einem Emphysem erkrankt sind. Siehe dazu auch vorher.

– Infektion der Atmungsorgane
– Blaue Lippen und Zunge
– Warme Hände
– Kurzatmigkeit, Atemlosigkeit

Stationäre Behandlung im Krankenhaus erforderlich.

**Zu niedrige Körpertemperatur**

Verwirrtheit gehört auch zu den Symptomen bei zu niedriger Körpertemperatur. Tritt vor allem bei älteren Menschen auf.

Selten

**Unterfunktion der Schilddrüse**

– Gewichtszunahme
– Kälteempfindlichkeit
– Gelbliches Aussehen; aufgedunsen
– Zu langsamer Puls

**Stoffwechselerkrankung**

Dabei kann es sich um Erkrankungen der Leber und Nieren handeln.

– Eine Lebererkrankung folgt meist jahrelangem Alkoholmißbrauch: Gelbsucht; Neigung zu blauen Flecken; gerötete Fußsohlen; geschwollene Fußgelenke
– Eine Nierenerkrankung könnte bei sehr geringer oder sehr großer Harnausscheidung vorliegen: Blutarmut; Unwohlsein; gelbliche Haut

**Subdurales Hämatom/Hirnblutung**

Eine Blutung und Blutansammlung, ein Bluterguß im Gehirn; meist durch Unfall oder Verletzung hervorgerufen; übt Druck auf das Gehirn aus.

– Die Symptome tauchen über mehrere Wochen hinweg auf
– Vorgeschichte: Kopfverletzung, Unfall
– Ständig schwankende Verwirrtheit und Änderungen im Verhalten
– Zusätzlich Schwäche in Armen oder Beinen, meist einseitig

Ein subdurales Hämatom gehört zwar zu den selteneren, aber dafür gut heilbaren Krankheiten. Heutige Diagnosetechniken des Gehirns ermöglichen eine sehr gute Bestimmung der Krankheit mit nachfolgender Behandlung.

## Konvulsionen, Krampfanfälle, krampfartige Zuckungen

Merkmale eines krampfartigen, auch eines epileptischen Anfalls sind:

- Häufig ein Gefühl der Vorwarnung vor dem nahenden Anfall, Sehstörungen, Kopfschmerzen
- Der Betroffene schreit auf, bricht dann bewußtlos zusammen
- Der Patient bleibt steif; er läuft für ungefähr 30 Sekunden rund um die Lippen blau an
- Dann beginnen die Arme und Beine in einer bestimmten, koordiniert erscheinenden Form krampfartig zu zucken
- Unter Umständen ungewolltes Wasserlassen (Inkontinenz); Schaum auf den Lippen
- Nach dem Anfall ist der Patient schläfrig, benommen, verwirrt bevor er wieder seinen Normalzustand erreicht

Nicht alle Anfälle verlaufen so dramatisch. Eine Form eines Anfalls entspricht zum Beispiel nur einer kurzen Bewußtlosigkeit. Ein konvulsivischer Anfall, ein Krampfanfall unterscheidet sich sehr von einem Ohnmachtsanfall: Ein Ohnmachtsanfall verläuft ja ohne Vorahnungen, ohne Inkontinenz, ohne Gliederkrämpfe. Unabhängig davon ist eine gründliche ärztliche Untersuchung angebracht.

| | |
|---|---|
| Wahrscheinlich | **Epilepsie**<br>**Fieberkrämpfe** |
| Möglich | **Eklampsie**<br>**Alkoholmißbrauch**<br>**Meningitis** |
| Selten | **Stoffwechselerkrankung** |

Wahrscheinlich

**Epilepsie**

Sie wird durch eine Störung der elektromagnetischen Vorgänge im Gehirn ausgelöst. Den Ursprung der meisten epileptischen Krankheitsfälle kann man im nachhinein praktisch nicht mehr ausfindig machen: Oft waren es Gehirn- oder Schädelverletzungen, Schlaganfälle, zerebrale Lähmungen, die dabei eine Rolle

gespielt haben (könnten). Jeder Mensch, der erstmals einen Anfall erleidet, muß medizinisch besonders sorgsam betreut werden, da sich hinter diesem ersten Anfall nicht nur eventuell Epilepsie, sondern eine anderweitige Erkrankung des Gehirns verbergen könnte. Der Arzt muß versuchen herauszufinden, für welche Erkrankung dieser erste Anfall ein Symptom sein könnte. Dabei wird auch auf Tumor untersucht, ebenso auf Abnormalitäten im Bereich der zerebralen Blutgefäße.
Die meisten Epileptiker können ein ganz normales Leben führen, werden aber gewisse Vorsichtsmaßnahmen einhalten, um nicht bei einer gefährlichen Tätigkeit einen Anfall zu erleiden.

### Fieberkrämpfe

Ein krampfartiger Anfall bei einem fiebernden Kind. An sich kann jeder Mensch mit sehr hohem Fieber einen Anfall erleiden. Aber das Gehirn der Kinder ist besonders sensibel und kann daher bereits bei geringem Fieber mit einem Anfall reagieren. Um von Anfang an das Risiko eines Fieberkrampfes bei Kindern zu minimieren, gibt man Paracetamol und hält das erkrankte Kind kühl (zum Beispiel durch Wadenwickel). Etwa 10% aller fiebrig erkrankten Kinder können einen derartigen Anfall erleiden, ohne deshalb auch nur im geringsten Epileptiker zu sein. Auf jeden Fall benötigt das Kind genaue ärztliche Untersuchung und Betreuung – und unbedingt eine Untersuchung auf Meningitis.
Bei wiederkehrenden Fieberkrämpfen kann ein Kind auch zu Hause betreut werden, wenn die Eltern wissen, wie man mit den Medikamenten gegen Krampfanfälle umzugehen hat. Nach dem Alter von fünf Jahren treten normalerweise keine Fieberkrämpfe bei Kindern mehr auf.

- Das Kind fiebert, hat eine Erkältung, meistens noch eine Ohrenentzündung
- Plötzlich wird das Kind steif, rollt die Augen, hält den Atem an
- Dann treten koordinierte Zuckungen und Krämpfe auf; eventuell kommt es zur Inkontinenz (ungewolltes Wasserlassen)
- Der Anfall kann fünf bis zehn Minuten dauern
- Das Kind ist danach wieder ansprechbar, kann aber noch einige Stunden benommen und schläfrig bleiben
- Der Fieberkrampf setzt mit Beginn des Fieberanstiegs ein

Wenn ein Kind älter als fünf Jahre oder jünger als sechs Monate ist, kann es sich auch um andere Krankheiten handeln. Man darf daher nicht von einem Fieberkrampf ausgehen. Egal wie, jedes Kind mit Fieberkrämpfen gehört in ärztliche Obhut.

Möglich

### Eklampsie

Ein Risiko im späteren Abschnitt der Schwangerschaft. Der

Blutdruck steigt blitzartig sehr hoch an, und die schwangere Frau leidet unter schweren Krämpfen.
Mittels regelmäßiger Untersuchungen während der Schwangerschaft sollte man derartige Krämpfe vermeiden können. Erste Warnsymptome sind:
- Finger und Füße schwellen schlagartig an
- Kopfschmerzen, Flimmern vor den Augen

Bei einer Urinuntersuchung wird vermutlich Eiweiß im Urin ermittelt werden (zusätzlich zum hohen Blutdruck). Es handelt sich um einen schweren Notfall. Die Ärzte werden versuchen, den hohen Blutdruck sofort zu senken. Grundsätzlich besteht Gefahr für Mutter und Kind. Unter Umständen muß die Geburt mittels Kaiserschnitt vorzeitig durchgeführt werden. Insgesamt kann eine Eklampsie zu dramatischen Situationen führen. Regelmäßige Untersuchungen während der Schwangerschaft sind unter diesen Risikogesichtspunkten noch wichtiger denn je.

### Alkoholmißbrauch

Akoholsucht kann, ebenso wie das plötzliche Absetzen des Trinkens, zu schweren Krampfanfällen führen. Außerdem können natürlich auch Alkoholiker an Epilepsie leiden, so daß der Arzt auch in dieser Richtung untersuchen sollte.

### Meningitis

Krampfanfälle können auch durch Meningitis verursacht sein. Eine Lumbalpunktion kann darüber schnell und zuverlässig Klarheit verschaffen. Ohne Zeitverzug den Arzt informieren, eventuell ein Krankenhaus aufsuchen!

Selten

### Stoffwechselerkrankung

Diese äußert sich unter Umständen in einem Zusammenbruch der Funktionen von Nieren und Leber. In diesem Fall sollte auch an eine mögliche Epilepsie gedacht werden.

## Delirium

Wir sprechen hier nicht von jenem bekannten Delirium (tremens), das Alkoholiker im Spätstadium erleiden, sondern von einem ganz normal vorkommenden Delirium – ein Symptom vieler Krankheiten! Man versteht unter Delirium schwere Bewußtseinsstörungen, Orientierungsverlust, Halluzinationen, Wahnvorstellungen etc.
- Verwirrung, Konfusion
- Ruhelosigkeit
- Halluzinationen

- Sprechen und Denken sind zusammenhanglos
- Verschlimmerung in der Nacht

Häufig wechseln Phasen der Verwirrtheit mit jenen relativer Normalität ab.

Eine ganze Reihe von Erkrankungen, vor allem Infektionen, können ein Delirium auslösen. Ältere Patienten können durch eine Erkrankung, die zwar ernst, aber gut verläuft, in ein Delirium fallen (versinken). Bei Kindern kann ein Delirium schon relativ einfache fiebrige Erkrankungen begleiten, ist im Grunde genommen harmlos, wenn es gelingt, das Fieber zügig zu senken. Wenn dagegen folgende Symptome dazukommen, so sollte auch auf Meningitis untersucht werden:

- Kopfschmerzen
- Lichtempfindlichkeit
- Nackensteife

Die Untersuchung auf Meningitis sollte unverzüglich vorgenommen werden: Lassen Sie daher keine Zeit verstreichen, suchen Sie den Arzt sofort auf.

## Wahn, Wahnvorstellungen

Es gibt keine genaue Definition, was darunter zu verstehen ist. Wahnvorstellungen zeichnen sich meist dadurch aus, daß oft jeder Bezug zur Wirklichkeit fehlt.

Andererseits wurden in der Geschichte (und werden bis heute) politisch mißliebige Menschen mit dieser Bezeichnung gebrandmarkt und in psychiatrische Anstalten eingesperrt. So erging es nur zu oft auch jenen Menschen, die sich für die Ideale der Demokratie eingesetzt hatten.

Andererseits gibt es auch jene medizinischen Fälle, bei denen das Kriterium der Wahnvorstellung leider durchaus zutrifft. Wahnvorstellungen können bis hin zur direkten Aggression gedeihen und sich somit gegen andere Menschen, sogar gegen nächste Angehörige richten. Erfahrene Fachärzte der Neurologie und Psychiatrie können selbstverständlich die zugehörigen Symptome diagnostizieren.

| | |
|---|---|
| Wahrscheinlich | **Schizophrenie** |
| Möglich | **Frühzeitige Demenz**<br>**Depression** |

Wahrscheinlich

### Schizophrenie

Ist eine Geisteskrankheit, bei der der bedauerliche Patient nicht nur einen Verlust der Realität, sondern auch eine Zerstörung seiner Persönlichkeit erleiden muß. Ungefähr 1% der Bevölkerung kann statistisch gesehen an Schizophrenie erkranken bzw. einmal eine schizophrene Episode erleben. Früher nannte man die Erkrankung auch Spaltungsirresein, was übrigens nicht mit dem Terminus schizoid gleichzusetzen ist. Unter schizoid versteht man eine wesentlich mildere Variante der Persönlichkeitsspaltung. Bei einem an Schizophrenie erkrankten Menschen klaffen die normalen und veränderten Welten des Erlebens weit auseinander. Über die praktisch unbekannten Ursachen der Krankheit bestehen viele kontroverse Meinungen. Manche Ärzte meinen, daß negative Erlebnisse in Kindheit und Jugend einen Einfluß haben; andere Ärzte tendieren zu der Theorie einer Stoffwechselstörung im Gehirn. Es gibt außerdem unzählige Varianten im Verlauf der Erkrankung. Die Wissenschaft kennt inzwischen viele Teilursachen, kann aber immer noch nicht sagen, was die eigentliche Ursache dafür ist.

- Wahnvorstellungen in Form von einzelnen Wahnideen bis hin zu großen, komplexen Wahngebilden, vergleichbar einem Netzwerk
- Halluzinationen
- Oft flache, emotionslose Stimmungslage
- Apathie, Mißachtung des eigenen Ichs (Selbstmißachtung)
- Beginn der Krankheit kann langsam, aber auch schnell einsetzen

In der Behandlung stehen heute viele therapeutische Ansätze und pharmazeutische Mittel zur Wahl. Immerhin kann man heute über 30% der erstmals an Schizophrenie erkrankten Menschen komplett heilen – eine großartige Leistung der Medizin. Ein weiteres Drittel der Erkrankten kann ganz passabel am Berufsleben etc. teilnehmen. Das letzte Drittel der Erkrankten benötigt zumindest andauernde medizinische Betreuung, die heute bereits häufig als häusliche Therapie erfolgt.

Möglich

### Frühzeitige Demenz

Siehe auch vorher. Im Frühstadium führt Gedächtnisverlust zu wahnhaften Vorstellungen über Ereignisse, deren Ursache der Mensch vergessen hat. So glaubt der Patient zum Beispiel, daß eine von ihm irrtümlich verlegte Handtasche gestohlen worden sei.

**Depression**

Bei einigen schweren Depressionen hat der Patient Wahnvorstellungen über seine eigene Gesundheit oder über die seiner Angehörigen. Der Patient glaubt beispielsweise, daß eine geliebte Person unheilbar erkrankt sei. Menschen mit schwersten Depressionen haben mitunter ihre eigenen Kinder ermordet – im Wahn, daß ihre Kinder unheilbar erkrankt seien oder um sie vor schwerer Krankheit zu bewahren ...

## Geistesschwäche, Demenz

| | |
|---|---|
| Wahrscheinlich | **Alzheimer-Krankheit** |
| Möglich | **Nebenwirkungen von Medikamenten**<br>**Alkoholismus**<br>**Mehrere Schlaganfälle** |
| Selten | **Veitstanz/Chorea-Huntington**<br>**Unterfunktion der Schilddrüse**<br>**Wasserkopf**<br>**Leber- oder Nierenerkrankung**<br>**Meningeom**<br>**Bluterguß im Gehirn**<br>**Vitamin-$B_{12}$-Mangel**<br>**Syphilis**<br>**AIDS** |

Am Beginn steht ein totaler Gedächtnisschwund, am Ende bricht der Geist, der Verstand im wahrsten Sinne des Wortes zusammen. Je älter ein Mensch wird, desto eher könnte er daran erkranken. Bei alten Menschen spricht man dann von seniler Demenz. Aber auch relativ junge Menschen können gelegentlich daran leiden.

- Gedächtnisschwund ist ein frühes Symptom
- Änderungen der Persönlichkeit, des Wesens
- Der Mensch mit Demenz weiß nicht, wer er ist, wo er ist und warum er wo ist
- Selbstmißachtung
- Depression und Angstzustände begleiten die Krankheit, wenn sie sich verschlimmert
- Die Erinnerung an Kindheitserlebnisse dagegen ist intakt

Abgesehen von diesem Krankheitsbild ist der Patient völlig bei Bewußtsein, leidet auch nicht an schläfriger Benommenheit (wie bei so manch anderen mentalen Störungen). Obwohl die meisten Ursachen für Demenz unheilbar sind, existieren andererseits einige wenige Ursachen, die heilbar sind und die man heute medizinisch einwandfrei mit Gehirnuntersuchungen diagnostizieren kann. Das sollte jeder wissen, der zum Beispiel einen Angehörigen mit beginnender Demenz hat, und dafür sorgen, daß dieser Angehörige schnellstens untersucht wird.

Wahrscheinlich

### Alzheimer-Krankheit

Mit diesem Fachbegriff belegen die Mediziner inzwischen die schweren senilen und vorsenilen Demenzerkrankungen. Inzwischen weiß die Medizin schon viel über die Vorgänge im Gehirn, die sich bei dieser Erkrankung abspielen.

Jener Arzt und Wissenschaftler, der bei der Ursachenforschung besonders viel geleistet hat – Alzheimer – wurde zum Namensgeber dieser inzwischen weitverbreiteten Erkrankung. Übrigens kann diese Krankheit bereits mit fünfzig Jahren einsetzen. Leider aber gibt es bis jetzt immer noch keine Behandlung, und die Aussichten für Alzheimer-Kranke sind mehr als trübe. Im Endstadium wird der Patient hilflos wie ein kleines Baby.

- Die Symptome sind identisch mit jenen der Demenz. Siehe daher vorher
- Die Krankheit verschlimmert sich stetig und unaufhaltsam

Möglich

### Nebenwirkungen von Medikamenten

Folgende Symptome könnten darauf hindeuten:

- Demenz kommt und geht rapid

Der Patient wird mehrfach behandelt: mit Beruhigungsmitteln und zugleich mit solchen gegen Parkinsonismus.

Der Arzt wird alle Medikamente absetzen und beobachten, was nun geschieht.

### Alkoholismus

Kann zu einer leichteren Form der Demenz führen, ähnlich wie der Vitamin-$B_{12}$-Mangel.

- Völliger Verlust der Erinnerung an vergangene Ereignisse
- Der Patient versucht, Entschuldigungen und Erklärungen für den Erinnerungsverlust zu erfinden
- Störungen der Augenbewegungen, bis hin zu Zittern
- Unsicherer Gang

Diese Erkrankung ist heilbar.

### Mehrere Schlaganfälle

Eine Demenz folgt meist einer Reihe kleinerer Schlaganfälle, die mehr und mehr der Gehirnsubstanz zerstört haben.

- Die Demenz verschlechtert sich in einer Serie kleinerer, abrupter Schritte
- Häufig typische Schwäche in einem Arm oder Bein
- Die Stimmung schwankt zwischen Weinen und Lachen

Übrigens kann gelegentlich sogar die Ursache für die Schlaganfälle ermittelt und behandelt werden.

Selten

### Veitstanz/Chorea-Huntington

- Es existiert unter Umständen in der Familie eine Tendenz zu dieser Krankheit
- Demenz mit regelmäßigem Zittern der Gliedmaßen beginnt bereits zwischen 30 und 40 Jahren
- Die körperliche und geistige Beeinträchtigung nimmt ständig zu und ist unumkehrbar

### Unterfunktion der Schilddrüse

Eine ernsthafte Funktionsstörung der Schilddrüse.

- Apathie, Mattigkeit
- Gewichtszunahme
- Langsames Denken, Kälteempfindlichkeit, verlangsamter Puls
- Seltener eine gelbliche Hautfärbung

Läßt sich gut mit Hormongaben behandeln und heilen.

### Wasserkopf

Eine seltene Erkrankung, die zu erhöhtem Druck auf das Gehirn führt. Kann gut behandelt werden.

- Das Ausmaß der Verwirrtheit schwankt ständig
- Harninkontinenz (ungewolltes Wasserlassen)
- Unsicherer Gang
- Unbeholfenheit

### Leber- oder Nierenerkrankung

Sollte bei einer Routineuntersuchung entdeckt werden. Siehe auch vorher.

### Meningeom

Ein sehr langsam wachsender, gutartiger Gehirntumor. Je nach Lage des Tumors kann Demenz entstehen. Zusätzlich treten auf:

- Epilepsie
- Schwäche in einem Arm oder Bein
- Zunehmender Kopfschmerz
- Verlust des Geruchssinnes

Eine genaue Gehirnuntersuchung bestätigt die Diagnose.

### Bluterguß im Gehirn

Ein Bluterguß oder ein Blutgerinnsel in Gehirngefäßen – Folge einer Verletzung, eines Unfalls – kann zu plötzlich einsetzender Demenz führen.

### Vitamin-$B_{12}$-Mangel

Wird auch als perniziöse Anämie bezeichnet.
- Blässe infolge Blutarmut
- Zittern von Händen und Füßen

Eine weitere seltene Ursache für Demenz; aber heilbar.

### Syphilis

In ihrem Endstadium, viele Jahre nach der Ansteckung, kann Syphilis Demenz hervorrufen:
- Unsicherer Gang
- Herabhängende Augenlider
- Wahnvorstellungen: Der Patient sieht sich häufig in überragender Position (zum Beispiel als Retter der Welt)
- Kleine, unregelmäßige Pupillen

Ein Bluttest kann die Diagnose sofort bestätigen. Antibiotische Behandlung könnte dann noch die Erkrankung zumindest aufhalten. Umkehren kann man in diesem Stadium die bisherigen Folgen der Syphilis allerdings nicht.

### AIDS

Wenn ein junger Mensch dement ist, so muß man auch an AIDS denken. Vor allem dann, wenn der Betreffende zu einer Risikogruppe zählt und wenn er starken Gewichtsverlust, Brustschmerzen und ständig vergrößerte Lymphknoten hat.

## Depression

Wann kann man da von einer Krankheit sprechen? Und wann handelt es sich um eine natürliche Reaktion des Menschen auf die Ereignisse des Lebens?

Es gibt leichte, mittlere und schwere Formen der Depression – und dazwischen unendlich viele Zwischenstufen eines an sich sehr rätselhaften Krankheitsbildes, dessen Ursprung meist nicht ermittelt werden kann. Früher verwendete man im Deutschen das schöne und bezeichnende Wort Gemütskrankheit, das leider heute aus der Mode ist. Jetzt sagt man statt dessen Depression – und wir alle vergessen, daß der Mensch ja auch ein Gemüt und eine Seele hat, die beide erkranken können. Doch unabhängig von diesen Überlegungen sei hier gleich gesagt: Moderne Medikamente zur Behandlung der Depression (Antidepressiva) können bei allen Formen einer Depression hervorragend helfen. Dies ist vor allem bei Beginn und erstmaliger Diagnose sehr wichtig, ebenso bei akuten, lebensbedrohlichen depressiven Schüben.

Wir alle müssen uns darüber bewußt sein, daß jeder daran erkranken kann: Unglück, Traurigkeit, die Tiefschläge des Lebens – Depression kann viele Ursachen haben und leider auch im Selbstmord enden.

Die Sprache und Sprechweise, das Aussehen und das Auftreten, die Stimmungslage genügen meist, um eine klare Diagnose stellen zu können.

Und so sehen viele der Symptome aus:

- Freudlosigkeit
- Energiemangel, Konzentrationsschwäche
- Verlust sexueller Wünsche; Impotenz und Frigidität
- Traurigkeit
- Häufiges Weinen
- Kopfschmerz; der Patient hat das Gefühl, daß der Kopf von einem Ring umgeben wird

Besonders schwere Depression führt außerdem zu:

- Appetitlosigkeit
- Verstopfung
- Sehr frühes Aufwachen am Morgen
- Unlust; »man mag sich selbst nicht«
- Wahnvorstellungen; der Patient bildet sich Krankheiten ein
- Gedanken an Selbstmord

Ein Mensch mit Depressionen kann sich unmöglich selbst helfen. Deshalb nützen Ermahnungen und Belehrungen der Umwelt in dieser Hinsicht absolut nichts. Ältere Menschen neigen eher dazu; bekannt ist auch die Depression von Frauen kurz nach der Geburt, die sogar zum Selbstmord führen kann. Für Depressionen gibt es heute viele und erfolgreiche Behandlungen – angefangen von Gesprächstherapien bis hin zu sehr guten Medikamenten, ebenso klinische Behandlungen. Folgende Ursachen für Depressionen seien hier genannt:

| | |
|---|---|
| Möglich | **Postinfektiöse Erschöpfung**<br>**Frühzeitige Demenz**<br>**Frühzeitige Schizophrenie** |
| Selten | **Unterfunktion der Schilddrüse**<br>**Parkinson-Erkrankung**<br>**Hormonstörungen** |

Möglich

### Postinfektiöse Erschöpfung

- Nach einer Virusinfektion folgen Beschwerden und Schmerzen
- Eine leichte Depression gesellt sch dazu
- Die meisten Fällen heilen nach einigen Wochen von selbst
- Gelegentlich dauern die Symptome aber lange an, es kommen noch starke Schwäche und Müdigkeit hinzu

Die Meinungen über die Ursachen einer postinfektiösen Erschöpfung sind durchaus gegensätzlich. Es gibt bis jetzt keinen Nachweis der Erkrankung.
Der Erkrankte braucht vor allem Ruhe und Erholung; zusätzliche Gaben von milden Antidepressiva wirken hervorragend.

### Frühzeitige Demenz

Tritt vor allen in mittleren oder späteren Jahren auf. Siehe auch unter Demenz.

- Gedächtnis- und vor allem Erinnerungsverlust

Man geht davon aus, daß ein Mensch, der diese Symptome an sich spürt, zu Depressionen neigt. Immerhin tritt die Demenz ja meist langsam auf, und der Erkrankte weiß, was auf ihn zukommt.

### Frühzeitige Schizophrenie

Siehe auch vorher.

- Menschen, die in jungen Jahren schizophren werden, neigen besonders zu schweren Depressionen
- Unter Umständen Halluzinationen und Wahnvorstellungen

Selten

### Unterfunktion der Schilddrüse

Kann zu richtigen Depressionen führen. Siehe dazu auch vorher.

### Parkinson-Erkrankung

Vor allem bei älteren Menschen.

- Zittern der Hände
- Steifer, schlurfender Gang
- Völlig teilnahmsloses, gleichgültiges Verhalten

Kann heute immerhin mit Medikamenten zumindest gut gesteuert oder verlangsamt werden.

### Hormonstörungen

Bei plötzlich einsetzenden Depressionen können Hormonstörungen zugrunde liegen. Vor allem dann, wenn:

- Das Körpergewicht stark zu- oder abnimmt

## Schwindelgefühl

Ein allgemeines Symptom, aber dennoch schwer zu definieren, weil die Menschen mit diesem Wort unterschiedliche Dinge bezeichnen. Der Eindruck des Betroffenen schwankt von Benommenheit bis hin zum Schwindelgefühl, tendiert aber eher in Richtung Benommenheit. Für viele ist das mit einem Gefühl verbunden, sich nicht mehr richtig konzentrieren zu können. Andere hingegen fühlen sich benommen oder schwindlig.

Sie alle werden mit Sicherheit bemerken, daß auch Ihr Arzt große Schwierigkeiten haben wird, herauszufinden, was tatsächlich gemeint ist.

## Schwindelgefühl mit Schwindelanfall

Hier handelt es sich um richtigen Schwindel mit Schwindelanfällen, d. h. der Patient hat das Gefühl, alles um ihn würde sich drehen.

| | |
|---|---|
| Wahrscheinlich | **Entzündung des Gleichgewichtsorgans** |
| Möglich | **Menière-Erkrankung** |
| Selten | **Erkrankung des Gehirns oder des Rückenmarks** |

Wahrscheinlich **Entzündung des Gleichgewichtsorgans**

Harmlose Entzündung des Innenohrs mit folgenden Symptomen:
- Schlagartig einsetzendes Schwindelgefühl
- Verschlimmert sich, wenn man den Kopf dreht
- Keine Schmerzen, kein Ohrensausen
- Wenn der Patient flach liegt, fühlt er sich gut

Auch wenn die Symptome alarmierend erscheinen, sie verschwinden fast immer nach einigen Tagen. Meist durch eine Virusinfektion hervorgerufen.

Möglich **Menière-Erkrankung**

Schrittweiser Prozeß mit Degeneration des Ohrs.
- Ohrensausen, Klingeln sind Frühsymptome
- Schrittweise zunehmende Schwerhörigkeit

– Schlagartige Schwindelanfälle, bei denen die obigen Symptome für einige Minuten sehr stark werden können

Behandlung mit Medikamenten.

Selten

**Erkrankung des Gehirns oder des Rückenmarks**

Auch wenn es sehr unwahrscheinlich ist, daß derartige Erkrankungen kurze Schwindelepisoden hervorrufen, so gibt es dennoch mehrere Gehirn- und Rückenmarkserkrankungen, die Schwindel erzeugen, meist in Kombination mit:

- Unsicherer Gang
- Prickeln
- Taubes Gefühl in Händen oder Füßen
- Sehstörungen (Doppeltsehen!)
- Schwäche eines Armes oder Beines

Ein Neurologe sollte unbedingt um Rat gefragt werden.

## Gleichgewichtsstörungen

Es hängt immer davon ab, unter welchen Umständen die Symptome auftreten: zu welcher Tageszeit, für wie lange, wie oft; und wie man sich davor und danach fühlt.

| | |
|---|---|
| Wahrscheinlich | **Unbekannte Ursache**<br>**Seelische Gründe** |
| Möglich | **Blutarmut**<br>**Niedriger Blutdruck**<br>**Niedriger Blutzuckerspiegel** |
| Selten | **Herz- und Kreislaufprobleme**<br>**Polyzythämie**<br>**Temporallappen-Epilepsie** |

Wahrscheinlich

**Unbekannte Ursache**

Trifft in den häufigsten Fällen zu. Vor allem dann, wenn:

- Sie ansonsten gesund sind
- Die Schwindelphasen nur kurz auftreten

Weitere Untersuchungen sind nicht notwendig.

**Seelische Gründe**

In diesem Fall ist eher Benommenheit statt Schwindelgefühl der richtige Ausdruck.

- Unfähigkeit, sich zu konzentrieren

- Denkprobleme
- Man hat »ein Brett vor dem Kopf«
- Schwierigkeiten, Entscheidungen zu fällen

Versuchen Sie herauszufinden, was in Ihrem Leben Anlaß ist für unnormalen Streß und Sorgen.

Möglich

### Blutarmut

- Blässe
- Müdigkeit
- Kurzatmigkeit
- Benommenheit beim Aufstehen

Auch wenn die Gründe für die Blutarmut offensichtlich sind und oft mit schweren Phasen verlaufen, so wird ein umsichtiger Arzt dennoch weitere Untersuchungen vornehmen bzw. veranlassen.

### Niedriger Blutdruck

- Schwindelgefühl beim Aufstehen
- Vergeht nach wenigen Sekunden

Vor allem bei älteren Menschen vorkommend, deren Kreislauf nicht sehr leistungsfähig ist und sich erst an das Aufstehen adaptieren muß. Mitunter ist es aber auch eine Folge der Behandlung von hohem Blutdruck, in diesem Fall muß die Dosierung der Medikamente geändert werden. Außerdem kommt dieses Symptom in der Schwangerschaft vor. Zu guter Letzt: Einige medizinische Autoritäten halten niedrigen Blutdruck für eine eigenständige Erkrankung – Stoff für viele hitzige Debatten.

### Niedriger Blutzuckerspiegel

Ein speziell für Diabetiker sehr großes Risiko.

- Schlagartiges Einsetzen
- Konzentrationsprobleme
- Reizbarkeit
- Schwitzen

Die Symptome verschwinden nach einer Mahlzeit sehr rasch.

Selten

### Herz- und Kreislaufprobleme

Diese Ursachen können nur durch eine genaue medizinische Untersuchung bestätigt werden. Kommen vor allem in späteren Jahren vor:

- Herzklopfen
- Eine zu schnelle, eine zu langsame, eine irreguläre Pulsfrequenz
- Kurzatmigkeit, Atemnot
- Brustschmerzen
- Schwindelgefühl, wenn man nach oben sieht
- Symptome eines leichten Schlaganfalls, wie zeitweise Gliederschwäche, Sehstörungen und verwaschenes Sprechen

Die wahren Krankheitsursachen könnten sein: Herzrhythmusstörungen, zu enge Herzklappen sowie Verengungen der Hirnarterien. Ändern Sie die Lebensweise, um eine Besserung zu erreichen!

**Polyzythämie**

Das Gegenteil von Blutarmut (Anämie). Der Körper produziert zu viel Blut. Verbreitet vor allem bei Menschen mit chronischen Lungenkrankheiten wie Bronchitis und Emphysem.
- Kopfschmerzen
- Juckreiz der Haut
- Starke Gesichtsrötung

Die Krankheit läßt sich problemlos behandeln.

**Temporallappen-Epilepsie**

Diese Erkrankung ist sehr schwierig zu diagnostizieren, wenn das Auftreten von Schwindelgefühlen das einzige Symptom ist. Andere Symptome wären noch:
- Ein Gefühl der Vorwarnung, ehe der Schwindel einsetzt
- Man nimmt ungewöhnliche Gerüche, Geschmäcke oder Sehstörungen wahr, kurz bevor der Schwindel eintritt
- Begleitet von Schläfrigkeit

## Schläfrigkeit

Sie kann einfach durch Schlafmangel verursacht sein, aber es gibt natürlich auch noch andere Gründe dafür. Schläfrigkeit kann ein wichtiges Symptom sein, vor allem bei Kindern. Eine unverzügliche Untersuchung und Behandlung sollten folgen.

| | |
|---|---|
| Wahrscheinlich | **Nebenwirkungen von Medikamenten**<br>**Unspezifische Infektion** |
| Möglich | **Kopfverletzung**<br>**Gehirnentzündung/Enzephalitis** |
| Selten | **Gehirntumor**<br>**Narkolepsie/Schlafanfall**<br>**Schlafapnoesyndrom** |

Wahrscheinlich **Nebenwirkungen von Medikamenten**

Vor allem bei älteren Menschen.
- Bei Einnahme von Schlaftabletten oder Beruhigungsmitteln

- Schläfrigkeit verschwindet tagsüber

Die Dosierung sollte verringert oder eine andere Medikation ausprobiert werden.

### Unspezifische Infektion

Viele Erkrankungen, vor allem Viruserkrankungen, äußern sich zu Beginn mit dem Symptom der Schläfrigkeit.
- Muskelbeschwerden und Schmerzen
- Fieber
- Augenschmerzen

Die eigentliche Infektion zeigt sich mit einem Husten oder einer Halsentzündung.

Möglich

### Gehirnentzündung/Enzephalitis

Eine Reizung des Gehirns, meistens durch eine Virusinfektion verursacht.
Oft in Verbindung mit Meningitis!
- Anhaltende schwere Schläfrigkeit
- Verwirrtheit
- Kopfschmerzen
- Extreme Lichtempfindlichkeit der Augen
- Bei Verschlechterung treten Lähmungen der Gliedmaßen, Krampfanfälle und Koma auf

Beim Verdacht auf Enzephalitis, vor allem bei Kindern, muß unverzüglich ärztlicher Rat eingeholt werden.

### Kopfverletzung

Schläfrigkeit, die nach einem Schlag gegen den Kopf oder nach einer Schädelverletzung auftritt, kann ein ganz wichtiges Symptom einer Schädelblutung sein. Zusätzliche Warnzeichen sind:
- Verwirrtheit
- Übelkeit und Erbrechen
- Ein Arm oder ein Bein verweigert den Dienst
- Doppeltsehen
- Langsamer Puls

Medizinischer Notfall, der sofort eine neurochirurgische Untersuchung erfordert.

Selten

### Gehirntumor

Ein Gehirntumor ist überaus selten. Wenn er vorkommt, so handelt es sich meistens um die Metastase eines Tumors, welcher an einer anderen Körperstelle sitzt, fast immer in der Lunge oder im Brustbereich. Die Merkmale eines Gehirntumors sind:
- Zunehmende Kopfschmerzen, besonders schmerzhaft in der Nacht
- Veränderungen von Persönlichkeit und Wesen

- Man sieht alles doppelt
- Später Lähmung einer Körperhälfte

Die Behandlung hängt von der Art des Tumors ab.

### Narkolepsie/Schlafanfall

- Plötzlich auftretende Schläfrigkeit, sozusagen aus heiterem Himmel heraus
- Für eine gewisse Zeitspanne kann der Betroffene nicht aufgeweckt werden

Diese ungewöhnliche Krankheit gehört zu den typischen Familienkrankheiten. Sie wird mit Amphetaminen behandelt.

### Schlafapnoesyndrom

Diese Erkrankung kennt man inzwischen besser als früher. Während des Schlafs wird der Atem plötzlich ganz oberflächlich, seicht und flach und setzt für kurze Augenblicke ganz aus. Als Ergebnis dieser Schlafstörungen treten tagsüber verstärkte Phasen von Schläfrigkeit auf.

- Bei Menschen mit Übergewicht vorkommend
- Normalerweise in Verbindung mit chronischer Bronchitis oder Emphysem
- Anfallsweises Auftreten der Atemstillstände, oft länger als 10 Sekunden dauernd

## Emotionale Instabilität

Im Zusammenhang mit emotioneller Instabilität, also mit gefühlsmäßiger Unsicherheit, mit schwankenden Gefühlslagen, sind folgende Gesichtspunkte von Bedeutung:

- Wandlungen von Wesen und Persönlichkeit
- Reizbarkeit
- Stimmungsschwankungen

Bei manchen Menschen treten extreme Stimmungsunterschiede sowie emotionelle Instabilität beinahe als normale Äußerungen auf. Diese Menschen haben plötzliche Stimmungsumbrüche, besonders in Verbindung mit Alkoholgenuß. Solange nicht folgende Symptome auftreten, gelten diese Menschen noch nicht als »krank«:

- Der Mensch zieht sich ganz in sich selbst zurück; er verkriecht sich seelisch in sein Schneckenhaus
- Allgemeinzustand und Denkvermögen erscheinen ganz normal; es gibt zum Beispiel keine Wahnvorstellungen

Derart veranlagte Menschen sind oft sehr hilfsbereit und kreativ. So bleiben im Grunde genommen nur wenige Ursachen zur Erklärung seelisch-emotionaler Instabilität übrig:

| | |
|---|---|
| Wahrscheinlich | **Angstzustände** |
| Möglich | **Geistige Erkrankung**<br>**Frühzeitige Demenz** |
| Selten | **Gehirntumor**<br>**Gehirnerkrankung** |

Wahrscheinlich

**Angstzustände**

Unter den Bedingungen von Streß und Anspannung kann jeder Mensch zu emotionellen Unsicherheiten neigen. Das ist unabhängig von seiner bisher bekannten persönlichen Struktur.

- Konzentrationsprobleme
- Spannungskopfschmerz
- Plötzliche Gefühlsausbrüche

Diese Menschen sind sich ihrer Persönlichkeitsänderungen bewußt und ziehen sich daher in sich selbst zurück. Das ist ein ganz normaler, sogar lobenswerter Vorgang, da Mitmenschen von den Gefühlsschwankungen nicht mehr tangiert werden.

Möglich

**Geistige Erkrankung**

Wenn aber seelisch-gefühlsmäßige Probleme exzessive Formen annehmen, dann wird der Psychiater nach folgenden Symptomen Ausschau halten:

- Wahnvorstellungen
- Halluzinationen
- Keine Einsicht in das persönliche Verhalten
- Schwere Depression
- Manisches, sich selbst nicht verantwortliches Verhalten

Die zugrundeliegenden Krankheiten könnten manische Depression, schwere Depression und Schizophrenie sein.

**Frühzeitige Demenz**

Siehe dazu vorherige Kapitel. Mit dem Zusammenbruch der geistigen Funktionen erfolgt normalerweise immer auch einer der seelisch-gefühlsmäßigen Bereiche.

Selten

**Gehirntumor**

Siehe dazu vorher. Kommt sehr selten vor; wenn, dann meistens als Metastase(n) eines ganz woanders sitzenden Krebses bzw. Tumors.

- Extreme Änderungen in Wesen und Persönlichkeit
- Schlechter Allgemeinzustand
- Kopfschmerzen

### Gehirnerkrankung

Zahlreiche Aspekte können die Kontrolle über das Gefühlsleben beeinträchtigen. Darüber haben wir vor allem in den Abschnitten über Demenz schon berichtet. Demenz könnte vorliegen bei:

- Verlust des Erinnerungsvermögens
- Sprache und Sprechvermögen sind beeinträchtigt; ebenso der Gang und die Funktion der Gliedmaßen.

## Ohnmachtsanfälle

Eine ganz kurze Unterbrechung der Blutversorgung des Gehirns macht den Menschen benommen-schwindelig. Eine längere Unterbrechung dagegen führt zu einem Ohnmachtsanfall. Normalerweise liegen da keine ernsten Hintergründe vor, solange sich die Anfälle nicht häufen und ständig wiederkehren. Dann spätestens ist der Gang zum Arzt fällig.

| | |
|---|---|
| Wahrscheinlich | **Harmlose Ursachen** |
| Möglich | **Niedriger Blutdruck** |
| Selten | **Herzprobleme**<br>**Blutung**<br>**Epilepsie**<br>**Leichter Schlaganfall** |

Wahrscheinlich

### Harmlose Ursachen

Die meisten Fälle haben wahrhaft triviale Gründe: Der Mensch stand zu lange in Sonne und Hitze; er hat sich körperlich beim Sport übernommen; er hat sich in bezug auf Alter und Kondition sich zu viel zugemutet (seelisch, beruflich, sportlich); er hat zu lange nichts mehr gegessen; er ist übermüdet. Ohnmachtsanfälle kommen auch während der Schwangerschaft vor, nach schockartigen Gefühlserlebnissen und als Reaktion auf extremen Schmerz.

- Die Erholung tritt innerhalb von Momenten ein
- Keine Krampfanfälle, keine Inkontinenz (unfreiwilliges Wasserlassen)

Möglich

### Niedriger Blutdruck

Siehe auch vorher.

- Wiederholt auftretender Schwindel mit Benommenheit beim Stehen

- Wahrscheinlich bei Diabetikern und bei der Einnahme blutdrucksenkender Medikamente

Selten

### Herzprobleme

Herzprobleme könnten die Ursache sein für:
- Ohnmachtsanfälle nach Belastung
- Wenn Herzklopfen auftritt
- Langsamer, beschleunigter oder irregulärer Puls

Die meisten Herzprobleme, die zu Ohnmacht führen, sind gut behandelbar.

### Blutung

Ohnmacht in Kombination mit einer Verletzung oder Schmerzen kann meist ein Symptom für schweren Blutverlust (auch im Inneren des Körpers) sein:
- Schweißausbrüche, Schwitzen
- Blässe
- Durst

Eine sorgfältige Untersuchung wird Ursache und Stelle der Blutung ermitteln, sofern dies nicht ohnehin offensichtlich ist (bei einer äußeren Verletzung). Bei Verdacht auf innere Blutung(en), zum Beispiel nach einem Verkehrsunfall, handelt es sich um einen ganz extremen Notfall. Alarmieren Sie Notarzt, Feuerwehr, Luftrettung, Hubschrauber und natürlich die Polizei. Siehe dazu auch nachfolgend.

### Epilepsie

Achten Sie auf:
- Krämpfe, Zuckungen, krampfartige Anfälle mit scheinbar koordiniert wirkenden Zuckungen von Armen, Beinen, Rumpf
- Vorahnungen, Vorwarngefühle des Patienten
- Inkontinenz (unfreiwilliges Wasserlassen)

### Leichter Schlaganfall

- Vermutlich zeitweiser Verlust des Sprechvermögens sowie Funktionsstörungen von Armen und Beinen. Siehe auch vorher.

# Halluzinationen

Man versteht darunter eine Sinnestäuschung oder auch Trugwahrnehmung.
Sie sehen plötzlich etwas, haben eine Vision, hören ein Geräusch, fühlen etwas – und das alles steht in keinerlei Bezug zur momentanen Wirklichkeit, in der Sie sich befinden. Träume zählen dagegen zu den normalen Halluzinationen. Wenn Sie jedoch bei völlig klarem und vernünftigem Bewußtsein Halluzinationen erleben, dann sind das Symptome einer ernsteren geistig-mentalen Erkrankung.

| | |
|---|---|
| Wahrscheinlich | **Delirium**<br>**Zustand der Verwirrung und Konfusion** |
| Möglich | **Nebenwirkungen von Alkohol oder Medikamenten**<br>**Schizophrenie**<br>**Depression** |
| Selten | **Schläfenlappen-Epilepsie** |

Wahrscheinlich

**Delirium**

Eine Halluzination tritt vor dem Hintergrund einer rastlosen Verwirrung und Konfusion auf.

**Zustand der Verwirrung und Konfusion**

Halluzinationen während des Zustandes der Verwirrung sind ein Symptom für den völligen Zusammenbruch der Persönlichkeit. Siehe auch vorher unter Demenz.

Möglich

**Nebenwirkungen von Alkohol oder Medikamenten**

- Bizarres Verhalten
- Nicht ansprechbar, teilnahmslos, reagiert auf nichts
- Zittern deutet auf Alkoholismus

**Schizophrenie**

Halluzinationen, die in Wahnvorstellungen eingebunden sind, gehören zu den frühen Symptomen der Schizophrenie. Siehe auch unter Wahnvorstellungen.

**Depression**

Sehr schwere Depressionen führen zu Halluzinationen, bei denen beleidigende, spöttische Stimmen gehört werden. Siehe auch vorher.

Selten **Schläfenlappen-Epilepsie**

– Geruchs- und Geschmackshalluzinationen zählen zu den verbreiteten Symptomen. Siehe auch vorher.

## Überaktivität/Hyperaktivität

Ein typisches Kindheitsproblem. Überaktivität bei Erwachsenen, siehe unter Manie.

– Rastlosigkeit, Ruhelosigkeit
– Dem hyperaktiven Menschen ist es unmöglich, sich hinzusetzen, um in Ruhe zu verharren
– Destruktives, aggressives Verhalten
– Schlechte Konzentrationsfähigkeit

Die Mediziner sind sich nicht sicher, ob es sich um eine Erkrankung oder um eine fehlgeleitete Persönlichkeitsentwicklung handelt.

| | |
|---|---|
| Wahrscheinlich | **Überaktivität in der Kindheit/ »Zappelphilipp-Syndrom«**<br>**Seelischer Konflikt** |
| Möglich | **Normales Kind** |
| Selten | **Nahrungsmittelallergie**<br>**Minimaler Hirnschaden** |

Wahrscheinlich **Überaktivität in der Kindheit/»Zappelphilipp-Syndrom«**

Die Ärzte sind sich nicht darüber einig, ob das überhaupt eine typische Kinderkrankheit ist.

– Das Kind kann auch nicht einen Augenblick Ruhe geben
– Unfähigkeit, sich auf eine einzige Aufgabe zu konzentrieren
– Schlagartiges Nachlassen des Interesses an dem, was es gerade macht
– Ständig rastlos, ruhelos, in Bewegung

Soziale Umstände, das Lebensumfeld, müssen in Betracht gezogen werden, ebenso Farbstoffe in Nahrungsmitteln. Vermutlich kommt eine Reihe von Faktoren zusammen, um eine Hyperaktivität auszulösen. Denkbar wäre auch das Vorliegen eines minimalen Hirnschadens.

**Seelischer Konflikt**

Eine mögliche Ursache, bei der das gesamte familiäre Umfeld mit eine Rolle spielt.

- Gefühlskonflikt(e)
- Alkoholismus
- Geistig-mentale Erkrankung

Möglich

**Normales Kind**

Manche, oft gar nicht wenige Eltern haben eine sehr geringe Toleranz gegenüber dem Bewegungsdrang von Kindern. Wenn man diese Eltern auch nur für dreißig Sekunden in einen überbelegten, hektischen Operationssaal bringen könnte, dann wüßte man sofort, ob sie gegenüber Bewegung im weitesten Sinn extrem empfindlich sind.

Selten

**Nahrungsmittelallergie**

Ein ziemlich umstrittene Diagnose, die aber dennoch viel für sich haben kann. Belegen läßt sich diese Diagnose nur, wenn Allergietests mit verschiedenen Diäten und Ernährungsplänen durchgeführt wurden.

**Minimaler Hirnschaden**

Liegt vermutlich vor, wenn:
- Unbeholfenheit offensichtlich ist
- Auch ganz einfache, manuelle Aufgaben nicht vollendet werden können
- Bei ernsten Lernschwierigkeiten

Derartige Kinder benötigen spezielles schulisches Training und Betreuung. Das zugehörige Krankheitsbild ist relativ neu in der Medizin, selten erst beschrieben und überhaupt noch nicht medizinisch definiert. Nicht alle Ärzte akzeptieren diese mögliche Ursache, und man ist sich über die Behandlung uneinig.

## Hysterie

Die volkstümliche Definition versteht darunter ein exzentrisches, verrücktes, aufgeregtes, exaltiertes Gehabe, kombiniert mit Ichbezogenheit, Egozentrik. Meist gesellt sich zu diesen Symptomen noch ein maßlos übersteigertes Geltungsbedürfnis. Diese Symptome entsprechen auch ziemlich genau den medizinischen Beschreibungen der Hysterie. Zusätzlich unterstellt die Medizin:
- Symptome ohne körperliche Ursache treten auf, aber ohne den bewußten Wunsch, etwas trügerisch vorzuspielen

Manchmal es ist sehr schwer oder sogar unmöglich, zu entscheiden, ob das hysterische Verhalten dem Wunsch, etwas vorzuspielen, entspringt, oder ob es echt ist. Die Symptome der Hysterie können sogar zu Blindheit, Lähmungen der Gliedmaßen, zu

Sprachverlust führen. Am meisten davon betroffen sind Frauen im Alter zwischen 30 und 50 Jahren.

| | |
|---|---|
| Wahrscheinlich | **Seelische Faktoren** |
| Möglich | **Unerkannte körperliche Krankheit** |
| Selten | **Gehirnerkrankung/Gehirnstörung** |

Wahrscheinlich

### Seelische Faktoren

Wenn körperliche Ursachen ausgeschlossen sind, treten seelische Komponenten gewichtig in den Vordergrund und sollten nicht ignoriert werden.

- Sehr auffälliges, demonstrativ geäußertes Verhalten; der hysterische Mensch zwingt dadurch seine Mitmenschen dazu, sich ihm total zuzuwenden
- Sogenannte Normalität und Hysterie gehen oft fließend ineinander über

Die Behandlung der Hysterie bereitet große Schwierigkeiten, die ärztlichen Meinungen über die richtige Behandlung sind sehr unterschiedlich. Kombinierte Therapien mit therapeutischen Gesprächen und medikamentösen Gaben haben sich gut bewährt. Als Faustregel gilt aber, daß Behandlung und Heilung gut und gerne ein Jahr dauern.

Möglich

### Unerkannte körperliche Krankheit

Grundsätzlich sollte bei erstmaligem Auftreten hysterischer Symptome unter allen Umständen eine genaue körperliche Generaluntersuchung vorgenommen werden. Erst wenn zweifelsfrei bestätigt ist, daß keine körperliche Erkrankung vorliegt, kann von Hysterie gesprochen werden. Umgekehrt bedeutet das: Im Alltag medizinischer Laien, aber gelegentlich auch von Ärzten, könnte der Begriff Hysterie als Diagnose zu früh verwendet und akzeptiert werden.

Selten

### Gehirnerkrankung/Gehirnstörung

Hysterie kann leider auch ein frühzeitiges Warnzeichen für eine beginnende Demenz oder für einen Gehirntumor sein. In diesen Fällen ist sofortige medizinische Behandlung notwendig.

# Schlaflosigkeit/Insomnie

Schlaf zählt immer noch zu den großen Mysterien. Daß jeder Mensch Schlaf benötigt, steht fest. Wieviel Schlaf ein Mensch aber braucht, das ist ganz unterschiedlich. Oft bilden sich Menschen nur ein, daß sie an Schlaflosigkeit leiden: Es handelt sich um ein klassisches Mißverständnis! Der Patient meint, daß er so und so viele Stunden schlafen müsse. Sein Körper dagegen kommt tatsächlich mit deutlich weniger Stunden an Schlaf aus. Außerdem sollte zwischen Einschlafstörungen und Durchschlafstörungen unterschieden werden.

| | |
|---|---|
| Wahrscheinlich | **Gelegentliche Schlafstörungen** |
| Möglich | **Geringes Schlafbedürfnis** |
| Selten | **Depression** |

Wahrscheinlich

**Gelegentliche Schlafstörungen**

Sorgen, Schmerzen, Mangel an Bequemlichkeit können zu zeitweisen Schlafstörungen führen, die aber wieder vergehen. Anregende Substanzen wie Kaffee oder Alkohol können ebenfalls das Schlafbedürfnis reduzieren.

- Die Ursache ist nach genauem Nachdenken offensichtlich, liegt gleichsam auf der Hand
- Tagsüber Schläfrigkeit
- Eventuell kommt der Schlaf dennoch, da man erschöpft ist

Bei Einschlafstörungen und Schlaflosigkeit sollte man erst dann zu Bett gehen, wenn man müde ist. Außerdem empfiehlt es sich, das Zubettgehen in Form eines Rituals zu vollziehen. Dieses Ritual bleibt ständig gleich. Das Ausziehen, die abendliche Toilette und das Ins-Bett-Steigen sollten immer gleich sein. Schlaftabletten haben dabei nichts zu suchen. Sie dienen nur zur Kurzzeitbehandlung, selbstverständlich auch während eines stationären Klinikaufenthalts, aber niemals in den hier geschilderten Fällen.

Möglich

**Geringes Schlafbedürfnis**

Acht Stunden Schlaf und ein gesunder Stuhlgang pro Tag zählen zu den goldenen Regeln vieler Menschen. Einige Menschen aber weigern sich, zu akzeptieren, daß sie oft mit viel weniger Schlaf auskommen. Das wird auch von der medizinischen Wissenschaft längst bestätigt.

- Chronisch schlaflose Menschen sowie Menschen mit geringem bis sehr geringem Schlafbedürfnis sollten dankbar akzeptieren, daß ihr Tag einige Stunden länger dauert. Das ist ein großer Gewinn, denn nichts ist so kostbar wie gewonnene Zeit, mit der man etwas Sinnvolles anfangen kann – was vielen Menschen aber sichtlich Probleme bereitet. Etwas extrem ausgedrückt: Unsere menschliche Natur sagt und zeigt uns, daß das Bügeln der Wäsche im Morgengrauen erledigt werden kann, weil die Stunden des Tages für schönere Dinge genutzt werden sollten!

Selten

**Depression**
Schlaflosigkeit zählt zu den wichtigen Symptomen der Depression.
- Der Schlaf kommt leicht
- Dann folgt zu frühes Erwachen; danach ist der depressive Mensch stundenlang wach und wird von unnötigen Sorgen geplagt …

# Reizbarkeit

Man versteht darunter einen Zustand, der normalen Ärger oder schlechte Laune übersteigt. Niemand braucht sich über sie zu wundern, denn sie ist die Antwort auf den normalen Alltag.
- Verzweiflung und Erschöpfung
- Frustration
- Der Mensch ist seelisch »angefressen«

Hunger und zu wenig Schlaf machen Menschen noch reizbarer! Daneben gibt es auch einfachere Gründe für Reizbarkeit.

| | |
|---|---|
| Möglich | **Angstzustände** |
| Selten | **Frühzeitige Demenz**<br>**Kopfverletzung**<br>**Meningitis** |

Möglich

**Angstzustände**
Die Reizbarkeit steht in keinem Verhältnis zu den Umständen. Siehe auch vorher.

Selten

**Frühzeitige Demenz**
Je mehr das Erinnerungsvermögen schwindet, desto stärker reagiert der betreffende Mensch auf die für ihn immer unverständlichere Welt. Siehe vorher.

### Kopfverletzung

Führte eine Verletzung zu Bewußtlosigkeit, so folgen meistens:
- Reizbarkeit
- Konzentrationsprobleme
- Stimmungsschwankungen

### Meningitis

Eine seltene, aber ernste Ursache für Reizbarkeit. Muß unbedingt im Krankenhaus diagnostiziert werden.
- Der Patient ärgert sich über Berührungen
- Babys schreien bei jedem Kontakt und zeigen eine Ausbuchtung an der Fontanelle
- Lichtempfindlichkeit
- Kopfschmerz
- Nackensteife

## Manie

Die Stimmung des manischen Menschen ist gehoben, kann heiter oder aber gereizt sein. Das Denkvermögen ist gestört, der Mensch flieht in die verschiedensten Ideen, es zeigen sich diverse körperliche Symptome (Blutdruck) sowie eine Antriebssteigerung.
- Extreme Aktivitäten, Schlaflosigkeit
- Plötzlicher Gesinnungswandel
- Sprunghaftigkeit
- Es entstehen viele neue Ideen, meistens verbunden mit grandioser Überhöhung des eigenen Ichs
- Schnelles Sprechen
- Nervös, superaktiv
- Halluzinationen

Voll ausgebrochene Manie kommt relativ selten vor. Am verbreitetsten findet sich der hypomanische Zustand.

| | |
|---|---|
| Wahrscheinlich | **Emotionaler Streß** |
| Möglich | **Überfunktion der Schilddrüse**<br>**Nebenwirkungen von Medikamenten oder Drogenmißbrauch**<br>**Demenz** |
| Selten | **Manische Depression**<br>**Schizophrenie** |

Wahrscheinlich

**Emotionaler Streß**

Siehe auch unter Angstzuständen. Oft zeigt sich ein hypomanischer Zustand:
- Die Ursachen des Stresses sind verständlich
- Der Zustand geht aber nicht bis hin zur Selbstmißachtung, Selbstverachtung

Möglich

**Überfunktion der Schilddrüse**

Siehe früher. Man hat das Gefühl, als ob der Körperthermostat hochgedreht wurde.
- Zittern
- Gewichtsverlust
- Hervorquellende Augen

**Nebenwirkungen von Medikamenten oder Drogenmißbrauch**

Sowohl Medikamente als auch Drogen, wie zum Beispiel Haschisch, können Manie hervorrufen. Kortisonpräparate zur Behandlung von Rheuma und Asthma können ebenfalls bei manchen Patienten derartige Nebenwirkungen zeigen.

**Demenz**

Manie, Hemmungslosigkeit und Demenz gehören zu einem kombinierten Krankheitsbild.

Selten

**Manische Depression**

Manie und Depression sind gegensätzliche Extreme. Manisch-depressive Menschen schwingen zwischen beiden Polen hin und her.
- Sich wiederholende Manie
- Sich wiederholende Depression
- Eine Kombination von beiden

Die Patienten benötigen meistens stationäre Behandlung mit nachfolgender langfristiger Medikation.

**Schizophrenie**

Siehe vorher. Akute Schizophrenie beginnt oft mit einem manischen Zustand, zusammen mit charakteristischen Symptomen:
- Wahnvorstellungen
- Halluzinationen

# Schlechtes Gedächtnis

Es ist ganz normal, ein ausgezeichnetes Gedächtnis für bestimmte Informationen (zum Beispiel Namen) und dann wiederum ein sehr schlechtes Gedächtnis für zum Beispiel Telefonnummern zu haben.

| | |
|---|---|
| Wahrscheinlich | **Normaler Alterungsprozeß**<br>**Angstzustand** |
| Möglich | **Alkoholismus**<br>**Kopfverletzung**<br>**Schlaganfall** |
| Selten | **Demenz** |

Wahrscheinlich

**Normaler Alterungsprozeß**

Jeden Tag sterben rund 10 000 Gehirnzellen in uns ab. Bei einem etwa siebzigjährigen Leben sind das etwa 250 Millionen Gehirnzellen. Ein dichtes Netz von zusätzlichen Gehirnzellen und reichhaltigen Verbindungen dazwischen maskiert die Auswirkungen dieses Zellverlustes. Gelegentlich scheint es aber so zu sein, daß wir den Verlust der Gehirnzellen spüren und ein schlechtes Gedächtnis bekommen.

- Die Erinnerung an lange zurückliegende Ereignisse bleibt gut
- Schwierigkeiten beim Lernen neuer Aufgaben
- Die Persönlichkeit ändert sich überhaupt nicht mehr

Es gibt keinen Zweifel, daß Gehirntraining die Funktionen des Gehirns auch im Alter aufrechterhält.

**Angstzustand**

Siehe vorher. Wird oft begleitet von Konzentrations- und Gedächtnisschwäche.

Möglich

**Alkoholismus**

Siehe vorher. Beeinträchtigt das Erinnerungsvermögen durch Vitaminmangel.

**Kopfverletzung**

- Schlechtes Erinnerungsvermögen
- Reizbarkeit
- Stimmungsschwankungen

Siehe auch vorher.

**Schlaganfall**

Siehe auch unter Verwirrtheit und nachfolgend. Plötzlich setzt ein kompletter Erinnerungsverlust ein, mit:

- Funktionsverlust eines Armes oder Beines
- Schleppende Sprache

Von einem kleineren Schlaganfall kann man sich oft nach Monaten noch ganz erholen.

Selten

**Demenz**

Wenn die Persönlichkeit intakt bleibt, so hat ein Erinnerungsverlust keinen Zusammenhang mit frühzeitiger Demenz. Siehe auch vorher.

## Geistige Beschränktheit

Ein allgemeiner Verlust an Intelligenz, der sich unter anderem zeigt in:

- Geringer Lernfähigkeit
- Problemen im Umgang mit schwierigen Situationen
- Ausdrucksschwäche
- Unbeholfenheit

Frühere Erkrankungen und Verletzungen können dafür die Ursache sein. Viele Krankheitsfälle lassen sich aber auch nicht erklären.

| | |
|---|---|
| Wahrscheinlich | **Zerebrale Lähmung**<br>**Angeboren**<br>**Schlaganfall** |
| Möglich | **Demenz**<br>**Kopfverletzung** |
| Selten | **Degeneration des Gehirns**<br>**Vitaminmangel**<br>**Stoffwechselstörungen**<br>**Syphilis** |

Wahrscheinlich

**Zerebrale Lähmung**

Eine Verletzung oder Infektion des Gehirns bei der Geburt:

- Das Kind ist sehr schwach
- Entwicklungsstörungen
- Spastische Gliederkrämpfe

### Angeboren

Ähnliches Krankheitsbild wie vorher bei der zerebralen Lähmung, aber zusätzlich noch mit den Merkmalen des sogenannten Down-Syndroms (Mongolismus).

### Schlaganfall

Siehe auch später. Auf jeden Fall aber ein Anlaß, für die plötzliche Verschlechterung eines vorher gesunden Verstandes.

Möglich

### Demenz

Führt zu einer allgemeinen Verschlechterung der Gehirnfunktionen. Siehe auch vorher.

### Kopfverletzung

Führt zu ähnlichen Auswirkungen wie der Schlaganfall. Siehe auch vorher.

Selten

### Degeneration des Gehirns

Gehirn und Nervensystem können auf verschiedene Weisen degenerieren.

- Der Verstand war vorher normal
- Es folgt eine schrittweise Verschlechterung des Denkvermögens
- Zusätzlich treten Zittern, Schwäche und Lähmungen auf

Die Diagnose kann nur ein Spezialist stellen.

### Vitaminmangel

Beeinträchtigt das heranwachsende Kind und zählt zu den tragischen Ursachen verminderter Intelligenzentwicklung bei Menschen in den unterentwickelten Ländern.

- Wachstumsstörungen
- Geschwollener Bauch, schlechte Knochenentwicklung
- Haarverlust, fleckige Pigmentierung der Haut

Vitaminmangel kommt außerdem bei Alkoholikern vor, bei Geisteskranken und bei Armen.

### Stoffwechselstörungen

Siehe vorher, zum Beispiel unter Stoffwechselerkrankungen von Leber und Nieren.

### Syphilis

Siehe vorher. Jahre nach der ersten Ansteckung kommt es zu einem völligen Zusammenbruch aller Gehirnfunktionen.

# Schlagartig einsetzende Lähmungen

Normalerweise handelt es sich hier um Lähmungen eines Armes oder Beines, seltener um Lähmungen der Augenmuskeln, der Halsmuskulatur oder des Atemsystems. Die Art und Weise, wie diese auftreten, eröffnet gleichzeitig die Tür zur Diagnose. Unverzügliche medizinische Notfallbehandlung ist in allen diesen Fällen erforderlich.

| | |
|---|---|
| Wahrscheinlich | **Schlaganfall**<br>**Subarachnoidale Blutung**<br>**Verletzung** |
| Möglich | **Arterielle Erkrankung** |
| Selten | **Hysterie** |

Wahrscheinlich

**Schlaganfall**

Verursacht durch eine Unterbrechung der Blutversorgung des Gehirns, durch ein blockiertes Blutgefäß. Normalerweise in mittleren oder späteren Jahren vorkommend.

- Die Lähmung befällt eine Seite des Körpers
- Das Gesicht kann einseitig, infolge einer Lähmung hängen
- Verwischte Sprache
- Verwirrung unterschiedlichen Ausmaßes, bis hin zum Koma

Die Behandlung besteht aus intensiver Physiotherapie, Senkung des zu hohen Blutdrucks und Behandlung allfälliger Herzerkrankungen. In vielen Fällen wieder fast normale Lebensqualität erreichbar. Gelegentlich stellt sich heraus, daß ein Gehirntumor oder ein Gehirnabszeß die Ursache für den Schlaganfall war.

**Subarachnoidale Blutung**

Ein spezieller Schlaganfall, verursacht durch eine Blutung eines Blutgefäßes im subarachnoidalen Raum.

Verbreitet bei Menschen zwischen 55 und 60 Jahren, aber auch in jedem anderen Alter möglich.

- Plötzlich schwere Kopfschmerzen, wie ein Schlag in den Nacken
- Kollaps, Nackensteife, Lichtempfindlichkeit

Unter Umständen ist eine Operation notwendig, um die Blutung zu stoppen und weitere Schlaganfälle zu vermeiden.

**Verletzung**
Meist durch einen schweren Schlag gegen den Kopf.
- Nachfolgend meistens Koma und einseitige Lähmung

Möglich

**Arterielle Erkrankung**
Plötzlich ist ein Bein oder ein Arm gelähmt, weil eine Arterie blockiert ist.
- Schlagartiger Schmerz
- Plötzliche Blässe des betroffenen Gliedes, die in bläuliche Verfärbung übergeht. Das betreffende Glied fühlt sich sehr kalt an

Um das betroffene Glied zu retten, muß die Gefäßverstopfung so rasch wie möglich operiert werden.

Selten

**Hysterie**
Siehe auch vorher. In außergewöhnlichen Fällen kann eine Lähmung zu den Symptomen zählen.

## Langsam einsetzende Lähmungen

| | |
|---|---|
| Wahrscheinlich | **Nervenquetschung** |
| Möglich | **Gehirntumor**<br>**Multiple Sklerose**<br>**Vitamin-$B_{12}$-Mangel** |
| Selten | **Guillain-Barré-Syndrom**<br>**Motoneuron-Erkrankung**<br>**Kinderlähmung** |

Wahrscheinlich

**Nervenquetschung**
Vor allem am Genick, strahlt dann in die Arme aus. Ebenso kann eine Bandscheibe einen Rückennerven quetschen, was sich wiederum auf die Beine auswirkt.
- Andauernder Schmerz und Kribbeln im betroffenen Glied
- Teilweise Schwächung des betroffenen Gliedes
- Ansonsten guter Gesundheitszustand

Die Untersuchungen werden die Ursache für die Nervenquetschung an den Tag bringen, und weiter muß natürlich geprüft werden, ob eine allgemeine Erkrankung des Nervensystems vorliegen könnte. Die Behandlungsmethoden hängen von der Art der Quetschung ab.

Möglich

**Gehirntumor**

- Langsam zunehmende Schwächung einer Körperhälfte
- Kopfschmerzen
- Änderung von Persönlichkeit und Wesen

Die langsame Entwicklung eines Gehirntumors erschwert die Diagnose, aber heutige hochtechnische Untersuchungsmethoden vergrößern die Chance, die richtige Diagnose zu finden.

**Multiple Sklerose**

Eine langsam fortschreitende degenerative Erkrankung , die leider auch junge Menschen bereits befallen kann.

- Beginnt häufig mit dem Verlust der Sehkraft eines Auges
- An Armen oder Beinen entwickeln sich taube Stellen, Kribbeln sowie eine allgemeine Gliederschwäche und Unbeholfenheit treten auf
- Die Symptome kommen und gehen über Jahre hinweg

Die Aussichten sind sehr unterschiedlich, oft gibt es Perioden von jahrelanger relativ guter Gesundheit.

**Vitamin-$B_{12}$-Mangel**

- Blässe
- Kribbeln in Händen und Füßen
- Weiche, entzündete Zunge
- Steife, aber schwache Beine

Hauptursache ist die perniziöse Anämie (siehe später); kann leicht mit Vitamin-$B_{12}$-Injektionen behandelt werden.

Selten

**Guillain-Barré-Syndrom**

Eine seltene Entzündung des Rückenmarks, Folgeerscheinung einer kleinen Viruserkrankung.

- Zu Beginn Kribbeln in Händen und Füßen
- Schlagartig treten Gliederlähmungen auf
- Können die Hals- und Atemmuskulatur erfassen

Eine überaus ernsthafte Erkrankung. Andererseits werden 80% der Erkrankten komplett geheilt, wenn es auch manchmal Monate dauert.

**Motoneuron-Erkrankung**

Eine überaus seltene und tragische Erkrankung. Führt bereits in mittleren Jahren zu einer schweren Beeinträchtigung der Muskelfunktionen.

- Zuerst verringert sich das Muskelvolumen der Hände
- Dann breitet sich der Muskelschwund allgemein aus und führt zu Lähmungen
- Muskelzuckungen am ganzen Körper
- Geist und Verstand bleiben völlig intakt
- Behandlung dieser Erkrankung äußerst schwierig

### Kinderlähmung

Aufgrund der Schutzimpfung in den Industriestaaten nur noch sehr selten auftretend, aber in allen Entwicklungsländern stark zunehmend.

- Zuerst leichte Symptome einer Viruserkrankung mit Halsentzündung, Durchfall und Muskelschmerzen
- Danach treten typische Meningitissymptome auf (siehe nachher)
- Die Muskelschmerzen nehmen zu
- Lähmungen folgen, besonders der Beine, aber auch der Muskulatur an Schulter und Brustkorb

## Wesensveränderungen

| | |
|---|---|
| Wahrscheinlich | **Seelische Störungen** |
| Möglich | **Alkohol- und Drogenmißbrauch**<br>**Kopfverletzung**<br>**Schlaganfall** |
| Selten | **Gehirntumor** |

Wahrscheinlich

### Seelische Störungen

Den meisten Wesensveränderungen liegen seelische Faktoren zugrunde.

Es ist aber andererseits nicht erstaunlich, denn Persönlichkeit und Wesen bilden die Summe aus Gefühlen, Stimmungen, Geist und spiegeln auch unsere Erfahrungen wider. Jede seelische Erkrankung kann auch das Wesen und die Persönlichkeit eines Menschen beeinflussen. Folgende Merkmale sollte man dabei beachten:

- Angstzustände
- Gefühlsmäßige Instabilität
- Reizbarkeit
- Entweder Aggressivität oder Passivität
- Wahnvorstellungen
- Selbstmißachtung

Alle diese Symptome müssen außerdem vor dem Hintergrund folgender Aspekte beurteilt werden:

- Allgemeiner Gesundheitszustand
- Familiäre und verwandtschaftliche Beziehungen
- Streß am Arbeitsplatz und zu Hause

- Alter
- Drogen und Alkohol

Diese Symptome behandeln wir in den nachfolgenden Abschnitten unter verschiedenen Überschriften. Streß und kleinere Angstzustände sind meistens ohnedies vorhanden.

Möglich

### Alkohol- und Drogenmißbrauch

Normalerweise ist diese Diagnose völlig offensichtlich und wird meist bestätigt durch:

- Selbstmißachtung
- Zittern – Gefühlsmäßige Instabilität
- Verlust des Erinnerungsvermögens

### Kopfverletzung

Siehe vorher. Wesensveränderungen sind leider eine verbreitete Konsequenz von Kopfverletzungen. Zusätzlich treten auf:

- Reizbarkeit
- Verlust des Erinnerungsvermögens

### Schlaganfall

Siehe vorher. Die daraus resultierende Gehirnschädigung kann Änderungen im Verhalten, Reizbarkeit und emotionelle Instabilität verursachen.

Selten

### Gehirntumor

Auch wenn dies nur ein seltener Grund für Wesensveränderungen ist, so behalten gute Ärzte diese Möglichkeit immer im Auge, wenn zusätzlich zur Wesensveränderung folgende Symptome auftreten:

- Anhaltende schwere Kopfschmerzen, die den Menschen auch in der Nacht wachhalten
- Der Patient sieht doppelt
- Krampfanfälle bei Erwachsenen treten plötzlich auf
- Schwäche einer Körperhälfte

Die meisten Gehirntumoren sind bösartige Metastasen, die ursprünglich von einem Krebs ausgingen, der ganz woanders sitzt (vor allem in den Lungen oder der Brust). Moderne Gehirnuntersuchungen haben die diagnostischen Möglichkeiten revolutioniert. Die Behandlung hängt von der Art des Tumors ab und kann oft erst durch eine Operation entschieden werden.

# Zwangsvorstellungen und Ängste

Todesangst, übersteigerte Furcht und ständig wiederkehrende Angstvorstellungen sind darunter zu verstehen. Leichte Zwangsvorstellungen sind häufig sehr weit verbreitet, zum Beispiel die Angst vor Spinnen oder die Angst vor dem Fliegen oder vor Reisen allgemein. Schwere Formen können hingegen das ganze Leben beherrschen, so zum Beispiel die Agoraphobie, die Furcht vor freien Plätzen (Platzangst). Man versteht darunter die Angst, sich auf öffentlichen Straßen und Plätzen aufzuhalten; man kann aber auch Angst haben, einen Raum oder eine Wohnung zu verlassen. Weit verbreitet ist die sogenannte Klaustrophobie, die Angst, sich in geschlossenen Räumen aufzuhalten; dies gilt besonders für Räume ohne Notausgang; Klaustrophobie kann aber auch bei Menschenansammlungen in geschlossenen Räumen (Flugzeug, Omnibus, Lift etc.) vorkommen.
Vermutlich reflektieren diese Symptome eine innere Unsicherheit, die wahren Ursachen sind hingegen nicht bekannt. Zwangsvorstellungen und Ängste bauen einander auf: Was man in der Vergangenheit vermeiden konnte, fürchtet man in der Zukunft anzutreffen.

| | |
|---|---|
| Wahrscheinlich | **Seelische Gründe** |
| Möglich | **Schizophrenie** |

Wahrscheinlich **Seelische Gründe**

Externe Faktoren verursachen Streß, der wiederum zu übersteigerten Gefühlen führt. Daraus entstehen dann Zwangsvorstellungen oder Ängste.

- Ein Teil des Wesens und Denkens bleiben davon unberührt
- Die erkrankten Menschen verfügen über vollkommene Einsicht und Kenntnis ihrer Probleme

Nur in jenen Momenten, in denen die Zwangsvorstellungen und Ängste beginnen, machen diese den Betroffenen das Leben extrem schwer, wenn nicht sogar unmöglich. Da kann professionelle Hilfe unbedingt notwendig sein.

Möglich **Schizophrenie**

- Bizarre Zwangsvorstellungen
- Halluzinationen, Wahnvorstellungen

Vermutlich hängt die Zwangsvorstellung mit der verdrehten Weltanschauung des Schizophrenen zusammen.

# Schock

In der medizinischen Fachsprache versteht man unter diesem Begriff einen massiven und blitzartigen Zusammenbruch des Blutdrucks mit seinen begleitenden Effekten; es handelt sich um eine lebensbedrohliche Situation, welche nach sofortiger Behandlung verlangt. Der Arzt versteht also unter dem Wort Schock ein bestimmtes körperliches Krankheitsbild.
Ganz anders ist dagegen die Vorstellung des Laien, der unter Schock meist eine seelische Reaktion auf eine völlig unerwartete Situation versteht.

*Seelischer Schock*
*Als Reaktionen auf eine plötzliche Situation, mit welcher man nicht gerechnet hat, können sich zeigen:*
- *Blässe*
- *Beeinträchtigtes Denkvermögen*
- *Konzentrationsprobleme*
- *Das Leben erscheint trivial*
- *Nur das Schockereignis zählt noch*
- *Weinerlichkeit*
- *Schuldgefühle*
- *Vertrauensverlust*

*Andauernde Unterstützung von Verwandten und Freunden ist sehr wichtig. Ausgiebige Gespräche über das Schockereignis und lautes Herausschreien sind nicht nur hilfreich, sondern auch notwendig.*

Nichtsdestoweniger geht es hier in diesem Kapitel um den Schock im medizinischen Sinne, da dieser einer der schwierigsten gesundheitsgefährdenden Zustände des Menschen sein kann.
Wenn auch nur der geringste Verdacht auf einen Schock besteht, müssen, so rasch es geht, notfallmedizinische Maßnahmen eingeleitet werden. Besonders wichtige Kennzeichen eines körperlichen Schockzustandes sind:
- Kollaps/Zusammenbruch
- Schwitzen
- Blässe
- Schwacher, unregelmäßiger Puls
- Verwirrtheit

| | |
|---|---|
| Wahrscheinlich | **Blutverlust**<br>**Herzattacke** |
| Möglich | **Ernsthafte Infektion**<br>**Dehydratation** |
| Selten | **Allergischer Schock** |

Wahrscheinlich

**Blutverlust**

Die Ursache für den Blutverlust ist offensichtlich. Man sieht die Verletzung etc.

Es gibt aber auch andere Ursachen, welche man nur an bestimmen Symptomen erkennen kann:

- Schwarzfärbung des Erbrochenen
- Schwarzer, teerähnlicher Stuhlgang kann auftreten und deutet auf eine Blutung in der Bauhhöhle hin
- Bei einer Schwangerschaft kann eine innere Blutung auftreten
- Bei extremen Rückenschmerzen kann ein Aneurysma der Aorta vorliegen

Durch den extremen Blutverlust bei einer inneren Blutung tritt ein schwerer Schockzustand ein. Es besteht höchste Lebensgefahr. Medizinische Soforthilfe ist unerläßlich.

**Herzattacke**

Eine Kombination von:

- Schmerzen in der Brust
- Kurzatmigkeit und Atemnot
- Kollaps

Möglich

**Ernsthafte Infektion**

Die Gefahr steigt enorm an, wenn die Infektion sich auf Blut und Gefäße ausbreitet. Tritt vor allem bei Babys oder bei älteren Menschen auf.

Normalerweise gibt es bereits eine Vorgeschichte (meist Brust- oder Hauterkrankungen).

- Der Patient fiebert, schwitzt und wird starr
- Schlagartiger Zusammenbruch
- Purpurfarbene Flecken zeigen sich auf der Haut

**Dehydratation**

Extremer Flüssigkeitsverlust mit Austrocknung des Körpers.

- Durst
- Rastlosigkeit und Ruhelosigkeit
- Trockener Mund

- Schlaffe Haut
- Minimale Urinausscheidung

Zu den Risikogruppen zählen vor allem Babys und Diabetiker.

Selten

**Allergischer Schock**

Eine unvorhersehbare Reaktion, die bei Allergikern auftritt, zum Beispiel nach einem Bienenstich, nach einer Injektion oder sogar nach dem Genuß bestimmter Speisen.

- Gesicht und Lippen schwellen innerhalb von Minuten an
- Die Atmung wird schlagartig keuchend
- Kollaps und Zusammenbruch innerhalb von Minuten

Menschen, vor allem Allergiker, die wissen, daß sie zu den Risikopersonen zählen, sollten ständig ein Gegenmittel mit sich führen. Oft kann dies ein Adrenalinpräparat sein.

# Allgemein-symptome

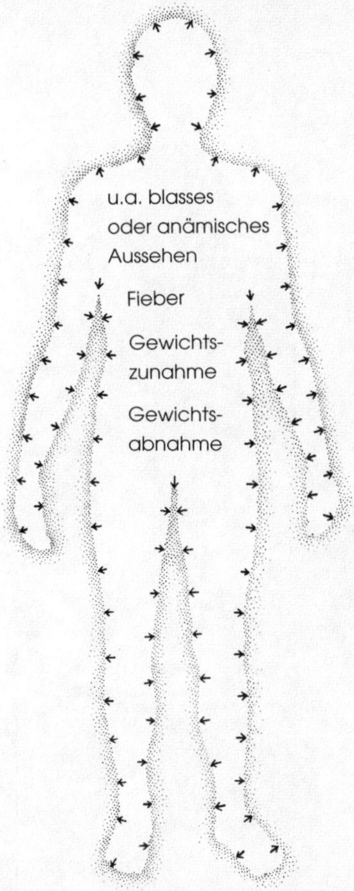

## Das untergewichtige Neugeborene

Definitionsgemäß liegt das Geburtsgewicht hierbei unter 2,5 kg. Die Häufigkeit des Auftretens in der Bevölkerung spiegelt dabei den allgemeinen Lebensstandard eines Landes auf fundamentale Weise wider. Die betroffenen Säuglinge neigen zu:

- Schwierigkeiten bei der Nahrungsaufnahme
- Gelbsucht, was möglicherweise Auswirkungen auf die normale Gehirnentwicklung haben kann
- Atmungsproblemen unmittelbar nach der Geburt

Routinemäßige Untersuchungen der Mutter in der Schwangerschaft helfen dabei, Risikofaktoren wie zum Beispiel Bluthochdruck oder Rauchen zu erkennen und gegebenenfalls zu therapieren, da diese Frühgeburten oder niedrige Geburtsgewichte hervorrufen können. Häufig sind die Ursachen für ein zu niedriges Geburtsgewicht jedoch unbekannt, und der Säugling zeigt später eine normale Entwicklung.

Es ist ungewiß, ob ein niedriges Geburtsgewicht längerfristige Entwicklungsstörungen hervorruft, häufig haben jedoch untergewichtige Säuglinge später eine geringere Körpergröße als der Durchschnitt.

| | |
|---|---|
| Wahrscheinlich | **Sozialschwaches Milieu**<br>**Rauchen während der Schwangerschaft**<br>**Frühgeburt** |
| Möglich | **Mehrfache Schwangerschaft/ Mehrlingsschwangerschaft**<br>**Krankheit der Mutter während der Schwangerschaft**<br>**Abnormalität des Neugeborenen** |
| Selten | **Infektion des Kindes im Mutterleib** |

Wahrscheinlich

### Sozialschwaches Milieu

Das Geburtsgewicht eines Säuglings hängt vermutlich eng mit dem Lebensstandard der Mutter zusammen, ihrer Ernährungsweise und Pflege während der Schwangerschaft.

### Rauchen während der Schwangerschaft

Neugeborene von Raucherinnen sind durchschnittlich 0,12 kg leichter als die Säuglinge von Nichtraucherinnen aus einem vergleichbaren sozialen Umfeld. Die Ursache hierfür ist ungewiß, die Botschaft an die rauchende Mutter jedoch eindeutig:

Falls sie nicht in der Lage ist, das Rauchen ganz aufzugeben, sollte sie ihren Zigarettenkonsum zumindest drastisch einschränken.

**Frühgeburt**

Unterschiedliche Ursachen können dazu führen, daß ein Kind zu früh, d. h. vor dem Ablauf der 37. Schwangerschaftswoche geboren wird. Den Ärzten fällt es mitunter schwer, zu entscheiden, ob es sich um eine Frühgeburt oder aber um ein Neugeborenes mit zu niedrigem Geburtsgewicht handelt. Die Diagnose beruht letztendlich auf dem Gesamterscheinungsbild und dem Verhalten des Kindes.

Möglich

**Mehrfache Schwangerschaft/ Mehrlingsschwangerschaft**

Nach der dritten oder vierten Geburt vermindert sich das durchschnittliche Geburtsgewicht mit jeder weiteren Schwangerschaft. Ebenso können Mehrlingsgeburten (Zwillinge, Drillinge usw.) das Geburtsgewicht beeinflussen.

**Krankheit der Mutter während der Schwangerschaft**

Bluthochdruck ist in den hochzivilisierten Ländern hierbei an erster Stelle zu nennen. Als Hauptursache weltweit spielt Unterernährung eine Rolle.

**Abnormalität des Neugeborenen**

Viele Erbkrankheiten verursachen ein niedriges Geburtsgewicht, genannt sei hier vor allem der frühkindliche Hirnschaden.

Selten

**Infektion des Kindes im Mutterleib**

Rötelninfektionen sind sehr häufig und durch eine Impfung vermeidbar.

# Säuglinge oder Kleinkinder, die keine Gewichtszunahme oder kein normales Wachstum zeigen

Säuglinge oder Kleinkinder, die die ihrem Alter entsprechenden Entwicklungsstadien nicht erreichen, zeigen ein »retardiertes Wachstum«. Man vermutet hierfür in erster Linie körperliche Ursachen, hat jedoch erkannt, daß auch die emotionale Vernachlässigung solcher Kinder zu einer körperlichen und geistigen Entwicklungsverzögerung führen kann.

| | |
|---|---|
| Wahrscheinlich | **Fehler bei der Ernährung des Säuglings**<br>**Niedriges Geburtsgewicht**<br>**Vernachlässigung** |
| Möglich | **Erbrechen**<br>**Verdauungsinsuffizienz**<br>**Infektionen** |
| Selten | **Unterfunktion der Schilddrüse** |

Wahrscheinlich

**Fehler bei der Ernährung des Säuglings**

Folgende Fehler kommen immer wieder vor:

- Die Nahrung wird falsch zubereitet
- Die Saugeröffnung ist zu klein, das Baby nimmt beim Trinken nur ungenügende Mengen zu sich
- Der Trinkplan ist zu starr festgelegt

Das Baby zeigt gute Gewichtszunahme und normales Wachstum, sobald man die Fehler erkannt hat.

**Niedriges Geburtsgewicht**

Sehr früh geborene Babys mit niedrigem Geburtsgewicht werden sich zunächst nicht so gut entwickeln wie Normalgeburten. Dagegen ist zu erwarten, daß zwar kleine, aber zum erwarteten Zeitpunkt geborene Babys sich normal entwickeln, obwohl sie meist etwas kleiner bleiben als Kinder gleichen Alters.

**Vernachlässigung**

Das Kind wird emotional vernachlässigt und mangelernährt:

- Das Kind ist zurückgezogen und schwer zugänglich
- Angst vor fremden Personen
- Unsauberkeit oder Anzeichen für körperliche Mißhandlungen (Verletzungen, Blutergüsse)

Möglich

### Erbrechen

Alle Babys erbrechen gelegentlich, einige häufiger als andere. In der Regel ist dies eine vorübergehende Erscheinung, der Säugling erholt sich danach rasch wieder.
Eine gar nicht so selten auftretende Ursache für immer wiederkehrendes Erbrechen ist die Pylorusstenose. Es handelt sich dabei um eine Verstopfung des Magenausgangs, die durch einen kleinen operativen Eingriff behandelt werden kann.
- Viel häufiger bei Jungen als bei Mädchen
- Erbrechen setzt erst nach den ersten Lebenswochen ein
- Das Baby trinkt normal, erbricht dann aber explosionsartig
- Heißhunger

### Verdauungsinsuffizienz

Obwohl der Säugling normale Mengen an Nahrung aufnimmt, zeigt er keine adäquate Gewichtszunahme. Verdächtig sind ferner folgende Symptome:
- Chronischer Durchfall, übelriechender Fettstuhl
- Immer wiederkehrende Infektionen der Atemwege

Die häufigsten Ursachen für Verdauungsinsuffizienzen in den zivilisierten Ländern sind die zystische Fibrose (Mukoviszidose) oder die Zöliakie (Erkrankung der Darmschleimhaut im Säuglingsalter; siehe früher).

### Infektionen

Häufig wiederkehrende Infektionen verlangsamen das normale Wachstum des Babys. Harnwegsinfektionen sind dabei an erster Stelle zu nennen, oft mit Fieber und Bauchschmerzen einhergehend. Manchmal sind Harnwegsinfektionen auch symptomlos oder verursachen andere Symptome als langsames Wachstum. In diesen Fällen müssen die Untersuchungen individuell erfolgen.

Selten

### Unterfunktion der Schilddrüse

Die Schilddrüse produziert zu wenig Schilddrüsenhormone. Diese Krankheit tritt in den ersten Lebenswochen in Erscheinung, manchmal bleibt sie auch unerkannt. In schweren Fällen zeigen sich folgende Symptome:
- Lang anhaltende Gelbsucht in den ersten Lebenstagen
- Das Baby ist teilnahmslos und neigt zu Verstopfung und Trinkfaulheit

In manchen Kliniken werden die Neugeborenen routinemäßig einem sogenannten Screening-Test unterzogen, um die Krankheit frühzeitig zu erkennen und zu behandeln.

## Erbliche Erkrankungen und Wachstumsstörungen

Falls eine Wachstumsstörung eintritt und die früher genannten Ursachen ausgeschlossen werden können, liegt der Verdacht nahe, daß das Kind erblich geschädigt ist. Ein Spezialist wird den Säugling auf folgende Erkrankungen hin untersuchen:
- Angeborene Gaumenspalte: verursacht Probleme beim Schlucken
- Frühkindlicher Hirnschaden
- Angeborene Herzfehler
- Schädigung der Chromosomen; siehe später
- Stoffwechselerkrankungen (selten)
- Nierenfunktionsstörungen (selten)

Diese Erkrankungen werden an anderer Stelle detailliert besprochen.

## Das Baby schreit häufig oder hat Schmerzen

Die individuellen Äußerungen des Babys sollten jeder Mutter vertraut sein. Sie weiß, auf welche Weise der Säugling Gefühle wie Hunger, Angst oder Schmerzen kundtut. Beim täglichen vertrauten Umgang mit dem eigenen Kind erkennt die Mutter sofort jedes ungewöhnliche Verhalten oder Schreien. Zuerst sollte sie die genannten Möglichkeiten überprüfen und dabei beachten, daß ein normalerweise zufriedenes Baby auch auf jede Stimmungsschwankung der Mutter oder auf eine veränderte Behandlung durch sie reagieren kann.

| | |
|---|---|
| Wahrscheinlich | **Hunger oder Durst**<br>**Unwohlsein**<br>**Verlangen nach Nähe und Geborgenheit** |
| Möglich | **Bauchschmerzen/Kolik**<br>**Infektion**<br>**Schmerzen** |
| Selten | **Hirnhautentzündung/Meningitis** |

Wahrscheinlich

**Hunger oder Durst**
- Zeit für das Fläschchen?
- Freude beim Saugen am Schnuller
- Das Baby trinkt eifrig

**Unwohlsein**
- Sind die Windeln voll?
- Ist es dem Baby zu warm? Gerötete, schwitzende Haut
- Ist es dem Baby zu kalt? Kühle Haut, Händchen bläulich verfärbt
- Unruhe, Lärm im Raum, helles Licht, Rauch?

**Verlangen nach Nähe und Geborgenheit**
- Freude beim Erscheinen der Mutter
- Weinen läßt sich nur durch Aufnehmen und Trösten unterbrechen

Möglich

**Bauchschmerzen/Kolik**
- Nach dem Trinken oder am Abend auftretend
- Streckt die Beine in die Luft und wimmert
- Winde schaffen Erleichterung; abendliche Bauchschmerzen verschwinden nach einigen Wochen von selbst

**Infektion**
- Schnupfen, Erkältung (siehe später) oder Husten
- Andere Anzeichen für eine Infektion sind: großes Schlafbedürfnis, Fieber, Hautausschlag, Appetitlosigkeit

**Schmerzen**
- Wunde Stelle hinter den Ohren, Zahnwachstum?
- Lautes Schreien
- Trösten beruhigt das Kind nur kurzfristig

Selten

**Hirnhautentzündung/Meningitis**

Eine Infektion der Hirnhäute (Meningitis) kann plötzlich bei einem vorher völlig gesunden Säugling oder Kleinkind auftreten. Obwohl die Erkrankung relativ selten vorkommt, ist sie gefährlich, und es liegt in jedem Fall Grund zur Besorgnis vor. Beim Neugeborenen ist die Diagnose schwer zu stellen und hängt in erster Linie von den Krankheitserscheinungen ab. Falls der Verdacht auf eine Hirnhautentzündung vorliegt, suchen Sie bitte sofort einen Arzt auf. Er wird den Säugling dann in eine Klinik zur weiteren diagnostischen Abklärung überweisen. Siehe auch später.
- Das Baby oder Kleinkind erscheint leicht reizbar
- Es wird von Tag zu Tag schläfriger und teilnahmsloser
- Erbrechen

- Eine weiche Stelle auf dem Kopf des Säuglings wölbt sich vor
- Tierähnliches Schreien in hoher Tonlage
- Bläulich-roter Hautausschlag

## Minderwuchs

Ungefähr 3% der Bevölkerung liegen mit ihrer Körpergröße unter dem durchschnittlichen Standard der jeweiligen Altersgruppe.
Besorgte Eltern können bei ihrem Kind in regelmäßigen Abständen Messungen durchführen lassen. Es zeigt sich dann, ob ein Kind trotz kleiner Körpergröße normal wächst und das Kleinsein einfach eine natürliche Gegebenheit ist.

| | |
|---|---|
| Wahrscheinlich | **Erbanlage**<br>**Konstitutionelle Entwicklungsverzögerung** |
| Möglich | **Störung in den Erbanlagen (Chromosomen)**<br>**Chronische Erkrankungen**<br>**Unterfunktion der Schilddrüse**<br>**Knorpelbildungsstörung** |
| Selten | **Mangel an Wachstumshormonen** |

Wahrscheinlich

**Erbanlage**

Kleingewachsene Eltern haben in der Regel auch Kinder mit kleiner Statur, obwohl es erwiesen ist, daß die Kinder aufgrund von erblichen Mechanismen häufig größer werden als ihre Eltern. Anhand von mathematischen Formeln, basierend auf der Größe der Eltern, läßt sich die endgültige Körpergröße eines Kindes berechnen.

**Konstitutionelle Entwicklungsverzögerung**

Niedriges Geburtsgewicht (siehe früher). Bei der Geburt zu kleine Babys bleiben oft lebenslang unterdurchschnittlich klein.

Möglich

**Störungen in den Erbanlagen (Chromosomen)**

Das Down-Syndrom (frühere, jetzt veraltete Bezeichnung: Mongolismus) ist relativ häufig und zeigt charakteristische Merkmale bei den betroffenen Kindern: flaches, rundes Gesicht; große Hände; Hautfalten an den Innenseiten der Augen sowie einige andere Abnormalitäten. Für das Turner-Syndrom, eine andere Erbkrankheit, ist typisch:

- Schwimmhautähnliche Halsfalte
- Unfruchtbarkeit im Erwachsenenalter

### Chronische Erkrankungen

Alle lange andauernden Erkrankungen verzögern das normale Wachstum eines Kindes. Nierenerkrankungen und Herzfehler kommen häufig vor.

### Unterfunktion der Schilddrüse

Die Schilddrüse produziert zu wenig Wachstumshormone (siehe später). Viele Babys werden automatisch auf diese Funktionsstörung hin untersucht (Screening-Test). Eine rechtzeitig eingeleitete medikamentöse Behandlung gewährleistet normales Wachstum.

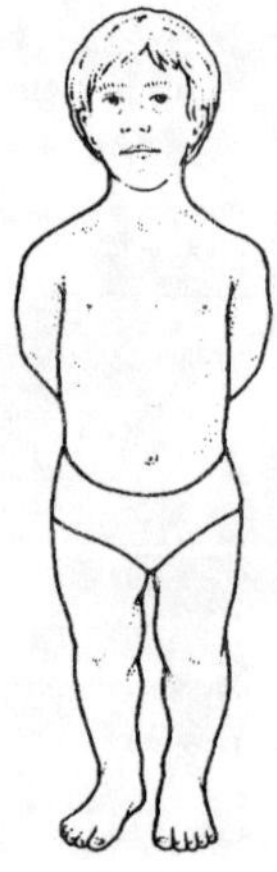

Knorpelbildungsstörung

### Knorpelbildungsstörung

Bei dieser Erbkrankheit weist das Kind folgende typische Merkmale auf:
- Sehr kurze Gliedmaßen
- Großer Kopf, normal entwickelter Oberkörper
- Normale Intelligenz

Selten

### Mangel an Wachstumshormonen

Diese Erkrankung ist selten und kann heute durch Injektionen des jeweilig fehlenden Hormons behandelt werden.
- Das Kind ist normal, wächst aber langsam
- Neigung zu Übergewicht
- Normale geistige Entwicklung

## Bläulich verfärbte Haut

Bläuliche Haut (siehe später und vorher).

## Körpergröße

Akromegalie (siehe früher), Großwuchs (siehe später).

## Blutergüsse

| | |
|---|---|
| Wahrscheinlich | **Verletzungen**<br>**Körperliche Mißhandlung** |
| Möglich | **Blutkrankheiten**<br>**Skorbut** |

Wahrscheinlich

**Verletzungen**

Blutergüsse an exponierten Körperstellen wie zum Beispiel Schienbein oder Ellenbogen verschwinden nach einer gewissen Zeit wieder.

**Körperliche Mißhandlung**

Insbesondere dann in Betracht zu ziehen, wenn Kenntnisse über familiäre Probleme bestehen.
- Blaue Flecken und Blutergüsse am ganzen Körper, manche jünger, manche älter
- Widersprüchliche Erklärungen
- Anzeichen für eine körperliche Vernachlässigung des Kindes: Unsauberkeit, Mangelernährung
- Blutergüsse an Handgelenken oder Fußknöcheln
- Bißspuren am Körper

Möglich

**Blutkrankheiten**

Blutarmut und schwere Blutkrankheiten.
- Bläulich-rote Flecken und Streifen auf der Haut
- Spontane Blutungen von Zahnfleisch und Nase
- Plötzliches Auftreten bei bereits kranken Personen

Eine Blutuntersuchung ist notwendig und sollte sobald als möglich durchgeführt werden.

Blutungen – spontan und überall – siehe später.

**Skorbut**
Wird durch Mangel an Vitamin C verursacht (siehe später).

## Blasses Aussehen, langsam auftretend

Manche Menschen haben von Natur aus einen blassen Teint. Ob es sich um ein krankheitsbedingtes blasses Aussehen handelt, erkennt man beim Überprüfen der Hautfarbe unter den Fingernägeln oder an den Augenlidern, also an Stellen, wo das Blut oberflächlich unter der Haut zirkuliert.
Blasses Aussehen alleine ist ein recht unspezifisches Symptom: Eine gründliche medizinische Untersuchung ist notwendig, um die Ursache herauszufinden.

| | |
|---|---|
| Wahrscheinlich | **Blutarmut** |
| Möglich | **Unterfunktion der Schilddrüse** |
| Selten | **Unterfunktion der Hirnanhangsdrüse** |

Wahrscheinlich

**Blutarmut**
Siehe auch später. Ein Mangel an essentiellen Nährstoffen stört die normale Blutbildung. Allgemeine Merkmale der Blutarmut:
- Müdigkeit und leichte Ermüdbarkeit
- Fortschreitende Atemnot
- Schwindelgefühl, vor allem beim Aufstehen

Hinweise auf eine bestehende Grunderkrankung geben folgende Symptome:
- Gewichtsverlust
- Selbstvernachlässigung
- Phasen von Schwermut
- Gelbsucht

Möglich

**Unterfunktion der Schilddrüse**
Eine nicht adäquat funktionierende Schilddrüse verursacht eine Verlangsamung aller normalen Körperfunktionen über einen mehrmonatigen Zeitraum. Blasses Aussehen, sowohl als Folge von Blutarmut als auch aufgrund von Veränderungen in der Haut, ist ein typisches Zeichen (siehe auch später).
Außerdem treten auf:
- Kälteempfindlichkeit

- Rauhe Stimme, derbe Haut, dünnes Haar
- Verstopfung, geistige Trägheit

Die Behandlung der Erkrankung erfolgt durch die regelmäßige Einnahme von Hormontabletten.

Selten

**Unterfunktion der Hirnanhangsdrüse**

Eine Funktionsstörung der Hirnanhangsdrüse, die das Kontrollzentrum vieler Hormone ist – der »chemischen Boten« des Körpers. Blasses Aussehen kann, zusammen mit anderen Symptomen ein typisches Zeichen dieser Erkrankung sein:

- Schilddrüsenunterfunktion (siehe oben)
- Frauen: Aussetzen der Monatsblutung; Verlust der Libido
- Scham- und Achselhaare wachsen spärlich
- Vitalitätsverlust

Normalerweise ist diese Krankheit bis zu einem gewissen Grad heilbar.

## Blasses Aussehen, plötzlich auftretend

Innerhalb von Tagen, Stunden, Minuten. Falls bei dem Patienten ein Schwächeanfall ausgeschlossen werden kann, erfordert dieses Symptom eine sofortige medizinische Behandlung. Die wahrscheinlichste Ursache ist ein Blutverlust.

| | |
|---|---|
| Wahrscheinlich | **Schwäche/Ohnmachtsanfall**<br>**Innere Blutungen** |
| Möglich | **Hypoglykämie/Verminderung des Blutzuckers**<br>**Herzrhythmusstörungen**<br>**Magenverstimmung**<br>**Herzanfall** |
| Selten | **Akut auftretende Blutkrankheiten** |

Wahrscheinlich

**Schwäche/Ohnmacht**

Hierfür gibt es einige gemeinhin bekannte Gründe: eine ausgelassene Mahlzeit, emotionaler Schock, langes Stehen, große Hitze, Schwangerschaft.

- Normalerweise stabiler Gesundheitszustand
- Erste Anzeichen sind Bewußtseinsstörungen, Schweißausbruch, Schwindelgefühl

- Kollapsneigung
- Kühle, feuchte Haut; flacher, langsamer Puls

Es ist wichtig, die betroffene Person flach zu lagern, sie erholt sich dann meist nach wenigen Minuten.

### Innere Blutungen

In der Vorgeschichte litt der Patient schon längere Zeit an Leibschmerzen. Bei inneren Blutungen sind folgende Symptome typisch:

- Blutiger, teerfarbener Stuhl
- Blut im Urin
- Blutiges oder kaffeesatzähnliches Erbrechen
- Starke Vaginalblutungen, besonders wenn die Menstruation vorher ausblieb

Frühe Symptome gleichen jenen einer Blutarmut (siehe später), sie treten jedoch viel plötzlicher auf. Bei stärkerem Blutverlust:

- Starke Schwindelanfälle
- Kältegefühl, die Gliedmaßen sind kühl und feucht
- Harnfluß ist reduziert
- Schnelles Atmen
- Schläfrigkeit oder Bewußtlosigkeit

In manchen Fällen gibt es Hinweise auf die Ursache der inneren Blutung. Verdauungsstörungen lassen eine Erkrankung von Magen oder Zwölffingerdarm vermuten. Die Ursachen für Darmbeschwerden sind möglicherweise Entzündungen, Tumoren oder Darmdurchbrüche. Einige Medikamente gegen Gelenkentzündungen können mitunter Darmblutungen verursachen.

Möglich

### Hypoglykämie/Verminderung des Blutzuckers

Diabetiker, die regelmäßig Insulin einnehmen, sind für diesen Zustand besonders gefährdet. Für sie ist es wichtig, erste Anzeichen rechtzeitig zu erkennen:

- Hungergefühl, leichte Erregbarkeit, Bewußtseinstrübungen
- Schweißausbrüche, geistige Verwirrtheit, Sprachstörungen, Bewußtlosigkeit

Sofortige Glukosezufuhr beseitigt die Symptome.

### Herzrhythmusstörungen

Wenn die Pumpkraft des Herzens reduziert ist, wird der Herzrhythmus entweder sehr schnell, langsam oder unregelmäßig. Bei über 50jährigen Patienten treten diese Störungen häufiger auf:

- Pochendes, flatterndes Gefühl in der Brust
- Beschwerden treten ganz plötzlich auf, verschwinden auch ebenso schnell wieder
- Blasse Haut, Atemnot, Schwindelgefühl

### Magenverstimmung

Frühstadien einer akuten Magen-Darm-Entzündung kündigen sich folgendermaßen an:
- Übelkeit, Erbrechen, Schweißausbrüche, drückende Bauchschmerzen
- Blässe
- Durchfall

### Herzanfall

Blasse Haut ist ein Begleitsymptom des Herzanfalls.
- Plötzliches, schweres Druckgefühl in der Brust
- Atemnot, Schweißausbruch, Blässe

Besonders beim alten Patienten sind die Symptome etwas verschleiert, oft sind Blässe, Müdigkeit und Atemnot die einzigen Anzeichen für einen Herzanfall.

Selten

### Akut auftretende Blutkrankheiten

Leukämie und Blutgerinnungsstörungen treten häufiger bei Kindern und jungen Erwachsenen auf.
- Halsschmerzen, Unwohlsein, blasse Haut
- Nasenbluten, Zahnfleischbluten, Darmblutungen, Blut im Urin
- Blutergüsse

## Blasses oder anämisches Aussehen

Von einer Anämie (Blutarmut) spricht man dann, wenn die Anzahl der roten Blutkörperchen stark vermindert ist oder das Hämoglobin in den Blutkörperchen nicht mehr genügend Sauerstoff transportieren kann. Es kommt zu:
- Blasse Haut. Ein wichtiges Symptom der Blutarmut, jedoch sollte man beachten, daß viele Menschen natürlicherweise eine blassere Hautfarbe haben. Man untersucht deshalb die Körperstellen (Haut unter den Fingernägeln, Lidinnenseite), wo das Blut sehr oberflächlich zirkuliert
- Häufige Ermüdungszustände
- Schnelle Ermüdbarkeit bei körperlicher Anstrengung
- Schwäche und Mattigkeit
- Abgeflachte Fingernägel

Die Palette möglicher Ursachen einer Blutarmut ist groß. Die Vorgeschichte des Patienten, die klinische Untersuchung und die Erstellung eines Blutbildes helfen bei der Diagnosefindung.

| | |
|---|---|
| Wahrscheinlich | **Blutverlust während der Menstruation**<br>**Schwangerschaft**<br>**Schnelles Wachstum (in der Kindheit)**<br>**Einseitige Ernährung** |
| Möglich | **Vitamin-$B_{12}$-Mangelanämie**<br>**Chronische Blutungen** |
| Selten | **Krebs oder andere chronische Krankheiten**<br>**Thalassämie/Mittelmeeranämie**<br>**Wurmerkrankungen** |

Wahrscheinlich

**Blutverlust während der Menstruation**

Zwischen 70 und 80 ml Blut verliert der Körper während der Menstruation. Nach 2–3 Tagen ist dieser Verlust jedoch wieder ausgeglichen. Eine Blutarmut kann jedoch auftreten, falls folgende Faktoren zusammenkommen:

- Starke Blutungen mit geronnenem Blut
- Häufige Blutungen
- Die Blutungen dauern länger an, es treten Zwischenblutungen auf
- Einseitige Ernährung

**Schwangerschaft**

Routinemäßige Blutuntersuchungen in der Schwangerschaft können eine bestehende Blutarmut nachweisen. Tatsächlich sind Anämien während der Schwangerschaft relativ häufig, also mitunter eine normale Erscheinung.
Es liegt im Ermessen des Arztes, einer Schwangeren Eisenpräparate zu verordnen. Eisen muß immer in Kombination mit Folsäure eingenommen werden.

**Schnelles Wachstum in der Kindheit**

Das Wachstum in der Kindheit erfolgt schubweise. Der Körper braucht in dieser Zeit sehr viel Eisen und Vitamine, und die in der Nahrung enthaltenen Mengen sind oft nicht ausreichend. Es kommt zu einer leichten Blutarmut, das Kind ermüdet schnell und ist nicht mehr so leistungsfähig. Eine ausgewogenen Ernährung ist deshalb besonders wichtig, zusätzliche Eisen- und Vitaminpräparate sind nur bei extrem einseitiger Kost angezeigt. In Zweifelsfällen kann man sich einen Diätplan erstellen lassen.

**Einseitige Ernährung**

Bei einem Mangel an Eisen oder Vitaminen in der Nahrung kann nicht genügend Hämoglobin gebildet werden. Ältere Menschen,

Alkoholiker und Einkommensschwache sind für diese Mangelzustände besonders gefährdet.
- Mangel an Fleisch, Eiern, Leber oder grünem Gemüse (zum Beispiel Erbsen)
- Eingerissene Mundwinkel
- Neigung zu Blutergüssen und Zahnfleischbluten

Langes Kochen in viel Wasser zerstört das im Gemüse enthaltende Eisen und die Vitamine. Es ist daher besser, das Gemüse zu dünsten statt zu kochen. Gemüse mit dunklen Blättern, Fisch, Eier, Leber, Fleisch und Getreide enthalten sehr viel Eisen.

Möglich

### Vitamin-$B_{12}$-Mangelanämie

Der Körper kann aus der Nahrung kein Vitamin $B_{12}$ resorbieren, es kommt zu einem Mangel an diesem lebenswichtigen Stoff.
- Langsames Einsetzen der Mangelerscheinungen
- Tritt familiär gehäuft auf
- Zungenbrennen
- Mißempfinden in den Gliedmaßen und Taubheitsgefühl
- Schwankender Gang
- In einigen Fällen Gelbsucht

### Chronische Blutungen

Verursacht durch Erkrankungen, wie zum Beispiel blutende Magengeschwüre oder einige entzündungshemmende Medikamente. Auch Hämorrhoiden als Quelle ständiger Blutungen sind hier zu nennen.
- Blutiger, teerfarbener Stuhl
- Blutiges Erbrechen
- Starke oder lang andauernde Monatsblutungen
- Gewichtsverlust, Appetitlosigkeit, Änderungen der Stuhlgewohnheiten

Selten

### Krebs oder andere chronische Krankheiten

Blutarmut tritt nur selten als einziges Symptom auf, ist aber ein häufiges Merkmal bei Krebsgeschwülsten, die innere Blutungen hervorrufen. Chronische Blutungen siehe oben. Dies gilt auch für Nierenfunktionsstörungen und rheumatische Gelenkentzündungen.

### Thalassämie/Mittelmeeranämie

Hierbei handelt es sich um eine angeborene Störung der Hämoglobinbildung, verbreitet bei der Bevölkerung des Mittelmeerraumes.
- Erbkrankheit
- Leichte Form einer chronischen Blutarmut, mitunter sind auch schwere Fälle zu beobachten

**Wurmerkrankungen**

Hakenwurmerkrankungen sind in den westlichen Industrienationen selten, aber in tropischen Regionen häufig. Die Parasiten lassen sich in Stuhlproben nachweisen.

## Blasse Haut und Hautveränderungen

Hautausschläge, Wunden und andere Hautveränderungen können zusammen mit einer Anämie auftreten. Häufiger bei schweren Anämien oder beim Vorliegen einer Grunderkrankung.

| | |
|---|---|
| Wahrscheinlich | **Eisenmangelanämie** |
| Möglich | **Perniziöse Anämie (Vitamin-B12-Mangelanämie)** |
| Selten | **Medikamentöse Nebenwirkungen**<br>**Autoimmunerkrankungen** |

Wahrscheinlich

**Eisenmangelanämie**

- Eingerissene, schmerzhafte Mundwinkel
- Zungenbrennen

Siehe auch früher.

Möglich

**Perniziöse Anämie (Vitamin-B12-Mangelanämie)**

- Zungenbrennen

Siehe auch Blutarmut.

Selten

**Medikamentöse Nebenwirkungen**

Einige Medikamente können neben einer Blutarmut auch Hautausschläge, Blutergüsse oder Entzündungen im Mund- und Rachenraum verursachen.

**Autoimmunerkrankungen**

Bei diesen Erkrankungen attackiert der Organismus körpereigene Strukturen und zerstört sie. Die Folgen können sein: Unwohlsein, Hautausschläge, Gelenkentzündungen.

- Schmetterlingsförmige Ausschläge auf den Wangen sind charakteristisch für den systemischen Lupus erythematodes (siehe später)

# Blasses oder anämisches Aussehen und Gewichtsverlust

Dieser Symptomenkomplex gibt vor allem beim älteren Patienten Anlaß zur Besorgnis. Die Ursachen können sein: innere Blutungen oder Blutbildungsstörungen aufgrund von Resorptionsstörungen im Magen-Darm-Trakt. Bei Kindern liegen eventuell Verdauungsinsuffizienzen oder eine Mangelernährung vor.

| | |
|---|---|
| Wahrscheinlich | **Schlechte Ernährungsgewohnheiten**<br>**Resorptionsstörungen**<br>**Familiäre Disposition** |
| Möglich | **Chronische Erkrankung**<br>**Darmkrebs**<br>**Magenkrebs** |
| Selten | **Magersucht**<br>**Chronische myeloische Leukämie** |

Wahrscheinlich

**Schlechte Ernährungsgewohnheiten**

Extrem einseitige Ernährung oder Unterernährung. In den zivilisierten Ländern betrifft dies vor allem Menschen aus unteren sozialen Schichten, allein lebende ältere Personen, die nicht ausreichend für sich selbst sorgen können (keine Nahrungsvorräte im Haus). Auch Alkoholiker und Drogenabhängige sind in dieser Gruppe anzutreffen. Bei Kindern treten noch andere Anzeichen einer Vernachlässigung auf:
- Blutergüsse
- Unsauberkeit
- Zurückgezogenes Verhalten

**Resorptionsstörungen**

Der Magen-Darm-Trakt ist nicht in der Lage, wichtige Nährstoffe und Spurenelemente aus der Nahrung zu resorbieren. Die Ursachen hängen vom Alter des Patienten ab.
Allgemeine Hinweise:
- Symptome treten schrittweise auf
- Änderungen der Stuhlgewohnheiten, weicher Stuhl oder Durchfall über längere Zeit
- Die Nahrungszufuhr erscheint ausreichend
- Der Appetit ist zunächst erhalten, erst in einem späteren Stadium kommt es zu Appetitlosigkeit
- Immer wiederkehrende Atemwegsinfektionen

Darmkrebs tritt relativ häufig auf. Routinemäßige Untersuchungen (in den USA durchgeführt) sind zur Früherkennung wichtig. In Großbritannien dienen Screening-Tests zur Krebsvorsorgeuntersuchung. Eine Stuhluntersuchung kann der Hausarzt durchführen: Verdächtig sind Blutspuren (okkultes Blut) im Stuhl.

### Familiäre Disposition

Häufiges Auftreten von Darmkrebs in einer Familie bedeutet für die Mitglieder dieser Familie ein größeres Risiko, ebenfalls daran zu erkranken. Ab 40 sollten daher regelmäßige Vorsorgeuntersuchungen stattfinden, in manchen Fällen auch schon in jüngeren Jahren.

Möglich

### Chronische Erkrankung

Einige chronische Erkrankungen, zum Beispiel Tuberkulose oder Langzeitinfektionen, können Anämie und Gewichtsverlust hervorrufen. Manchmal ist es schwierig, die Grundkrankheit zu diagnostizieren. Falls die Symptome über längere Zeit bestehen, sollte ein Arzt aufgesucht werden.

### Darmkrebs

Falls frühzeitig erkannt, ist die Prognose sehr günstig. Weitere typische Anzeichen:

- Veränderte Stuhlgewohnheiten
- Blut und Schleimspuren im Stuhl
- Keine vollständige Darmentleerung möglich

### Magenkrebs

Auch hier gilt: je früher die Diagnose gestellt wird, desto günstiger sind die Heilungschancen.

- Häufige Magenbeschwerden und Magenübersäuerung in mittleren Jahren
- Appetitverlust
- Schmerzen im Oberbauch
- Blutiges Erbrechen, Teerstuhl

Selten

### Magersucht

Meist sind nur junge Frauen davon betroffen, mitunter erkranken aber auch Männer. Sportliche, in der Schule erfolgreiche Jugendliche zeigen häufig eine Tendenz zur Magersüchtigkeit:

- Übersteigertes Körperempfinden: krankhafte Vorstellung, zu dick zu sein
- Schlankes oder stark untergewichtiges Aussehen
- Aussetzen der monatlichen Regelblutung
- Übermäßige feine Körperbehaarung
- Heißhungerattacken (Bulimie)

### Chronische myeloische Leukämie

Langsam fortschreitende Erkrankung in mittleren Lebensjahren:
- Lebervergrößerung
- Milzvergrößerung

Bluttests bestätigen die Diagnose.

## Bläuliche Haut

Bläuliches Aussehen der Haut an Körperstellen, wo das Blut oberflächlich zirkuliert: Lippen, Zunge, Fingernägel.
Es kommt zur Blutstase (Blutstockung), d. h. verbrauchtes, kohlendioxidhaltiges Blut kann nicht abtransportiert, frisches, sauerstoffhaltiges Blut nicht angereichert werden. Bei Kälte verfärben sich die Finger, mitunter auch Zunge und Lippen, bläulich, die Blutzirkulation ist vermindert.

| | |
|---|---|
| Wahrscheinlich | **Zirkulationsstörungen** |
| Möglich | **Chronische Bronchitis oder Lungenemphysem**<br>**Eingeatmete Fremdkörper**<br>**Herzinsuffizienz** |
| Selten | **Angeborene Herzfehler bei Neugeborenen und Kleinkindern**<br>**Überdosierung von Medikamenten** |

Wahrscheinlich

### Zirkulationsstörungen

- Niedrige Umgebungstemperatur
- Bläuliche Verfärbung von Fingern und Zehen mit Kälte- und Taubheitsgefühl
- Beim Erwärmen der Gliedmaßen verschwinden die Symptome
- Auftreten der Symptome von der Jahreszeit abhängig

Gelegentlich kann auch ein Blutgerinnsel die Ursache für Zirkulationsstörungen in den unteren Extremitäten (Unterschenkel, Füße, Zehen) sein. Betroffen sind vor allem ältere Menschen mit Kreislaufproblemen.

*Das klinische Bild:*
- Plötzlich auftretende Schmerzen und Kälteempfinden, Taubheitsgefühl und Lähmungen in den Gliedmaßen

- Zunächst Blutleere, dann Blaufärbung innerhalb weniger Stunden

Falls diese Symptome auftreten, sollte unverzüglich ein Arzt aufgesucht werden.

Möglich

### Chronische Bronchitis oder chronisches Lungenemphysem

Siehe früher.

Diese Erkrankungen der Lunge verursachen hartnäckigen Husten und Atemnot. Erst nach mehrjährigem Andauern der Krankheit kann eine bläuliche Hautfärbung auftreten. Bei schon geringen Anstrengungen leidet der Patient an Atemnot.

- Lippen, Zunge und Nägel sind bläulich verfärbt
- Extremitäten sind warm, verursacht durch hohe Konzentrationen an Kohlendioxid im Blut

### Eingeatmete Fremdkörper

Eine Blockade der oberen Luftwege, hervorgerufen durch einen eingeatmeten Fremdkörper, verursacht akute Atemnot und Blaufärbung der Haut. Bei Kindern führen schon sehr kleine Objekte zu dieser Symptomatik.

- Bei Fleisch- oder Fischmahlzeiten
- Erstickungsanfälle

Der *Heimlich-Handgriff* dient als Erste-Hilfe-Maßnahme.

### Herzinsuffizienz

Bei Erkrankungen der Herzkranzgefäße treten die Symptome einer Herzinsuffizienz auf. Eine Behandlung ist sehr effektiv, eine Besserung tritt rasch ein.

- In schweren Fällen Blaufärbung der Haut
- Atemnot
- Beinschwellungen
- Atemnot auch im Liegen
- Husten mit schaumigem Auswurf

Selten

### Angeborene Herzfehler bei Neugeborenen und Kleinkindern

Nach der Befruchtung der Eizelle entwickeln sich im menschlichen Embryo das Herz und die großen Blutgefäße des Körpers, ein Prozeß, der in allen Phasen störanfällig ist. Um so erstaunlicher ist es, daß angeborene Herzfehler relativ selten auftreten. Das Blut wird nicht in ausreichendem Maße durch die Lungen gepumpt, der Säugling hat eine bläulich verfärbte Haut. Die Symptome zeigen sich bei der Geburt oder kurz danach:

- Atemnot beim Trinken
- Angstvoller Gesichtsausdruck

- Nur geringe Gewichtszunahmen während der ersten Lebenswochen und -monate
- Schwindelgefühl, Kopfschmerzen, Müdigkeit
- Bildung von Blutgerinnseln

**Überdosierung von Medikamenten**

Kommt beim Jugendlichen häufiger vor mit folgenden Symptomen:
- Bewußtlosigkeit
- Atemfrequenz stark erniedrigt, Blaufärbung der Haut

## Appetitlosigkeit

Siehe später.

## Blutungen

Blutungen können bei jedem Menschen von Zeit zu Zeit auftreten: Zahnfleischbluten oder vielleicht sogar blutiger Stuhl. Die betroffenen Organe werden in den entsprechenden Kapiteln gesondert besprochen.

## Blutungen, spontan und überall

Spontan auftretende Blutungen, beispielsweise Zahnfleisch- und Nasenbluten, Blut im Urin, Blut im Stuhl oder Vaginalblutungen sind hier zu nennen. Auch bei spontan auftretenden Blutergüssen am Körper liegt der Verdacht einer Blutgerinnungsstörung nahe.

| | |
|---|---|
| Wahrscheinlich | **Skorbut** |
| Möglich | **Überdosierte Gerinnungshemmer**<br>**Blutplättchenmangel** |
| Selten | **Bluterkrankheit**<br>**Schwere Infektionskrankheiten** |

Wahrscheinlich

**Skorbut**

Eine Vitamin-C-Mangelerkrankung (kein frisches Obst oder Gemüse in der Nahrung), vor allem bei älteren, in Armut lebenden Menschen.

- Chronisches Krankheitsgefühl
- Zahnfleischbluten
- Zahnfleischentzündungen, lockere Zähne
- Hämatombildungsneigung

Therapie: Vitamin-C-Präparate.

Möglich

**Überdosierte Gerinnungshemmer**

Herzerkrankungen oder Thrombosen werden mitunter mit gerinnungshemmenden Medikamenten behandelt. Regelmäßige Blutuntersuchungen während der Therapie können die richtige Dosis überprüfen, trotzdem sind Überdosierungen nicht selten. Falls es bei der Einnahme solcher Präparate zu spontanen Blutungen (Nasenbluten!) kommen sollte, suchen Sie unverzüglich einen Arzt auf, die Folgen könnten fatal sein.

**Blutplättchenmangel**

Darunter versteht man eine verminderte Anzahl von Blutplättchen im Blut.

Sie sind von entscheidender Bedeutung für die normale Blutgerinnung, bei zu geringer Anzahl können ausgedehnte Blutungen entstehen. Einige schwere Erkrankungen vermindern die Zahl der Blutplättchen:

- Aplastische Anämie mit plötzlichen Schwächeanfällen, Blässe und Unwohlsein
- Leukämie des Kindes: Symptome siehe oben, zusätzlich Halsentzündungen
- Leukämie beim Erwachsenen: schleichender Verlauf, vergrößerte Lymphknoten, Schweißausbrüche
- Knochenkrebs: starke Schmerzen, Unwohlsein, Gewichtsabnahme

Ein Mangel an Blutplättchen kann auch durch Medikamente verursacht werden. Kinder sind häufig von der gutartigen Verlaufsform der Blutplättchenmangelkrankheit betroffen, hier erfolgt eine Spontanheilung. Die diagnostizierte Grundkrankheit ist Ziel der Behandlung.

Selten

**Bluterkrankheit**

Dies ist eine erblich bedingte Blutgerinnungsstörung, mit einer starken Blutungsneigung einhergehend. Fast ausschließlich sind Männer betroffen:

- Erbkrankheit in $^2/_3$ der Fälle
- Frühsymptome: nicht zum Stillstand kommende Blutungen auch bei relativ kleinen Verletzungen (zum Beispiel Schnitt-

wunden). Spontan auftretende Blutergüsse, Gelenkblutungen verursachen Schmerzen und Schwellungen.

**Schwere Infektionskrankheiten**
Hier sind zu nennen: Blutvergiftung, Malaria, Typhus.
- Schweißausbrüche, Schüttelfrost
- Allgemeinerkrankung

## Verzögerte Blutgerinnung

Blutungsneigungen (Blutergüsse), Zahnfleischblutungen, Blut im Urin, Blut im Stuhl, starke Regelblutungen

| | |
|---|---|
| Möglich | **Skorbut**<br>**Blutgerinnungshemmende Medikamente** |
| Selten | **Bluterkrankheit** |

Möglich

**Skorbut**
- Vitamin-C-Mangelerkrankung bei früchtearmer Ernährung
- Ausgeprägte Blutungsneigung (Blutergüsse)
- Zahnfleischentzündungen, lockere Zähne
- Schwächung der Abwehrkräfte

Die Behandlung der Symptome erfolgt mit Vitamin C.

**Blutgerinnungshemmende Medikamente**
Siehe früher.

Selten

**Bluterkrankheit**
Siehe früher.

# Hochwuchs

Ca. 3% der Bevölkerung einer bestimmten Altersgruppe zeigen überdurchschnittliches Längenwachstum. Nur selten ist eine Erkrankung Ursache des Hochwuchses.

| | |
|---|---|
| Wahrscheinlich | **Erbliche Disposition**<br>**Frühes Einsetzen der Pubertät** |
| Möglich | **Schilddrüsenüberfunktion**<br>**Genetisch bedingte Störung** |
| Selten | **Überschuß an Wachstumshormonen**<br>**Marfan-Syndrom** |

Wahrscheinlich

**Erbliche Disposition**

Großgewachsene Eltern haben in der Regel auch hochwüchsige Kinder. Basierend auf der Körpergröße der Eltern, läßt sich die Größe des Kindes berechnen.

**Frühes Einsetzen der Pubertät**

Die komplexen hormonellen Veränderungen in der Pubertät führen bei Kindern häufig zu einem Wachstumsschub. Gegen Ende der Pubertät normalisiert sich das Wachstum dann wieder.
In der Pubertät erfolgt die Ausbildung sekundärer Geschlechtsmerkmale:
- Schambehaarung, Achselbehaarung
- Brüste entwickeln sich
- Stimmbruch

Möglich

**Schilddrüsenüberfunktion**

Dies führt zu einem gesteigerten Längenwachstum in der Kindheit (siehe später).

**Genetische bedingte Störung**

Das Klinefelter-Syndrom tritt bei Männern mit einer Häufigkeit von 1:500 auf:
- Hochwuchs, weibliche Körperformen, kleine Hoden, Brustwachstum
- Unfruchtbarkeit

Selten

**Überschuß an Wachstumshormonen**

Ausgeprägtes Längenwachstum bei Kindern. Beim Erwachse-

nen wird Akromegalie hervorgerufen, mit charakteristischer Vergröberung der Gesichtsmerkmale und anderer Körperteile:
- Vergrößerung der Hände und Füße
- Hervorstehen des Unterkiefers
- Starkes Schwitzen, Symptome einer Zuckerkrankheit

**Marfan-Syndrom**
Tritt mit einer Häufigkeit von 1:50 000 in der Bevölkerung auf:
- Ausgeprägte Langgliedrigkeit, spinnenartige Finger und Zehen
- Spitzer Gaumen
- Herzklappenfehler, Atemnot
- Einschränkung der Sehfähigkeit durch Dislokationen der Augenlinsen

## Körperschwellungen

Es gibt drei Kategorien von Erkrankungen, die Schwellungen des ganzen Körpers hervorrufen können: Herzinsuffizienz, Nierenerkrankungen, Störungen des Proteinstoffwechsels. Komplexe Mechanismen liegen den Körperschwellungen zugrunde. Das Absinken von Flüssigkeit an den tiefsten Punkt des Körpers bewirkt eine morgendliche Schwellung von Gesicht und Fußknöcheln. Je mehr Flüssigkeit sich ansammelt, desto stärker breiten sich die Schwellungen aus, an den Beinen sowie im Bauch- und Brustraum.

| | |
|---|---|
| Wahrscheinlich | **Prämenstruelle Schwellungen**<br>**Präeklampsie**<br>**Herzinsuffizienz** |
| Möglich | **Nierenentzündung**<br>**Lebererkrankungen**<br>**Mangelernährung**<br>**Verdauungsinsuffizienz** |
| Selten | **Nephrotisches Syndrom**<br>**Vitamin-$B_1$-Mangelerkrankung** |

Wahrscheinlich

**Prämenstruelle Schwellungen**
Hormonelle Veränderungen vor Eintritt der monatlichen Regelblutung führen zu einer Wasseransammlung im Gewebe.
- Die Symptome treten nur vor Beginn jeder Monatsblutung auf

- Brust, Bauch und Fußknöchel schwellen leicht an
- Geringgradige Gewichtszunahme
- Die Symptome verschwinden mit Eintritt der Blutung

**Präeklampsie**

Darunter versteht man eine schwangerschaftsbedingte Flüssigkeitsansammlung im Gewebe, kombiniert mit Bluthochdruck und Eiweiß im Urin. Vorsorgeuntersuchungen während der Schwangerschaft helfen, diese Probleme zu erkennen. Der Zustand erfordert klinische Behandlung und tritt am häufigsten bei Erstgebärenden auf.

- Schnelle Gewichtszunahme innerhalb weniger Tage
- Geschwollene Finger und Füße
- Kopfschmerzen, Schwindelanfälle, Übelkeit

Die Behandlung der Präeklampsie ist notwendig, um die Ausbildung einer Eklampsie zu verhindern: dramatischer Anstieg des Blutdrucks, Krampfanfälle, Gefahr für das werdende Kind.

**Herzinsuffizienz**

Die bei älteren Patienten häufig auftretenden Schwellungen in den Beinen sind die Folgen von Herzinsuffizienz.

- Bluthochdruck, Angina pectoris und andere Herzerkrankungen
- Erste Anzeichen: Schwellungen der Knöchel, Müdigkeit
- Spätere Symptome: Atemnot bei körperlicher Anstrengung oder im Liegen, so daß das Hinlegen Beschwerden verursacht
- Anfälle von Atemnot in der Nacht, Husten mit schaumigem Auswurf

Moderne Medikamente können zu einer relativ erfolgreichen Behandlung führen, die Schwellungen bleiben jedoch bis zu einem gewissen Grad bestehen.

Möglich

**Nierenentzündung**

Bei entzündlichen Veränderungen der Nieren kommt es zu Schwellungen des Körpers, aufgrund des Eiweißverlustes im Urin zum einen und der ungenügenden Urinproduktion zum anderen. Bei Kindern kommt es dabei zu folgenden Symptomen:

- Plötzliches Auftreten, häufig nach unbedeutenden Halsentzündungen
- Verminderte Harnausscheidung
- Blut im Urin
- Aufgedunsenheit, vor allem im Gesicht

Die Prognose für eine Heilung ist gut. Bei Erwachsenen treten die Symptome schleichender auf:

- Zunehmende Schwellungen in den Beinen

Die Diagnose wird durch Blutuntersuchungen und Nierenprobenentnahmen bestätigt. Die Prognose ist abhängig von den

Ergebnissen dieser Untersuchungen und der Art der Nierenentzündung.

## Lebererkrankungen

Eine der Hauptaufgaben der Leber ist die Produktion von Eiweiß. Falls es zu einem Abfall der Eiweißmengen im zirkulierenden Blut kommt, sind Körperschwellungen die Folge.

- Alkoholmißbrauch, Leberentzündungen, leberschädigende Medikamente als Ursachen
- Neigung zu Blutergüssen, blutiges Erbrechen
- Müdigkeit, Verlust der Libido, Trommelschlegelfinger
- Leberhautzeichen (Spider naevi): dünnes, spinnennetzartiges Venengeflecht auf Gesicht und Oberkörper
- Gerötete Handflächen
- Flüssigkeitsbedingte Schwellungen im Bauchraum
- Gelbsucht kann in späteren Stadien auftreten, ebenso wie geistige Verwirrtheit und Koma

## Mangelernährung

Eine Hauptursache für Körperschwellungen bei Kindern:

- Aufgeblähter Bauch
- Fleckige Pigmentierung des Körpers
- Teilnahmslosigkeit, rauhe Haut und Schwächung der Abwehrkräfte

## Verdauungsinsuffizienz

Tritt möglicherweise bei Patienten mit chronischen Darmerkrankungen wie beispielsweise Zöliakie oder Colitis ulcerosa (chronisch-entzündliche Erkrankung des Dickdarmes) auf. Es kommt zu einer Störung der Resorption von Nährstoffen:

- Entwicklungsstörungen bei Kindern, Durchfall, übelriechender Fettstuhl
- Chronischer abdominaler Schmerz (Bauchschmerzen)
- Immer wiederkehrende, schwere Atemwegserkrankungen
- Trommelschlegelfinger

Selten

## Nephrotisches Syndrom

Es kommt bei dieser Erkrankung zu Schwellungen am ganzen Körper aufgrund eines niedrigen Eiweißblutspiegels und starken Proteinverlusten im Urin. Die Ursachen können vielfältig sein: Medikamente, chronische Infektionskrankheiten, Nierenerkrankungen. In der Kindheit sind 2–4jährige Jungen häufiger davon betroffen, das klinische Bild der sich langsam entwickelnden Erkrankung ist sehr charakteristisch:

- Aufgedunsenes Gesicht, geschwollene Augenlider
- Durch Flüssigkeitsansammlung aufgeblähter Bauch
- Atemnot, Müdigkeit

Die Heilungsaussichten hängen von der Ursache ab, Kinder erholen sich in der Regel vollständig.

### Vitamin-$B_1$-Mangelerkrankung

Auch bekannt unter dem Synonym Beriberi. Vitamin $B_1$ (Thiamin) kommt vor allem in Getreide, ungeschältem Reis und Leber vor. In hochzivilisierten Ländern treten diese Mangelerscheinungen nur bei extrem einseitiger Ernährung auf.

- Frühsymptome sind Schwächeerscheinungen und Wadenschmerzen
- Geschwollene Beine, Herzklopfen
- Eventuell treten am ganzen Körper Schwellungen auf, es kommt zu Erschöpfungszuständen und Pulsrasen

Ein Thiaminmangel kann besonders bei Kindern einen anderen Verlauf haben. Nach Vitamin-$B_1$-Gaben kommt es zur Besserung des Gesundheitszustandes binnen weniger Stunden. Viele moderne Lebensmittel enthalten Zusätze an Vitamin $B_1$.

## Schwellungen von einzelnen Körperteilen

| | |
|---|---|
| Wahrscheinlich | **Verletzung**<br>**Infektion**<br>**Ödem** |
| Möglich | **Lymphstau**<br>**Venenthrombose** |
| Selten | **Allergie**<br>**Filariose (Fadenwurmerkrankung)**<br>**Krebs** |

Wahrscheinlich

### Verletzung

Gewebeschwellungen, ebenso wie Rötung und vermehrte Wärme, sind normale Reaktionen auf leichte Gewalteinwirkungen.

### Infektion

Hier eingeschlossen sind Insektenstiche und kleine Schnittverletzungen.

- Pochender Schmerz, Rötung
- Schwellung benachbarter Lymphknoten/Eiteransammlung

### Ödem

Ältere Menschen mit wenig Bewegung weisen dieses Symptom auf, was in den meisten Fällen die Ursache leichter Fußknöchelschwellungen ist.

- Patient ist in guter gesundheitlicher Verfassung
- Die Schwellungen verschwinden bei körperlicher Aktivität

Solange die Erscheinungen keine größeren Probleme bereiten, ist eine Behandlung nicht erforderlich.

Möglich

### Lymphstau

Auch bekannt als Lymphödem. Beruht auf einer Störung des Lymphgefäßsystems, das für die Drainage der Gewebsflüssigkeit zuständig ist. Kommt häufig vor nach Operationen in Achsel- oder Leistengegend, beispielsweise nach Brustkrebsoperationen.

In einigen seltenen Fällen kann diese Störung auch angeboren sein.

- Starke Schwellungen der Gliedmaßen
- Die Schwellungen sind hart und nicht eindrückbar

### Venenthrombose

Plötzliches, akutes Anschwellen einer Gliedmaße, fast immer sind die Beine betroffen. Venenthrombosen entstehen bei Verstopfung von Blutgefäßen durch ein Blutgerinnsel.

- Plötzlich auftretende Wadenschmerzen
- Schwellung und Wärmegefühl in der Wade

Falls die Diagnose gestellt wurde, kann die Verabreichung von gerinnungshemmenden Medikamenten die Gefahr einer Lungenembolie verhindern (siehe früher).

Selten

### Allergie

Reaktion des Immunsystems auf einen Insektenstich oder eine Infektion.

- Dramatisches Anschwellen einer Gliedmaße binnen weniger Sekunden
- Die Schwellungen können sich auf den ganzen Körper, die Lippen oder den Rachenraum ausbreiten
- In schlimmen Fällen kommt es zu Erstickungsanfällen und Kollaps (siehe später).

### Filariose (Fadenwurmerkrankung)

Eine in tropischen Ländern vorkommende Wurminfektion. Durch Lymphstauung hervorgerufene massive Schwellung der Gliedmaßen (Elephantiasis).

### Krebs

Die ungeklärte Schwellung einer Gliedmaße könnte auch die

Folge einer Krebserkrankung sein. Vor allem die langen Röhrenknochen sind häufig betroffen.
– Andauernde Schmerzen, Druckempfindlichkeit
– Die benachbarten Lymphknoten sind vergrößert
Krebsgeschwülste können den Abfluß von Gewebsflüssigkeit in einer Gliedmaße verhindern: zum Beispiel Beckengeschwülste, die dann Schwellungen in den Beinen hervorrufen.

## Gewichtsverlust und blasses Aussehen

Siehe früher: Blasses oder anämisches Aussehen und Gewichtsverlust.

## Gewichtsverlust und Appetitlosigkeit

Siehe später: Appetitlosigkeit und Gewichtsverlust.

## Gewichtsverlust – fortschreitend

| | |
|---|---|
| Wahrscheinlich | **Zuckerkrankheit**<br>**Angstzustände**<br>**Magenkrebs** |
| Möglich | **Chronische Infektionen**<br>**Magersucht**<br>**Schilddrüsenüberfunktion**<br>**Pylorusstenose**<br>**Tuberkulose**<br>**Krebs** |
| Selten | **Verdauungsinsuffizienz**<br>**Parasitäre Infektion**<br>**Nierenerkrankungen**<br>**HIV-Infektion/AIDS** |

Ein über längere Zeit andauernder, fortschreitender Gewichtsverlust ist eines der Hauptsymptome einer schweren Erkrankung. Gewichtsverlust als ein frühes Warnsignal veranlaßt den Patienten, rechtzeitig einen Arzt aufzusuchen, bevor andere Krankheitssymptome auftreten.
Es ist wichtig, einen genauen Vorbericht des Patienten zu erhalten. Die Kenntnis über schon länger bestehende andere Symptome, zum Beispiel Leibschmerzen, kann bei der Diagnosefindung helfen.
Nachfolgend werden einige mögliche Erkrankungen aufgeführt, die noch mit anderen Symptomen einhergehen können. Die Krankheiten werden an anderer Stelle in diesem Buch ausführlicher behandelt.

Wahrscheinlich

### Zuckerkrankheit

Bei Kindern und Jugendlichen präsentiert sich das klinische Bild einer Zuckerkrankheit sehr dramatisch: schneller Gewichtsverlust, vermehrter Durst und Ausscheidung großer Harnmengen. Siehe später.

### Angstzustände

Mäßiger, langsamer Gewichtsverlust könnte auch die Folge von Angstzuständen sein, vor allem wenn man aufgrund des Ausbleibens anderer Symptome keinerlei Anhaltspunkte für die Ursache hat. Dies sollte trotzdem nicht von der Möglichkeit ablenken, daß kontinuierlicher Gewichtsverlust beim Erwachsenen auch noch andere Gründe haben kann, die es auszuschließen gilt.

### Magenkrebs

Die Heilungsaussichten sind günstig bei Früherkennung. Fortschreitender Gewichtsverlust beim Erwachsenen könnte ein Warnsignal sein, zusammen mit anderen Anzeichen:
- Appetitlosigkeit
- Blutiges Erbrechen, Blut im Stuhl
- Schmerzen im Oberbauch
- Völlegefühl auch nach Einnahme kleiner Mahlzeiten
- Erstmaliges Auftreten von Verdauungsproblemen bei Patienten über 40 Jahre

Möglich

### Chronische Infektionen

Chronische Eiterherde (siehe später).

### Magersucht

Extreme Diäten bis hin zur Nahrungsverweigerung, vor allem bei jungen Frauen mit einem Mißverhältnis zum eigenen Körper. Siehe früher.

### Schilddrüsenüberfunktion

Gewichtsverlust ist in den meisten Fällen nicht das einzige Symptom dieser endokrinen Störung, Muskelzittern und Schweißausbrüche sind weitere Anzeichen. Siehe weitere Details im entsprechenden Kapitel.

### Pylorusstenose

In der Kindheit auftretende Erkrankung: Der Magenausgang ist verstopft, Erbrechen und rasche Gewichtsabnahme wenige Wochen nach der Geburt sind die Folgen. Siehe früher.

### Tuberkulose

Diese schwere, jedoch heilbare Erkrankung befällt heute noch Menschen der Entwicklungsländer, aus unteren sozialen Schichten oder alkoholkranke Personen. Siehe später.

### Krebs

Der Laie ebenso wie der Arzt sieht schleichenden Gewichtsverlust bei über 40jährigen Patienten als Symptom einer möglichen Krebserkrankung an.

Es ist jedoch keineswegs das einzige Anzeichen, obwohl sogar in manchen fortgeschrittenen Krebsstadien nur einige leichte, unbestimmte Symptome auftreten. Man sollte daher den eigenen Körper sorgfältig beobachten und bei jedem verdächtigen Anzeichen, wie zum Beispiel Blutungen, Schwellungen, Gewichtsverlust, Schmerzen oder lang andauerndem Husten, einen Arzt aufsuchen.

Selten

### Verdauungsinsuffizienz

Die Nahrung kann nicht aus dem Magen-Darm-Trakt resorbiert werden, Gewichtsabnahme ist die Folge. Andere Anzeichen sind:

- Schluckbeschwerden
- Blutarmut
- Immer wiederkehrende Leibschmerzen, zeitweiliger Durchfall, Fettstuhl
- Blut im Stuhl

Mögliche zugrundeliegende Ursachen könnten sein: Speiseröhrenkrebs (verursacht rapide Gewichtsabnahme), Colitis ulcerosa (chronisch-entzündliche Dickdarmentzündung), Morbus Crohn (Crohn-Krankheit), Zöliakie oder chronische Bauchspeicheldrüsenentzündung.

### Parasitäre Infektion

Eine relativ seltene Ursache für stetigen Gewichtsverlust. In Stuhlproben lassen sich die Wurmeier nachweisen.

### Nierenerkrankungen

Gewichtsverlust tritt in den Frühstadien dieser Erkrankung auf, Blutuntersuchungen können die Diagnose bestätigen. Siehe später.

### HIV-Infektion/AIDS

Verdacht auf eine HIV-Infektion liegt vor bei allgemeinem Krankheitsgefühl, Kränkeln, Gewichtsverlust, Fieberschüben und Husten, insbesondere wenn der Patient einer der Risikogruppen angehört: Homosexuelle, Bisexuelle, heroinabhängige Fixer. Auch bei den Heterosexuellen steigt die Zahl der HIV-Infektionen stetig an.

## Gewichtsverlust und Gelbsucht

Dieser Symptomenkomplex deutet auf eine mögliche Erkrankung der Leber und anderer korrespondierender Organe des Verdauungstraktes hin. Falls die Erscheinungen beim Erwachsenen auftreten, muß durch eine gründliche Untersuchung geklärt werden, ob ein Primärtumor in der Leber Metastasen gebildet hat. Die Gelbsucht wird durch eine Abflußbehinderung der Galle aus der Leber verursacht.

| | |
|---|---|
| Wahrscheinlich | **Bauchspeicheldrüsenkrebs**<br>**Lebermetastasen** |
| Möglich | **Magenkrebs**<br>**Vitamin-$B_{12}$-Mangelanämie** |
| Selten | **Gallenblasenkrebs** |

Wahrscheinlich

### Bauchspeicheldrüsenkrebs

Die Bauchspeicheldrüse liegt im hinteren Teil des Bauchraumes und umgibt teilweise den Gallengang. Ein Tumor in diesem Gewebe führt zu einer Blockade des Gallenabflusses und somit zu Gelbsucht.

- Im Frühstadium kommt es zu unbestimmten Schmerzen im oberen Bauchraum
- Gewichtsverlust
- Schmerzfreie Gelbsucht

**Lebermetastasen**

Viele Tumorarten breiten sich von ihrem Entstehungsort ausgehend im Körper aus und bilden Tochtergeschwülste. Die Leber ist dabei am häufigsten betroffen. Es ist wahrscheinlich, daß der Primärtumor sich mit folgenden Symptomen bereits angekündigt hatte:

- Gewichtsverlust
- Schmerzen
- Schwellungen
- Blutungen

Möglich

**Magenkrebs**

Siehe auch Magenerkrankungen.

**Vitamin-$B_{12}$-Mangelanämie**

Treten die Symptome Blutarmut und Gelbfärbung der Haut in Kombination auf, erhält man einen Eindruck von der Art der Gelbsucht. Die Diagnose kann mit Hilfe von Blutuntersuchungen gestellt werden. Siehe früher. Eine entsprechende Behandlung beseitigt die Symptome.

Selten

**Gallenblasenkrebs**

Eine Erkrankung, die vor allem ältere Menschen befällt. Die Symptomatik gleicht jener einer Gallensteinerkrankung.

- Ständig wiederkehrende Schmerzen im oberen rechten Bauchraum
- Gelbsucht

## Steife und gebückte Haltung

| | |
|---|---|
| Wahrscheinlich | **Älterwerden** |
| Möglich | **Spondylitis ankylosans (Morbus Bechterew)**<br>**Parkinson-Krankheit**<br>**Paget-Krankheit** |
| Selten | **Wirbelsäulentuberkulose**<br>**Rachitis** |

Wahrscheinlich

### Älterwerden

Im Alter nimmt die Knochendichte ab, die Bandscheiben schrumpfen und die Wirbelkörper der Wirbelsäule rücken dadurch näher zusammen. Vor allem bei Frauen nach der Menopause kann es zur Osteoporose kommen, einem fortschreitenden Knochenabbau, der die Wirbelsäule krümmungsanfälliger macht.

- Die Haltung wird im Laufe der Jahre gebückter
- Das Zusammenbrechen eines Wirbelkörpers verursacht plötzliche Schmerzen und eine veränderte Haltung

Man versucht heute, durch Kalzium- und Hormongaben diesen schleichenden Prozeß aufzuhalten oder zu lindern.

Möglich

### Spondylitis ankylosans (Morbus Bechterew)

Diese Erkrankung befällt vor allem Männer und tritt erstmals in einem frühen Erwachsenenstadium auf. Während eines Zeitraumes von mehreren Jahren verknöchern die Gelenke und Bänder der Wirbelsäule. Die Krankheit ist erblich bedingt.

- Frühsymptome sind Rückenschmerzen und morgendliche Steifheit der Wirbelsäule
- Die Wirbelsäule wird starr, die Haltung gebeugt
- Die Beweglichkeit der Wirbelsäule ist stark beeinträchtigt

Die Verkrümmung der Wirbelsäule muß dank verbesserter therapeutischer Möglichkeiten nicht mehr ein so ernstes Problem für die Betroffenen sein, jedoch läßt sich das Fortschreiten der Krankheit nicht vermeiden.

### Parkinson-Krankheit

Siehe auch später. Dies ist eine neurologische Erkrankung, die selten vor dem 50. Lebensjahr auftritt. Die Hauptsymptome sind:

- Ruhezittern der Hände
- Gebückte, steife Haltung
- Schlurfender Gang
- Unbeweglicher Gesichtsausdruck

### Paget-Krankheit

Diese Knochenbildungsstörung tritt in einer milden Verlaufsform in den späteren Lebensjahren auf und kann mitunter auch symptomlos verlaufen.

- Schmerzen in den Knochen
- Die Beine verkrümmen sich, der Rücken wird gebeugt. Der Schädel verdickt sich (veränderte Hutgröße!)
- Taubheit

Die Krankheit läßt sich in fortgeschrittenen Fällen leicht erkennen, jedoch können Röntgenaufnahmen und Blutuntersuchungen die Diagnose untermauern.

Selten

**Wirbelsäulentuberkulose**

In früheren Zeiten war dies eine häufige Erkrankung. Es kommt zu einer Zerstörung der Wirbelknochen.

- Zunehmende Schmerzen und Steifheit in bestimmten Abschnitten der Wirbelsäule
- Andere Anzeichen der Tuberkulose: Unwohlsein, Gewichtsverlust, Husten, Nachtschweiß

**Rachitis**

Bei dieser Krankheit liegt eine Störung des Kalziumstoffwechsels im Knochen vor. Die Symptome sind vor allem Knochenschmerz, gekrümmte Gliedmaßen (Beine) und allgemeine Schwäche. Verursacht wird diese Erkrankung durch einseitige Ernährung und schlechte Lebensgewohnheiten. Die Therapie besteht in Vitamin-D-Gaben.

## Vorzeitiges Altern

| | |
|---|---|
| Möglich | **Rauchen**<br>**Schilddrüsenunterfunktion**<br>**UV-Schäden** |
| Selten | **Erbschäden** |

Möglich

**Rauchen**

Rauchen fördert bekanntlich die vorzeitige Hautalterung und Faltenbildung.

**Schilddrüsenunterfunktion**

Siehe später. Merkmal dieser Störung ist unter anderem eine dicke, rauhe Haut.

**UV-Schäden**

In warmen, sonnigen Klimaten (zum Beispiel Australien) ist die starke Sonneneinstrahlung ein Hauptgrund für vorzeitige Hautalterung.

Selten

**Erbschäden**

Bei einer seltenen, um das 3. Lebensjahr einsetzenden Erbkrankheit, Progeria infantilis (greisenhafter Zwergwuchs), handelt es sich um eine schwere körperliche und geistige Entwicklungsstörung des Kindes, mit äußerlichen Symptomen wie Kahlköpfigkeit und Adlernase.

# Abnahme der Körpergröße

| | |
|---|---|
| Wahrscheinlich | **Osteoporose** |
| Selten | **Paget-Krankheit** |

Wahrscheinlich **Osteoporose**

Siehe später.

Selten **Paget-Krankheit**

Synonym: Osteodystrophia deformans. Eine Knochenstoffwechselstörung, bei der es zu einer Verdickung und Verkrümmung der Knochen kommt, besonders von Schädel- und langen Röhrenknochen. Die Knochensubstanz ist weicher als bei normalen Knochen. Von der Erkrankung sind Männer und Frauen gleich häufig betroffen, jedoch ist sie selten in der asiatischen, afrikanischen oder nahöstlichen Bevölkerung. Normalerweise treten erste Symptome bei über 40jährigen auf, die typischen Anzeichen können jedoch auch ausbleiben:

- Knochendeformitäten, beispielsweise großer Schädel. Bisweilen ist nur ein Knochen des Körpers betroffen
- Spontane Knochenbrüche
- Kyphose (Buckel; siehe früher): die Körpergröße nimmt scheinbar ab
- Herzinsuffizienz als Folge einer Herzüberlastung
- Vermindertes Seh- und Hörvermögen aufgrund von Nervenschädigungen durch die deformierten Knochen

Die erkrankten Knochen können, was jedoch selten auftritt, bösartiges Knochenwachstum zeigen (Osteosarkom). Blutuntersuchungen helfen bei der Diagnosestellung.

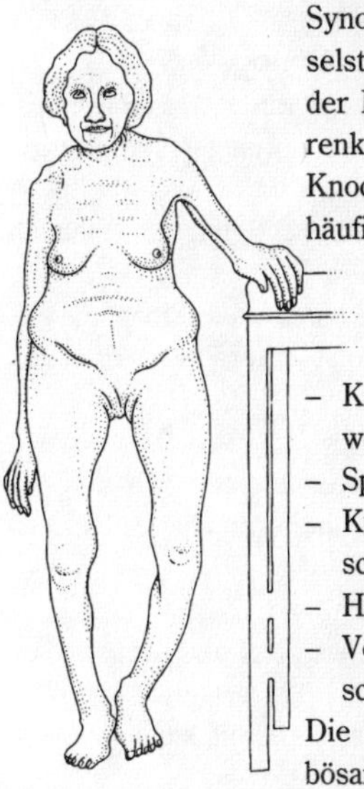

**Paget-Krankheit**

# Zittern oder Schüttelanfälle

| | |
|---|---|
| Wahrscheinlich | **Natürliche, physiologische Erscheinung**<br>**Vererbter Tremor** |
| Möglich | **Schilddrüsenüberfunktion**<br>**Parkinson-Krankheit** |
| Selten | **Gehirnerkrankungen**<br>**Syphilis** |

Wahrscheinlich

**Natürliche, physiologische Erscheinung**

Wie ruhig können Sie Ihre Hand halten? Ein gewisses Ruhezittern ist bei jedem Menschen mehr oder weniger stark ausgeprägt.

- Es kommt hierbei zu keiner Beeinträchtigung von manuell ausgeführten Tätigkeiten
- Bei Angst, Alkoholeinfluß, Kaffeegenuß oder Einnahme bestimmter Medikamente kann sich das Zittern verstärken

**Vererbter Tremor**

Eine ausgeprägtere Form des normalen Tremors, für den Betroffenen eher eine peinliche als eine krankhafte Erscheinung.

- Genetisch bedingt
- Langsames Zittern, bei dem vor allem Kopf und Arme betroffen sind
- Die Erscheinungen verschlimmern sich mit zunehmendem Alter

Möglich

**Schilddrüsenüberfunktion**

Siehe früher.
Durch eine Überproduktion von Schilddrüsenhormonen kommt es zu verstärktem Tremor.

**Parkinson-Krankheit**

- Verstärktes Zittern von Zeigefinger und Daumen
- Ein frühes Symptom dieser Erkrankung ist der Verlust der normalen Armschwingungen beim Gehen
- Die Gliedmaßen werden unbeweglich, die Bewegungen sind verlangsamt
- Ruhezittern, bei körperlicher Aktivität vermindert
- Unbeweglicher, »maskenartiger« Gesichtsausdruck
- Die Handschrift wird zunehmend kleiner

Für diese doch recht häufige Erkrankung gibt es heute sehr wirksame Medikamente.

Selten

**Gehirnerkrankungen**

Gehirntumoren, Schlaganfall, Multiple Sklerose und Kopfverletzungen können Tremor verursachen. Weitere Symptome können sein:

- Lähmung einer Körperhälfte
- Zunehmende Kopfschmerzen, verschwommenes Sehen
- Persönlichkeitsänderungen
- Das Gedächtnis läßt nach, das Sprechen wird langsam
- Flatternde Augenbewegungen
- Gehstörungen

**Syphilis**

Obwohl heute nur noch selten, ist diese Krankheit doch bei jedem Fall von Demenz in Erwägung zu ziehen, da die Symptome einer Syphilis-Infektion erst viele Jahre nach einer Ansteckung auftreten können.

- Demenz (Verlust von erworbenen intellektuellen Fähigkeiten)
- Tremor von Kopf und Lippen
- Steifheit der Gliedmaßen

## Muskelzuckungen

Unkontrollierbare, kurz andauernde Muskelzuckungen.
Die Kluft zwischen den unwillkürlich auftretenden, normalen Zuckungen und jenen infolge einer schweren Erkrankung ist weit, so daß in den meisten Fällen bei Ausbleiben anderer Symptome kein Grund zur Besorgnis vorliegt.

| | |
|---|---|
| Wahrscheinlich | **Angewohnheit**<br>**Torticollis spasticus (spastischer Schiefhals)** |
| Möglich | **Fibrilläre Zuckungen**<br>**Epilepsie** |
| Selten | **Chorea**<br>**Tourette-Syndrom**<br>**Neurogene Muskelatrophie (nervlich bedingter Muskelschwund)**<br>**Niereninsuffizienz** |

Wahrscheinlich

**Angewohnheit**

Blinzeln oder ähnliche Grimassen, die bis zu einem gewissen Grad bei jedem Menschen normal sind, können manchmal auch in übersteigertem Maße auftreten. Man empfindet dann sogar Mitleid für »dicke, kleine Schuljungen«, bei denen die ständigen Zuckungen mit der Zeit von selbst verschwinden.

- Typisch bei Schuljungen oder zu Nervosität neigenden Erwachsenen
- Die Erscheinungen nehmen in Streßsituationen zu

Es gibt keine Therapie dieses Verhaltens, und man sollte nicht vergessen, daß auch die Leidtragenden die Situation nicht verbessern können.

**Torticollis spasticus (spastischer Schiefhals)**

Immer wiederkehrende Drehung des Kopfes nach einer Seite.

- Eine Störung, die in mittleren Lebensjahren auftritt
- Die betroffene Person ist ansonsten völlig gesund

Eine Behandlung mit Botulinus-Toxin ist vielversprechend.

Möglich

**Fibrilläre Zuckungen**

Ein Teil eines Muskels zuckt unwillkürlich; tritt häufig in der Oberschenkelmuskulatur auf, vielleicht bemerkt man es hier am ehesten.

- Andere Muskeln sind nicht betroffen
- Die Muskelkraft ist normal
- Die Erscheinung verschwindet nach einigen Tagen von selbst

**Epilepsie**

Spastische Zuckungen der Gliedmaßen sind ein Anzeichen für die meisten Formen der Epilepsie:

- Es ist jedesmal die gleiche Gliedmaße betroffen
- Vor dem Auftreten der Zuckungen gibt der Körper Warnsignale
- Gefahr der Entstehung eines epileptischen Anfalls bis hin zur Bewußtlosigkeit, Inkontinenz, Schaumbildung vor dem Mund. In diesen Fällen gibt es keine Zweifel am Vorliegen einer Epilepsie.

Selten

**Chorea**

Asymmetrische Bewegungen der Gliedmaßen. Eine häufige Ursache der Chorea war früher rheumatisches Fieber. Siehe später. Bei der Chorea Huntington, einer erblichen Nervenerkrankung, sind Muskelzuckungen Teil eines Symptomenkomplexes:

- Familiäre Häufung der Erkrankung
- Persönlichkeitsstörungen in mittleren Lebensjahren
- Eventuell Demenz, Epilepsie, Lähmungen

### Tourette-Syndrom

Eine Erkrankung, die sehr selten auftritt:

- Manifestiert sich in der Kindheit oder Jugend
- Tickartige Zuckungen, vor allem im Gesichtsbereich
- Plötzliches Fluchen und Grunzen, Zungenschnalzen
- Echopraxie (zwanghaftes Nachsprechen von Wörtern und Sätzen)

### Neurogene Muskelatrophie (nervlich bedingter Muskelschwund)

Außerordentlich seltene, tragische Erkrankung, die in mittleren Lebensjahren die normale Muskelfunktion zerstört.

- Erstes Anzeichen ist Muskelschwund an den Händen
- Muskelschwund tritt am ganzen Körper auf
- Ausgedehnte Muskelzuckungen können auftreten
- Intellektuelle Fähigkeiten bleiben erhalten
- Möglicherweise Lähmungen

### Niereninsuffizienz

Spätsymptome bei Patienten, die schon über längere Zeit an einer Nierenerkrankung leiden:

- Schwindelanfälle, Erbrechen
- Muskelzuckungen
- Bewußtseinstrübungen
- Spontane Blutungen
- Verminderte Harnausscheidung

# Fieber

Es ist noch nicht vollständig geklärt, warum der Organismus im Krankheitsfall mit einem Anstieg der Körpertemperatur reagiert. Vermutlich hilft es ihm, gegen eine Krankheit anzukämpfen, doch über die genauen Vorgänge gehen die Ansichten weit auseinander.

Schon in früheren Zeiten galt ein Anstieg der Körpertemperatur als ein Hauptsymptom einer Erkrankung. Das Fieber selbst gibt uns einige Hinweise auf die Art der Krankheit: die Höhe des Fiebers, die Tagesschwankungen und der Fieberverlauf während der Erkrankung. Die moderne Medizin bietet Diagnose- und Behandlungsmöglichkeiten bei lang andauerndem Fieber, so daß man nicht bangen Herzens die Zeit abwarten muß, bis das Fieber wieder sinkt.

*Wann liegt Grund zur Besorgnis vor?*

In den zivilisierten, westlichen Ländern sind die schweren Infektionskrankheiten selten geworden. Daher ist das Auftreten von Fieber in der Regel kein Alarmzeichen.

Trotzdem sollte man bei sehr jungen oder alten Patienten das Auftreten von Fieber als ernsten Zustand ansehen. Bei älteren Kindern oder Erwachsenen hingegen bedeutet ein Anstieg der Körpertemperatur während ein oder zwei Tagen gewöhnlich die Ankündigung relativ banaler Erkrankungen, die im folgenden näher behandelt werden. Natürlich gibt es auch einige unheilvolle Ursachen, jedoch sind sie so selten, daß das alleinige Auftreten von Fieber auch den Arzt nicht beunruhigt. Bevor man also eine ernste Erkrankung vermutet, sei es angeraten, den Allgemeinzustand des Patienten zu berücksichtigen und folgendes in Erwägung zu ziehen:

- Das Reisen in ferne Länder, mangelnde hygienische Verhältnisse oder Epidemien sind Risikofaktoren für ungewöhnliche Krankheiten
- Plötzliches hohes Fieber über 40° Celsius
- Starke Kopfschmerzen oder Delirium (zum Beispiel Bewußtseinsstörungen)
- Schmerzen
- Nachtschweiß
- Pulsrasen oder schnelles Atmen aufgrund der Tatsache, daß die Pulsrate pro Minute bei jedem Temperaturanstieg um 0,5° Celsius um 10 Pulsschläge ansteigt
- Die normale Pulsrate eines Säuglings beträgt ungefähr 120 Schläge pro Minute, auch noch im Alter von einem Jahr

*Temperaturmessung*

Die normale Körpertemperatur beträgt beim Erwachsenen, oral (im Mund) gemessen, 37° Celsius. Die Temperatur schwankt dabei individuell um 0,5° Celsius nach oben oder unten. Bei Kindern kann man die Temperatur unter der Achsel messen, hierbei erhält man normalerweise einen Wert um 36,5° Celsius. Man sollte berücksichtigen, daß:

- Personen, die vermehrt durch den Mund atmen, eine niedrigere Mundtemperatur haben
- Die Art der Kleidung die Körpertemperatur beeinflussen kann
- Warme oder kalte Getränke die Mundtemperatur für eine Dauer von ca. 15 Minuten verändern

Es ist bequem, die Temperatur an der Stirn zu überprüfen, jedoch ist diese Methode nicht verläßlich, vor allem bei niedrigeren Temperaturen, da die Schweißbildung auf der Haut einen Kühleffekt hat.

*Fieber: Mögliche Ursachen*

Es wäre sicher in höchstem Maße verwirrend, all die zahlreichen möglichen Ursachen einer Fiebererkrankung aufzuzählen. Statt dessen erfolgt in den folgenden Kapiteln die Einteilung nach der Dauer des Fiebers, was für den einzelnen sicher von größerem Interesse ist.

- Fieber – die ersten 48 Stunden
- Fieber – 3 bis 14 Tage andauernd
- Fieber – zwei oder mehr Wochen
- Fieberschübe
- Fieber nach Reisen in tropische Länder

Die aufgeführten Ursachen beziehen sich auf ihr Vorkommen in den hochentwickelten Ländern der westlichen Welt. Ein anderes Kapitel dieses Buches wird sich ausschließlich mit tropischen Krankheiten beschäftigen (siehe später). Wir möchten erneut daran erinnern, daß Fieber bei sehr jungen oder bei älteren Patienten immer spezielle Aufmerksamkeit benötigt. Auch spielt der Allgemeinzustand natürlich eine große Rolle und erfordert mitunter die Hinzuziehung ärztlicher Hilfe, auch wenn das Fieber nur gering ist.

## Fieber – die ersten 48 Stunden

Zusammen mit dem Fieber treten auch andere Symptome auf, zum Beispiel Schüttelfrost, Muskelschmerzen, Schweißausbruch, leichte Kopfschmerzen und Mattigkeit.

| | |
|---|---|
| Wahrscheinlich | **Virale Erkrankung** |
| | **Ohrinfektionen** |
| | **Mandelentzündung** |
| | **Infektionen der Lunge und Bronchien** |
| Möglich | **Harnwegsinfektionen** |
| | **Windpocken** |
| | **Röteln** |
| | **Mumps** |
| | **Scharlach** |
| Selten | **Hirnhautentzündung/Meningitis** |

Wahrscheinlich

### Virale Erkrankung

Hierzu zählt auch die häufig vorkommende Erkältung. Siehe später.
- Leichte Halsschmerzen
- Innerhalb von Stunden können aus anfänglich leichten, stärkere Beschwerden entstehen
- Schnupfen und Niesen setzen nach einigen Tagen ein

Die Erkrankung kann sich auch nach kurzer Zeit bessern oder völlig ausheilen.

### Ohrinfektionen

Ohrinfektionen sind bei Kindern relativ häufig und manchmal symptomlos.
- Typischerweise leidet das Kind an einer Erkältung
- Sehr plötzliches Eintreten von Ohrenschmerzen
- Säuglinge weinen unaufhörlich und lassen sich auch durch Trösten nicht beruhigen. Sie schütteln den Kopf oder reiben sich das Ohr
- Gelegentlich kommt es zur Perforation des Trommelfells und zu tagelangem gelblich-grünem oder blutigem Ohrenausfluß

Normalerweise erfolgt die Heilung nach einigen Wochen. Schmerzstillende Medikamente können Erleichterung bringen. Über den Einsatz von Antibiotika gibt es kontroverse Ansichten, in den meisten Fällen werden sie verordnet.

### Mandelentzündung

Das klinische Bild dieser Erkrankung ist unverwechselbar:
- Halsschmerzen, besonders beim Schlucken
- Die Halslymphknoten sind geschwollen
- Kloßige Stimme beim Sprechen
- Übelriechender Atem
- Eiterstippchen auf den Mandeln

### Infektionen der Lunge und Bronchien

Auch hier sind die klinischen Anzeichen sehr typisch:
- Husten
- Schleimiger Auswurf
- Schmerzen in der Brust, vor allem beim tiefen Einatmen

Möglich

### Harnwegsinfektionen

- Schmerzen oder ein brennendes Gefühl beim Wasserlassen
- Häufiger Harndrang
- Schmerzen in der Nierengegend

Bei Säuglingen treten außer Fieber oder gestörtem Allgemeinbefinden meist keine anderen Symptome auf. Es ist daher notwendig, bei einem fiebernden Säugling eine Harnuntersuchung vorzunehmen.

### Windpocken

Bei dieser Viruserkrankung sind sowohl der Körper als auch Mundschleimhaut und Kopfhaut von Bläschen bedeckt. Die Ansteckung erfolgt durch Tröpfcheninfektion, die Inkubationszeit beträgt 14 bis 21 Tage. Es kommt zu einer epidemieartigen Ausbreitung.

- Juckende Hautausschläge erscheinen binnen 48 Stunden nach Einsetzen des Fiebers
- Hautausschlag bleibt 2 bis 3 Wochen

Der Ausschlag besteht zunächst aus kleinen Flecken, die einzelne Herde bilden und nach kurzer Zeit zu Bläschen werden. Diese Bläschen trocknen aus und bilden Krusten, die nach 2 bis 3 Wochen abfallen. Trotz des meist harmlosen Verlaufes der Windpocken, verlangt der Patient nach guter Pflege und Versorgung.

### Röteln

An sich eine harmlose Infektionskrankheit, berüchtigt jedoch für die gravierenden Folgen für das Ungeborene, falls eine Frau in der Schwangerschaft erkrankt. Das Gesundheitsamt bietet mittlerweile wirksame Impfungen an, wodurch das Auftreten dieser Krankheit seltener geworden ist.

- Ein feinfleckiger, rötlich-brauner Hautausschlag tritt 24 bis 48 Stunden nach Eintreten des Fiebers auf
- Ein unregelmäßig verteilter Hautausschlag überzieht den ganzen Körper
- Schwellung der Lymphknoten an der Schädelbasis
- Bei Erwachsenen tritt als Begleiterscheinung eine leichte Gelenkentzündung auf, die einige Wochen andauert

### Mumps

Dank frühzeitiger Impfungen ist diese Infektionskrankheit der Speicheldrüsen selten geworden. Die Inkubationszeit beträgt 2 bis 3 Wochen.

Mumps

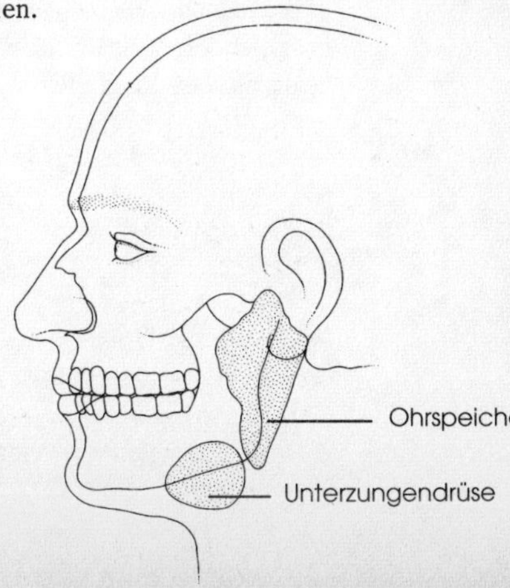

- Unspezifische Fieberschübe und Schüttelfrost binnen 24 bis 48 Stunden
- Die Speicheldrüsen an der Ohrbasis und in den Kieferwinkeln vergrößern sich
- Die Erkrankung dauert 5 bis 10 Tage
- Es kann zu folgenden Komplikationen kommen: Schmerzen in Hoden und Bauchraum und sehr selten zu Taubheit.

### Scharlach

Die Krankheit setzt sehr plötzlich mit hohem Fieber ein, weitere Symptome sind Halsschmerzen oder Mandelentzündung. Siehe oben.

- Sehr feinfleckiger, rötlicher Hautausschlag, der den ganzen Körper überzieht und nach 24 bis 48 Stunden auftritt
- Der Ausschlag spart die Mundregion aus, die sich gegen die Rötung blasser abhebt
- Belegte Zunge, die zunächst weiß und dann nach einigen Tagen rötlich wird (Himbeerzunge)

Scharlach war früher eine gefürchtete Infektionskrankheit und verursachte häufig das rheumatische Fieber (siehe früher) oder Nierenentzündungen (siehe früher). Diese Komplikationen sind heute sehr selten geworden, nicht zuletzt seit Anwendung des Penicillins.

Selten

### Hirnhautentzündung/Meningitis

Ist ein Kind fiebrig und zeigt zusätzlich die folgenden Symptome, liegt der Verdacht auf eine Hirnhautentzündung vor:

- Somnolenz (Schläfrigkeit)
- Steifer Hals
- Helles Licht wird als unangenehm empfunden
- Plötzliches Auftreten eines bläulich-roten feinfleckigen Hautausschlags
- Bei Säuglingen kann sich die weiche Stelle auf dem Kopf (Fontanelle) vorwölben

Falls der Verdacht auf diese Krankheit vorliegt, ist sofortiges medizinisches Eingreifen notwendig.

# Fieber – 3 bis 14 Tage andauernd

Harmlosere virale Erkrankungen können die Ursache dieser längeren Fieberperiode sein, ebenso wie bei Fieber, das nur 48 Stunden anhält. Siehe früher. Trotzdem sollte man auch das Auftreten von selteneren Krankheiten in Erwägung ziehen.

| | |
|---|---|
| Wahrscheinlich | **Viruserkrankung**<br>**Masern**<br>**Röteln** |
| Möglich | **Pfeiffer-Drüsenfieber/Monozytenangina**<br>**Lungenentzündung**<br>**Abdominale Infektionen**<br>**Ansteckende Leberentzündung/Hepatitis**<br>**Ross-River-Fieber**<br>**Q-Fieber/Balkan-Grippe** |
| Selten | **Typhus/Paratyphus**<br>**Blutvergiftung**<br>**Herzklappenentzündung** |

Wahrscheinlich

**Viruserkrankung**

Keine Hautausschläge, kein fortschreitender Krankheitsverlauf und keine anderen Symptome außer Schweißausbrüchen, Schmerzen und allgemeinem Krankheitsgefühl.
Obwohl es sich in den meisten Fällen um ein Virus handelt, sollte man doch den weiteren Verlauf der Krankheit beobachten und auch die Möglichkeit anderer Infektionen in Betracht ziehen.

**Masern**

»Measles is misery«, was übersetzt soviel heißt wie: Masern bringen Leid, charakterisiert diese Kinderkrankheit, die dank erfolgreicher Schutzimpfungen selten geworden ist. Die Ansteckungsgefahr ist groß und erfolgt von Mensch zu Mensch, die Krankheit bricht nach einer Inkubationszeit von 10 bis 14 Tagen aus.

- Das erkrankte Kind hat Schnupfen, Husten, ein starkes Krankheitsgefühl, gerötete Augen und ist lichtscheu
- Häufig tritt Fieberwahn in der Nacht auf
- Auftreten von weißlichen Flecken (Stippchen, Pünktchen) auf der Wangenschleimhaut in Höhe der oberen und unteren Backenzähne
- Fleckiger rötlicher Hautausschlag erscheint nach 4tägiger

Fieberperiode und breitet sich von Kopf, Hals und Rumpf ausgehend über den ganzen Körper aus
- Das Fieber hält einige weitere Tage an, dann klingt die Krankheit langsam aus

In unterentwickelten Ländern sind Masern noch ein ernst zu nehmendes Problem, wohingegen in den Industrienationen die schlimmen Komplikationen, wie zum Beispiel Lungenentzündung und Hirnhautentzündung selten geworden sind.

### Röteln

Eine ziemlich häufige, harmlose Viruserkrankung, die eine gewisse Ähnlichkeit mit der Maserninfektion aufweist und daher mitunter sogar von Ärzten verwechselt wird.
- Hohes Fieber über 3 bis 4 Tage, Schnupfen
- Rötlicher Hautausschlag breitet sich über den Körper aus
- Das Fieber sinkt und das Kind erholt sich rasch

Möglich

### Pfeiffer-Drüsenfieber/Monozytenangina

(Siehe später)
- Halsschmerzen oder Mandelentzündung
- Fieber und Mattigkeit während einiger Wochen oder Monate

Die Krankheit heilt in der Regel problemlos aus.

### Lungenentzündung

Es gibt Formen der Lungenentzündung, die nur Fieber hervorrufen, während andere mit schweren klinischen Symptomen einhergehen:
- Schwacher Husten
- Ein unbestimmtes Krankheitsgefühl, Mattigkeit, Nachtschweiß

Röntgenaufnahmen der Lunge können die Diagnose bestätigen, eine Behandlung sollte dann unverzüglich eingeleitet werden.

### Abdominale Infektionen

Falls es nach vorher stattgefundenen Bauchoperationen zu Fieberanfällen und Leibschmerzen kommen sollte, liegt eventuell eine Infektion des Bauchraumes vor. Lang andauerndes Fieber läßt einen Eiterherd in einem der Bauchorgane vermuten:

Blinddarm: vorausgehende Schmerzen über wenige Tage, die in der Mitte des Bauches beginnen, dann aber vermehrt auf der rechten Seite auftreten.

Darmtrakt: Schmerzen auf der linken, unteren Seite, möglicherweise treten Blutungen aus dem After auf oder zeitweiliger Durchfall.

Eierstöcke und Eileiter: Schmerzen im unteren Abdomen, Scheidenausfluß.

### Ansteckende Leberentzündung/Hepatitis

Heutzutage weiß man, daß verschiedene Virustypen diese Erkrankung hervorrufen können. Hepatitis B ist die gefährlichste Form und wird durch von Fixern (Drogensüchtige) gemeinsam benutzte Spritzen ebenso wie durch ungeschützten Geschlechtsverkehr übertragen. Die Inkubationszeit für die Hepatitis A beträgt wenige Wochen, für die Hepatitis B einige Monate.

- Fieber, Schüttelfrost, Gelenkschmerzen, Rückenschmerzen; das Krankheitsgefühl hält ungefähr eine Woche an
- Gelbsucht – die Haut nimmt einen gelblichen Farbton an – zunächst an den Augen zu beobachten, dann ist auch die Körperhaut betroffen
- Dunkelfärbung des Urins, helle Stuhlfarbe

Ruhe und Erholung sind die einzige Behandlungsmöglichkeit. Bei der Hepatitis B besteht das Risiko einer Langzeit-Leberschädigung. Menschen, die bei ihrer täglichen Arbeit mit infiziertem Blut in Berührung kommen können, sollten die Möglichkeit einer Schutzimpfung in Erwägung ziehen.

### Ross-River-Fieber

Eine durch Insektenstiche übertragene Infektionskrankheit in der Gegend des Ross River und Murray River in Australien und anderswo im südwestlichen Pazifik.

- Inkubationszeit zwischen 3 und 14 Tagen
- Fieber, Gelenkschmerzen, vergrößerte Lymphknoten
- Kribbeln in Händen und Füßen
- Hautausschlag

Die Dauer dieser Krankheit beträgt etwa einen Monat.

### Q-Fieber/Balkan-Grippe

Eine durch Zeckenbiß übertragene Infektionskrankheit, die vor allem in Gegenden mit Schaf- und Rinderbeständen verbreitet ist. Weltweites Vorkommen.

- Inkubationszeit zwischen 2 und 3 Wochen
- Plötzliches hohes Fieber, Muskelschmerzen, Kopfschmerzen
- Husten infolge einer Lungenentzündung

Röntgenbilder der Lunge bzw. des Brustraumes und Blutuntersuchungen bestätigen die Diagnose. Nach einem mitunter mehrwöchigen Krankheitsverlauf tritt in der Regel vollständige Genesung ein.

Selten

### Typhus/Paratyphus

Vor allem in Gegenden mit mangelnden hygienischen Verhältnissen kann diese Infektionskrankheit über verseuchte Nahrungsmittel oder Wasser verbreitet werden. Das Hauptsymptom ist starker Durchfall.

- Langsamer, treppenartiger Fieberanstieg bis zu einem Höchstwert, der u.U. wochenlang anhalten kann
- Husten, Kopfschmerzen, Gliederschmerzen
- Nach einer Woche tritt ein nichtjuckender Hautausschlag auf Bauch, Brust und in der Lendengegend auf. Bei Typhus sind diese Ausschläge spärlich verteilt und verblassen schnell. Bei Paratyphus breiten sich die Ausschläge stärker aus
- Durchfall setzt nach ungefähr nach einer Woche ein und wird dann stärker

Obwohl man Typhus heutzutage erfolgreich mit Antibiotika behandeln kann, ist es noch immer eine schwere Erkrankung. Paratyphus ist dagegen weniger gefährlich, für den Betroffenen jedoch sehr unangenehm. Impfungen sind empfehlenswert für viele Teile der Welt.

### Blutvergiftung

Eine Infektion breitet sich auf dem Blutweg im Körper aus. Die Krankheit nimmt einen sehr schnellen Verlauf und verursacht Schüttelfrost und Kollapsneigung in schlimmen Fällen.

### Herzklappenentzündung

Siehe später. Eine Infektion der Herzklappen nimmt häufig einen chronischen Verlauf mit Fieber, Blutarmut und keulenförmigen Fingernägeln.

## Fieber – zwei oder mehr Wochen andauernd

Dauern die Fieberperioden über einen langen Zeitraum an, ist dies für den Arzt eine diagnostische Herausforderung. In der Regel wird ein Patient dann in eine Klinik zum Zweck weiterer Untersuchungen eingewiesen.

Fieber kündigt sich in vielen Fällen durch ein allgemeines Krankheitsgefühl, Nachtschweiß oder andere unbestimmte Symptome an.

Mögliche Ursachen sind dann nicht nur Infektionskrankheiten, sondern auch rheumatische Erkrankungen, Bindegewebserkrankungen, Krebs oder Medikamentennebenwirkungen. Daneben könnten auch die unter Fieber zwischen 3 bis 14 Tage andauernd (siehe oben) aufgeführten Ursachen in Frage kommen.

| | |
|---|---|
| Wahrscheinlich | **Chronische Infektionskrankheiten**<br>**Tuberkulose** |
| Möglich | **Colitis ulcerosa**<br>**(chronisch-entzündliche Dickdarmentzündung)**<br>**Krebs, Leukämie**<br>**Morbus Hodgkin (Lymphogranulomatose)**<br>**Rheumatoide Arthritis**<br>**Rheumatisches Fieber**<br>**(Streptokokkenrheumatismus)**<br>**Systemischer Lupus erythematodes (SLE)** |
| Selten | **Syphilis**<br>**Brucellose (Bang-Krankheit)**<br>**AIDS** |

Wahrscheinlich

**Chronische Infektionskrankheiten**

Dies stellt immer noch die wahrscheinlichste Ursache länger andauernder Fieberperioden dar. Abdominale Schmerzen nach vorausgegangenen Operationen könnten Hinweis auf eine Infektion sein. Seltenere Ursachen sind:

Entzündungen der Prostata bei Männern: Schmerzen in der Leiste, brennendes Gefühl bei der Harnausscheidung.

Osteomyelitis (Knochenmarksentzündung, siehe später): Schmerzen im Knochen, Weichteilschwellung, gewöhnlich bei Kindern auftretend. Betroffen sind vor allem die langen Röhrenknochen (Oberschenkelknochen).

Bronchiektasen (siehe früher) verursachen häufiges Husten, Schweißausbrüche, Fieberschübe, Atemnotanfälle, Trommelschlegelfinger.

**Tuberkulose**

Tuberkulose als eine chronische Krankheit verursacht eine Schwächung des Körpers, der damit infektionsanfälliger ist:

- Subfebrile (erhöhte) Körpertemperatur
- Gewichtsverlust
- Husten
- Nachtschweiß
- Blutiger Auswurf ist möglich

Möglich

**Colitis ulcerosa**

Chronisch-entzündliche Dickdarmentzündung. Die Frühsymptome können sein:

- Anhaltender Durchfall

- Erhöhte (subfebrile) Temperaturen
- Unwohlsein

Falls Verdacht auf diese Erkrankung besteht, kann die Diagnose rasch gestellt und eine Behandlung eingeleitet werden.

### Krebs, Leukämie

Über längere Zeit andauernde Fieberschübe ungeklärter Ursache sind möglicherweise eine Folge dieser Erkrankungen. Andere verdächtige Anzeichen:

- Gewichtsverlust
- Ungewöhnliche Schmerzen
- Ungewöhnliche Blutungen aus Dickdarm, Blase, Scheide oder Magen
- Chronischer Husten

Diese Symptome können helfen, die Art der Krebserkrankung aufzudecken. Blutuntersuchungen sind hilfreich bei der Diagnose einer vorliegenden Blutkrebserkrankung (Leukämie). Nierenkrebs ist eine Tumorart, die erwiesenermaßen persistierendes Fieber hervorrufen kann.

### Morbus Hodgkin (Lymphogranulomatose)

Vor allem Jugendliche tragen das Risiko, an diesem Lymphknotentumor zu erkranken. Fieber ist neben anderen Symptomen ein charakteristisches Merkmal dieser Erkrankung:

- Schmerzlose Lymphknotenschwellungen im Halsbereich, in der Leisten- oder Achselgegend
- Nachtschweiß
- Blutarmut

Je frühzeitiger die Diagnose gestellt wurde, desto besser sind die Heilungsaussichten.

### Rheumatoide Arthritis

Persistierendes Fieber und Unwohlsein können wochenlang andauern. Siehe früher.

### Rheumatisches Fieber (Streptokokkenrheumatismus)

Obwohl selten in den zivilisierten Ländern ist diese Erkrankung in anderen Erdteilen noch recht häufig und betrifft vor allem Kinder. Eine Krankheit, die »sanft zu den Gelenken, aber grausam zum Herzen« ist.

- Einsetzen der Symptome nach vorausgegangener Halsentzündung
- Vorübergehende Schmerzen in den Knien, Fußknöcheln und Ellenbogen
- Hautausschläge in manchen Fällen
- Zuckende, unfreiwillige Bewegungen

Bei Kindern kommt es zu einer Schädigung der Herzklappen und damit zu einer Anfälligkeit für spätere Herzkrankheiten.

### Systemischer Lupus erythematodes (SLE)

Diese Bindegewebserkrankung gehört zur Gruppe der Autoimmunkrankheiten und tritt häufig bei Frauen im Alter zwischen 30 und 50 Jahren auf. Die ersten Anzeichen können ein allgemeines, unbestimmtes Krankheitsgefühl sein. Dann treten auf:

- Hautausschläge, Gelenkschmerzen, Unwohlsein
- Typisch ist ein schmetterlingsförmiger Ausschlag auf den Wangen (Schmetterlingserythem)

Die frühzeitige Diagnose dieser Erkrankung ist wichtig, um die Ausbreitung auf andere Organe (Nieren, Gehirn) zu verhindern.

Selten

### Syphilis

6 bis 12 Wochen nach einer Ansteckung kommt es zu folgenden charakteristischen Anzeichen:

- Hautausschlag auf den Handflächen und Fußsohlen
- Ein allgemeines Krankheitsgefühl, Fieber, vergrößerte Lymphknoten, Gelenkschmerzen
- Warzenähnliche Neubildungen im Genital- und Perianalbereich

Eine Behandlung der Syphilis ist möglich.

### Brucellose (Bang-Krankheit)

Eine Infektionskrankheit, die durch Kuh- und Ziegenmilch verbreitet wird und daher besonders Arbeiter in der milchverarbeitenden Industrie gefährdet.

- Schrittweises Auftreten der Erkrankung mit Fieber, Gelenkschmerzen, Husten, Appetitlosigkeit, Nachtschweiß
- Fieberschübe innerhalb von Tagen oder Wochen

Spontanheilung möglich.

### AIDS

Risikogruppen für diese Immunschwächekrankheit sind noch immer in erster Linie Drogenabhängige und Homosexuelle, obwohl die Infektionshäufigkeit auch in der heterosexuellen Bevölkerung immer mehr ansteigt.

- Fieber und Nachtschweiß über Wochen und Monate
- Durchfall, Lymphknotenschwellungen
- Gewichtsabnahme

Der Übergang vom HIV-positiven Stadium zur Ausbildung der Immunschwächekrankheit wird durch verschiedene Symptome angezeigt. Lang dauernde Fieberperioden sind nur eines dieser Anzeichen.

# Wiederkehrende Fieberanfälle (Fieberschübe)

Die meisten der hier genannten Krankheiten sind, bis auf die Brucellose, selten in hochentwickelten Ländern. Eines ihrer charakteristischen Merkmale ist das erneute Auftreten der Krankheitssymptome nach einer Zeit scheinbarer Genesung. Hierin unterscheiden sie sich von den konventionellen Infektionskrankheiten, bei denen das Fieber nach einer gewissen Zeit sinkt und schließlich ganz verschwindet, ein verläßliches Zeichen für die Gesundung des Patienten.

| | |
|---|---|
| Möglich | **Brucellose (Bang-Krankheit)**<br>**Malaria**<br>**Typhus** |
| Selten | **Dengue-Fieber (Siebentagefieber)**<br>**Rückfallfieber**<br>**Trypanosomiasis (Schlafkrankheit)**<br>**Gelbfieber** |

Möglich

### Brucellose (Bang-Krankheit)

Diese Krankheit wird durch nichtpasteurisierte Milch oder Käse oder direkten Kontakt mit erkrankten Rindern und Ziegen verursacht. Es kommt zu Fieberanfällen, die tagelang anhalten, dann abfallen, um nach Wochen oder Monaten wiederzukehren. Siehe auch früher.

### Malaria

Siehe später. Jeder Urlauber, der aus fernen oder malariaverseuchten Gegenden zurückkehrt, hohes Fieber und Schüttelfrost entwickelt und zuvor keine Medikamente zur Malaria-Prophylaxe eingenommen hat, könnte an dieser gefährlichen Krankheit leiden. Je nach Typ der Malariaerkrankung treten alle 3 oder 4 Tage Fieberschübe und Schüttelfrost auf. Die Symptome können erstmals Monate nach beendeter Reise auftreten.

### Typhus

Diese fieberhafte, durch schwere Durchfälle gekennzeichnete Erkrankung wird durch verunreinigtes Wasser oder Lebensmittel (vor allem Muscheln) in Gebieten mit schlechten sanitären Verhältnissen verbreitet. Siehe früher. Die Krankheitsdauer beträgt 3 bis 4 Wochen.

Selten

Die folgenden Krankheiten treten in den hochentwickelten Ländern selten auf, wohingegen sie in anderen Erdteilen noch häufiger vorkommen, dort allerdings für Touristen nur ein relativ kleines Risiko darstellen. Die Gefahr einer Ansteckung ist dennoch gegeben, und es empfiehlt sich, vor jeder Reise Erkundigungen über das jeweilige Land einzuholen.
Falls man nach der Rückkehr aus einem gefährdeten Gebiet an einer fieberhaften Erkrankung leidet, sollte man unverzüglich einen Arzt aufsuchen und ihn über diese Reise informieren.

### Dengue-Fieber (Siebentagefieber)

Durch Mücken übertragene Infektionskrankheit in Südostasien und Afrika.
- Plötzlich auftretendes Fieber, Schmerzen und Hautausschläge
- Besonders charakteristisch sind Schmerzen in den Knochen
- Besserung tritt nach einer Woche Krankheitsdauer auf
- Krankheitsrückfall nach einigen Tagen, Hautausschläge breiten sich über den ganzen Körper aus

Die Genesung erfolgt erst nach einigen Wochen.

### Rückfallfieber

Durch Zecken verbreitete Infektionskrankheit. Tritt häufig in Afrika, Indien, Südamerika und Ländern des Mittelmeerraumes auf.
- Akut auftretendes hohes Fieber und Verwirrtheitszustände während einer Woche
- Scheinbare Erholung, dann erneutes Auftreten der Krankheit nach einer Woche
- Auftreten mehrerer Krankheitsrückfälle

Es gibt wirksame Medikamente zur Behandlung dieser Erkrankung.

### Trypanosomiasis (Schlafkrankheit)

Es gibt verschiedene Formen der Schlafkrankheit in Afrika und Südamerika. Die Behandlung ist erfolgreich, falls sie frühzeitig begonnen wird. Nach einem Insektenstich treten typische Anzeichen der Erkrankung auf:
- Die Stichstelle ist geschwollen und schmerzhaft
- Wiederkehrende Fieberanfälle, die Lymphknoten sind vergrößert
- Nach Monaten oder Jahren können Phasen von Teilnahmslosigkeit, leichte Verwirrtheitszustände, Kopfschmerzen oder Schlafsucht auftreten

### Gelbfieber

Diese Infektionskrankheit kommt vor allem in Afrika, in Zentral-

und Südamerika vor. Es gibt keine spezifische Behandlung dieser Krankheit, eine Impfung bei Reisen in diese Länder ist möglich.

- Akute Fieberanfälle, Schüttelfrost, Gelbsucht
- Am 4. oder 5. Tag Besserung des Allgemeinbefindens
- Rückfall während der nächsten Wochen mit Anstieg des Fiebers und Entwicklung einer Gelbsucht

## Fieber nach Reisen in tropische Länder

Falls es nach der Rückkehr aus einem tropischen Land oder »Dritte-Welt-Land« zu plötzlichem Auftreten von Fieber kommt, ist es naheliegend, eine tropische Infektionskrankheit als Ursache zu vermuten. Aus der langen Liste gefährlicher Infektionskrankheiten werden nachfolgend nur einige wenige, häufig vorkommende Krankheiten aufgeführt. Falls der Verdacht auf solch eine Erkrankung vorliegt, sollte man umgehend ärztliche Hilfe aufsuchen. Meist wird man an spezielle Tropenmedizinische Institute weiterverwiesen.
Falls man eine Reise in eines der gefährdeten Länder antreten möchte, sollte man sich über die Schutzvorkehrungen und Impfmöglichkeiten informieren. Viele der Impfungen bieten erst nach einer längeren Zeit ausreichenden Impfschutz.

*Malaria:*
Malaria ist die am häufigsten vorkommende tropische Krankheit, vor allem in Afrika, Indien, und Ferner Osten. Die typischen Symptome sind hohes Fieber, starke Schweißausbrüche und Schüttelfrost. Siehe später.

Seltenere Krankheiten sind:

*Pest:*
Ferner Osten, Afrika, Indien, Südamerika. Die Krankheit wird durch Flohstiche übertragen und geht mit schwerem Krankheitsgefühl, hohem Fieber, Fieberwahn und schmerzenden, geschwollenen Leistenlymphknoten einher.

*Rückfallfieber:*
Südamerika, Afrika, Indien, Naher Osten. Plötzliches hohes Fieber, Schüttelfrost, Fieberwahn. Leber und Milz sind vergrößert.

*Schlafkrankheit:*

Tropisches Afrika. Wird durch die Tsetse-Fliege verbreitet. Zunächst Fieber, vergrößerte Lymphknoten, Blutarmut. Später (Monate, Jahre) Schlafsucht, Muskelzittern, Anfälle.

*Typhoides Fieber (Fleckfieber) :*

Dieser Begriff umfaßt verschiedene Krankheiten, die nach der Gegend ihres Vorkommens benannt werden, beispielsweise Rocky-Mountain-Fleckfieber.
Fieberanstieg während mehrerer Tage, Kopfschmerzen, gerötete Augen, Hautausschläge, Fieberwahn.

*Gelbfieber:*

Afrika, vor allen Dingen Westafrika, und Südamerika. Fieberschübe mit Schüttelfrost und Gelbsucht. Schutzimpfung möglich.

# Untertemperatur

Definitionsgemäß sinkt dabei die Körperkerntemperatur unter 35° Celsius, bei rektaler Messung. Der medizinische Fachausdruck ist Hypothermie. Sinkt die Temperatur unter 32° Celsius, treten Somnolenz, Teilnahmslosigkeit, Koma oder sogar der Tod ein.
Ältere Menschen und Neugeborene sind aufgrund einer mangelnden Wärmeregulation gefährdet. Unterkühlte Neugeborene zeigen kein Frösteln; sie werden teilnahmslos, die Gliedmaßen fühlen sich kalt an. Hypothermie ist ein Notfall und verlangt nach sofortiger Wärmezufuhr und warmen Flüssigkeiten. In schlimmen Fällen von Hypothermie sollte eine stufenweise, sorgfältig kontrollierte Aufwärmung erfolgen. Schnelles Aufwärmen kann hier lebensgefährlich sein.
Ältere Menschen, bei denen im Winter plötzliche Verwirrtheitszustände auftreten, leiden eventuell an Hypothermie. Es ist auf keinen Fall anzuraten, Alkohol an diese Personen zu verabreichen, da dieser den Zustand noch verschlimmern kann.

| | |
|---|---|
| Wahrscheinlich | **Kälteexposition** |
| Möglich | **Übersteigerter Alkoholgenuß** |
| Selten | **Schilddrüsenunterfunktion**<br>**Medikamentennebenwirkungen** |

Wahrscheinlich **Kälteexposition**

- Frösteln, Zittern, Kältegefühl
- Teilnahmslosigkeit, verlangsamtes Sprechen, Konzentrationsstörungen
- Verwirrtheitszustände, Koma

Man sollte wissen, daß die Wärmeregulation bei Säuglingen noch nicht so gut funktioniert wie bei Erwachsenen. Bei niedrigen Temperaturen ist das Warmhalten sehr wichtig.

Möglich **Übersteigerter Alkoholgenuß**

Alkohol bewirkt Weitstellung der Blutgefäße, wodurch vermehrt Wärme verlorengeht. Nach übersteigertem Alkoholgenuß und beim Zusammentreffen verschiedener Gegebenheiten, wie Kälte, geistige Verwirrtheit oder gar Bewußtlosigkeit, besteht für den Betroffenen Lebensgefahr.

Selten **Schilddrüsenunterfunktion**

Bei dieser endokrinen Störung kann es zu einer schweren Hypothermie kommen. Eine frühzeitig erfolgte Behandlung kann in den meisten Fällen das Auftreten dieses Zustandes jedoch verhindern. Siehe später.

**Medikamentennebenwirkungen**

Antidepressiva und Beruhigungsmittel können einen Abfall der Körpertemperatur hervorrufen. Diese Nebenwirkungen treten jedoch nur bei Überdosierungen auf oder in Zusammenhang mit Selbstvernachlässigung, Alkohol und äußeren Einflüssen.

## Schüttelfrost, Kältegefühl, Fieber und Kopfschmerzen

| | |
|---|---|
| Wahrscheinlich | **Erkältung**<br>**Grippe** |
| Möglich | **Infektionen des Brustraums**<br>**Andere Infektionen** |
| Selten | **Hirnhautentzündung**<br>**Weil-Krankheit**<br>**Malaria**<br>**Andere tropische Infektionskrankheiten**<br>**Typhoides Fieber** |

Dieser Symptomenkomplex ist bei Erwachsenen häufig erster Vorbote einer Viruserkrankung. Weitaus eher trifft dies noch bei Kindern zu, man sollte aber auch andere mögliche Ursachen in Erwägung ziehen, vor allem wenn Kopfschmerzen als Hauptsymptom auftreten.

Wahrscheinlich

**Erkältung**

Siehe später.

**Grippe**

Siehe früher: Viruskrankheiten.

Möglich

**Infektionen des Brustraums**

Die drei Symptome Schüttelfrost, Fieber und Kopfschmerzen können auch Anzeichen für eine schwere Infektion des Brustraumes sein.

**Andere Infektionen**

Jede Infektion im Körper kann die genannte Symptomenkombination hervorrufen. Genannt seien hier Gelenkinfektionen, Infektionen innerer Organe und bestimmte Hautinfektionen.
Falls jedoch noch andere Krankheitsanzeichen auftreten sollten, kann man diese in den jeweiligen Kapiteln nachlesen.

Selten

Die nachfolgend aufgeführten Krankheiten werden Menschen in den westlichen Ländern nur in Ausnahmefällen befallen.

**Hirnhautentzündung**

Eine Infektion des Gehirns und des umgebenden Gewebes, die hauptsächlich in der Kindheit auftritt. Bei einem schwerkranken Säugling sollte sie als Differentialdiagnose in Erwägung gezogen werden.

- Die Krankheit kann sich binnen weniger Stunden entwickeln
- Der Säugling zeigt Lichtscheu
- Schmerzen oder Steifheit in Nacken und Hals beim Versuch, den Kopf anzuheben
- Übelkeit und Erbrechen
- Teilnahmslosigkeit, Bewußtseinsstörungen, Koma

*Bei sehr kleinen Kindern kann Hirnhautentzündung epidemieartig auftreten und im Verlauf manchmal einer gewöhnlichen Viruskrankheit ähneln. Falls also in der Umgebung schon Fälle von Hirnhautentzündung aufgetreten sind, sollte man auf folgende Symptome achten:*

- *Starke Reizbarkeit oder Verschlimmerung bereits bestehender Krankheitsanzeichen*
- *Die Körpertemperatur steigt unerwartet hoch an*

- *Schmerzäußerungen beim Aufnehmen des Säuglings*
- *Trinken und Nahrungsaufnahme sind beeinträchtigt*
- *Feinfleckiger, rötlich-brauner Hautausschlag*

*Es ist in jedem Verdachtsfall anzuraten, so schnell wie möglich einen Arzt aufzusuchen. Falls auch zu einem späteren Zeitpunkt noch Zweifel bestehen sollten, sollte erneut der Arzt zu Rate gezogen werden.*

### Weil-Krankheit

Diese akut auftretende Infektionskrankheit wird vor allem durch Ratten verbreitet. Infektionsgefahr besteht in verseuchten Gewässern wie Seen, Kanälen, Abwasserkanälen und Bergwerken. Gefährdet sind vor allem Schwimmer, Segler und Kanufahrer, Kanalarbeiter und Bergwerksarbeiter sowie alle Personen, die in rattenverseuchten Gebieten arbeiten.

- Plötzliches starkes Fieber, Kopf- und Rückenschmerzen
- Gerötete Augen
- Gewöhnlich tritt leichte Gelbsucht auf
- Spontane Blutungen aus Mund und Nase sind möglich

### Malaria

Diese durch Parasiten hervorgerufene und durch Stechmücken übertragene Infektionskrankheit ist vor allem in den Tropen heimisch, in Gebieten mit langen Wärme- und Feuchtigkeitsperioden.

Durch die modernen Flugverkehrsverbindungen kann Malaria in alle Teile der Welt verbreitet werden. Es besteht also Verdacht auf eine erfolgte Infektion bei jedem, der kurz nach der Rückkehr aus einem tropischen Land (Afrika, Asien, Indien) und trotz erfolgter Schutzmaßnahmen (Anti-Malaria-Tabletten) an folgenden Symptomen erkrankt:

- Fieberanfälle, die alle 2 oder 3 Tage auftreten
- Die Fieberanfälle werden von 1–2 Stunden andauernden, starken Schüttelfrösten und Kopfschmerzen eingeleitet
- Hohes Fieber setzt ein und besteht während mehrerer Stunden
- Starke Schweißausbrüche
- Zwischen den Fieberanfällen fühlt sich der Patient kurzzeitig besser

Falls der Verdacht auf Malaria besteht, sollte unverzüglich ärztliche Hilfe in Anspruch genommen werden.

### Andere tropische Infektionskrankheiten

Falls man nach der Rückkehr aus einem tropischen Land plötzlich hohes Fieber und ein starkes Krankheitsgefühl entwickelt, ist es naheliegend, an eine erfolgte Infektion mit einer tropischen Krankheit zu denken.

Die Art der Krankheit hängt vom Reiseland und den Krankheitsanzeichen ab, es sollte jedoch in jedem Fall ein Arzt aufgesucht werden.

### Typhoides Fieber

Siehe früher.

Dies ist ein Sammelbegriff für eine Reihe fieberhafter Erkrankungen, die durch Flöhe und Läuse übertragen werden. Man findet diese Krankheiten nicht nur in den Ländern der Dritten Welt, sondern auch in Teilen der USA (»Rocky-Mountain-Fieber«) und Großbritanniens (»Lyme-Krankheit«).

- Krankheitsverlauf dauert zwischen 7 und 14 Tagen
- Typisch sind empfindliche, gerötete Augen
- Hautausschläge können auftreten
- Gelenkschmerzen

Je nach Ursache nimmt die Krankheit einen leichten oder schweren Verlauf.

## Eine Erkältung?

Die Nase läuft, die Augen brennen, ein Druckgefühl im Kopf: Statistiken besagen, daß jeder Mensch zwei- bis dreimal jährlich an einer Erkältung leidet, einer zwar unangenehmen, aber völlig harmlosen Erkrankung. In der Regel handelt es sich um eine Infektion der oberen Luftwege, mit Beteiligung von Nasen- und Rachenraum und Kehlkopf, daher der medizinische Fachausdruck: Erkrankung des oberen Respirationstraktes. Es gibt mehr als 100 Viren, die die charakteristischen Krankheitssymptome hervorrufen. Falls die Symptome jedoch wiederholt auftreten oder längere Zeit andauern, könnte auch eine andere Krankheitsursache als »nur« eine einfache Erkältung dahinterstecken.

| | |
|---|---|
| Wahrscheinlich | **Erkältung** |
| Möglich | **Heuschnupfen**<br>**Allergischer Schnupfen**<br>**Nasennebenhöhlenentzündung**<br>**Nasenpolypen**<br>**Fremdkörper in der Nase** |
| Selten | **Komplikationen nach Kopfverletzungen**<br>**Nasentumor** |

Wahrscheinlich

## Erkältung

Demjenigen gebührt der Nobelpreis, der ein Heilmittel für diese Erkrankung findet.

- Erste Anzeichen sind Halsschmerzen
- Schnupfen und Niesen, klarer Nasenschleim
- Der Schleim wird grünlich oder gelblich
- Verlust des Geruchs- und Geschmackssinnes während einiger Tage
- Das Krankheitsgeschehen kann sich im weiteren Verlauf zu einer Infektion des Brustraumes ausweiten (siehe früher)
- Krankheitsdauer 5 bis 7 Tage

Die Therapie besteht aus warmen Getränken, Bettruhe und gleichbleibender Wärmezufuhr. Antibiotika sollten nur in den Fällen verordnet werden, wo die Gefahr einer Infektion von Lunge oder Bronchien besteht.

**Oberer Respirationstrakt (obere Atemwege)**

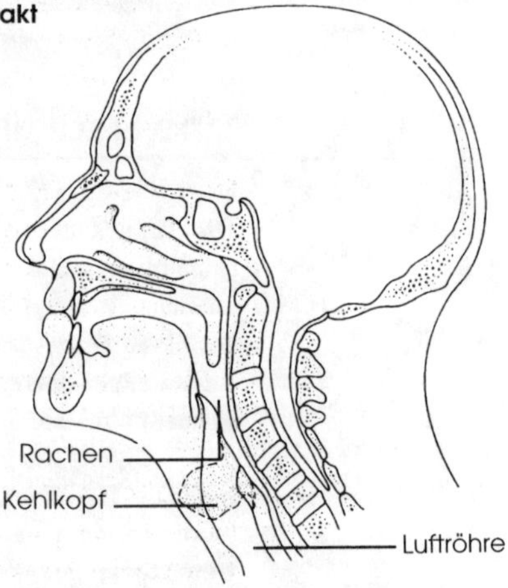


Möglich

## Heuschnupfen

Die Nasenschleimhaut reagiert bei Kontakt mit fremden Partikeln (zum Beispiel Gräser- oder Blütenpollen) in einem übersteigerten Maß.

- Niesen tritt in bestimmten Gegenden und abhängig von der Jahreszeit auf
- Anhaltender Schnupfen und verstopfte Nase
- Brennende, wäßrige Augen
- Die Betroffenen leiden häufig auch an Asthma oder Ekzemen (Juckflechte)

## Allergischer Schnupfen

Dieser Begriff umfaßt sowohl Heuschnupfen als auch eine das ganze Jahr über auftretende Entzündung der Nasenschleimhaut: »Allergisch« reagierende, schnupfende, laufende Nase.

- Es treten die gleichen Symptome wie beim Heuschnupfen auf, jedoch werden sie in einer bestimmten Umgebung oder durch einen bestimmten Reiz hervorgerufen.

### Nasennebenhöhlenentzündung

- Erkältungsanzeichen dauern längere Zeit an
- Große Mengen grünlich-gelblichen Nasenschleimes
- Druckgefühl und Schmerz im Kopf, besonders ober- und unterhalb der Augengegend beim Bücken und Vornüberneigen
- Näselnde Stimme

### Nasenpolypen

Kommen häufig bei Menschen vor, die auch an allergischer Nasenschleimhautentzündung leiden.

- Fleischige Wucherungen in den Nasenlöchern
- Die Nase scheint ständig verstopft zu sein
- Anhaltender Schnupfen mit klarem Nasenschleim

Die operative Entfernung ist ein kleiner Eingriff und leicht durchzuführen, häufig wachsen die Polypen jedoch wieder nach.

### Fremdkörper in der Nase

Vor allem Kindern haftet die Eigenschaft an, kleine runde Objekte und Körperöffnungen gleichermaßen interessant zu finden.

- Andauernder, infizierter Nasenausfluß aus einem Nasenloch
- Der Ausfluß kann Blutbeimengungen enthalten
- Der Fremdkörper, häufig sind es Glas- oder Holzperlen, ist sichtbar

Selten

### Komplikationen nach Kopfverletzungen

Falls es nach einer Kopfverletzung zu einem klaren, wäßrigen Nasenausfluß kommt, der über längere Zeit anhält, könnte möglicherweise ein Durchsickern von Gehirn-Rückenmarks-Flüssigkeit die Ursache sein.

### Nasentumor

- Lang anhaltender, einseitiger, blutiger und eventuell übelriechender Nasenausfluß

## Erkältungssymptome und Fieber

Siehe früher: Fieber – 3 bis 4 Tage andauernd.

## Schwitzen

Schweißabsonderung dient zur Wärmeregulierung des Körpers – ein einfacher, aber sehr ausgeklügelter Mechanismus. Normalerweise geht dieser Transpirationsvorgang relativ unbemerkt vonstatten. Auch sehr starke Schweißabsonderung kann noch normal sein, wenn sie zum Temperaturausgleich dient.

| | |
|---|---|
| Wahrscheinlich | **Sportliche Aktivität**<br>**Fieber**<br>**Streß** |
| Möglich | **Alkoholkonsum**<br>**Schmerzen** |
| Selten | **Medikamente**<br>**Tuberkulose**<br>**HIV-Infektion/AIDS** |

Wahrscheinlich

**Sportliche Aktivität**

Bei starker körperlicher Anstrengung ist Schwitzen ein völlig normaler Vorgang. Falls man längere Zeit keinen Sport getrieben hat und dazu noch übergewichtig ist, wird es einen überraschen, welche Schweißmengen man absondern kann.

- Transpiration auf der Stirn, in Achselhöhlen, auf dem Rücken
- Mit dem Anstieg der körperlichen Aktivität nimmt auch die Schweißabsonderung zu
- Das Schwitzen verringert sich einige Minuten nach Beendigung der Aktivität

**Fieber**

Fieber wird in den meisten Fällen von Schweißausbrüchen begleitet. Es gibt einige typische Anzeichen für eine fieberhafte Erkrankung:

- Muskel- und Gliederschmerzen, Kopfschmerzen, allgemeines Krankheitsgefühl, Schüttelfrost
- Häufig treten Halsschmerzen, Husten und Ohrenschmerzen auf

Bei sehr alten oder sehr jungen Patienten sind Schweißausbrüche im Verlauf einer fieberhaften Erkrankung seltener zu beobachten, die Wärmekontrollmechanismen sind bei diesen Personengruppen weniger wirksam bzw. noch wenig entwickelt.

### Streß

Auch Angstzustände, die eine Dauerform von Streß darstellen (»unterschwellige Angst«), sind Ursachen von Schweißausbrüchen:

- Feuchte Handflächen, der Mund ist trocken
- Schneller Herzschlag
- Verspanntheit der Nacken- und Stirnmuskulatur

Personen, die zu chronischen Angst- oder Beklemmungszuständen neigen, werden an chronischen Schweißausbrüchen leiden.

Möglich

### Alkoholkonsum

Alkohol weitet die Blutgefäße, was besonders auf der Stirn zu vermehrter Schweißabsonderung führt.

### Schmerzen

Aufgrund von nervalen Reflexen können starke Schmerzen eine vermehrte Schweißabsonderung hervorrufen.

- Blasse Haut, Ruhelosigkeit
- Schneller Puls
- Kollapsneigung in schlimmen Fällen

Alle Krankheitszustände, die zu einem Kollaps führen können (siehe später), zum Beispiel Herzanfälle und starke Leibschmerzen, sind oft Ursachen für Schweißausbrüche. In den Fällen, wo bereits ein sehr starker Blutverlust stattgefunden hat und der Kreislauf rapide abfällt, kommt es eher zu einem Kälteempfinden als zu einem Schweißausbruch.

Selten

### Medikamente

Entzugserscheinungen bei Alkohol- oder Drogenmißbrauch sind häufig begleitet von Schweißausbrüchen sowie:

- Ruhelosigkeit, Muskelschmerzen, Teilnahmslosigkeit
- Die Nase läuft, weite Pupillen, Leibschmerzen (betäubende Drogen)
- Zittern, Orientierungslosigkeit, Halluzinationen (Alkoholentzugserscheinungen)

Auch viele Medikamente, beispielsweise Antidepressiva, verursachen Schweißausbrüche und sollten in ungeklärten Fällen als Ursache in Erwägung gezogen werden.

### Tuberkulose

Häufig wiederkehrender Nachtschweiß kann ein erstes Anzeichen dieser schweren Infektionskrankheit sein. So schnell wie möglich sollte eine Arzt aufgesucht werden. Siehe früher.

**HIV-Infektion/AIDS**
Schweißausbrüche (v. a. Nachtschweiß, Anm. d. Übers.) sind ein Frühsymptom. Siehe früher.

## Starke Schweißausbrüche

Nicht durch Infektionskrankheiten (hierzu siehe früher: Fieber) bedingte Ursachen werden in diesem Kapitel genannt.

| | |
|---|---|
| Wahrscheinlich | **Natürliche Veranlagung** |
| Möglich | **Schilddrüsenüberfunktion**<br>**Wechseljahre** |
| Selten | **Karzinoidsyndrom**<br>**Tumor des Nebennierenmarks**<br>**Akromegalie** |

Wahrscheinlich

**Natürliche Veranlagung**
In manchen Fällen kann dieses Übel zu einem regelrechten Problem werden, besonders wenn die Kleidung in Mitleidenschaft gezogen wird oder unangenehmer Körpergeruch schon bei leichten körperlichen Arbeiten (zum Beispiel Zeichnen) entsteht. In der Regel setzt das Problem nach der Pubertät ein.
- Handflächen, Achselhöhlen und Fußflächen sind schweißnaß
- Die Symptome treten unabhängig von körperlicher Anstrengung und Außentemperatur auf

Es gibt zur Behandlung dieses Zustands verschiedene Deodorants und Sprays. Als letzter Ausweg besteht die Möglichkeit eines operativen Eingriffs, bei dem die aus dem Rückenmark austretenden Nerven durchtrennt werden, die für die Schweißabsonderung der Achseln und Fußflächen verantwortlich sind.

Möglich

**Schilddrüsenüberfunktion**
Siehe früher. Die Schilddrüse kann auch als der »Thermostat« des Körpers bezeichnet werden. Bei einer Überfunktion laufen alle Körperfunktionen auf Hochtouren.
Es resultieren übermäßige Schweißabsonderung sowie:
- Hyperaktivität, Nervosität
- Hervorstehende, starre Augen

- Gewichtsverlust, Appetitzunahme, Durchfall
- Händezittern
- Überraschenderweise kann Antriebslosigkeit ein Hauptsymptom sein.

Es gibt medikamentöse Behandlungsmöglichkeiten; die Heilungsprognose ist günstig.

### Wechseljahre

Noch bevor die Menstruationsblutungen aussetzen, leiden manche Frauen an Hitzewallungen und Schweißausbrüchen, die ungerechtfertigterweise für viele Probleme der mittleren Lebensjahre verantwortlich gemacht werden.

- Gewöhnlich treten die Probleme zwischen dem 40. und 55. Lebensjahr auf
- Die Monatsblutungen werden unregelmäßig und setzen schließlich ganz aus
- Häufig einhergehend mit verstärkter Faltenbildung der Haut (Elastizitätsverlust), Reizbarkeit oder leichten Depressionen
- Plötzliche Schweißausbrüche, vor allem während der Nacht
- Müdigkeit, Kopfschmerzen, Herzklopfen

Die moderne Behandlung besteht aus der Verordnung von Ersatzhormonen, die die Symptome lindern und den Abbau der Knochensubstanz verhindern. Allen Frauen sollte die Möglichkeit einer solchen Hormontherapie angeboten werden.

Selten

### Karzinoidsyndrom

Hierbei handelt es sich ebenfalls um eine Hormonstörung. Stimmungsänderungen werden gewöhnlich von bestimmten Nervenreaktionen gesteuert, die beim Karzinoidsyndrom stark überssteigert sind. Die Ursache ist ein hormonausscheidender Tumor im Verdauungstrakt oder in der Leber. Es vergehen unter Umständen Jahre, bis sich das volle Krankheitsbild entwickelt.

- Anfallsweise treten starke, wäßrige Durchfälle auf, begleitet von starken Darmgeräuschen
- Rotverfärbung des Gesichts, Schweißausbrüche, besonders nach Alkoholkonsum
- Asthma

### Tumor des Nebennierenmarks

Dieser Tumor der Nebenniere, in unmittelbarer Nachbarschaft der Niere gelegen, verursacht häufig einen starken Blutdruckanstieg und mitunter Anfälle von Angst- und Beklemmungszuständen. Für diesen relativ seltenen Tumor bestehen gute Heilungsaussichten; folgende Symptome sind für den Arzt Verdachtsmomente:

- Hoher Blutdruck, die Werte schwanken stark

- Plötzliche Kopfschmerzattacken, Schweißausbrüche, Blässe, Herzklopfen

Es kann mitunter an Detektivarbeit grenzen, diesen Tumor zu diagnostizieren, der operativ entfernt werden kann.

**Akromegalie**
Siehe früher.

## Starker Nachtschweiß

Es besteht kein Anlaß zur Sorge, wenn Nachtschweiß bei einer ansonsten gesunden Person einige Tage lang auftritt. Falls dieser Zustand jedoch längere Zeit andauert, vor allem nach einer vorausgegangenen Krankheit, einer Operation oder einem Schwächezustand, ist die Sorge berechtigt. Mögliche Ursachen könnten Infektionskrankheiten oder Eiteransammlungen im Körper sein.

| | |
|---|---|
| Wahrscheinlich | **Grippaler Infekt** |
| Möglich | **Abszeß**<br>**Subphrenischer Abszeß**<br>**Endokarditis** |
| Selten | **Tuberkulose**<br>**Brucellose (Bang-Krankheit)**<br>**Morbus Hodgkin**<br>**HIV-Infektion/AIDS** |

Wahrscheinlich

**Grippaler Infekt**
- Muskelschmerzen
- Leichte Kopfschmerzen
- Starke Schweißausbrüche

Nach einigen Tagen können diese Symptome dem Auftreten von Halsschmerzen, Husten und einem leichten Krankheitsgefühl weichen.

Möglich

**Abszeß**
Unter einem Abszeß versteht man eine Eiteransammlung, die sich überall im Körper bilden und mitunter mysteriöse Symptome verursachen kann. Den einzigen verläßlichen Hinweis auf eine bestehende Infektion ergibt die Blutuntersuchung. Eine

vorausgegangene Operation oder Schmerzen an einer bestimmten Stelle können Hinweise auf die Lokalisation der Infektion im Körper geben.
Wenn alle Tests versagen, können eventuell moderne bildgebende Verfahren (Ultraschall, Computertomographie) bei der Abszeßaufspürung hilfreich sein.

### Subphrenischer Abszeß

Eiteransammlung unter dem Zwerchfell. Ein möglicher Folgezustand nach einer Bauchoperation oder einer Bauchfellentzündung. Oft sind die Symptome nur sehr unspezifisch:

- Unwohlsein, Schweißausbrüche, Blutarmut
- Fieberschübe
- Schmerzen unter dem Rippenbogen sind ein typisches Anzeichen, hervorgerufen durch eine Reizung des Zwerchfells

Die Behandlung besteht in der Ableitung der Flüssigkeit (Drainage) und einer intensiven antibiotischen Therapie.

### Endokarditis

Eine Infektion der Herzklappen und der Herzinnenwand. Vor allem die Herzklappen zeigten häufig schon vorher Funktionsstörungen. Sowohl Erwachsene als auch Kinder können davon betroffen sein. Das Eintreten der Krankheitsanzeichen kann schrittweise erfolgen:

- Blutarmut
- Allgemeines Krankheitsgefühl, immer wiederkehrende Schweißausbrüche
- Uhrglasnägel, Milzvergrößerung
- Spaltbildung unter den Fingernägeln

Die Behandlung kann unter Umständen mehrere Wochen andauern, die Herzklappen müssen dabei regelmäßig mit Ultraschall untersucht werden.

Selten

### Tuberkulose

Diese Erkrankung, die in früheren Zeiten vor allem Menschen in unterentwickelten Ländern oder aus sozialschwachen Gruppen und Alkoholiker befiel, ist nun wieder im Begriff, sich auszubreiten. Alle Altersgruppen und sozialen Schichten sind gefährdet.

- Husten, Auswurf kann blutig sein
- Allgemeines Krankheitsgefühl, Gewichtsverlust, Schwäche

Die Behandlung dieser Krankheit ist erfolgreich, muß aber über mehrere Monate fortgesetzt werden.

### Brucellose

Siehe früher.

**Morbus Hodgkin**
Siehe später.

**HIV-Infektion/AIDS**
Siehe früher.

## Müdigkeit, Erschöpfung

| | |
|---|---|
| Wahrscheinlich | **Überanstrengung**<br>**Angstzustände**<br>**Blutarmut** |
| Möglich | **Erholungsphase nach einer Viruserkrankung**<br>**Depressionen**<br>**Schilddrüsenunterfunktion**<br>**Schilddrüsenüberfunktion**<br>**Diabetes mellitus (Zuckerkrankheit)** |
| Selten | **Herzerkrankungen**<br>**Krebs**<br>**Unterernährung**<br>**Nierenerkrankungen**<br>**Andere Ursachen** |

Wahrscheinlich

**Überanstrengung**

Nur einige wenige Personen können Dauerstreß gut verkraften und brauchen zur Erholung nur relativ kurze Schlafperioden. Bei ihnen sind dann andere Kompensationsmechanismen wirksam. Der »normale« Mensch reagiert auf Dauerbelastungen mit Müdigkeit und:
- Reizbarkeit
- Verspannungen in Nacken und Kopf
- Verminderte Lebenskraft und -freude

**Angstzustände**

Die ständige Angst vor unerfreulichen, unvorhergesehenen Ereignissen.
Ein Experte beschrieb diesen allumfassenden Zustand als »unterschwellige Angst«. Auch hier gelten die oben genannten Symptome (Müdigkeit, Erschöpfung) außerdem:
- Herzklopfen, Muskelzittern
- Schweißausbrüche

Schlimmstenfalls können diese Angstzustände den Betroffenen

so stark in seinen Handlungen beeinträchtigen, daß eine psychologische Behandlung zusammen mit leichten Beruhigungsmitteln notwendig wird.

### Blutarmut
Siehe früher.

Möglich

### Erholungsphase nach einer Viruserkrankung
Nach Überstehen einer Viruserkrankung, zum Beispiel einer Grippeinfektion (siehe früher), stellt sich häufig noch für einige Wochen oder auch länger eine Phase leichter Ermüdbarkeit und Antriebslosigkeit ein.
Die ärztlichen Ratschläge basieren vor allem auf psychologischer Unterstützung und einem etwas geruhsameren Lebensstil während dieser Zeit.

### Depressionen
Vor allem bei Erwachsenen treten manchmal wochenlang andauernde Depressionsphasen auf.
- Schlechter Schlaf
- Verlust der Lebensfreude und Antriebskraft
- Geringes Selbstbewußtsein
- Weinanfälle
- Veränderungen des Körpergewichts
- Konzentrationsschwierigkeiten

### Schilddrüsenunterfunktion
Die Schilddrüse produziert zu wenig Hormone. Diese Krankheit tritt vor allem in mittleren oder auch späteren Lebensjahren auf und entwickelt sich so langsam, daß oft die engsten Familienangehörigen keine Veränderungen bemerken oder die Symptome dem Älterwerden zuschreiben.
- Die Haut wird trocken und rissig
- Es »beschleicht einen ein Kältegefühl«
- Die Stimme wird rauh, die Gesichtszüge vergröbern sich
- Gewichtszunahme, Verstopfung, Verlangsamung von Sprache und Denkvermögen

Es ist wichtig, daß man diesen Symptomenkomplex erkennt, da die Behandlung dieser Hormonstörung heutzutage kein Problem mehr darstellt.

### Schilddrüsenüberfunktion
Überraschenderweise kann eine überaktive Schilddrüse in manchen Fällen auch Ermüdung hervorrufen. Die Erkrankung nimmt einen dramatischen Verlauf und tritt während einiger Wochen mit folgenden Anzeichen in Erscheinung:
- Nervosität, schnelles Händezittern

- Schweißausbrüche, Gewichtsverlust, verstärkter Appetit
- Muskelschmerzen
- Hervorquellende, starre Augen
- Durchfall
- Schneller Herzschlag (Tachykardie)

Auch diese Krankheit ist erfolgreich zu behandeln.

### Diabetes mellitus (Zuckerkrankheit)

Ermüdung kann eines der ersten Anzeichen für eine Zuckerkrankheit sein, vor allem, wenn andere typische Symptome ausbleiben. Da die Zuckerkrankheit in der Bevölkerung häufig auftritt, sollte man bei ungewöhnlichen Müdigkeitsphasen an diese mögliche Ursache denken. Weitere Einzelheiten siehe später.

Selten

### Herzerkrankungen

Herzinsuffizienzen, vor allem bei älteren Patienten, rufen häufig Ermüdung hervor, oft das einzige Frühsymptom. Weiterhin können auftreten:

- Atemnot, schon bei leichten Anstrengungen oder schon im Liegen
- Geschwollene Fußknöchel

### Krebs

Ermüdung ist dann ein Grund zur Besorgnis, wenn auch andere Symptome für eine Krebserkrankung sprechen:

- Gewichtsverlust, Appetitverlust
- Ungewöhnliche Schmerzen
- Ungewöhnliche Schwellungen
- Blutiger Schleim, blutiges Erbrechen, Blut in Urin, Stuhl oder aus der Scheide (siehe entsprechende Kapitel dieses Buches)

### Unterernährung

Kommt weltweit vor. Die Ermüdungssymptomatik wird hervorgerufen durch einen Mangel an Vitaminen, Proteinen und Energiespendern. In den westlichen, hochentwickelten Ländern treten diese Mangelerscheinungen nur bei Verdauungsinsuffizienzen (siehe früher) oder bei Alkoholikern mit einseitiger Ernährung auf.

### Nierenerkrankungen

Ermüdung tritt als ein Frühsymptom auf, zusammen mit einer verstärkten Harnausscheidung tagsüber und auch nachts.

### Andere Ursachen

Zwei seltene Krankheiten können unerklärliche Ermüdungsphasen bewirken: Nebenniereninsuffizienz und Myasthenia gravis, eine schrittweise auftretende Autoimmunerkrankung, bei der die scheinbar normal funktionierenden Muskeln sehr schnell ermüden und außergewöhnlich schwach sind. Herunterhängende Augenlider sind ein weiteres typisches Merkmal.

## Müdigkeit und blasses Aussehen

Blutarmut ist eine typische und häufige Ursache für Müdigkeit. Sogar leichte Formen der Blutarmut können Ermüdung verursachen, auch wenn die Blutarmut sonst nicht erkennbar ist. Am wahrscheinlichsten sind betroffen:

- Kinder in der Wachstumsphase
- Frauen während der Menstruation
- Schwangere
- Ältere Menschen
- Menschen mit einer einseitigen Ernährung, arm an Eisen und Vitaminen

## Müdigkeit und Fieber

Geringgradige Ermüdung begleitet oft fieberhafte Erkrankungen, wie zum Beispiel eine Erkältung.

| | |
|---|---|
| Wahrscheinlich | **Viruserkrankungen (zum Beispiel Grippe)** |
| Möglich | **Pfeiffer-Drüsenfieber**<br>**Chronische Infektionen** |
| Selten | **Rheumatoide Arthritis**<br>**Endokarditis** |

Wahrscheinlich

**Viruserkrankungen**

Grippe, Erkältungen und andere harmlose Erkrankungen treten häufig während der kalten Jahreszeit auf.

- Halsschmerzen während 2 oder 3 Tagen
- Muskelschmerzen
- Leichte Kopfschmerzen, Schüttelfrost
- Husten und Heiserkeit
- Krankheitsverlauf dauert ungefähr eine Woche

Möglich

**Pfeiffer-Drüsenfieber**

Die ersten Anzeichen dieser Viruserkrankung sind gewöhnlich

Halsschmerzen und starke Ermüdung. Diese Ermüdbarkeit kann nach einigen Wochen langsam abnehmen, mitunter aber auch monatelang anhalten. Diese Erkrankung betrifft vor allem junge Erwachsene.

- Feinfleckiger Hautausschlag kann auftreten
- Leichte Form der Gelbsucht

Bestimmte Bluttests können die Diagnose bekräftigen (»monospot«).

### Chronische Infektionen

Andauernde Ermüdungszustände und Fieberperioden lassen eine unterschwellige Infektion im Körper vermuten. Häufige Lokalisationen sind die Lunge, Bauchraum oder Harnwege; auch eiternde Zähne können mitunter diese Symptomatik verursachen.

Selten

### Rheumatoide Arthritis (= chronische Polyarthritis)

Diese Erkrankung der Gelenke, vor allem bei Frauen in mittleren Jahren auftretend, kann durch eine lange, unerklärliche Ermüdungs- und Fieberphase eingeleitet werden. Weitere Symptome sind:

- Vorübergehende Schmerzen
- Allgemeines Krankheitsgefühl
- Wechselnde Steifigkeit und Schwellungen der Gelenke (vor allem Finger- und Zehengelenke)

Das voll ausgeprägte Krankheitsbild ist gekennzeichnet durch starke Schmerzen und Schwellungen in den Gelenken.

### Endokarditis

Diese Infektion der Herzklappen und der Herzinnenwand tritt häufig bei Personen auf, die bereits vorher an einer Herzklappenerkrankung (zum Beispiel rheumatisches Fieber) litten.

- Blutarmut
- Trommelschlegelfinger
- Streifenartige Blutungsmale unter den Fingernägeln

# Müdigkeit und Kopfschmerzen

Diese Symptomenkombination kommt so häufig vor, daß nur wirklich außergewöhnliche Umstände eine tiefergehende Ursache vermuten lassen. In den meisten Fällen sind Verspannungen die Ursache.

| | |
|---|---|
| Wahrscheinlich | **Verspannung**<br>**Prämenstruelles Syndrom** |
| Möglich | **Migräne** |
| Selten | **Tumor der Hirnanhangsdrüse (oder andere Hirntumoren)**<br>**Kohlenmonoxidvergiftung**<br>**Blutdruckanstieg (Bluthochdruckkrise)** |

Wahrscheinlich

**Verspannung**

98% aller Kopfschmerzanfälle werden durch Verspannungen hervorgerufen. Die Verspanntheit der Nackenmuskulatur breitet sich auf die Kopfregion aus.

- Der Schmerz umgibt den Kopf bandartig
- Die Ursache ist zunächst nicht offensichtlich
- Ist meistens die Folge von Streß- und Spannungszuständen in Arbeit oder Familie

**Prämenstruelles Syndrom**

Dieses Syndrom tritt bei vielen Frauen kurz vor der Menstruationsblutung auf.

Möglich

**Migräne**

Lang andauernde Müdigkeit kann Migräne auslösen. Weitere Anzeichen sind Übelkeit und in manchen Fällen Sehstörungen (siehe früher).

Selten

**Tumor der Hirnanhangsdrüse (oder andere Hirntumoren)**

Die Hirnanhangsdrüse ist tief im Gehirn gelegen. Im Falle einer tumorösen Entartung resultiert ein starker Druckanstieg im Gehirn. Auch kommt es zu einer Beeinträchtigung der dort produzierten Hormone, die viele wichtige Körperfunktionen steuern. Bei Frauen macht sich das beispielsweise durch Unregelmäßigkeit oder Ausbleiben der Monatsblutung bemerkbar. Andere Symptome gehen unmittelbar auf die Folgen des Druckanstiegs im Gehirn zurück: Sehstörungen werden im einen oder anderen Falle auftreten (siehe früher).

### Kohlenmonoxidvergiftung

Dieser Zustand wird wahrscheinlich häufig nicht erkannt. Er wird durch leckende Gasvorrichtungen verursacht. Frühsymptome sind unspezifisch.

- Sofort nach Einatmen von frischer Luft verschwinden die Symptome
- Teilnahmslosigkeit oder Koma

### Blutdruckanstieg (Bluthochdruckkrise)

Entgegen dem Volksglauben ist es falsch, daß hoher Blutdruck Kopfschmerzen hervorruft. Ein Anstieg des Blutdrucks verläuft in der Regel symptomlos. Nur in Ausnahmefällen kann ein extrem hoher Blutdruck Kopfschmerzen verursachen.

## Schwäche oder Mattigkeit

Schwäche an sich ist ein solch unspezifisches Krankheitssymptom, daß nur einige wenige Fachbücher ihm einen eigenen Stellenwert einräumen. Nichtsdestoweniger suchen viele Menschen aufgrund eines Schwächegefühls den Arzt auf mit der Hoffnung, daß er noch andere Symptome entdeckt, die auf eine bestimmte Erkrankung hinweisen. Falls man außer einem Schwäche- oder Mattigkeitsgefühl noch andere Krankheitszeichen an sich entdeckt, kann man in diesem Buch in den entsprechenden Kapiteln nachlesen: Atemnot (siehe früher), Fieber (siehe früher).

Im folgenden Abschnitt konzentrieren wir uns nur auf Krankheiten, die außer Schwäche oder Mattigkeit keine anderen Krankheitszeichen verursachen. Die Bezeichnungen Schwäche und Mattigkeit sind hier gleichbedeutend.

# Plötzlich einsetzendes Schwächegefühl

| | |
|---|---|
| Wahrscheinlich | **Überarbeitung**<br>**Virusinfektionen**<br>**Angstzustände** |
| Möglich | **Herzrhythmusstörungen**<br>**Blutzuckerabfall**<br>**Schwangerschaft** |
| Selten | **Blutungen**<br>**Herzanfall**<br>**Infektiöse Leberentzündung**<br>**Guillain-Barré-Syndrom** |

Wahrscheinlich

## Überarbeitung

Eine überarbeiteter Mensch ist sich häufig des Druckes, der auf ihm lastet, gar nicht bewußt, ganz im Gegensatz zu den Außenstehenden, die dies klar erkennen. Die Situation wird dann zur Gewohnheit. Häufig übersehen diese Personen die eigentliche Ursache ihrer plötzlichen Schwäche und Ermüdung, zu sehr sind sie darauf fixiert, »medizinische« Gründe dafür verantwortlich zu machen. Jeder sollte also seine eigenen Lebensgewohnheiten kritisch betrachten und sich der Belastungen bewußt werden. Gibt es demnach eine Verbindung zwischen den Phasen starker Anspannung und den Schwächeepisoden?

- Verspannungen in Nacken und Schultern
- Leichte Kopfschmerzen
- Reizbarkeit
- Völlige Erschöpfungszustände

## Virusinfektionen

2 oder 3 Tage vor Ausbruch einer Infektionskrankheit leidet man oft an Müdigkeit oder Schwäche. Man merkt selbst, daß man »irgend etwas ausbrütet«. Sehr bald stellen sich dann Folgesymptome ein:

- Fieber, Muskelschmerzen
- Gelenkschmerzen, Kopfschmerzen
- Husten, Erkältung oder Halsschmerzen

Siehe auch früher: Erholungsphase nach einer Viruserkrankung.

### Angstzustände

Die Angst vor unvorhergesehenen, unangenehmen Ereignissen ist unterschwellig immer vorhanden.
Die Ursachen können auf der Hand liegen: Konfliktsituationen, emotionaler Streß, oder aber man ist schon von Natur aus ein etwas ängstlicher Mensch. Allein die Erkenntnis dieser Tatsache vermag schon Angstzustände auszulösen. Man sollte dann entweder psychologische Hilfe in Anspruch nehmen oder Bücher über Entspannungstechniken zu Rate ziehen. Der Arzt wird als letzten Ausweg wahrscheinlich Beruhigungsmittel verschreiben.

- Schweißausbrüche; Händezittern
- Konzentrationsstörungen

Möglich

### Herzrhythmusstörungen

Hierbei wird der Herzschlag entweder sehr schnell oder sehr langsam. Das Herz arbeitet nicht mehr ausreichend, es kommt zu einem Schwächegefühl, einem Gefühl der Atemnot oder schlimmstenfalls zum Kollaps. Diese Rhythmusstörungen können sich schnell wieder normalisieren, so daß die Diagnose zwischen den Anfällen oft schwierig zu stellen ist.

- Pochendes Gefühl in der Brust
- Schwindelgefühl, Mattigkeit
- Die Symptome verschwinden abrupt
- Kaffee, Tee oder Alkohol können die Anfälle hervorrufen

### Blutzuckerabfall

Das Gehirn kann nur bei adäquater Zuckerzufuhr arbeiten. Ein Absinken des Blutzuckerspiegels zwischen den Mahlzeiten tritt häufig auf.

- Schwindelgefühl, Konzentrationsschwierigkeiten
- Kältegefühl

Die Symptome verschwinden, sobald man ein zuckerhaltiges Getränk oder eine kleine Mahlzeit zu sich nimmt.

### Schwangerschaft

In den frühen Phasen einer Schwangerschaft kommt es häufig zu Müdigkeitsanfällen. Das Ausbleiben der letzten Regel kann einen weiteren Hinweis auf eine bestehende Schwangerschaft geben, des weiteren:

- Die Brüste spannen und sind empfindlich
- Vermehrter Harndrang

Selten

### Blutungen

Im Gegensatz zu äußeren Blutungen lassen sich innere Blutungen häufig nicht so schnell erkennen, vor allen Dingen nach Unfällen. Es besteht jedoch immer der Verdacht auf eine innere

Blutung, besonders nach einem harten Schlag in die Bauchgegend, bei Knochenbrüchen oder bei sehr starken Leibschmerzen; auch bei Magengeschwüren sollte man die Möglichkeit innerer Blutungen in Erwägung ziehen.

- Schwäche, schließlich Teilnahmslosigkeit und Bewußtseinsstörungen
- Der Bauch schwillt an
- Blässe, Schweißausbruch, feuchte, kühle Haut
- Schneller Puls, beschleunigte Atmung

### Herzanfall

Dies ist ein sehr ernster Notfall, jedoch können die Anzeichen auch unspezifisch sein und daher unbemerkt bleiben, vor allem bei älteren Patienten:

- Plötzliche Verschlechterung des Allgemeinbefindens
- Schwächeanfall, Atemnot
- Geschwollene Fußknöchel, Anfälle von Atemnot während der Nacht

### Infektiöse Leberentzündung

Oftmals sind unerklärliche Ermüdungszustände frühe Anzeichen dieser Erkrankung, bei der im späteren Verlauf Gelbsucht auftritt:

- Fieber, allgemeines Krankheitsgefühl, Übelkeit, Appetitverlust
- Möglich sind Schmerzen unter dem rechten Rippenbogen
- Die Gelbsucht tritt nach ungefähr 7 Tagen auf; dann erfolgt eventuell rasche Heilung.

### Guillain-Barré-Syndrom

Diese Nervenerkrankung, deren Ursache noch unbekannt ist, führt zu rasch fortschreitender Muskelschwäche. Da auch die Atemmuskeln in Mitleidenschaft gezogen werden können, ist in der Regel ein Krankenhausaufenthalt notwendig. Die Heilung dieser Krankheit kann mitunter Monate dauern.

- Tritt begleitend zu einer leichten Infektionskrankheit auf
- Kribbelndes Gefühl in Händen und Füßen, dann Taubheitsgefühl
- Lähmungserscheinungen, vor allem in den Beinen

# Lang andauernde Schwächeperioden

Es liegt in der Natur der Dinge, daß lang anhaltende Schwächeperioden nicht immer nur auf körperliche Ursachen zurückgehen: Eine weitergehende Untersuchung ist erforderlich. Nachfolgend einige der häufigsten Ursachen.

| | |
|---|---|
| Wahrscheinlich | **Schwäche nach überstandenen Viruskrankheiten**<br>**Blutarmut**<br>**Schilddrüsenerkrankungen** |
| Möglich | **Herzinsuffizienz**<br>**Niedriger Blutdruck**<br>**Nierenerkrankungen**<br>**Unterernährung** |
| Selten | **Muskel- oder Nervenkrankheiten**<br>**Krebs** |

Wahrscheinlich

**Schwäche nach überstandenen Viruskrankheiten**

Es gibt verschiedene Meinungen darüber, ob es sich dabei um ein körperliches oder eher um ein psychologisches Problem handelt. Wahrscheinlich spielt beides eine Rolle. Von einer bestimmten Erkrankung, dem sogenannten Pfeifferschen Drüsenfieber (siehe früher), ist bekannt, daß sie lange Phasen von Schwäche und Mattigkeit nach sich zieht.

Die beste Behandlung besteht darin, Überanstrengung zu vermeiden.

- Ermüdung bei Anstrengungen
- Keine körperlichen Symptome
- Selten dauert dieser Zustand länger als einige Monate an.

**Blutarmut**

Siehe früher. Leichte Formen der Blutarmut rufen das Gefühl, »nicht ganz auf der Höhe zu sein«, hervor. Betroffen sind häufig:

- Frauen während der Menstruation
- Kinder während der Wachstumsphase
- Ältere Menschen und Menschen mit eisenarmer Ernährung
- Alkoholiker

**Schilddrüsenerkrankungen**

Schwächeepisoden sind sowohl Symptom einer Überfunktion als

auch einer Unterfunktion der Schilddrüse. Beide Formen lassen sich leicht behandeln.

Merkmale einer Schilddrüsenunterfunktion sind:

- Zunehmend blasses Aussehen, Verstopfung, Vergröberung der Gesichtszüge
- Kälteempfindlichkeit
- Verlangsamtes Denkvermögen

Merkmale der weitaus schlimmeren Schilddrüsenüberfunktion sind:

- Schweißausbrüche, Gewichtsverlust, Appetitzunahme
- Zittern, Nervosität und hervorquellende Augen

Möglich

### Herzinsuffizienz

Ermüdung ist eines der frühen Symptome einer Herzinsuffizienz und kann noch vor Erscheinen anderer Anzeichen auftreten. Warnsignale für eine Herzfunktionsstörung können sein: Angina pectoris, hoher Blutdruck, vorausgegangene Herzanfälle. Folgende Anzeichen sind wahrscheinlich:

- Atemnot, schon bei geringen körperlichen Anstrengungen
- Schwellung der Fußknöchel, Atemnotanfälle während der Nacht

### Niedriger Blutdruck

Erst kürzlich wurden die Ärzte darauf aufmerksam, daß auch ein niedriger Blutdruck ein allgemeines Krankheitsgefühl und Ermüdungszustände verursachen kann.

### Nierenerkrankungen

Sehr frühe Anzeichen sind:

- Vermehrte Harnausscheidung tagsüber und während der Nacht
- Unbestimmte Schwäche und Müdigkeit
- Blutarmut und Übelkeit können später hinzutreten

### Unterernährung

Obwohl dies eigentlich kein Problem in industrialisierten Ländern darstellt, gibt es doch hin und wieder Fälle von Unterernährung (oder Mangelernährung) bei Menschen sozialschwacher Schichten, bei Alkoholikern oder in Fällen von Selbstvernachlässigung.

Schwäche und Mattigkeit resultieren aus dem Mangel an Vitaminen, Proteinen und essentiellen Nährstoffen.

- Neigung zu Blutergüssen, Zahnfleischbluten (Vitamin-C-Mangel)
- Wadenschwäche (Vitamin-$B_1$-Mangel; siehe früher)
- Geschwollene Handgelenke und Wachstumsverzögerung bei Kindern (Vitamin-D-Mangel)

Selten

### Muskel- oder Nervenkrankheiten

Frühe Anzeichen sind oft sehr subtil und unspezifisch, so daß ein Spezialist zu Rate gezogen werden muß. Der Verdacht auf eine Nervenkrankheit besteht bei folgenden Symptomen:
- Fortschreitende Schwäche einer Gruppe von Muskeln
- Kribbelndes Gefühl, Taubheitsgefühl oder Muskelzittern in den Gliedmaßen
- Schwankender Gang

Falls Muskelerkrankungen in der Kindheit auftreten, sind vor allem Jungen betroffen:
- Relativ dünne Oberschenkel, stärkere Waden
- Watschelnder Gang, Schwierigkeiten, sich aus der Hockstellung zu erheben
- Muskelzuckungen bei Erwachsenen

### Krebs

Es ist ungeklärt, weshalb Schwäche und Mattigkeit noch anderen, wesentlich spezifischeren Symptomen auftreten. Bei folgenden Personen könnte bei Eintreten längerer Schwächeperioden Verdacht auf eine Krebserkrankung bestehen:
- Raucher
- Personen mit Verdauungsproblemen oder veränderten Stuhlgewohnheiten
- Bei Appetitverlust und Gewichtsverlust
- Ungewöhnliche Blutungen aus Brustraum, Dickdarm oder Scheide, Blut im Urin

Weitere Einzelheiten kann man den entsprechenden Kapiteln entnehmen.

## Kollaps

Bei diesem »Zusammenbruch«, wie ein Kreislaufkollaps manchmal auch genannt wird, sind die charakteristischen Anzeichen ein überwältigendes Schwächegefühl, »fadenförmiger« Puls, Blässe, Schweißausbruch und Bewußtseinsstörungen.

Die Ursachen sind in den meisten Fällen ein zu niedriger Blutdruck, eine vorangegangene schwere Infektion oder medikamentöse Nebenwirkungen. Ein plötzlicher Kollaps ist häufig die Folge eines Schlaganfalls oder eines Herzinfarkts (siehe Kollaps mit Schock und Koma), während ein eher langsam eintretender Kollaps auf eine allgemeinere Körperfunktionsstörung (zum Beispiel Zuckerkrankheit) zurückgehen kann. Trotzdem gibt es auch hier keine klare Unterscheidung. In jedem Fall sollte sofort ein Arzt aufgesucht werden.

*Stabile Seitenlage*
*Bei einem Kollaps sollte die betroffene Person auf die Seite und nach vornüber geneigt hingelagert werden. Die oberen Luftwege (Rachen und Kehle) dürfen nicht verlegt sein. Falls möglich, sollte der Kopf entweder niedriger oder auf derselben Höhe wie das Herz gelagert werden. In jedem Fall sollte sofort medizinische Hilfe herbeigeholt werden.*

| | |
|---|---|
| Wahrscheinlich | **Ohnmachtsanfall** |
| Möglich | **Schwere Infektionen**<br>**Drogen- und Alkoholmißbrauch**<br>**Lungenembolie**<br>**Dehydratation (Abnahme des Körperwassers)** |
| Selten | **Pneumothorax (Luft in der Pleurahöhle)**<br>**Blutvergiftung**<br>**Addison-Krankheit**<br>**Schwere Schilddrüsenunterfunktion** |

Wahrscheinlich

**Ohnmachtsanfall**

Kurz anhaltende Bewußtlosigkeit, die durch eine zeitweilige Blutversorgungsstörung des Gehirns verursacht wird, zum Beispiel beim langen Stehen in warmer, stickiger Umgebung. Der Betroffene erholt sich im Liegen rasch (siehe früher).

Möglich

**Schwere Infektionen**

Die möglichen Ursachen werden in einem früheren Kapitel erläutert (siehe Fieber).

**Drogen- und Alkoholmißbrauch**

Bei einem jungen, ansonsten gesunden Menschen sind diese Ursachen wahrscheinlich, falls dieser kollabiert oder bewußtlos ist.

- Atem riecht nach Alkohol, leere Pillenschachteln
- Vernachlässigtes Äußeres
- Entzündete Venen
- Die Pupillen sind weit oder sehr eng
- Einstichstellen auf der Haut, hervorgerufen durch Heroinspritzen, vor allem in der Armbeuge oder dem Handrücken

Zur Diagnose sind Harn- und Blutuntersuchungen notwendig.

**Lungenembolie**

Siehe früher. Ein Blutgerinnsel setzt sich in den Lungengefäßen fest und blockiert den Blutfluß.

**Dehydratation**
Siehe später.

Selten

**Pneumothorax (Luft in der Plenvahöhle)**
Ein Teil der Lunge fällt zusammen.
- Plötzlicher, stechender Schmerz in der Brust, der sich beim Einatmen verschlimmert
- Leichte Atemnot
- In schlimmen Fällen können Ohnmachtsanfälle, Kollaps oder Blauverfärbung der Haut eintreten

**Blutvergiftung**
Verursacht Schüttelfrost und Schweißausbrüche. Siehe später.

**Addison-Krankheit**
Fortschreitende, allgemeine Schwäche, bis es bei der sog. Addison-Krise zu einem Kollaps kommen kann. Siehe später.

**Schwere Schilddrüsenunterfunktion**
Da man diese Hormonstörung in der Regel frühzeitig erkennt, kann man einen drohenden Kreislaufkollaps vermeiden. Siehe früher.

## Kollaps und Schmerzen im Bauchraum

| | |
|---|---|
| Wahrscheinlich | **Magengeschwür/Ulcus pepticum**<br>**Bauchspeicheldrüsenentzündung**<br>**Gallenblasenerkrankungen**<br>**Eileiterschwangerschaft** |
| Möglich | **Magen-Darm-Entzündungen**<br>**Entzündliche Darmerkrankungen** |
| Selten | **Darmverschluß**<br>**Darmdurchblutungsstörungen** |

Die Diagnose ist hier oft sehr schwer zu stellen, da die Gründe für Leibschmerzen in der Regel vom Alter abhängen. Die nachfolgende Liste der möglichen Erkrankungen, die beim Erwachsenen einen Kreislaufkollaps hervorrufen können, ist sicher nicht vollständig. Es werden nur die am häufigsten vorkommenden Ursachen aufgeführt. Falls man einen Kollaps nicht frühzeitig behandelt, kann es zum Schock und schlimmstenfalls zum Koma kommen. Siehe später.

Alle Entzündungen innerer Organe können zu ihrer Zerreißung führen. Ohne die entsprechenden Untersuchungen oder operative Eingriffe ist es häufig unmöglich, die Ursachen voneinander zu unterscheiden.

**Gallenblase**

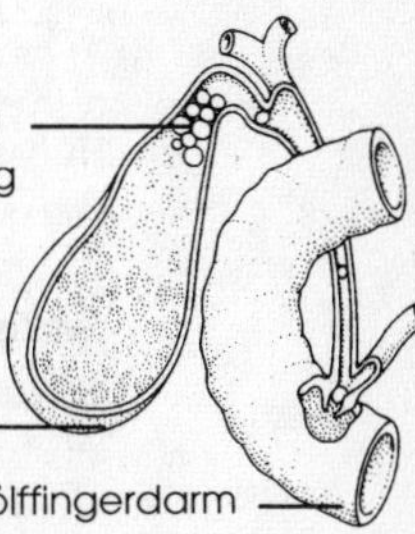


**Hiatus-Hernie (Zwerchfellhernie)**

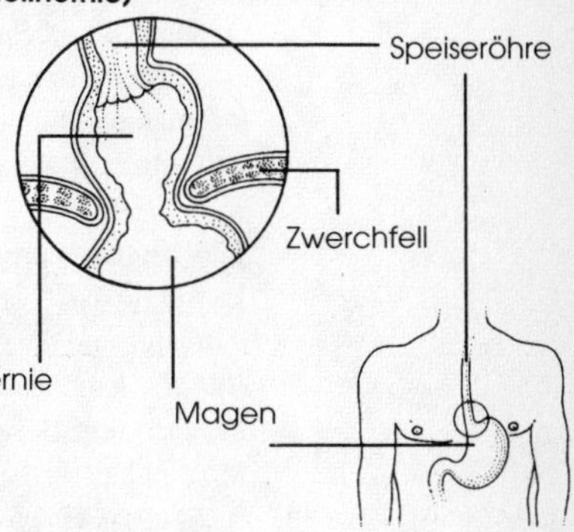


Wahrscheinlich

## Magengeschwür Ulcus pepticum

Überschüssige Magensäure führt zu einer oberflächlichen Reizung von Magen- und Zwölffingerdarmschleimhaut. Es kann dann im weiteren Verlauf ein schmerzendes Geschwür entstehen. Falls das Geschwür zerreißt, ergießen sich Magensäure, Mageninhalt und Blut in den Bauchraum.

- Häufiger bei Patienten in mittleren Lebensjahren
- Vorherbestehende Schmerzen im Oberbauch und Verdauungsstörungen
- Verdauungsstörungen in der Nacht
- Starke Schmerzen im oberen Bauchraum, die scheinbar in den Rücken ausstrahlen
- Blutiges oder kaffeesatzähnliches Erbrechen
- Schwarzverfärbte Stühle, teerartig oder blutig

### Bauchspeicheldrüsenentzündung

Die Bauchspeicheldrüse liegt im hinteren Teil des oberen Bauchraumes.

Meist gehen dieser Erkrankung schon länger bestehende Gallenblasenerkrankungen oder übermäßiger Alkoholkonsum voraus.

- Quälende Schmerzen im oberen Bauchraum, die sich binnen Stunden verschlimmern
- Schmerzen im Rücken
- Erbrechen
- Kreislaufkollaps

Um eine Bauchfellentzündung zu verhindern, ist eine intensive medizinische Behandlung erforderlich. Siehe früher.

### Gallenblasenerkrankungen

Entzündung oder Verschluß der Gallenblase, meist durch Gallensteine hervorgerufen und häufig bei Frauen in mittleren Lebensjahren auftretend.

- Schmerzen im oberen rechten Bauchraum unter dem Rippenbogen
- Vorher lange bestehende Beschwerden in dieser Region
- Quälende Schmerzanfälle, die stundenlang anhalten können
- Fieber

### Eileiterschwangerschaft

Es kann passieren, das sich eine befruchtete Eizelle im Eileiter einnistet und dort während mehrerer Wochen heranwächst. Der Eileiter kann dabei zerreißen und schwere innere Blutungen hervorrufen. Bei jeder Frau im gebärfähigen Alter sollte diese Möglichkeit in Erwägung gezogen werden, selbst wenn keine Anzeichen einer Schwangerschaft bestehen. Die Diagnose ist dank moderner Ultraschallverfahren leicht zu stellen.

- Die Periode setzt aus, empfindliche, schmerzende Brüste, Übelkeit
- Schnell sich verschlimmernde Schmerzen im unteren Bauchraum, gewöhnlich nur auf einer Seite
- Scheidenblutungen

Möglich

### Magen-Darm-Entzündungen

Dies ist eine Infektion des Magen-Darm-Traktes, bei der Giftstoffe in den Körper freigesetzt werden und in schlimmen Fällen eine rapide Abnahme des Körperwassers (Dehydratation) erfolgt.

- Krampfartige Leibschmerzen
- Erbrechen
- Sofort oder erst nach einigen Stunden einsetzender Durchfall

### Entzündliche Darmerkrankungen

Hierunter fallen typischerweise die Colitis ulcerosa (chronisch-entzündliche Erkrankung des Dickdarmes) und die Crohn-Krankheit.

Spezifische Anzeichen sind:
- Lange Zeit bestehende, immer wiederkehrende Leibschmerzen, Durchfall
- Blut- und Schleimbeimengungen im Stuhl

Selten

### Darmverschluß

Dies kann die Folge eines eingeklemmten Bruchs (Hernie) oder einer Wucherung im Darm sein.
- Ein Bruch bewirkt oft eine schmerzhafte Schwellung in der Leistengegend
- Zunächst krampfartige Leibschmerzen
- Erbrechen, angeschwollener Bauch
- Innerhalb weniger Stunden treten Fieber und generalisierte Schmerzen in der Bauchregion auf.

### Darmdurchblutungsstörungen

Ein Blutgerinnsel verstopft die Darmarterien und somit die Blutversorgung der Eingeweide. Am wahrscheinlichsten tritt dieser Zustand bei älteren, an Herzerkrankungen leidenden Patienten auf.
- Plötzlich einsetzende Schmerzen im Bauchraum
- Durchfall, Erbrechen, blutiger Stuhl
- Schnelle Verschlechterung des Zustandes bis hin zum Kreislaufkollaps

Die operative Entfernung des Blutgerinnsels ist möglich, jedoch sollte dies sehr rasch erfolgen.

## Kollaps mit Schock oder Koma

Eine Notfallsituation. Wiederbelebungsmaßnahmen sind wichtiger als die genaue Diagnose! Der medizinische Ausdruck »Schock« bedeutet im engeren Sinne eine drastische Verminderung des Blutflusses in bestimmten Geweben. Der Begriff wird hier weniger in seinem physiologischen Sinn benutzt, sondern vielmehr als Beschreibung eines Symptomenkomplexes angesehen.
- Feuchte, kühle, blasse Haut
- »Fadenförmiger«, schwacher Puls
- Bläuliche Verfärbung der Haut
- Die individuellen Reaktionen sind unterschiedlich: Verwirrtheit oder andere Bewußtseinsstörungen bis hin zum Koma

Koma kann hier als Bewußtlosigkeit angesehen werden. Die Ursachen, die zu Kollaps, Schock und Koma führen können, wurden auch in den beiden vorhergehenden Abschnitten behandelt.

| | |
|---|---|
| Wahrscheinlich | **Schlaganfall**<br>**Herzanfall**<br>**Herzrhythmusstörungen**<br>**Blutverlust**<br>**Lebensbedrohliche Infektionen**<br>**Starke Schmerzen** |
| Möglich | **Diabetisches Koma**<br>**Alkohol- oder Drogenmißbrauch**<br>**Zerreißung eines Aortenaneurysmas**<br>**Verbrennungen** |
| Selten | **Anaphylaktischer Schock** |

Wahrscheinlich

**Schlaganfall**

Betrifft meist ältere Patienten und wird durch eine Blutung oder ein Blutgerinnsel im Gehirn hervorgerufen.

- Bewußtlosigkeit für einige Minuten
- Erbrechen
- Lähmung einer Körperhälfte
- Seufzendes, mühsames Atmen

Die Prognose richtet sich nach der Ursache und dem allgemeinen Gesundheitszustand des Patienten.

**Herzanfall**

Vor allem Menschen mittleren und höheren Alters sind gefährdet. Die heutigen Behandlungsmöglichkeiten streben eine rasche medizinische Hilfe an, um die Überlebenschancen um ein Vielfaches zu steigern.

- Plötzlich einsetzendes, schweres Druckgefühl hinter dem Brustbein
- Der Schmerz strahlt in den linken Arm oder den Unterkiefer aus
- Atemnot, Schweißausbruch

Nicht alle Herzanfälle nehmen einen solch dramatischen Verlauf. Vor allem bei älteren Patienten sind Schmerzen meist kein Hauptsymptom.

**Herzrhythmusstörungen**

Ein sehr schneller, sehr langsamer oder sehr unregelmäßiger

Herzschlag beeinträchtigt die normale Arbeitskraft des Herzens. Man findet häufig folgende Symptome:
- Abruptes Einsetzen eines pochenden, flatternden Gefühls in der Brust
- Atemnot
- Schock

### Blutverlust
Siehe auch früher: Dehydratation. Blutiges Erbrechen, Blutungen aus Darm und Scheide sind Hinweise für einen Blutverlust. Häufig bleiben Blutungen aber auch unerkannt. Vor allem vorausgegangene Verletzungen stellen Verdachtsmomente dar:
- Gewalteinwirkung (zum Beispiel Schlag) in der Bauchregion kann eine Zerreißung der Milz hervorrufen
- Oberschenkelbrüche können massive Muskelblutungen bewirken

### Lebensbedrohliche Infektionen
Eine schwere Infektion, die sich über das Blut im Körper ausbreitet, kann aufgrund komplexer Vorgänge einen Blutdruckabfall und somit einen Kreislaufkollaps auslösen. Es treten Symptome einer Allgemeininfektion auf:
- Fieber, Schüttelfrost, Kopfschmerzen
- Spontane Blutungen und Neigung zu Blutergüssen

### Starke Schmerzen
Bei sehr starken Schmerzen jeglicher Ursache können Reflexvorgänge im Körper einen Kreislaufkollaps oder sogar Koma verursachen.

Möglich

### Diabetisches Koma
Bei Diabetikern können zwei Formen von Koma auftreten. Ein Kollaps aufgrund eines niedrigen Blutzuckerspiegels verursacht:
- Schweißausbruch, Schwindelgefühl, Reizbarkeit
- Verschlechterung des Zustandes bis hin zu Bewußtseinsstörungen und Koma

Falls der Blutzuckerspiegel über längere Zeit erhöht bleibt, kann eine andere, langsamer einsetzende Kollapsform eintreten – Ketoazidose:
- Tritt gewöhnlich bei Bestehen einer anderen, leichten Krankheit auf
- Entwickelt sich während weniger Stunden oder Tage
- Dehydratation (siehe später), starker Durst
- Obstartiger Atemgeruch

Beide Erkrankungszustände sprechen schnell auf eine entsprechende Therapie an.

### Alkohol- oder Drogenmißbrauch

Siehe früher.

### Zerreißung eines Aortenaneurysmas

Die Aorta ist die Hauptarterie des Körpers und transportiert, vom Herz wegführend, dessen gesamtes Blutvolumen. Nach jahrelanger Beanspruchung können sich die Aortenwände mit der Zeit ausweiten, dünner werden und dann reißen, fast wie ein Autoreifen, der sich aufbläht und dann irgendwann platzt. Als Ursache eines plötzlichen Todes ist dies gar nicht so selten, manchmal gibt es aber warnende Vorzeichen:

- Ungewöhnliche Pulsationen im Bauchraum, im Einklang mit dem Herzschlag
- Eine Umfangsvermehrung ist im Bauchraum fühlbar
- Einsetzen von Rückenschmerzen bei Zerreißung der Aorta

Eine Operation ist bei frühzeitigem Eingriff erfolgreich.

### Verbrennungen

Bei schweren Verbrennungen kommt es in der Regel zu Verlust von Gewebsflüssigkeit. Dieser Flüssigkeitsverlust und die hinzukommenden Schmerzen können Schock hervorrufen.

Selten

### Anaphylaktischer Schock

Hierunter versteht man die schlimmste Form einer allergischen Reaktion. Sie stellt ein nicht voraussehbares Risiko dar bei Injektionen, bestimmten Lebensmitteln oder bei Insektenstichen.

Leichte, warnende Anzeichen für eine allergische Reaktion sind:

- Schwellung der Lippen
- Juckende, erhabene Hautstellen, die auftreten und wieder abklingen

Bei einem anaphylaktischen Schock treten auf:

- Abrupt einsetzendes, keuchendes Atmen, bläuliche Verfärbung der Haut
- Schluckbeschwerden, hervorgerufen durch Schwellungen im Hals
- Kreislaufkollaps

Personen, die um ihre Allergieneigung wissen, sollten immer die entsprechenden Medikamente oder einen Allergieausweis mit sich führen.

# Appetitlosigkeit oder Appetitmangel

Kurze Phasen von Appetitlosigkeit begleiten normalerweise manche Stimmungsschwankungen oder leichte Infektionskrankheiten. Die Appetitzunahme ist dann auch in aller Regel ein erstes Anzeichen der Genesung, ebenso wie die Normalisierung der Körpertemperatur. Falls Appetitverlust jedoch zusammen mit anderen Symptomen, zum Beispiel Leibschmerzen oder Gewichtsverlust (siehe diese Symptome), auftritt, könnten auch andere Erkrankungen die Ursache sein.

| | |
|---|---|
| Wahrscheinlich | **Leichte fieberhafte Erkrankungen**<br>**Streß** |
| Möglich | **Depression**<br>**Alkoholismus**<br>**Infektiöse Leberentzündung** |
| Selten | **Magenkrebs**<br>**Herzinsuffizienz** |

Wahrscheinlich

**Leichte fieberhafte Erkrankungen**
- Fieber, Muskelschmerzen, Halsschmerzen oder Husten
- Plötzlicher Appetitverlust; ungefähr 2 bis 3 Tage nach Abfall des Fiebers setzt der Appetit wieder ein

**Streß**

Oder Sorgen. Diese weitverbreiteten Merkmale modernen Lebens regen den Appetit entweder an oder vermindern ihn.
- Verspannungen in Kopf-Nacken- und Schulterregion
- Reizbarkeit, leichte Depressionen

Stimmung und Appetit normalisieren sich, sobald die Streßfaktoren ausgeschaltet sind.

Möglich

**Depression**

Siehe später. Bei längeren Phasen der Appetitlosigkeit kann dies als Ursache vermutet werden, vor allem wenn noch andere Anzeichen auftauchen:
- Interesselosigkeit
- Anfälle von Verzweiflung, Weinkrämpfe, geringes Selbstvertrauen
- Teilnahmsloses Verhalten, Vernachlässigung der eigenen und anderer Personen
- Schlaflosigkeit oder Störungen des Schlafrhythmus

### Alkoholismus

Der hohe Gehalt an Kohlenhydraten im Alkohol bremst das Hungergefühl für feste Nahrung und führt Appetitlosigkeit herbei. Die flüssige Nahrung ersetzt nicht die normale Ernährung, und es treten neben den Anzeichen für eine Alkoholabhängigkeit auch Vitaminmangel-Symptome auf.

- Selbstvernachlässigung, Geruch nach Alkohol
- Gedächtnisstörungen, Stimmungsschwankungen
- Halsschmerzen, eingerissene Mundwinkel, wiederkehrende Infektionskrankheiten
- Erweiterte Blutgefäße im Gesicht

### Infektiöse Leberentzündung

Verdächtige Symptome dieser Krankheit sind Appetitlosigkeit, Fieber, das 5 bis 7 Tage anhält, Muskelschmerzen, Leibschmerzen, vor allem, wenn sie in dieser Kombination auftreten.

- Gelbsucht (gelbliche Augen, dunklere Urinfarbe)

Nach Ausheilung der Gelbsucht fühlt sich der Patient besser.

Selten

### Magenkrebs

Frühstadien von Krebs, besonders von Magenkrebs, können Appetitlosigkeit verursachen, noch bevor andere Anzeichen auftreten. Die Gründe hierfür sind noch unbekannt. Trotzdem ist das Auftreten längerer Phasen von Appetitlosigkeit ohne das gleichzeitige Bestehen anderer Krankheitssymptome sehr selten (siehe die entsprechenden Kapitel: Appetitlosigkeit, Gewichtsverlust und Appetitlosigkeit, Gewichtsverlust und Schmerzen in der Brust).

Magenkrebs tritt am häufigsten bei über 45jährigen auf:

- Lang andauernder, unerklärlicher Appetitverlust
- Völlegefühl auch nach Einnahme nur sehr kleiner Mahlzeiten
- Andere unerklärliche Symptome, zum Beispiel allgemeines Krankheitsgefühl, Müdigkeit, ungewöhnliche Blutungen, ungewöhnliche Schmerzen

### Herzinsuffizienz

Bei manchen Formen der Herzinsuffizienz sind lange Phasen von Appetitlosigkeit sehr typisch, Wahrscheinlich rührt dies von einer Blutstauung in der Leber her. Andere Anzeichen treten während einiger Tage oder Wochen auf:

- Atemnot bei Anstrengung; Müdigkeit
- Atemnot beim Versuch, sich hinzulegen
- Schon vorher bestehende Erkrankungen des Brustraumes, zum Beispiel chronische Bronchitis, Bronchiektasen oder Herzerkrankungen, zum Beispiel Angina pectoris
- Geschwollene Fußknöchel und geschwollener Bauch als frühe Anzeichen

- Schmerzempfindlichkeit über der Lebergegend, reduzierte Ausscheidung von Harn

## Appetitlosigkeit, Gewichtsverlust

Diese Symptomenkombination gibt Anlaß zur Besorgnis. Bei den unter 40jährigen ist die Ursache häufig eine länger andauernde fieberhafte Erkrankung. Bei den über 40jährigen Patienten ist eine ernsthaftere Ursache nicht auszuschließen. Falls man diese Symptome an sich beobachten sollte, prüft man, ob noch andere der aufgelisteten Anzeichen zutreffen, und schlägt in den betreffenden Kapiteln dieses Buches nach.

| | |
|---|---|
| Wahrscheinlich | **Länger andauernde fieberhafte Erkrankung**<br>**Zwölffingerdarmgeschwür**<br>**Magersucht** |
| Möglich | **Emotionales Tief**<br>**Krebs** |

Wahrscheinlich

### Länger andauernde fieberhafte Erkrankung

Bei Kindern und Jugendlichen sind länger andauernde Krankheiten, wie zum Beispiel Infektionen des Brustraumes oder Magen-Darm-Entzündungen, häufig von Appetitlosigkeit und Gewichtsverlust begleitet. Nach einigen Wochen werden diese Defizite wieder ausgeglichen. Bei Erwachsenen sollte man eine gründlichere Suche nach den Ursachen vornehmen, falls zusätzlich diese Symptome auftreten:
- Kältegefühl, Nachtschweiß
- Vorausgegangene Operation
- Lang anhaltender Husten, Durchfall, Leibschmerzen
- Ungewöhnliche Blutungen
- Veränderungen bei den ausgeschiedenen Harnmengen

Falls eines dieser Anzeichen zutreffen sollte, kann man in den betreffenden Kapiteln nähere Einzelheiten erfahren.

### Zwölffingerdarmgeschwür

Diese manchmal schmerzlosen Geschwüre können die nachfolgenden, etwas ungewöhnlichen Symptome hervorrufen:
- Hungergefühl
- Blutung des Geschwürs (blutiges Erbrechen, schwarzverfärbte Stühle)

### Magersucht

Siehe früher. Gewichtsverlust als Folge von Nahrungsverweigerung oder radikalen Diäten.

Möglich

### Emotionales Tief

In sehr ausgeprägten Fällen ist Selbstvernachlässigung zu beobachten. Gewöhnlich ist Streß die Ursache.

- Andere Anzeichen für ein emotionales Tief, zum Beispiel Stimmungsschwankungen, Reizbarkeit, Weinkrämpfe, Depressionen.

### Krebs

Falls die Symptome Appetitlosigkeit und Gewichtsverlust bei einem über 40jährigen auftreten, sollte man ihn auf das Vorliegen anderer spezifischer Symptome hin untersuchen:

- Ungewöhnliche Schmerzen
- Ungewöhnliche Blutungen aus Mund, Scheide, Darm, Blutbeimengungen im Schleim und Urin
- Schwellungen, Umfangsvermehrungen, vergrößerte Lymphknoten
- Allgemeines Krankheitsgefühl, Müdigkeit

## Appetitlosigkeit, Gewichtsverlust und Schmerzen im Brustraum

Dieser offenbar beunruhigende Symptomenkomplex wird oft durch relativ harmlose Gründe verursacht, im Gegensatz zu den Symptomen Appetitlosigkeit, Gewichtsverlust (siehe oben). Trotzdem sollte jeder Erwachsene, bei dem diese Anzeichen beobachtet werden, sich einer gründlichen ärztlichen Untersuchung unterziehen.

| | |
|---|---|
| Wahrscheinlich | **Ulcus pepticum/Magengeschwür**<br>**Hiatus-Hernie**<br>**Speiseröhrenentzündung** |
| Möglich | **Gallenblasenerkrankungen**<br>**Magenkrebs** |
| Selten | **Verdauungsinsuffizienz**<br>**Lungenkrebs**<br>**Tuberkulose** |

Wahrscheinlich

## Ulcus pepticum/Magengeschwür

Korrosive Säuren und Salze benetzen die Schleimhautoberfläche von Magen und Zwölffingerdarm. Normalerweise weiß sich das Verdauungssystem durch geeignete Mechanismen vor einer Schleimhautkorrosion zu schützen. Falls diese Schutzmaßnahmen gestört sind, entstehen Geschwüre und Entzündungen auf den Schleimhäuten. Rauchen, Trinken, Streß und einige antirheumatische Medikamente begünstigen die Entstehung solcher Geschwüre.

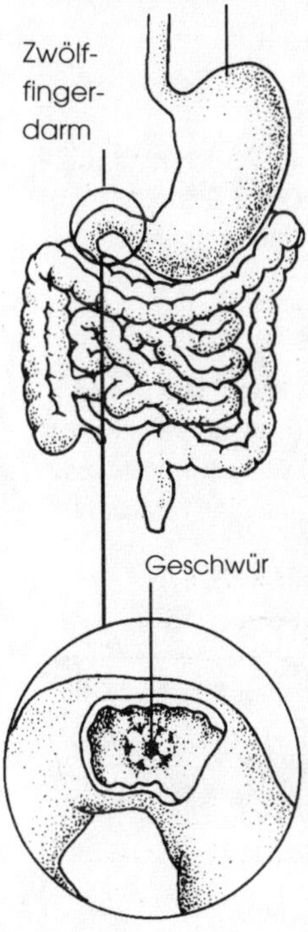


- Brennender Schmerz hinter dem Brustbein und im oberen Bauchraum
- Nahrungsaufnahme kann den Schmerz lindern oder verschlimmern
- Falls die Nahrungsaufnahme den Schmerz verschlimmert und deshalb vermieden wird, kommt es zur Gewichtsabnahme
- Schmerzanfälle während der Nacht

Antazida (Medikamente gegen überschüssige Magensäure) können den Schmerz kurzfristig lindern.

Die Behandlung der durch überschüssige Magensäure entstehenden Geschwüre ist einer der herausragendsten Erfolge der modernen Medizin und macht ein operatives Eingreifen, über lange Zeit die einzige Heilungsmöglichkeit, überflüssig.

*Die beiden Formen des Ulcus pepticum:*
*Zwölffingerdarmgeschwüre sind viermal so häufig wie Magengeschwüre. Eine maligne Entartung des Zwölffingerdarmgeschwüres ist selten, im Gegensatz zum Magengeschwür. Doppelt so viele Männer wie Frauen erkranken an diesen gutartigen Ulzera, insgesamt wird eine Person von zehn im Laufe ihres Lebens an einem solchen Geschwür erkranken.*

## Hiatus-Hernie

Hierbei gelangt Mageninhalt zurück in die Speiseröhre, was auf eine Funktionsstörung des Mageneinganges (Kardia), einer Art »Einwegventil«, zurückgeht. Oft ist dieser Reflux nur ein lästiges Übel. Falls die Erscheinung jedoch über einen längeren Zeitraum anhält, kann durch Narbenbildung in der Speiseröhre der normale Schluckvorgang gestört werden. Gewichtsabnahme ist dann die Folge.

Der Zustand tritt eher in den mittleren Lebensjahren auf und betrifft vor allem übergewichtige Personen.

- Sodbrennen
- Saures Aufstoßen beim Bücken und im Liegen

Sehr häufig verschlimmert sich die Symptomatik während der Schwangerschaft.

### Speiseröhrenentzündung

Eine Entzündung der Speiseröhre, die durch einen Überschuß an Magensäure verursacht wird.

- Brennender Schmerz hinter dem Brustbein
- Die Symptomatik verschlimmert sich nach Einnahme warmer oder säurehaltiger Speisen
- Schmerzen strahlen in den ganzen Brustraum bzw. bis zu den Unterkiefern aus

Die Behandlung soll die Narbenbildung verhindern und das Speiseröhrenlumen verengen.

Möglich

### Gallenblasenerkrankungen

Die Bildung von Gallensteinen steht hier im Vordergrund. Gallensteine verursachen Schmerzen im oberen Bauchraum, vor allem nach den Mahlzeiten, woraus eine Abneigung gegen das Essen entsteht (siehe früher).

### Magenkrebs

Siehe früher. Falls bei einem über 40 Jahre alten Patienten zum ersten Mal diese Symptome auftreten, sollte an die Möglichkeit einer Krebserkrankung gedacht werden. Die Diagnosestellung hängt dabei von der Früherkennung ab, was sich wiederum günstig auf die Heilungschancen auswirkt.

Selten

### Verdauungsinsuffizienz

Hierunter faßt man eine Reihe von Funktionsstörungen des Verdauungsapparates zusammen, die alle eine mangelhafte Absorption der Nährstoffe bewirken. Die Symptome treten vor allen Dingen in der Kindheit in Erscheinung und sind sehr charakteristisch:

- Wachstumsverzögerung
- Weiche, fettige, übelriechende Massenstühle
- Häufig wiederkehrende tiefe Atemwegsinfektionen
- Geschwollener Bauch mit Unwohlsein und starken Schmerzen

### Lungenkrebs

Zusätzlich zu den drei Hauptsymptomen Appetitlosigkeit, Gewichtsabnahme und Schmerzen im Brustraum kommen noch folgende hinzu:

- Atemnot
- Blutiger Husten

### Tuberkulose

Gewichtsabnahme, Appetitlosigkeit und Schweißausbrüche sind die Hauptsymptome dieser Krankheit. Die Schmerzen im Brustraum rühren von einer Schwellung der Lymphknoten her. Siehe früher.

## Übersteigerter Appetit

| | |
|---|---|
| Wahrscheinlich | **Verdauungsstörungen**<br>**Blutzuckerabfall** |
| Möglich | **Schilddrüsenüberfunktion** |
| Selten | **Darmparasiten**<br>**Bulimie (Eß-/Brechsucht)**<br>**Erkrankungen des Hypothalamus** |

Wahrscheinlich

**Verdauungsstörungen**

In manchen Fällen kann die Einnahme kleiner Mahlzeiten das Schmerzgefühl oder das Gefühl von Leere im Magen-Darm-Trakt lindern, die durch die überschüssige Magensäure hervorgerufen werden. Man hat in solchen Fällen das Bedürfnis, häufige kleine Mahlzeiten zu sich zu nehmen.

- Brennendes Gefühl hinter dem Brustbein
- Saures Aufstoßen, Sodbrennen oder andere Gasbildung

Falls die Symptome längere Zeit andauern, könnte dies ursächlich auf ein Ulcus pepticum zurückgehen.

**Blutzuckerabfall**

Bei einer ausgelassenen Mahlzeit können leichte Formen eines Blutzuckerabfalles auftreten. Vor allem die auf Insulin angewiesenen Diabetiker sollten Frühsymptome als Warnung erkennen:

- Zunächst tritt ein Schwindelgefühl auf, dann Konzentrationsstörungen, Reizbarkeit und Kopfschmerzen
- Bei Verschlimmerung des Zustandes kommt es zu Schweißausbrüchen, Verwirrtheit, Bewußtseinsstörungen

Die Anzeichen können durch die Einnahme zuckerhaltiger Nahrungsmittel sofort verschwinden.

Möglich

**Schilddrüsenüberfunktion**

Diese Funktionsstörung der Schilddrüse entwickelt sich in einem Zeitraum von Wochen oder Monaten.

- Gewichtsabnahme, Schweißausbrüche, Händezittern
- Häufiges Merkmal sind hervorstehende Augen
- Hyperaktivität, Ruhelosigkeit, Nervosität

Selten

**Darmparasiten**

Durch rohes Rindfleisch, Schweinefleisch oder Fisch kann man sich gelegentlich mit Würmern infizieren.

- Zu Beginn verläuft dieser Wurmbefall symptomlos, nach einiger Zeit kann man Wurmsegmente im Stuhl finden

**Bulimie (Eß-/Brechsucht)**

Bei der Bulimie handelt es sich um eine psychisch bedingte Eßstörung, die durch Heißhungerattacken gekennzeichnet ist. Sie tritt oft zusammen mit der Magersucht auf. Siehe früher.

- Betrifft vor allem junge Frauen, die Angst vor Übergewicht haben
- Exzessive Diäten, die von Freßanfällen unterbrochen werden; selbst herbeigeführtes Erbrechen

**Erkrankungen des Hypothalamus**

Bei Erkrankungen des Hypothalamus, einer hormonsezernierenden Drüse des Zwischenhirns, kann es zu einem übersteigerten Appetit kommen. Ferner zu:

- Ausscheidung großer Urinmengen
- Schläfrigkeit, Teilnahmslosigkeit, Beeinträchtigung des Sehfeldes

## Gewichtszunahme

Es sind nur selten die »Drüsen«, die eine Gewichtszunahme verursachen.

| | |
|---|---|
| Wahrscheinlich | **Man ißt zu viel** |
| Möglich | **Schilddrüsenunterfunktion**<br>**Medikamente** |
| Selten | **Hormonell bedingte Gewichtszunahme**<br>**Cushing-Syndrom** |

Wahrscheinlich

**Man ißt zu viel**

Dies bedeutet nicht »überessen«. Manche Personen nehmen zu, obwohl sie relativ wenig Nahrung zu sich nehmen. Die Gründe hierfür sind ungeklärt. Übergewicht ist oft die Hauptursache eines angeschlagenen Gesundheitszustandes, wenn nicht sogar für eine ernsthafte Erkrankung, wie zum Beispiel Knochen-Gelenk-Entzündung, Herzkrankheiten und Zuckerkrankheit.

- Die Probleme nehmen mit dem Alter zu
- Das Körperfett ist überall verteilt

Eine disziplinierte, zielbewußte Diät kann eine Gewichtsreduzierung bewirken.

Möglich

### Schilddrüsenunterfunktion

- Langsame, fortschreitende Gewichtszunahme (siehe früher).

### Medikamente

Die Einnahme mancher Medikamente kann eine Gewichtszunahme verursachen. Kontrazeptiva (schwangerschaftsverhütende Medikamente) sind für diesen Effekt bekannt. Das Cortison, weit verbreitet zur Behandlung rheumatischer Krankheiten oder Erkrankungen des Brustraumes, bewirkt eventuell:

- »Mondgesicht«
- Gewichtszunahme, vor allem in der Körpermitte, während die Beine relativ schlank bleiben
- Bluthochdruck, Zuckerkrankheit

Selten

### Hormonell bedingte Gewichtszunahme

Manche relativ selten vorkommenden Hormonstörungen (vor allem bei Jungen) können Fettleibigkeit verursachen.

- Das fettleibige Kind ist ungewöhnlich klein oder ungewöhnlich groß
- Die Pubertät tritt verzögert ein
- Hoden und Penis sind unterentwickelt

### Cushing-Syndrom

Ursache dieser Erkrankung ist eine Überproduktion natürlicher Steroidhormone.

- Starke Fettleibigkeit mit Auftreten bläulich-roter Dehnungsstreifen
- Spindeldürre Beine
- »Mondgesicht«
- Ausgeprägte, buckelartige Fettansammlung auf dem Rücken (»Büffelhöcker«)
- Symptome einer Zuckerkrankheit (Durst, Ausscheidung großer Urinmengen usw.; siehe später)
- Dünne Haut, Neigung zu Blutergüssen

Die in der Regel erfolgreiche Behandlung richtet sich nach der Ursache.

## Untertemperatur

Siehe auch früher: Niedrige Temperatur.

## Starker Durst

Dies ist der Gegenpol zu einer Dehydratation und sollte im Zusammenhang damit gesehen werden. Er äußerst sich durch ein starkes Durstgefühl oder indem man sich ausgetrocknet fühlt.

| | |
|---|---|
| Wahrscheinlich | **Geringe Flüssigkeitsaufnahme**<br>**Schweißausbruch**<br>**Durchfall** |
| Möglich | **Entwässernde Medikamente (Diuretika)**<br>**Innere Blutungen** |
| Selten | **Medikamentöse Nebenwirkungen** |

Wahrscheinlich

**Geringe Flüssigkeitsaufnahme**

Folgende Umstände können dies bewirken:
- Länger andauerndes Erbrechen
- Unfähigkeit, zu trinken, zum Beispiel Schlaganfallpatienten sind auf die Hilfe anderer angewiesen
- Verlegung der Speiseröhre
- Intravenös ernährte Patienten

Die Folgen sind:
- Trockenheitsgefühl im Mund, Ausscheidung geringer Mengen dunkelgefärbten Urins
- Die Haut wird schlaff und verliert ihre Elastizität, die Augen sinken ein
- Bei Säuglingen sinkt die weiche Stelle am Kopf (Fontanelle) ein
- In Extremfällen treten Apathie und Bewußtseinstrübungen auf

**Schweißausbruch**

Der Flüssigkeitsverlust beim Schwitzen muß ersetzt werden, der Körper reagiert mit einem starken Durstgefühl. Fieber, sportliche Betätigung und warme Umgebungstemperatur können zu übermäßigem Schwitzen führen. Zur Symptomatik siehe oben (Geringe Flüssigkeitsaufnahme).

### Durchfall

Dauert der Durchfall nur kurze Zeit an, kann der Körper mit dem Flüssigkeitsverlust gut fertig werden. Bei längeren Durchfallphasen resultieren Dehydratation und Durst. Vor allem Säuglinge sind sehr anfällig für die Folgen von Durchfall, besonders wenn er, was in diesem Alter häufig vorkommt, zusammen mit Erbrechen auftritt.
Man muß also sehr genau auf die Anzeichen einer Dehydratation achten.

Möglich

### Entwässernde Medikamente (Diuretika)

Vor allem bei der Therapie von Herzkrankheiten haben Diuretika ihren festen Platz. Sie »schwemmen« den Körper aus und entlasten somit das Herz-Kreislauf-System. Durst ist also eine normale Folge, bei Überdosierung dieser Medikamente treten jedoch noch weitere Symptome hinzu:

- Ausscheidung großer Harnmengen über mehrere Stunden nach Einnahme des Medikaments
- Zunehmende Schwäche über Tage oder Wochen
- Verstopfung

### Innere Blutungen

Die Blutungen müssen schwer und anhaltend sein, um ein Durstgefühl hervorzurufen. Äußerliche Blutungen sind leicht zu erkennen, innere Blutungen erzeugen zusätzlich noch eine andere Problematik:

- Blässe, schneller Puls, Kollaps und Durst

Verdächtig sind folgende Umstände:

- Kürzlich erfolgte Bauchverletzung (zum Beispiel eine Milzzerreißung)
- Schwere Leibschmerzen (zum Beispiel nach einem durchgebrochenen Magen-Darm-Geschwür)
- Oberschenkelbruch
- Aufblähung des Bauches

Selten

### Medikamentöse Nebenwirkungen

Als Nebenwirkung vieler Medikamente tritt ein Austrocknungsgefühl im Mund auf, was strenggenommen kein Durst ist; trotzdem ist Flüssigkeitsaufnahme hier ein Heilmittel. Medikamente mit diesen Nebenwirkungen sind zum Beispiel Antidepressiva oder Medikamente gegen Harninkontinenz.

# Starker Durst, Ausscheidung großer Harnmengen

| | |
|---|---|
| Wahrscheinlich | **Diabetes mellitus (Zuckerkrankheit)**<br>**Psychologische Ursachen** |
| Möglich | **Kalium-Mangel**<br>**Chronische Niereninsuffizienz** |
| Selten | **Überfunktion der Nebenschilddrüse**<br>**Diabetes insipidus** |

Wahrscheinlich

**Diabetes mellitus (Zuckerkrankheit)**

Siehe später.

Dies ist der klassische Symptomenkomplex der Zuckerkrankheit.

**Psychologische Ursachen**

Ein Circulus vitiosus, ein Teufelskreis: Auf exzessives Trinken folgt eine exzessive Harnausscheidung und erneut starker Durst. Es überrascht vielleicht, daß dieser Zustand häufig auftritt, vor allem bei Kindern mit Hang zu süßen Getränken, oft genug ihre einzige Trostquelle.

Der Arzt muß für die Diagnose andere Ursachen ausschließen.

Möglich

**Kalium-Mangel**

Bei langfristiger Einnahme entwässernder Medikamente tritt dieser Zustand als Nebeneffekt auf und könnte vorliegen bei:
- Älteren Patienten, die regelmäßig Diuretika einnehmen
- Muskelschwäche, Müdigkeit, Verstopfung
- In sehr seltenen Fällen wird Kalium-Mangel durch eine Krankheit verursacht

**Chronische Niereninsuffizienz**

Die Ausscheidung großer Harnmengen ist ein Frühsymptom, andere Anzeichen treten eher vage in Erscheinung:
- Starke Urinausscheidung tagsüber und nachts
- Allgemeines Krankheitsgefühl, Unwohlsein
- Bei Verschlimmerung der Erkrankung Durst, leichte Blutarmut, Ermüdung

Die Folgeerscheinungen hängen von den Ursachen ab.

Selten

### Überfunktion der Nebenschilddrüse

Die Nebenschilddrüse liegt in unmittelbarer Nachbarschaft der Schilddrüse in der Kehlgegend. Ihre Funktion ist die Kontrolle des Kalziumhaushaltes. Falls der Kalziumblutspiegel zu hoch ansteigt, kommt es zu folgenden Anzeichen:
- Starker Durst und Ausscheidung großer Harnmengen
- Schmerzen in den Knochen, Verstopfung
- Bildung von Nierensteinen, die mitunter schmerzhaft sind
- Depressionen, Krankheitsgefühl.

Viele Generationen von Medizinstudenten haben diese Symptome in einem Ausspruch zusammengefaßt: »Stöhnen, Knochenschmerz und Bauchschmerz«.

### Diabetes insipidus

Siehe später.

## Starkes Verlangen nach Flüssigkeit, sich ausgetrocknet fühlen

Bei einer Dehydratation (= Abnahme des Körperwassers) übersteigt der Wasserverlust die Wasseraufnahme. Man sollte dabei beachten, daß der Körper nicht nur mit dem Urin Flüssigkeit ausscheidet, sondern auch mit dem Stuhl (vor allem bei Durchfall), dem Schweiß (hohe Temperaturen), dem Blut (vor allem Blutungen) und mit der Atemluft (vor allem bei Asthma bronchiale). Durst ist häufig ein Symptom der Dehydratation. Andere Symptome sind, nach Schweregrad aufgelistet:
- Trockene Zunge (man sollte beachten, daß bei Personen, die vermehrt durch den Mund atmen, die Zunge trockener ist)
- Die ausgeschiedene Harnmenge ist gering, der Urin ist dunkel und hat einen strengen Geruch
- Trockene, schlaffe Haut
- Eingesunkene Augen
- Bei Säuglingen sinkt die weiche Stelle auf dem Kopf (Fontanelle) ein
- In manchen Fällen kann es zu Apathie, Verwirrtheit oder sogar Kollaps kommen

Eine Abnahme des Körperwassers kann sich je nach Ursache über einen kürzeren (einige Tage) oder einen längeren (einige Wochen) Zeitraum hinziehen, außer es kommt zu einem plötzlichen starken Flüssigkeitsverlust. Es ist wichtig zu wissen, daß Säuglinge und ältere Menschen binnen weniger Stunden dehydrieren können. Falls der Flüssigkeitsverlust nicht zu gravierend ist, zeigen sie dann keine anderen Symptome als eine gewisse Ruhelosigkeit. Ursachen sind vor allem Durchfall und Erbrechen.

| | |
|---|---|
| Wahrscheinlich | **Erbrechen**<br>**Durchfall**<br>**Schwitzen**<br>**Reduzierte Flüssigkeitszufuhr** |
| Möglich | **Überdosierung entwässernder Medikamente (Diuretika)**<br>**Diabetes mellitus (Zuckerkrankheit)** |
| Selten | **Hoher Blutkalziumspiegel**<br>**Chronische Niereninsuffizienz**<br>**Nierenversagen**<br>**Diabetes insipidus** |

Wahrscheinlich

**Erbrechen**

Was immer die Ursache des Erbrechens ist, die daraus resultierende Austrocknung des Körpers beruht auf der Unfähigkeit, die Flüssigkeit zurückzuhalten. Sowohl bei Kindern als auch bei Erwachsenen sind Magen-Darm-Erkrankungen (»Darmgrippe«, »Magenverstimmung«) Ursache von Erbrechen:

– Plötzlich einsetzendes Erbrechen
– Schüttelfrost, Muskelschmerzen
– Durchfall kann gleichzeitig oder einige Stunden später einsetzen

Nach einem Verlauf von 2 oder 3 Tagen kann die Magen-Darm-Entzündung eine Austrocknung des Körpers bewirken, jedoch ist es ungewöhnlich, daß Durchfall oder Erbrechen so lange Zeit andauern.

Die Wahrscheinlichkeit für eine Dehydratation ist also gering, Säuglinge sollten jedoch sorgfältig auf diese Anzeichen hin beobachtet werden.

**Durchfall**

Gelegentlich auftretender Durchfall ist an sich harmlos. Starker, wäßriger, länger als zwei Tage andauernder Durchfall kann jedoch unter Umständen eine Dehydratation hervorrufen, vor allem bei sehr jungen oder sehr alten Patienten.

**Schwitzen**

In einer sehr heißen, trockenen Umgebung kann man unbemerkt sehr schnell große Flüssigkeitsmengen verlieren. Personen, die Spaß am Joggen haben, sollten dies bedenken und für

eine regelmäßige Flüssigkeitszufuhr sorgen. Frühe Anzeichen sind:
- Muskelkrämpfe
- Durst (nicht das Hauptsymptom)
- Schwäche, Erbrechen

### Reduzierte Flüssigkeitszufuhr

Im Verlauf einer Erkrankung kann es aufgrund von Schluckbeschwerden zu einer Austrocknung oder Auszehrung des Körpers kommen, falls man nicht auf andere Weise für eine Ernährung sorgt. Betroffen sind auch Patienten, die aufgrund eines Schlaganfalles, einer Bewußtseinsstörung oder einer Bewußtlosigkeit an der selbständigen Ernährung und Flüssigkeitsaufnahme gehindert werden.
Es ist möglich, daß man die Symptome der Dehydratation mit den Symptomen der zugrundeliegenden Krankheit verwechselt, das ganze führt dann in einen Teufelskreis. Man sollte achten auf:
- Ausscheidung geringer Harnmengen
- Zunehmend schlaffe Haut
- Die Zunge ist so trocken, daß sie Risse bekommt
- Zunehmende Bewußtseinsstörungen

Möglich

### Überdosierung entwässernder Medikamente (Diuretika)

Diese unentbehrlichen, weitverbreiteten Medikamente können zu einer vermehrten Harnausscheidung führen. Sie werden zur Behandlung von Herzinsuffizienzen und Bluthochdruck eingesetzt. Des weiteren zur Ausschwemmung von Flüssigkeitsansammlungen zum Beispiel in den Fußknöcheln oder den Brüsten vor Einsetzen der Periode. Werden diese Medikamente über einen langen Zeitraum eingenommen, können sie eine Austrocknung des Körpers bewirken. Einen trockenen Mund oder verstärkten Durst nimmt man mit der Zeit in Kauf. Selten führen Diuretika eine rasche Dehydratation herbei, bis auf die Fälle einer gezielten Überdosierung zur Erzielung eines raschen Effektes, beispielsweise zur Gewichtsreduktion oder bei schwerer Herzinsuffizienz. Die Wirkung wird dabei durch Blutuntersuchungen überwacht. Folgende Symptome treten ein:
- Allgemeines Schwächegefühl, Muskelschwäche
- In sehr schlimmen Fällen Apathie und Erbrechen

### Diabetes mellitus (Zuckerkrankheit)

Bei dieser Stoffwechselkrankheit kommt es zu einem Anstieg des Blutzuckerspiegels. Der überschüssige Zucker wird durch die Nieren ausgeschieden und zieht dabei große Mengen an Wasser mit sich. Der Körper scheidet also bei Tag und Nacht

große Urinmengen aus, die Folgen sind Dehydratation und vermehrter Durst. Andere Anzeichen sind:
- Allgemeines Krankheitsgefühl
- Gewichtsverlust
- Häufige Hautinfektionen, vor allem Furunkulose
- Atem riecht obstartig
- Verwirrtheitszustände

Die Jugendform des Diabetes mellitus nimmt einen eher dramatischen Verlauf mit der oben aufgeführten Symptomatik, die binnen weniger Tage auftreten kann. Bei älteren Patienten nimmt die Krankheit einen eher schleichenden Verlauf: Hauptsymptome sind die Ausscheidung großer Harnmengen und sehr starker Durst.

Selten

## Hoher Blutkalziumspiegel

Dieser Zustand tritt vor allem im Zusammenhang mit einigen Knochenerkrankungen auf, das klinische Bild entwickelt sich eher schrittweise und unspezifisch:
- Schwäche, Schläfrigkeit, Übelkeit, Erbrechen
- Schmerzen im Bauchraum, Verstopfung

Die Diagnose dieser Erkrankung grenzt an Detektivarbeit.

## Chronische Niereninsuffizienz

Eine von vielen Aufgaben der Nieren ist es, den Harn zu konzentrieren, so daß die produzierte Menge gerade ausreicht, die Abfallprodukte des Körpers auszuscheiden. Bei einer Niereninsuffizienz verliert die Niere als erstes diese Fähigkeit der Harnkonzentrierung, es werden große Mengen verdünnten Harns ausgeschieden.
- Leichte Dehydratation
- Unbestimmtes Schwächegefühl, Müdigkeit

Diese Funktionsstörungen treten oft in Zusammenhang mit Diabetes mellitus oder Bluthochdruck auf. Von einem Nierenversagen spricht man, wenn die Nieren plötzlich ganz aufhören zu arbeiten. Siehe unten.

## Nierenversagen

In den schweren Fällen von Niereninsuffizienz kann es nach monate- oder jahrelanger Krankheit zu ernsten, schwerwiegenden Symptomen kommen:
- Starke Dehydratation
- Trockene, bräunlich verfärbte Zunge, der Atem riecht nach Urin
- Schwäche, Blutarmut, Schluckauf, Übelkeit

## Diabetes insipidus

Diese Stoffwechselstörung wird durch eine Schädigung der

Hirnanhangsdrüse (durch Kopfverletzungen, Tumoren, Hirnhautentzündung) hervorgerufen. Diese im Zwischenhirn gelegene Drüse regelt unter anderem den Wasserhaushalt des Körpers.
- Ausscheidung sehr großer Urinmengen
- Starker Durst

Falls man an dieser Erkrankung leiden sollte, die heutzutage leicht zu behandeln ist, wird jede medizinische Fakultät im Umkreis interessiert sein, diesen Fall den Studenten zu präsentieren.

## Schluckauf

Schluckauf ist die Folge einer plötzlichen Kontraktion des Zwerchfells, dem Muskelblatt, das den Brustraum vom Bauchraum abgrenzt. Dies ist ein unwillkürliche, unbeeinflußbare Reflexreaktion, dem Augenblinzeln vergleichbar. Es ist sehr unwahrscheinlich, daß ein Schluckauf als einziges Symptom einer Erkrankung auftritt, auch wenn er länger andauern sollte.

**Das Zwerchfell**

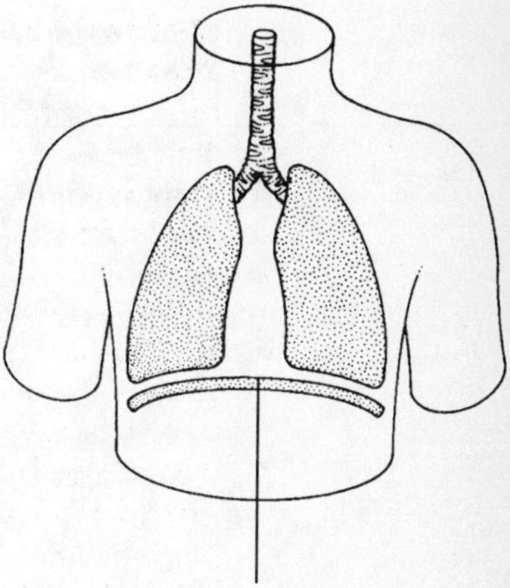

# Schmerzen in verschiedenen Körperregionen

Eine genauere Definition ist hier wichtig. Gemeint sind zum einen wiederkehrende, allumfassende Schmerzen und zum anderen Schmerzen in speziellen Körperabschnitten. Allumfassende Schmerzen können unbestimmt sein oder aufgrund psychologischer Ursachen entstehen und bei den meisten Menschen hin und wieder auftreten. Schmerz ist dann als ein Symptom einer ernsten Erkrankung anzusehen, wenn der Schmerz plötzlich und stark einsetzt.

| | |
|---|---|
| Wahrscheinlich | **Depressionen**<br>**Eingebildetes Kranksein (Hypochondrie)** |
| Möglich | **Diabetes mellitus**<br>**Polymyalgia rheumatica**<br>**Vitamin-$B_{12}$-Mangelanämie** |
| Selten | **Sichelzellenanämie**<br>**Syphilis** |

Wahrscheinlich

**Depressionen**

Der empfundene Schmerz ist gering, doch kann er für den Betroffenen eine übersteigerte Bedeutung annehmen, da die Empfindlichkeitsschwelle in einer Depressionsphase niedriger liegt.

- Mattigkeit, Teilnahmslosigkeit
- Schlaflosigkeit, Appetitverlust, Konzentrationsstörungen
- Weinanfälle, negative Gefühle und Lebenseinstellung

**Eingebildetes Kranksein (Hypochondrie)**

Falls man sich ein Exemplar dieses Buches gekauft hat, wird man sich sicher der Qualen bewußt, die gelegentliches eingebildetes Kranksein bereiten können. Hypochondrie ist eine menschliche Eigenschaft, immer wird man dazu tendieren, gleich die schlimmsten Symptome an sich zu entdecken. Dieses Buch sollte einem dann ein Gefühl der Erleichterung verschaffen.

Eingebildete Kranke, die ihren Arzt mehr als einmal pro Woche aufsuchen, Dauerhypochonder, sind durch folgende Merkmale charakterisiert:

- Mangel an Einsicht

- Weigern sich daran zu glauben, daß sie gesund sind, obwohl die ärztliche Untersuchung dies begründet und bewiesen hat
- Häufig gab es schon vorher Anzeichen für psychisch gestörtes Verhalten

Hypochondrie ist manchmal nicht so harmlos oder sogar lustig, wie sie mitunter dargestellt wird. Menschen, die ständig über verschiedene Symptome klagen, können sich gedanklich so darin verstricken, daß sie mitunter die Anzeichen für wirkliche, ernste Krankheiten nicht wahrnehmen.

Möglich

### Diabetes mellitus

Die Zuckerkrankheit kann die Nervenfunktionen im ganzen Körper beeinträchtigen und mitunter zu umfassenden Nervenstörungen führen. Doch ist dies gewöhnlich eine spät auftretende Komplikation; schon frühzeitig kann man Anzeichen für eine Zuckerkrankheit erkennen: vermehrter Durst, Gewichtsverlust, Ausscheidung großer Harnmengen.

- Schmerzen, kribbelndes Gefühl in den unteren Gliedmaßen
- Die Schmerzen verschlimmern sich während der Nacht
- Muskelschmerzen

Diese Komplikationen können auch während der kontrollierten Therapie auftreten.

### Polymyalgia rheumatica

Diese nicht selten auftretende Erkrankung betrifft vor allem Frauen im 6. Lebensjahrzehnt. Die Symptome zeigen sich schrittweise in einem Zeitraum von einigen Wochen:

- Allgemeine Muskelschmerzen
- Schmerzen vor allem in der Schulterregion
- Schmerzen in der Schläfenregion

Die Erkrankung ist einfach und erfolgreich zu behandeln, obwohl die Therapie über 1 bis 2 Jahre fortgesetzt werden muß.

### Vitamin-$B_{12}$-Mangelanämie

Allgemeine Anzeichen einer Blutarmut (siehe früher). Zusätzlich treten auf:

- Kribbelndes Gefühl oder Taubheitsgefühl in den Gliedmaßen, Händen oder Füßen
- Schwankender Gang
- Schmerzhafte Zunge
- Eine leichte Gelbsucht oder gelblich verfärbte Haut

Vitamin-$B_{12}$-Injektionen helfen bei der Behandlung der Blutarmut und der Schmerzen.

Selten

### Sichelzellenanämie

Das Hämoglobin, der »Sauerstofftransporteur« im Blut, ist abnormal. Die Krankheit betrifft vor allem Bewohner des schwarzafrikanischen Kontinents.

- Abwechselnd schmerzfreie Phasen und Schmerzanfälle in den Gliedmaßen und im Bauchraum
- Die Schmerzen werden ausgelöst durch Infektionen, Narkose während einer Operation, Schwangerschaft
- Erkrankung ist durch Tests einfach nachzuweisen

### Syphilis

Diese Geschlechtskrankheit tritt in den industrialisierten Ländern nur noch selten auf, trotzdem besteht auch weiterhin Verdacht bei anderweitig unerklärbaren neurologischen Störungen. Jahre nach einer erfolgten Ansteckung kann die Krankheit Nerven des Rückenmarks befallen und ausgedehnte Nervenstörungen hervorrufen:

- Starke, messerartig stechende Schmerzen in den Gliedmaßen
- Ein Gefühl, »Nägel« und »Nadeln« in Händen und Füßen zu haben
- Schwankender Gang
- Schmerzlose Geschwüre an den Gliedmaßen
- Deformierte, nicht schmerzende Gelenke

Eine Behandlung kann zwar ein Fortschreiten der Krankheit verhindern, nicht aber bereits bestehende Symptome rückgängig machen.

## Aufgedunsenheit

Siehe früher: Körperschwellungen.

# Kälteempfinden

| | |
|---|---|
| Wahrscheinlich | **Natürliche Veranlagung** |
| Möglich | **Raynaud-Phänomen und Raynaud-Krankheit**<br>**Schilddrüsenunterfunktion** |
| Selten | **Addison-Krankheit** |

Wahrscheinlich

## Natürliche Veranlagung

In der Mehrzahl der Fälle ist Kälteempfinden ein individuelles Merkmal: Vielleicht hat man schon immer an einem Taubheitsgefühl in bläulich verfärbten Fingern und Zehen gelitten (siehe früher: Bläulich verfärbte Haut). Vor allem ältere Menschen »beschleicht« häufig ein Kältegefühl. Bei Säuglingen ist der Temperaturregulationsmechanismus noch ungenügend ausgebildet, eine ausreichende Raumtemperatur und warme Kleidung schützen das Baby vor Unterkühlung.

Möglich

## Raynaud-Phänomen und Raynaud-Krankheit

Eine Erkrankung, bei der es bei Temperaturveränderungen zu einer übersteigerten Reaktion der Blutzirkulation in Fingern und Zehen kommt.

- Finger und Zehen fühlen sich immer kalt an; Blutleere bzw. Blauverfärbung tritt rasch ein
- Schmerzen oder Rötung nach dem Aufwärmen

Schlimme Fälle der Raynaud-Krankheit können Geschwüre an den Fingern oder Zehen entstehen lassen. Gelegentlich tritt das Problem als Nebenwirkung bei der Einnahme von Betablockern gegen Bluthochdruck auf oder bei der Arbeit mit schwingungserzeugenden Maschinen. Sie kann auch als eine Komplikation bei Bindegewebserkrankungen auftreten.

## Schilddrüsenunterfunktion

Eine langsam zunehmende Kälteempfindlichkeit ist eines der charakteristischen Merkmale dieser leicht zu behandelnden Stoffwechselstörung. Siehe früher.

Selten

## Addison-Krankheit

Eine sich schrittweise entwickelnde Hormonstörung, die ein allgemeines Schwächegefühl und eine erhöhte Anfälligkeit gegenüber äußeren Einflüssen (niedrige Temperaturen) hervorruft. Die Betroffenen sind auffallend blaß.

# Geschwollene Lymphknoten

Das lymphatische System, bestehend aus den Lymphknoten, Leber und Milz, verteidigt den Körper an vorderster Stelle gegen Infektionen und andere Bedrohungen. Es ist nicht beunruhigend, wenn eine Lymphknotenschwellung ein oder zwei Wochen lang andauert, dies kann infolge einer harmlosen Infektionskrankheit oder Verletzung auftreten. Eine länger andauernde Lymphknotenschwellung dagegen kann durch verschiedene schwere Krankheiten verursacht werden. Vor allem zu einem frühen Zeitpunkt können diese meistens erfolgreich behandelt werden, so daß es wichtig ist, den Arzt über die anhaltende Lymphknotenschwellung zu informieren. Blutuntersuchungen und Gewebeproben aus den Lymphknoten können bei der Diagnosestellung helfen.

| | |
|---|---|
| Wahrscheinlich | **Pfeiffer-Drüsenfieber**<br>**Mandelentzündung** |
| Möglich | **Morbus Hodgkin**<br>**Lymphom**<br>**Krebs**<br>**Toxoplasmose**<br>**Tuberkulose**<br>**Leukämie** |
| Selten | **Sarkoidose (Boeck-Krankheit)**<br>**Syphilis im Sekundärstadium**<br>**Frambösie**<br>**Katzenkratzkrankheit** |

Wahrscheinlich

**Pfeiffer-Drüsenfieber**

Eine sehr häufig auftretende Krankheit, mit starker Halsentzündung, geschwollenen Lymphknoten und Müdigkeit einhergehend. Es gibt keine spezifische Behandlung, jedoch sollte man dem Körper Zeit zu einer vollständige Erholung geben. Siehe früher.

**Mandelentzündung**

Eine Halsentzündung kann eine massive Schwellung der Lymphknoten unter dem Kinn hervorrufen. Vor allem bei Kindern kann dies stark ausgeprägt sein. Siehe früher.

**Lage der Lymphknoten**

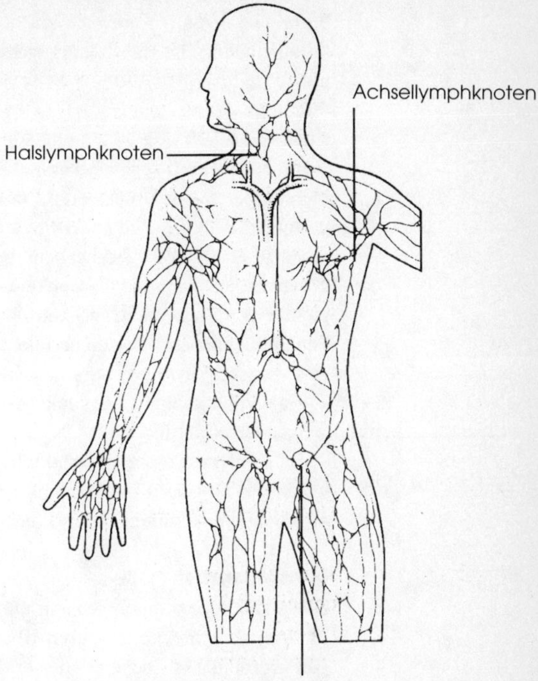


Möglich

Bei den meisten der nachfolgend aufgeführten Erkrankungen vergrößern sich im Verlauf der Krankheit die Lymphknoten schrittweise und dauerhaft.

## Morbus Hodgkin

- Schmerzlose Lymphknotenschwellungen
- Die Lymphknoten fühlen sich gummiartig an
- Die Lymphknoten vergrößern sich schrittweise während weniger Wochen
- Müdigkeit, Nachtschweiß

Am häufigsten beobachtet man eine Vergrößerung der Halslymphknoten. Die fühlbare Konsistenz der Lymphknoten in diesem Stadium ist sehr charakteristisch, eine eindeutige Diagnose kann jedoch nur die Untersuchung einer Gewebeprobe ergeben.

## Lymphom

Diese Krebsform des lymphatischen Systems betrifft vor allem die Altersgruppen über 35 Jahre. Die Symptome gleichen jenen des Morbus Hodgkin:

- Schmerzlose Vergrößerung aller Körperlymphknoten

- Gewichtsverlust, Nachtschweiß

Um welche Form des Lymphoms es sich handelt, können Blutuntersuchungen, Knochenmark- und Lymphknotenbiopsien herausfinden. Die Behandlung richtet sich nach diesem Ergebnis.

### Krebs

Falls es zu einer Vergrößerung aller Körperlymphknoten kommen sollte, ist der Krebs bereits weit fortgeschritten. Zu diesem Zeitpunkt werden auch andere Symptome der Krebserkrankung aufgetreten sein. Zur Früherkennung des Krebses sind die Vergrößerungen einzelner Lymphknoten in bestimmten Körperregionen von Bedeutung, so zum Beispiel bei Brustkrebs oder Schilddrüsenkrebs. Bei einer Krebserkrankung sind am häufigsten folgende Lymphknoten beteiligt:

- Halslymphknoten: Lungenkrebs, Schilddrüsenkrebs, Tumoren der Nase und des Magens
- Leistenlymphknoten: Darmkrebs, Gebärmutterkrebs, Prostatakrebs
- Achsellymphknoten: Brustkrebs

### Toxoplasmose

Diese Infektionskrankheit kann durch Genuß von verseuchtem Fleisch, manchmal auch durch Kontakt mit Katzenkot übertragen werden. Man schenkt dieser Krankheit heutzutage mehr Beachtung, da man weiß, daß eine Infektion während der Schwangerschaft Gehirn- und Augenschädigungen des Säuglings verursachen kann.

- In leichten Fällen kommt es zu einer allgemeinen, schmerzlosen Schwellung der Lymphknoten
- Möglich ist das Auftreten von Fieber und Schwäche

### Tuberkulose

Gewöhnlich sind die Halslymphknoten mitbeteiligt. Die Schwellungen sind schmerzlos, es treten noch andere typische Krankheitszeichen auf:

- Länger andauerndes Krankheitsgefühl
- Gewichtsverlust
- Husten mit möglicherweise blutigem Auswurf

Siehe früher.

### Leukämie

Die Jugendform und die Erwachsenenform der Leukämie präsentieren sich klinisch mit einer allgemeinen Vergrößerung der Körperlymphknoten. Vor allem bei Kindern nimmt die Erkrankung einen dramatischen Verlauf:

- Blutungsneigung, Halsentzündung, Krankheitsgefühl

- Fieber, Blutarmut
- Vergrößerte Leber und Milz

Bei Erwachsenen nimmt die Krankheit einen schleichenden Verlauf:

- Hauptsymptom sind geschwollene Lymphknoten
- Möglich sind Blutarmut und wiederkehrende Infektionskrankheiten.

Bei Kindern führt die Therapie oft zu einer Verbesserung des Zustandes. Bei Erwachsenen hängt der Heilungserfolg von der Art der Leukämie ab.

Selten

### Sarkoidose (Boeck-Krankheit)

Die Ursache dieser Erkrankung ist unbekannt. Ein Zufallsbefund bei der Anfertigung von Röntgenaufnahmen des Brustraumes, wobei die Vergrößerung der dort gelegenen Lymphknoten ins Auge fällt. Der Verlauf ist in der Regel gutartig, häufig kommt es jedoch zu:

- Hautausschlägen, Gelenkschmerzen
- Krankheitsgefühl
- Großen, schmerzhaften roten Umfangsvermehrungen auf den Schienbeinen
- Schmerzhaften, geröteten Augen

### Syphilis im Sekundärstadium

Die Krankheit ist weit verbreitet, obwohl sie in den industrialisierten Ländern nur noch selten auftritt.

- Frühsymptom ist eine schmerzlose, wunde Stelle in der Genitalregion
- Allgemeine Lymphknotenschwellungen treten nach einigen Monaten auf
- Warzenähnliche Schwellungen im Bereich der Genitalien
- Allgemeines Krankheitsgefühl

Die Diagnose wird anhand von Blutuntersuchungen gestellt. Unbehandelt kann die Erkrankung noch Jahre später zu einer schweren Nervenkrankheit fortschreiten; eine intensive Antibiotika-Therapie ist daher notwendig.

### Frambösie

Diese in den Tropen heimische Infektionskrankheit ähnelt in ihrer Symptomatik der Syphilis. Im Gegensatz zu dieser wird die Frambösie aber nicht durch Geschlechtsverkehr, sondern unter mangelhaften hygienischen Verhältnissen übertragen.

- Ein geschwüriger Hautausschlag, hauptsächlich an den Handflächen und den Fußsohlen
- Allgemeine Vergrößerung aller Lymphknoten

Eine Behandlung kann die fortschreitende Knochenzerstörung verhindern.

**Katzenkratzkrankheit**

Dies ist eine interessante und wahrscheinlich oftmals nicht erkannte Ursache für eine Vergrößerung der Lymphknoten. Man ist sogar der Meinung, das dies in den USA die häufigste Ursache von persistierender Lymphknotenschwellung ist.

- Verletzte Haut an der Kratzstelle
- Nach 1 bis 2 Wochen Auftreten einer kleinen, rötlichen Hautveränderung
- Schwellung der regionären Lymphknoten (zum Beispiel Achsellymphknoten)
- Vergrößerte Lymphknoten beginnen zu eitern
- Krankheitsverlauf während einiger Wochen

Manchmal treten auch Gelenkschmerzen auf. Der Erreger konnte erst kürzlich identifiziert werden. Die Erkrankung kann mit Antibiotika behandelt werden.

# Anhang

# Wichtige Adressen

| | |
|---|---|
| Aids | Deutsche AIDS-Hilfe<br>Nestorstraße 8 – 9 • 10711 Berlin |
| | AIDS-Hilfe<br>Rainergasse 38 • A-1050 Wien |
| Akupunktur | Deutsche Akademie für Akupunktur und Aurikulomedizin<br>Connollystraße 26 • 80809 München |
| | Ludwig-Boltzmann-Institut für Akpunktur/Allgemeine Poliklinik Wien<br>Mariannengasse 10 • A-1090 Wien |
| Alkoholismus | Anonyme Alkoholiker<br>Postfach 100422 • 80078 München |
| | Alateen-Kontaktstelle (für Kinder von Alkoholkranken)<br>Altstadthaus • Rottstraße 9 • 45127 Essen |
| | Anonyme Alkoholiker<br>Geblergasse 45/3 • A-1170 Wien |
| Alzheimersche Krankheit | Deutsche Alzheimer-Gesellschaft<br>Mauerkircherstraße 21 • 81679 München |
| Bauchspeicheldrüsenentzündung | Arbeitskreis der Pankreatektomierten<br>Krefelder Straße 52 • 41539 Dormagen |
| Bechterewsche Krankheit | Deutsche Vereinigung Morbus Bechterew<br>Metzgergasse 16 • 97421 Schweinfurt |
| | Österreichische Vereinigung Morbus Bechterew<br>Landstraße 56 • A-2410 Hainburg/Donau |
| Blasenschwäche | Hilfe für inkontinente Personen<br>Blanckertzstraße 12 • 40629 Düsseldorf oder<br>Postfach 120543 • 40605 Düsseldorf |
| | Inkontinenz-Ambulanz der Wiener Poliklinik<br>Mariannengasse 10 • A-1090 Wien |
| Brustkrebs | Bundesverband Frauenselbsthilfe nach Krebs<br>B6, 10/11 • 68159 Mannheim |
| | Psychosoziale Beratungsstelle für Frauen<br>Lehárgasse 9/2/17 • A-1060 Wien |
| Darmkrankheiten | DCCV-Bundesverband für<br>entzündliche Erkrankungen des Verdauungstraktes<br>Schwabstraße 68 • 72074 Tübingen |
| | Deutsche Ileostomie-Colostomie-Urostomie Vereinigung (ILCO)<br>Kepserstraße 50 • 85356 Freising |
| | ÖMCCV-Österreichische Morbus Crohn-Colitis ulcerosa Vereinigung<br>Obere Augartenstraße 26 – 28 • A-1020 Wien |
| Diabetes (Schulung) | Ausschuß Laienarbeit der Deutschen Diabetes-Gesellschaft<br>Am Kirchberg 21 • 37431 Bad Lauterberg |
| | Insuliner/Frau Kuhn-Prinz<br>Am Heydwolf 16 • 35274 Kirchhain |

Arbeitsgruppe Diabetikerschulung & Insulinsubstitution
Dr. Grillmayr
Hörnesgasse 16 • A-1030 Wien

Diabetes (Selbsthilfegruppen)

Deutscher Diabetikerbund e.V.
Danziger Weg 1 • 58511 Lüdenscheid

Österreichische Diabetikervereinigung
Moosstraße 18 • A-5020 Salzburg

Drogensucht

Deutsche Arbeitsgemeinschaft Selbsthilfegruppen
Albrecht-Achillesstraße 65 • 10709 Berlin

Fachverband Drogen und Rauschmittel
Brüderstraße 4B • 30159 Hannover

Kreuzbund
Jägerallee 5 • 59071 Hamm

Bundeszentrale für gesundheitliche Aufklärung
Ostheimerstraße 200 • 51107 Köln

Deutscher Paritätischer Wohlfahrtsverband
Heinrich-Hoffmann-Straße 3 • 60528 Frankfurt

Deutscher Guttempler-Orden
Adenauerallee 45 • 20097 Hamburg

Gesamtverband für Suchtkrankenhilfe
im Diakonischen Werk der Evang. Kirche
Brüder-Grimm-Platz 4 • 34117 Kassel

Deutsche Hauptstelle gegen die Suchtgefahren
Westring 2 • 59065 Hamm

Bundesverband der Arbeiterwohlfahrt
Oppelner Straße 130 • 53119 Bonn

Deutscher Caritasverband, Referat Gefährdetenhilfe
Karlstraße 40 • 79104 Freiburg

Dialog, Hilfs- und Beratungsstelle für
Suchtgefährdete und ihre Angehörigen
Hegelgasse 8/3/11 • A-1010 Wien

Drogen-Ambulanz der Psychiatrischen Universitätsklinik AKH-Wien
Lazarettgasse 14 • A-1090 Wien

Anton-Proksch-Institut
Mackgasse 7 - 9 • A-5020 Salzburg

Zentralstelle für Suchtkrankenhilfe
Borschkegasse 1 • A-1090 Wien

Epilepsie

Internationale Liga gegen Epilepsie
Postfach 6 • 77686 Kehl

Österreichische Liga gegen Epilepsie/Neurologische Uniklinik
Währinger Gürtel 18 – 20 • A-1090 Wien

Erblinden

Blindeninstitutsstiftung Würzburg
Ohmstraße 7 • 97076 Würzburg

Bundesblindeninstitut Wien
Wittelsbachstraße 5 • A-1020 Wien

Elternselbsthilfe sehgeschädigter Kinder
Falkestraße 3 • A-1010 Wien

| | |
|---|---|
| Ernährung | Verbraucherberatung der Städte<br>Arbeitsgemeinschaft der Verbraucherverbände<br>Heilsbachstraße 20 • 53123 Bonn |
| | Deutsche Gesellschaft für Ernährung<br>Referat Gemeinschaftsverpflegung<br>Feldbergstraße 28 • 60323 Frankfurt |
| | Verein für Konsumenteninformation<br>Linke Wienzeile 18 • A-1060 Wien |
| Glasknochen-krankheit | Gesellschaft für Osteogenesis-imperfecta-Betroffene<br>Dr. P. Radtke<br>Straßberger Straße 38 • 80809 München |
| Hautkrebs | Deutsche Krebshilfe<br>Thomas-Mann-Straße 40 • 53111 Bonn |
| Kinderernährung | Kuratorium Schulverpflegung<br>Auenstraße 6 • 85521 Riemerling |
| Magersucht bzw. Eß-Brechsucht | Deutsche Arbeitsgemeinschaft Selbsthilfegruppen<br>Albrecht-Achilles-Straße 65 • 10709 Berlin |
| | Cinderella Universitäts-Nervenklinik München<br>Nußbaumstraße 7 • 80336 München |
| | Verein Frauen beraten Frauen<br>Lehárgasse 9/2/17 • A-1060 Wien |
| Mukoviszidose | Mukoviszidose-Hilfe e.V.<br>Tulpenstraße 50 • 71394 Kernen |
| | Deutsche Gesellschaft zur Bekämpfung der Mukoviszidose<br>Adenauerallee 11 • 53111 Bonn |
| | Österreichische Gesellschaft zur Bekämpfung der Cystischen Fibrose<br>Obere Augartenstraße 26 – 28 • A-1020 Wien |
| Multiple Sklerose | Deutsche Multiple Sklerose Gesellschaft<br>Rosental 5/IV • 80331 München |
| Muskelkrankheiten | Deutsche Gesellschaft Bekämpfung der Muskelkrankheiten<br>Rennerstraße 4 • 79106 Freiburg |
| | Österreichische Gesellschaft zur Bekämpfung der Muskelkrankheiten, Neurologische Universitätsklinik<br>Währinger Gürtel 18 – 20 • A-1090 Wien |
| Netzhautleiden (erblich) | Deutsche Retinitis Pigmentosa Vereinigung<br>Ernst-Ludwig-Ring 44 • 61231 Bad Nauheim |
| | Österreichisches Retinitis Pigmentosa-Forschungsprojekt<br>Sellenygasse 2 – 4/17 • A-1020 Wien |
| Neuraltherapie | Gesellschaft für Neuraltherapie<br>Zweigstraße 2 • 80336 München |
| | Gesellschaft für Neuraltherapie<br>Niederräder Landstraße 58 • 60528 Frankfurt |
| Neurodermitis | Bundesverband Neurodermitiskranker<br>Postfach 1405 • 56138 Boppard |
| | Deutscher Neurodermitiker Bund<br>Mozartstraße 11 • 22083 Hamburg |

Nierenschwäche

Selbsthilfegruppe für Neurodermitis/atopisches Ekzem
Barthgasse 9 • A-1030 Wien

Interessenverband der Dialysepatienten
und Nierentransplantierten Deutschlands
Weberstraße 2 • 55130 Mainz

Gesellschaft für Nierentransplantierte

Ozontherapie

und Dialysepatienten Österreichs
Neulerchenfelder Straße 10/1/3/17 • A-1160 Wien

Psychotherapie

Ärztliche Gesellschaft für Ozontherapie
Klagenfurter Straße 4 • 70469 Stuttgart

Sigmund-Freud-Institut
Myliusstraße 20 • 60323 Frankfurt

Alfred-Adler-Institut
Bismarckstraße 26 • 27749 Delmenhorst

C.G.Jung-Gesellschaft
Wedellstraße 16 - 18 • 12247 Berlin

Deutsche Psychoanalytische Vereinigung
Sulzaer Straße 3 • 14199 Berlin

Deutsche Gesellschaft für Verhaltenstherapie
Belthlestraße 15 • 72070 Tübingen

Gesellschaft für wissenschaftliche Gesprächspsychotherapie
Postfach 270165 • 50508 Köln

Deutsche Gesellschaft für ärztliche Hypnose und Autogenes Training
Kirchberg 4 • 52076 Aachen/Walheim

FPI für Integrative Therapie, Gestalttherapie, Kreativitätsförderung
Brehmstraße 9 • 40239 Düsseldorf

Querschnitt-
lähmung

Österreichischer Bundesverband für Psychotherapie
Maria-Theresien-Straße 32 – 34/2/25 • A-1010 Wien

Rauchen

Fördergemeinschaft der Querschnittgelähmten in Deutschland
Silcherstraße 15 • 67591 Mölsheim

Deutsche Hauptstelle gegen Suchtgefahren
Westring 2 • 59065 Hamm

Bundeszentrale für gesundheitliche Aufklärung
Ostmerheimerstraße 200 • 51109 Köln

Bundesvereinigung für Gesundheitserziehung
Viktoriastraße 28 • 53173 Bonn

Rheuma

Zentralstelle für Suchtkrankenhilfe
Borschkegasse 1 • A-1090 Wien

Deutsche Rheuma-Liga
Rheinalle 69 • 53173 Bonn

Schmerzhilfe

Österreichische Rheuma-Liga
Ketzergasse 200 • A-1235 Wien

Schuppenflechte

Deutsche Schmerzhilfe
Woldsenweg 3 • 20249 Hamburg

Deutscher Psoriasis-Bund
Oberaltenallee 20a • 22081 Hamburg

**Schwerhörigkeit**

Psoriatikerverein
Stromstraße 39 - 45/7 • A-1200 Wien

Deutscher Schwerhörigenbund (DSB)
Wagnerstraße 42 • 22081 Hamburg 76

**Skoliose**

VOX, Schutzverband der Schwerhörigen Österreichs
Sperrgasse 8 – 10 • A-1150 Wien

**Sterbebegleitung**

Bundesverband Skoliose Joachim Wenkebach
Düstergasse 9a • 42897 Remscheid

Internationale Gesellschaft für
Sterbebegleitung und Lebensbeistand
Diezer Straße 17 – 19 • 65549 Limburg

**Sterben**

Internationale Gesellschaft für
Sterbebegleitung und Lebensbeistand
Rosensteingasse 66/2/19 • A-1170 Wien

Deutsche Hospizhilfe
21244 Buchholz

OMEGA - mit dem Sterben leben
Kasseler Schlag 19 • 34346 Hannoversch-Münden

**Strahlenbelastung**

Hospiz-Team, Caritas Socialis
Pramergasse 9 • A-1090 Wien

Arbeitsgemeinschaft ökologischer Forschungsinstitute
Rheingasse 9 – 11 • 53113 Bonn

**Tropenmedizin**

Österreichisches Ökologie-Institut
für angewandte Umweltforschung
Seidengasse 13 • A-1070 Wien

Deutsche Tropenmedizinische Gesellschaft
Postfach100-162 • 40765 Monheim

**Umweltschutz**

Institut für Spezifische Prophylaxe und Tropenmedizin
Kinderspitalgasse 15 • A-1090 Wien

**Vollwerternährung**

Bundesverband Bürgerinitiativen Umweltschutz
Prinz-Albert-Straße 43 • 53113 Bonn

**Wohngifte**

Arbeitsgemeinschaft ökologischer Landbau
Baumschulenweg 11 • 64295 Darmstadt

Arbeitsgemeinschaft der Verbraucherverbände
Heilsbachstraße 20 • 53123 Bonn

Arbeitsgemeinschaft ökologischer Forschungsinstitute
Rheingasse 8 - 10 • 53113 Bonn

Katalyse, Institut für angewandte Umweltforschung
Engelbertstraße 41 • 50674 Köln

**Zeckenimpfung - FSME**

Verein für Konsumenteninformation
Linke Wienzeile 18 • A-1061 Wien

Gesellschaft für Immunmedizin
Postfach 400849 • 80708 München

**Zöliakie**

MA 15 der Stadt Wien, Gesundheitsamt
Gonzagagasse 23 • A-1013 Wien

Deutsche Zöliakiegesellschaft
Filder Hauptstraße 61 • 70599 Stuttgart

Österreichische Arbeitsgemeinschaft Zöliakie
Anton Baumgartnerstraße 44/C5/2302 • A-1232 Wien

# Register

Seitenzahlen mit Stern* verweisen auf Bilder, Seitenzahlen ohne Klammern verweisen auf Stellen, die umfassende Erklärungen geben. Seitenzahlen in Klammern (...) beziehen sich auf Querverweise oder Ergänzungen.


**A**

Abdominale Infektion 648
Abführmittel 220, *(227)*
Abgang s. Fehlgeburt
Abszeß 480, 668
Acanthosis nigricans 356, *(362)*
Achalasie 172, *(256)*
Achselvenenentzündung 431
Achsenskelettentzündung s. Spondylitis
Addison-Krankheit 358, 480, *(672, 684)*, 711
Adenitis 248
Adenoide 301
Adenoider Gesichtsausdruck 150
Afterblutung 229 ff.
Afterjucken 233 f., 376
Afterschmerzen 232 f.
AIDS *(188)*, 202, 228, 326, *(359)*, 386, 566, 633, 653, 666, *(670)*
Akne 346 f., *(388, 421, 507)*
Akne Rosazea 75 f., 149, *(199)*
Akne vulgaris 346
Akromegalie 145, 388, 403, *(429, 457, 625, 668)*
Akustikusneurinom 100 f., 111
Albinismus 52, 361
Aldosteronproduktion, erhöhte 399
Aldosteronspiegel, erhöhter 262
Alkaptonurie s. Aminosäuren-Stoffwechselstörung
Alkohol *(71, 109, 159, 167)*, 169, *(188, 261)*, 286, *(291)*, 296, *(411, 462, 582)*, 665
Alkoholismus/Alkoholmißbrauch 33, *(71, 217 f., 250, 395, 438)*, 465, *(467, 481)*, 526, 529, 531, *(543)*, 550, 552, 556, 560 f., *(615) (617, 627, 632)*, 658, *(669, 681)*, 683, *(686, 690)*, 692 *(574)*, 578, 580, *(586, 588)*, 593
Alkoholrausch 302
Allergie *(18)*, 23, 31, 40, 43, 47, 51, 323, 524, 629
– Ausweis *(690)*
– Schock 690
– Test *(40)*
Allergische Alveolitis 118, 307, *(10)*
Allergische Rhinitis 77, *(84 f.)*
Allergischer Schnupfen 662
Allgemeinsymptome 599-716
Alopezie 480
– Kreisrunde 384
Altern, vorzeitiges 636
Altersbeschwerden *(615, 617, 629)*, 635, *(657, 673)*
Alterserscheinungen *(133, 299, 369, 379, 480, 482)*, 586
Altersschwerhörigkeit 99, 107
Alterswarzen *(357)*
Alveolenentzündung 307
Alzheimer-Krankheit 564
Aminosäuren-Stoffwechselstörung 264
Amiodaron 357
Anämie s. Blutarmut
Anämisches Aussehen 613 ff.
Analabszeß 232
Analfissur *(230)*, 232, 234, *(235)*
Analfistel 233, 234
Analverkehr *(232)*
Anaphylaktischer Schock 690
Aneurysma *(163)*, 170, 237
– Blutgefäß 479
– Brustaorta 170, *(174)*
Aneurysma dissecans 338
Angina *(298, 308)*
Angina pectoris 339, *(342, 626, 681, 692)*
Angioneurotisches Ödem 145
Angst *(171, 285)*, 287, *(334)*, 549 ff., 594
Angstzustände 549, 554, *(563)*, 575, 583, *(586)*, 631, 670, 678
Antazida *(695)*
Anti-Baby-Pille *(388, 453, 496)*, 503 f., *(513)*
Antidepressiva *(665, 701)*
Antihistamin-Tabletten *(98)*
Anurie 276
Aortenaneurysma 237, *(342, 596)*
– Zerreißung 690
Aortenruptur s. Aortenaneurysma *(242)*
Aortenstenose *(342)*
Apathie *(562)*
Aphthen 182
Aplastische Anämie *(622)*
Appendizitis s. Blinddarm
Appetit, übersteigerter 697 f.
Appetitlosigkeit *(621, 630)*, 691-697
Appetitmangel 691 ff.
Appetitverlust *(256)*
Arterielle Erkrankung 590
Arterieller Verschluß *(361)*
Arterienentzündung 66, 323
Arterienverkalkung s. Arteriosklerose
Arteriosklerose 100, 108, *(462, 465)*
Arteriitis *(158)*
Arthritis *(20, 485)*
Arthritische Psoriasis 409
Asbest *(310)*, 323
Aspergillose 313
Asphyxie s. Atemstillstand
Aspirin *(251)*
Asthma *(37, 185, 293)*, 303 f., 311, 322
Asthma bronchiale *(703)*
Asthma, gelegentlich auftretendes 312
Aszites s. Bauchwassersucht
Atem, schlechter 131–135
Atemlosigkeit 304–313
Atemnot (44, 140), 304–320, (612, 676, 681, 692)
– Fremdkörper 620
Atemstillstand *(304)*
Atemwegserkrankung, chronische 303
Atemwegsinfektion *(116)*
Atmung 300–342
– durch den Mund 83 f., *(85)*, 127, *(150)*
– keuchende 311 ff.
– Probleme 557
Atrophie der Scheidenhaut 523
Atrophische Vaginitis *(519)*
Aufgedunsenheit 710
Aufstoßen *(256)*
Augapfel 29 f.
– Verlagerung 56
– Wucherung 31
Augen 15–73, *(165)*
– Aderhautentzündung 63
– Beschwerden 44 f.
– blaue *(18)*
– Eisenablagerungen 19
– Fehlstellung *(72)*
– Fremdkörpergefühl 47 ff.
– gerötete 20–24
– Hautveränderungen 18 f.
– Schmerzen 48 ff.
– trockene 46
– Überanstrengung 44
– Verdrehen 55
– Verletzung 18 f., 26, 35, 37
Augen siehe auch:
– Blickwinkelverzerrung
– Blinde Flecken
– Doppeltsehen
– Erblindung
– Farbenblindheit
– Lichtblitze
– Lichtempfindlichkeit
– Lichthöfe
– Nachtblindheit
– Schielen
– Schwimmende Punkte
– Tunnelsichtigkeit
– Unscharfes Sehen
Augenausfluß 31 f.
Augendiagnose *(30)*
Augendruck *(23, 62)*
Augeneiterung 31 f.
Augenhöhlenentzündung 43
Augenhöhlentumor 73
Augenkorrektur *(53)*
Augenlider *(28)*, 38-44, *(60, 73)*
Augenmuskel
– Balancestörung 72
– Lähmung 55 f.

# Register

Seitenzahlen mit Stern* verweisen auf Bilder, Seitenzahlen ohne Klammern verweisen auf Stellen, die umfassende Erklärungen geben. Seitenzahlen in Klammern (...) beziehen sich auf Querverweise oder Ergänzungen.

## A


Abdominale Infektion 648
Abführmittel 220, *(227)*
Abgang s. Fehlgeburt
Abszeß 480, 668
Acanthosis nigricans 356, *(362)*
Achalasie 172, *(256)*
Achselvenenentzündung 431
Achsenskelettentzündung s. Spondylitis
Addison-Krankheit 358, 480, *(672, 684)*, 711
Adenitis 248
Adenoide 301
Adenoider Gesichtsausdruck 150
Afterblutung 229 ff.
Afterjucken 233 f., 376
Afterschmerzen 232 f.
AIDS *(188)*, 202 228, 326, *(359)*, 386, 566, 633, 653, 666, *(670)*
Akne 346 f., *(388, 421, 507)*
Akne Rosazea 75 f., 149, *(199)*
Akne vulgaris 346
Akromegalie 145, 388, 403, *(429, 457, 625, 663)*
Akustikusneurinom 100 f., 111
Albinismus 52, 361
Aldosteronproduktion, erhöhte 399
Aldosteronspiegel, erhöhter 262
Alkaptonurie s. Aminosäuren-Stoffwechselstörung
Alkohol *(71, 109, 159, 167)*, 169, *(188, 261)*, 286, *(291)*, 296, *(411, 462, 582)*, 665
Alkoholismus/Alkoholmißbrauch 33, *(71, 217 f., 250, 395, 438)*, 465, *(467, 481)*, 526, 529, 531, *(543)*, 550, 552, 556, 560 f., *(615, 617, 627, 632)*, 658, *(669, 681)*, 683, *(686, 690)*, 692, *(574)*, 578, 580, *(586, 588)*, 593
Alkoholrausch 302
Allergie *(18)*, 23, 31, 40, 43, 47, 51, 323, 524, 629
– Ausweis *(690)*
– Schock 690
– Test *(40)*
Allergische Alveolitis 118, 307, *(10)*
Allergische Rhinitis 77, *(84 f.)*
Allergischer Schnupfen 662
Allgemeinsymptome 599–716
Alopezie 480
– Kreisrunde 384
Altern, vorzeitiges 636
Altersbeschwerden *(615, 617, 629)*, 635, *(657, 673)*
Alterserscheinungen *(133, 299, 369, 379, 430, 482)*, 586
Altersschwerhörigkeit 99, 107
Alterswarzen *(357)*
Alveolenentzündung 307
Alzheimer-Krankheit 564
Aminosäuren-Stoffwechselstörung 264
Amiodaron 357
Anämie s. Blutarmut
Anämisches Aussehen 613 ff.
Analabszeß 232
Analfissur *(230)*, 232, 234, *(235)*
Analfistel 233, 234
Analverkehr *(232)*
Anaphylaktischer Schock 690
Aneurysma *(163)*, 170, 237
– Blutgefäß 479
– Brustaorta 170, *(174)*
Aneurysma dissecans 338
Angina *(298, 308)*
Angina pectoris 339, *(342, 626, 681, 692)*
Angioneurotisches Ödem 145
Angst *(171, 285)*, 287, *(334)*, 549 ff., 594
Angstzustände 549, 554, *(563)*, 575, 583, *(586)*, 631, 670, 678
Antazida *(695)*
Anti-Baby-Pille *(388, 453, 496)*, 503 f., *(513)*
Antidepressiva *(665, 701)*
Antihistamin-Tabletten *(98)*
Anurie 276
Aortenaneurysma 237, *(342, 596)*
– Zerreißung 690
Aortenruptur s. Aortenaneurysma *(242)*
Aortenstenose *(342)*
Apathie *(562)*
Aphthen 182
Aplastische Anämie *(622)*
Appendizitis s. Blinddarm
Appetit, übersteigerter 697 f.
Appetitlosigkeit *(621, 630)*, 691–697
Appetitmangel 691 ff.
Appetitverlust *(256)*
Arterielle Erkrankung 590
Arterieller Verschluß *(361)*
Arterienentzündung 66, 323
Arterienverkalkung s. Arteriosklerose
Arteriosklerose 100, 108, *(462, 465)*
Arteritis *(158)*

Arthritis *(20, 485)*
Arthritische Psoriasis 409
Asbest *(310)*, 323
Aspergillose 313
Asphyxie s. Atemstillstand
Aspirin *(251)*
Asthma *(37, 185, 293)*, 303 f., 311, 322
Asthma bronchiale *(703)*
Asthma, gelegentlich auftretendes 312
Aszites s. Bauchwassersucht
Atem, schlechter 131–135
Atemlosigkeit 304–313
Atemnot *(44, 140)*, 304–320, *(612, 676, 681, 692)*
– Fremdkörper 620
Atemstillstand *(304)*
Atemwegserkrankung, chronische 303
Atemwegsinfektion *(116)*
Atmung 300–342
– durch den Mund 83 f., *(85)*, 127, *(150)*
– keuchende 311 ff.
– Probleme 557
Atrophie der Scheidenhaut 523
Atrophische Vaginitis *(519)*
Aufgedunsenheit 710
Aufstoßen *(256)*
Augapfel 29 f.
– Verlagerung 56
– Wucherung 31
Augen 15–73, *(165)*
– Aderhautentzündung 63
– Beschwerden 44 f.
– blaue *(18)*
– Eisenablagerungen 19
– Fehlstellung *(72)*
– Fremdkörpergefühl 47 ff.
– gerötete 20–24
– Hautveränderungen 18 f.
– Schmerzen 48 ff.
– trockene 46
– Überanstrengung 44
– Verdrehen 55
– Verletzung 18 f., 26, 35, 37
Augen siehe auch:
– Blickwinkelverzerrung
– Blinde Flecken
– Doppeltsehen
– Erblindung
– Farbenblindheit
– Lichtblitze
– Lichtempfindlichkeit
– Lichthöfe
– Nachtblindheit
– Schielen
– Schwimmende Punkte
– Tunnelsichtigkeit
– Unscharfes Sehen
Augenausfluß 31 f.
Augendiagnose *(30)*
Augendruck *(23, 62)*
Augeneiterung 31 f.
Augenhöhlenentzündung 43
Augenhöhlentumor 73
Augenkorrektur *(53)*
Augenlider *(28)*, 38–44, *(60, 73)*
Augenmuskel
– Balancestörung 72
– Lähmung 55 f.
Augennerv, Reizung 27
Augentest *(33)*
Augentripper 32
Augentropfen *(26, 46)*
Augentumor 73
Augenwimper, eingewachsene 47
Augenzucken 33 f.
Aussatz s. Lepra
Ausschlag, chronischer 121
Autoimmunerkrankung *(57, 137, 349)*, 374, 397, 616, *(653, 672)*

**B**

Baby s. Kleinkind
Bänderriß 446*, *(447)*
Bakterienruhr 227, 245
Balkan-Grippe s. Q-Fieber
Bandscheibenvorfall 195*, 196, 417, 418*
Bandwürmer 222, 379
Bang-Krankheit s. Brucellose
Bartholinische Drüsen *(475)*
Basaliom 42, 96, 147, 367
Bauch 204*, 203–279
– Blähungen 212–221
Bauchdecke, Blutgefäße auf der 210
Bauchfellentzündung s. Peritonitis
Bauchhöhlenschwangerschaft *(516)*, 517
Bauchraum, Schmerzen 684–687
Bauchschmerzen 242–256
Bauchschwellungen 212–219
– beim Kleinkind 210 ff.
– innerliche 236–241
Bauchspeicheldrüsenentzündung 337, *(543)*, *(632)*, 686
– akute *(210)*, 217, 240, *(242, 250, 252)*
– chronische *(208, 211, 225, 227)*, 240, 244, *(247)*
Bauchspeicheldrüsenkrebs *(225)*, 240, *(247, 253)*, 264, 633
Bauchverhärtungen 241
Bauchwassersucht *(210)*, 218, *(239)*
Beckenentzündung *(252)*, 509, 513, *(519, 520)*
– chronische 491
Beckeninfektion 519
Beckenorgane, Entzündungen 423
Beckenschmerzen 486
Becken-Tumor 277, *(537)*
Behçet-Syndrom 123, 184, 476
Beine
– bleiche 445
– geschwollene 445

– Lähmung *(444)*
– Schmerzen *(444)*
– schwache 445
Beinverkürzung *(405)*
Beklemmung 287
Bellsche Parese s. Fazialislähmung
Benutzerhinweise 913
Beriberi-Krankheit 293, 628
Berufskrankheiten *(118)*, 233
Betablocker 298, *(516, 711)*
Beugefehlstellung/Beugekontraktur s. Ischämische Muskelkontraktur
– angeborene 438
Bewegungsmangel 326, 405
Bilharziose *(222)*, 270, *(272)*
Bindegewebsschwäche 214, *(650, 711)*
Bindegewebsstörung 406
Bindehaut
– Blutungen 23
– Entzündung 20, 22, 31, *(45)*, 47, 51
– Wucherung *(30)*
Biochemisches Ungleichgewicht 397
Biopsie *(494)*
Bißanomalie 142
Bizepssehnenriß 413
Blähungen s. Winde
Bläschen 347–350, *(364)*
Bläschenausschlag 349
Bläschensucht *(147)*, 183, 349, *(352)*
Blässe 613–619, 673
– langsam auftretende 610 f.
– periorale *(125)*
– plötzlich auftretende 611 ff.
Blasen 368, *(372)*
Blasenbodensenkung 259
Blasenentzündung 266, *(271)*
Blasenhalsverschluß *(258)*, 273, *(275)*
Blasenreizung *(258)*, 274, *(275)*
Blasenstein 536
Blickwinkelverzerrung 54 f.
Blinddarm *(216, 221)*, 239, *(248 f., 252, 648)*
Blinde Flecken 68 f.
Blindheit 27, 34, *(41)*, 61, *(580)*
– Blau-Grün *(70)*
– Rot-Grün *(70)*
Blumenkohlohr 90
Blut, Erbrechen *(209)*, 250 f.
Blutarmut *(30)*, 106, *(125, 212, 222, 248)*, 292, 309, 316, *(361, 408 f.)*, 454, *(508)*, 571 f., *(609)*, 610, *(612)*, 613, *(614, 632, 669, 671, 673 f.)*, 680, *(706, 715)*
– bösartige 245, 342, *(467)*, 566
– chronische Erkrankungen 618
Blutdruck
– Anstieg 676
– erhöhter *(63)*, 81, *(551, 584, 681, 706)*
– niedriger 571, 576, 681, *(682)*
– Zusammenbruch *(595)*
Bluterguß 67, *(230, 401, 413, 416)*, 609 f. *(623)*
Bluterkrankheit *(80, 410)*, 622 *(623)*
Blutgefäßerweiterung 80
Blutgerinnsel *(64)*, 67, 116, *(289, 294, 619, 629, 683)*
Blutgerinnung, verzögerte 623
Blutgerinnungshemmer, Überdosierung 622, *(623)*
Blutgerinnungsstörungen 370, 510, 518
Blutgerinnungswerte 80, *(81)*
Blutgruppenunverträglichkeit *(278)*
Bluthochdruckkrise s. Blutdruckanstieg
Bluthusten *(25, 27, 289, 310, 329, 332, 540)*
Blutkalziumspiegel, hoher 706
Blutkrankheiten 370, 380, 537, 609
Blutkrebserkrankung s. Leukämie
Blutplättchenmangel 622
Blutstase *(619)*
Bluttest, monospot *(674)*
Bluttransfusion 278
Blutungen 293, 621 ff., *(652)*
– chronische 615
– innere 414, 612, 678, 701
– unter der Haut 369 ff.
Blutungsstörungen *(621)*
Blutverdünnungsmittel 270
Blutvergiftung 278, *(623)*, 650, *(684)*
Blutverlust *(125)*, 577, 595, *(611)*, 614, 689
Blutzirkulationsstörungen 619
Blutzuckerabfall 678, *(689)*, 697
Blutzucker, Verminderung s. Hypoglykämie
Blutzuckerspiegel *(54)*, 550, *(556)*, 571
Boeck-Krankheit s. Sarkoidose
Botulismus 209
Brechdurchfall s. Gastroenteritis
Brechreiz *(257)*
Bronchialkrebs 312
Bronchiektasen *(651, 692)*
Bronchiektasie 132, *(315)*, 325, *(328)*
Bronchien *(185)*
– Erweiterung 315
– Infektion 644
Bronchiolenentzündung 305
Bronchitis
– akute 306
– chronische *(116, 129)*, 131, 306, 312, *(314)*, 324, *(557, 572)*, 620, *(692)*
Bronzediabetes *(358)*
Brucellose 165, 653 f., *(669)*
Brühhautsyndrom 350
Brustbeschwerden 321
Brustdrüsenentzündung 495, 497
Brustdrüsen-Papillom 493
Brusterkrankungen der Frau 492–500, 498 f.*
Brustfellentzündung 319, *(324)*
Brustgeschwulst, gutartiger s. Fibroadenom
Brusthöhlenkrebs 201
Brusthöhlentumor 190
Brustinfektion 306
Brustknoten 492

Brustkorb
– abnormer 303, 325
– Entzündung 313, 327, *(329)*
– Infektion 318, *(319)*
Brustkrebs *(163, 359, 492)*, 494 f., 499 f., *(629)*
– Vorsorgeuntersuchung 492
Brustraum
– Infektion 659
– Schmerzen 694
Brustschmerzen 318–323,333–342
– bei der Frau 495 f.
Brustumfang 496 f.
Brustwarzen
– Ausfluß 497 ff.
– Einstülpung 500
Brustzysten 493,495
Buerger-Krankheit *(462)*
Büffelhöcker *(699)*
Bulbärparalyse 176
Bulimie (s. Magersucht) *(618)*, 698

**C**

Campbell-de-Morgan-Flecken 363
Candida-Mykose s. Candidose
Candidose (Pilzinfektion) 104, 122, 178, 187
Caput Medusae s. Medusenhaupt
Chagas-Krankheit 177
Charcot-Gelenke *(452)*
Charcot-Krankheit 411
Chemotherapie, Nebenwirkungen *(480, 530)*
Chiropraktik *(416)*
Chirurgie, kosmetische *(372, 496)*
Chlamydien 519
Chloasma 357
Cholera *(228)*, 245
Cholesterin, Stoffwechsel *(18)*
Cholesterinspiegel *(354)*
Cholesterinwerte *(159)*
Cholezystitis s. Gallenblasenentzündung
Chondroektodermale Dysplasie
Chorea 640
Chorea Huntington (s. Veitstanz) 640
Choroiditis s. Auge, Aderhautentzündung
Chromosomen *(388)*
Chromosomenstörungen 531 *(538)*
Coitus interruptus 532
Colitis ulcerosa s. Dickdarmentzündung
Colles-Fraktur 426*, 427
Condylus femoralis *(446)*
Conn-Syndrom *(399)*
Cortison *(251, 349, 369, 388, 585, 699)*
Crohn-Erkrankung 183, 220, *(227, 232, 236, 244, 247, 632)*
Cushing-Syndrom *(145, 264)*, 278, 388, 398, 485, 699
Cutis marmorata 356

**D**

Da-Costa-Syndrom 340
Darm
– Beschwerden *(612, 648)*
– Durchblutungsstörungen 687
– Durchbruch *(612)*
– Einstülpung 231*
– Erkrankungen 687
– Operation *(529)*
Darmgefäßblockade 242
Darmgrippe *(704)*
Darminkontinenz *(258)*
Darmkrebs 217, *(219 f.)*, 221, *(227, 230, 236, 244, 246 f.)*, 522
– Familiäre Disposition 618
Darmparasiten 698
Darmschleimhautentzündung 215, 227
Darmverhalten, verändertes 234
Darmverschluß 208, 218, *(236, 243, 250, 253)*, 687
Dauererektion 537
Deflorationsprobleme 491
Degenerationskrankheiten *(431)*
Dehydration 372, 596, *(684, 686 f.)*, 700, 703 ff.
Delirium 560 f., 578
Dellwarze 42, 366
Demenz *(293, 351, 550)*, 563–566, *(576, 578, 581, 585, 587, 639)*
– frühzeitige 562, 575, 583
– senile *(563 588)*
Dengue-Fieber 655
Depigmentierung 360, 363
Depression 151, *(156, 482)*, 489, *(515, 550)*, 563, 566 ff., *(575)*, 578, 583, 671, 691, 708
– manische *(575)*, 585
Dermatitis 123, *(147, 191, 199, 462)*, 468
Dermatitis herpetiformis 349, *(379)*
Dermatomyositis 397
Dermoidzyste 365
Diabetes s. Zuckerkrankheit
Diabetes insipidus 262, *(703)*, 706
Diabetes mellitus *(702)*, 705, *(706)*, 709
Diabetisches Koma s. Zuckerkoma
Dickdarmentzündung 219, *(220, 227, 244, 247, 627, 632)*, 651
Dickdarmerweiterung *(212)*
Dickdarmkrebs 217, *(221, 238)*
Digoxin *(71)*, 287, *(294)*
Diphtherie 332
Distale Radiusfraktur 426 ff.
Diurese-Störung 262
Diuretika 261, 701, 705
Divertikel 216, *(219 ff., 227, 230)*, 231, *(236)*
Divertikulitis *(216)*
Doppeltsehen 55 ff.
Dornwarze 366, 458, *(461)*
Down-Syndrom *(177, 588, 607)*

Drehmuskelriß 413
Drehschwindel *(109)*
Drillinge *(602)*
Drogenmißbrauch 25, 71, *(77)*, 379, *(537)*, 552, 556, 585, 593, *(617, 653, 665)*, 683, *(690)*
Drüsenfieber, infektiöses *(139, 141)*, 199
Drüsenkrankheit 167, 301
Duchenne-Erkrankung 395
Dünndarmgekröse, Lymphknotenentzündung s. Adenitis
Dünndarmtumor, bösartiger *(228)*
Dupuytren-Kontraktur 438
Durchblutungsstörung *(161)*
Durchfall 219 f., 226 ff., 244 ff., *(265)*, 701, 704
Durst, starker 700–707
Dysmenorrhö *(423)*
Dyspepsie *(254, 257)*
Dystrophie s. Duchenne-Erkrankung

**E**

Echopraxie *(641)*
Effusion s. Lungenerguß
Egozentrik *(580)*
Ehlers-Danlos-Syndrom 370
Eichel-Entzündung 534
Eierstock
– Erkrankungen 238, *(648)*
– Krebs 423
Eierstocktumor 485
Eierstockzyste *(210)*, 218, *(238)*, 249, 484, 502
Eileiter verstopfter 487
Eileiterentzündung 249, *(648)*
Eileiterschwangerschaft 686
Eingeweide-Perforation 216, *(219)*, 242
Einlauf *(211)*
Eisenanämie 616
Eisenmangel 385, *(614, 673)*
Eisprung, fehlender 487
Eiweißblutspiegel *(627)*
Eiweißmangel *(627)*
Ejaculatio praecox s. Ejakulation, vorzeitige
Ejakulation, vorzeitige *(490, 528)*, 532 f.
Eklampsie 559, *(626)*
Ektropium s. Lidumstülpung
Ekzem
– Auge 18, *(40)*
– Gesicht 147, *(199)*
– Haut 348, *(351 f.)*, 368, *(375)*, 380, 384
– Scham 524
Elephantiasis *(629)*
Ellenbogen 424*
– Knochen- und Gelenkreste 425
– Nerv *(425)*
– Schmerzen 424* ff.
Emotionale Instabilität 574 ff.
Emotionaler Streß 585
Emotionslosigkeit *(562)*
Emphysem 116, 312, 314, 325, *(557, 572)*
Endokarditis 269, *(288)*, 296, 650 *(653)*, 669, 674
Endometriose 487, 491, 509, 513
Entwässernde Mittel s. Diuretika
Entwicklungsverzögerung 607
Enzephalitis s. Gehirnentzündung
Epidemie, Bronchiolenentzündung *(305)*
Epilepsie *(149)*, 259, *(388, 485)*, 552, 558, 577, 640
Epiphysenlockerung 440, 441*
Episkleritis s. Lederhautentzündung
Erbanlagen 607, *(618)*, 624
Erb-Goldflam-Krankheit 56 f., 175, *(177, 672)*
Erbkrankheiten *(602)*, 605, *(615, 622)*, 636
Erblindung
– flüchtige *(65)*
– plötzliche 64–67
– teilweise 61–64
Erbrechen 141, 172 ff., 206 ff., 247–253, *(612)*, 704
Erektionsschwierigkeit *(529)*
Erfrierungen *(356)*, 469
Erkältung *(44)*, 76 f., 79, *(84 f.)*, 93, *(105, 109, 120, 167, 181)*, 198, *(311)*, 322, 324, *(559, 659)*, 661–664
Ernährung
– Fehler 603, 614, 617
– Probleme 71, 127, *(212, 229)*, 325, 264, 507, *(554)*
Erregung, Auge 26
Erröten 359
Erschöpfung 670 ff.
Erste-Hilfe-Maßnahmen s. Heimlich-Handgriff, Stabile Seitenlage
Erstickungsanfälle 330–333
Erythem 348, 357, 359
Erythema multiforme 148, 182
Erythematades *(150)*
Erythrasma 359
Eß-Brechsucht s. Bulimie
Eustachische Röhre 93
Exaltiertheit *(580)*
Exanthem s. Ausschlag
Extrasystolen 285–288, 289, 291, *(292)*, 320

**F**

Fadenwürmer 22, *(233)*, 524, *(545)*
Fadenwurmerkrankung s. Filariose
Farbenblindheit 70
Fasergeschwulst s. Gebärmutterfibrom
Faulecken *(119)*
Fazialislähmung 38, 152, *(153)*
Fehlgeburt 510, 516
Fettgeschwulst 192
Fettleibigkeit 214, 220, *(387)*

Fettnekrose 494
Fettstoffwechselstörung *(19)*
Fibrosierende Alveolitis 323
Fieber 641–660, 664, 673, 676
– Alarmzeichen 642
– Bauchschmerzen 252 f.
– Dauer:
 – bis 48 Stunden 643 ff.
 – 3–14 Tage 647–650
 – mehr als 14 Tage 650–656
– Halsschmerzen 179 f., 181
– Herzbeschwerden 286, 290
– Hitzewallungen 483
– Höhe 641
– persistierendes *(652)*
– rheumatisches *(640, 646)*, 652
– Tagesschwankungen 641
– Temperaturmessung 642
– Verlauf 641
Fieberanfälle, wiederkehrende 654 ff.
Fieberhafte Erkrankungen 23, 691 f.
Fieberkrämpfe 559
Fieberschauer *(165)*
Fieberschübe *(633, 652)*, 654 ff.
Fibroadenom 493
Fibrozystische Erkrankung s. Brustzysten
Filariose 545, *(629)*
Filzläuse 41, 474, 524
Finger 432–438, 462–469
– Juckreiz 468 f.
– Keulenförmige *(323)*, 432
– Kribbeln 468
– Schnellender s. Trigger-Finger
– Sinnesempfindungen 466 f.
– Starre 435, 466
– Taubheitsgefühl 463–466, 468 f.
– ungewöhnliche Formen *(625, 650)*
– Verformungen 435–439, 436*
Fingerdeformation, angeborene 438
Fingergelenk 410*
Fingernägelerkrankungen 433 ff.
Fingerspitzeninfektion 436
Fischgeruch-Syndrom 383
Fischschuppenkrankheit *(351)*, 381
Fitneß 298
Flechte s. Systemischer Lupus
Fleckfieber s. Typhoides Fieber
Flöhe 378
Flügelfell 30
Flüssigkeitsaufnahme
– geringe 700
– reduzierte 705
– starkes Verlangen nach 703–707
Flüssigkeitsmangel 157
Flüssigkeitsverlust s. Dehydration
Fontanellen *(52)*
Fortgeleiteter Schmerz s. Synalgie
Fortpflanzungsorgane 471–546
– Krebs 535
Frambösie 715
Frau
– Vermännlichung 484 f.
– Vorsorgeuntersuchungen 492, 505
Frauenkrankheiten 484–525
Friedreich-Ataxie *(431)*
Frigidität 488 f.
Frostbeulen *(462, 466 f.)*, 468
Frühgeburt 212, *(236)*, 602
Frühreife 531 f.
Furunkel 88 f., 94 f., 191, 372, 474
Furunkulose *(706)*
Fuß 453–462, 456*, 463*
– geschwollener 460
– Geschwüre 461 f.
– Gewölbeschmerzen 458
– Größe 457
– Infektionen 461 f.
– Schmerzen 458 ff.
– Verletzung
Fußgelenk 456*
– Bruch 457, 453 ff.
– geschwollenes 453 ff.
– Schmerzen 455 ff.
– Verstauchung 456
Fußpilz 468, 469*
Fußsohle, Entzündung 458

## G

Gallenblase 255*, 685*
– Entzündung 252 f.
– Erkrankungen *(217)*, 238, 341, 686, 696
– Krebs 634
Gallengangsatresie 225
Gallengangsentzündung 226
Gallengangskrebs 226
Gallenkolik 243, *(249, 253)*
Gallensteine *(219, 224, 243, 252)*, 255*, *(256, 338, 634)*
Ganglion s. Überbein
Gangrän *(469)*
– trockene 356
Gardnerella vaginalis 519
Gasbrand *(368)*
Gasgangrän *(368)*
Gastrektomie *(228)*
Gastritis, akute 207, 251
Gastroenteritis 207, *(227)*, 244, 248, *(252)*, 686
Gaumenspalte 124, *(168, 605)*
Gebärmutterabnormalität 488
Gebärmuttererkrankungen *(241)*, 517
Gebärmutterfibrom 509, 513
Gebärmutterhals
– Erkrankung 517
– Erosion 504, 519
– Krebs 423, 505, 511, 515, 522
– Polyp 505, 514, 519
Gebärmutterkrebs 423, 505, 511, 514, 522
Gebärmutter-Schleimhautabgang 513

Gebärmuttertumor 521
Gebärmuttervorfall 259, 521
Geburtsfehler 299
Geburtsgewicht *(601)*, 603, *(607)*
Gedächtnis, schlechtes 568 f.
Gedächtnisschwund *(562 f.)*
Gedächtnisverlust *(562 f.)*
Gefäßerkrankungen, periphere 465, *(467)*
Gefäßmißbildungen 366
Gehirn 547*–598
– Abszeß 164 f., *(589)*
– Auflösung *(475)*
– Bluterguß 566
– Blutung *(688)*
– Degeneration 588
– Erkrankungen *(25, 66)*, 570, 576, 581, 639
– Innendruck, erhöhter 158
– Stoffwechselstörung *(563)*
– Vorderlappentumor 86
Gehirnentzündung 573
Gehirnflüssigkeit *(93, 156, 663)*
Gehirnhautentzündung s. Meningitis
Gehirnstörung, minimale *(554)*, 555, 580 f.
Gehirntumor 28, 60, *(159)*, 163, *(208, 502, 565)*, 573, 575, *(581, 589)*, 591, 593, *(639)*, 675
Gehörgangentzündung 91 f.
Gehörtrauma 99 f.
Geh-Schmerzen *(444)*
Gehunfähigkeit *(395)*
Geistesschwäche 563–566
Geistige Beschränktheit 587 f.
Geistige Erkrankung 575
Geistiger Verfall *(475)*
Gelbfieber 655, 657
Gelbsucht *(30, 152, 223, 225, 239)*, 253, *(264, 355)*, 360, 379, *(409, 525, 610, 627)*, 633 f., *(660, 674, 679, 692)*
– Neugeborene 103
Gelenke 393
– Entzündung *(400)*, 407–410, 416, *(427)*
– Erkrankung *(24, 37)*
– Schmerzen 407–410, *(475)*
– Schwellung 410 f.
– steife *(411)*
Gelenkfunktionsblockade *(451)*
Genetische Wachstumsstörungen 624
Genick 193–202
– steifes 194 ff.
Genitalien *(123, 146, 188)*
– Fehlbildungen 508
– Geschwüre 474 ff.
– Schmerzen 526 f.
– Verletzungen 526
Gerstenkorn 41, 43, 48
Geruchsnerven *(86)*
Geruchssinn 85 f.
Geschlechtskrankheiten *(32, 271, 274, 409, 474, 536, 541)*
– tropische 476
Geschlechtsorgane 471–546
– Bläschen 473
– Krebs 476, 526
Geschlechtsverkehr
– Blutungen 504 ff.
– Schmerzen 490 f.
Geschmacksnerven *(86)*
Geschmacksverlust *(96)*
Geschwüre
– Auge 19
– Gesicht 146 ff.
– Ohr 89 f.
Gesicht 144–156
– aufgedunsenes 144 f.
– ausdrucksloses 151 f.
– Ausschlag 146 ff.
– geschwollenes 144 f.
– Geschwüre 146 ff.
– Krebs 155
– Lähmung 152 ff.
– Rötung 148 ff.
– Schmerzen 154 ff.
– Tumor 153
– Verletzungen 153
Gesichtsfeld
– Ausfall *(68)*
– Einschränkung *(68)*
– ungleiches 72
Gewebsschwäche *(477 f.)*
Gewicht
– Schwankungen 502
– Soll- *(214)*
– Verlust 175 ff., 247, 373, 617 ff., 630–634, *(692)*, 693–697
– Zunahme 698 f.
Gicht 90 f., 408, *(411)*, 438
Gichtknoten 355
Giftige Dämpfe 162
Gingivitis *(127, 129)*
Glasknochen-Krankheit 406
Glaswolle 378
Glaukom s. Grüner Star
Gleichgewichtsorgan, Entzündung 569
Gleichgewichtsstörungen 579 ff.
Gleithoden 539
Globussyndrom *(171)*
Glomerulonephritis 145
Glossitis s. Zunge, Entzündung
Golfarm s. Tennisarm
Gonorrhö s. Tripper
Granulom 366
Grauer Star 35 ff., *(53)*, 59, *(61)*, 71, *(103)*
Greisenbogen 19
Grindflechte 146, *(199)*, 348, *(352)*
Grinsen 150
Grippe, 45, *(165, 659)*, 668, *(673)*
Grüner Star 21, *(25)*, 29, 35, 45, *(50)*, 59–62, 67
Gürtelrose 49, *(96)*, 147, *(154)*, 348, *(352)*, 418

Guillain-Barré-Syndrom 154, 465 *(467)*, 591, 679

## H

Haarausfall 383*–386
Haare 343*, 383–389
– stumpfe 383
Haarnest *(234)*
Haarwuchs, starker *(349)*
Hämatom *(369)*
Hämochromatose 358
Hämorrhoiden 229, *(233)*
Hagelkorn 42
Halitose s. Mundgeruch
Hallux rigidus 459
Hallux valgus 459*
Halluzinationen *(287, 560, 562, 568, 575)*, 578 f., *(584)*
Halo-Nävus 360, *(363)*
Hals 181–197*–202
– Entzündung 181
– geschwollener *(180)*, 191 ff.
– Knötchen *(180)*, 191 ff.
– Schmerzen 180
Hals-Rachen-Mund-Entzündung *(313, 331)*
Halsrippe, Extrarippe *(192)*, 195
Halsschlagader-Aneurysma 69
Halswirbelsäule
– Erkrankung 463
– Infektion 196
Hammerfinger 437
Hammerzehe 437
Hand 426–430* f.
– Schwellung 429 ff.
– Übergröße *(429)*
– Zittern 431 f.
Handgelenk
– Schmerzen s. Distale Radiusfraktur
– Schwellung 428 f.
Handwurzelverformung *(427)*
Harnapparat 258–279
Harnausscheidung
– fehlende 276–279
– geringe 276–279
– starke 702 f.
Harnblase 267*
– Krebs 269
Tumor 268
– Vergrößerung *(237)*
– Vorfall 521
Harndrang,
– nächtlicher 275
– vermehrter 261
Harninkontinenz *(258, 701)*
Harnleiter, Entzündung *(541)*
Harnröhren
– Entzündung 273, *(514)*
– Karunkel 506, 514
– Tumor 274, *(275)*
– Verengung 274, *(275, 277)*
– Verlegung 274
Harnsäurespiegel *(408)*
Harnsteine 542
Harntröpfeln 275
Harnverhaltung *(418)*
Harnweg
– Erkrankungen 258–279
– Infektion *(252, 258, 261)*, 266, *(271, 273, 275)*, 644
Hasenscharte *(124)*
Hausstaub *(185)*
Haut 343–382
– Ablösungen *(350)*, 354
– bläuliche *(354, 609)*, 619 ff.
– bleiche, blasse *(354)*, 613–619, 673
– brüchige 367 f.
– dunkle *(354)*
– Feuchtigkeit *(380)*
– Flecken 358 f., 363 f.
– gelbliche *(354 f.)*
– Geschwür 154, *(364)*
– Infektionen *(706)*
– Juckreiz 377–380
– Knoten 364–367,369
– Narben 350
– Rötungen 182
– schlaffe 372 f.
– Schuppen 351
– Schwellungen 364–367, 369
– trockene 380 f.
– Tumor 421
– Veränderungen 616
– Verfärbungen 355–361
– Verletzungen 368
Hautausschlag
– juckender 345
– Kategorien 345
Hautentzündung s. Dermatitis
Hautfaltung, Auge 73
Hautkrebs *(19)*, 264, *(354)*, 355, 374, *(376)*, 525
Hautstreifen 362
Heberden-Knoten 437
Heimlich-Handgriff *(117)*, 300 f., *(331)*, 342*, *(620)*
Heiserkeit 168, 169* f., 174 f., *(322)*
Hepatitis *(130)*, 225, 263, *(649)*
– chronische *(218)*
– Schutzimpfung *(649)*
Hepatitis A *(649)*
Hepatitis B *(263, 649)*
Hepatolentikulare Degeneration 152
Hernie *(219, 237, 477)*
Heroin *(77, 379)*
Herpes simplex 89, 212, 146, 179, *(182)*, 348, *(352)*
Herpes-Virus *(21, 48)*, 154, 473, *(491)*
Herpes-Zoster-Virus 50, 147, 155, *(352)*

Herz 281–300
– Erkrankung 317, 672
– Fachbegriffe 284 f.
– Probleme 571, 577
Herzanfall *(236)*, 296, 334 ff., 552, 613, 679, *(681)*, 688
Herzattacke (s. Herzfehler) 596
Herzbeutelentzündung s. Perikarditis
Herzbeutelerguß 320
Herzblock 299
Herzentzündung s. Endokarditis
Herzfehler 116 f., 189, 216, *(218)*, 292, 308, 316, 328, 454, 556, *(608)*
– angeborener 620
Herzgeräusche 105
Herzinfarkt 287, 318, *(334, 682)*
Herzinsuffizienz 620, *(625)*, 626, 681, 692
Herzjagen s. Extrasystolen
Herzklappenfehler 341, *(572, 625)*
Herzklopfen 290–294, *(571)*
Herzmuskelentzündung s. Myokarditis
Herzmuskelerkrankung s. Kardiomyopathie
Herzneurose *(340)*
Herzrheuma *(328)*
Herzrhythmusstörungen 288 f., *(294)*, 341, *(572)*, 612, 678, 688
Herzschlag
– langsamer 298 ff.
– unregelmäßiger 294–297
Herzschrittmacher *(289, 299)*
Herzstolpern s. Extrasystolen
Herztamponade 320
Heuschnupfen *(94)*, 98, *(127, 322)*, 662
Hiatus-Hernie *(173)*, 207, 251, *(255)*, 340, 685*, 695
Hinken *(397, 442)*, 444
Hirnanhangdrüse 386*
– Tumor 69, 675
– Unterfunktion *(361)*, 386, 481, 611
Hirnarterienverengung *(572)*
Hirnblutung 557
Hirnhautgeschwulst 86
Hirnnerv, Lähmung des III. 26, 39
Hirntod *(27)*
Hirschsprung-Krankheit 212, *(236)*
Hirsutismus *(389)*
Hitzewallungen 481 ff., *(667)*
Hitzschlag 381
HIV-Infektion s. AIDS
Hochwuchs 624 f.
Höhenkrankheit 310
Hoden 538–545
– eingeklemmter 479
– Entzündung 545
– fehlender 538 f.
– Knoten 539 f.
– nicht abgestiegener 538
– Schädigung 530
– Schmerzen 541 ff.
– Schrumpfung 543 f.
– Schwellung 544 f.
– Steine 542
– Torsion 541, 543, *(545)*
– Tumor 532
– Verletzungen 542
Hodenbruch *(545)*
Hodendrehung *(542)*
Hodenektopie 539
Hodenhochstand 538
Hodenkrebs *(479, 526, 538 f.)*, 540, *(544)*
Hodensack
– Knoten 539 f.
– Schwellung 544 f.
Hörprobleme, Kinder 102 ff.
Hörsturz 108 f.
Hormonelle Störungen *(480, 482, 484)*, 498, 505, 507, 529, 531, *(538)*, 543, *(551)*, 568 *(667, 671)*, 699
Hormonhaushalt *(262, 346, 419)*,
Horner-Syndrom 25, *(27)*
Hornhaut (Auge) 19, *(30)*
– Ablösung 49
– Entzündung 21, 35
– Erweichung 35
– Geschwür *(21)* 48 ff.
– Trübung 34 ff., *(61)*
– Verletzung 52
Horton-Syndrom 161
Hüfte 439–443
– Asymmetrie *(442)*
– gereizte 440
Schmerzen 439–442
Hüftgelenksluxation 442 f.
– angeborene *(441)*, 442
– erworbene 443
– infektiöse *(442)*, 443
Hühnerauge 372, *(373, 462)*
Hühnerbrust *(303)*
Husten 131 f., *(306, 309)*, 313 ff., 321 330
– Auswurf 324–330
Hutchinson-Zähne 134
Hydatid-Zyste 240
Hydrocephalus *(156, 158)*, 565
Hydrozele s. Wasserbruch
Hyperaktivität s. Überaktivität
Hyperplasie der Nebenniere, angeborene 389
Hyperthyreoidismus s. Schilddrüsenüberfunktion
Hypochondrie 708
Hypoglukämie 612
Hypomanischer Zustand *(584)*
Hypophyse s. Hirnanhangdrüse, Unterfunktion
Hypopituitarismus s. Hirnanhangdrüse, Unterfunktion
Hypothalamus, Erkrankung 531, 698
Hypothermie s. Untertemperatur
Hysterie 67, 580 f. *(590)*

**I**

Ichthyosis s. Fischschuppenkrankheit
Ileum s. Krummdarm
Immunschwäche (AIDS) *(653)*
Impetigo s. Grindflechte
Impfkalender *(150)*
Impfschutz *(201, 245, 645, 647, 649, 656, 660)*
Impotenz *(388, 464, 490)*, 527 ff.
Induratio penis plastica s. Peyronie-Erkrankung
Infektionen
– Allgemeinsymptome 623, 659, 683
– bakterielle 396
– Bauch 240
– chronische *(627, 631)*, 651, 674
– Gesicht 199
– Herz 190
– Kopf 165
– Koma 552
– lebensbedrohliche 689
– Mund 127
– Nase 79
– Ohr 91, 97, 100, 103
– Rücken 421
– Schock 596
– unspezifische 573
– Verwirrtheit 556
– virale 396
Inguinales Granulom *(476)*
Inkontinenz 258 ff., *(558 f., 565, 577)*
Innenauge, Druckanstieg *(21)*
Innenohr *(87)*
Innenohrinfektion 105, 569
Insektenstiche 41, 144, *(375)*, 378, *(628 f., 660, 690)*
Insomnie s. Schlaflosigkeit
Intrauterinpessar s. Spirale
Intussuszeption 231*
Invagination *(231)*
Iritis s. Regenbogenhaut-Entzündung *(476)*
Ischämie 295
Ischämische Muskelkontraktur 438
Ischias 417

**J**

Jaktation s. Kopfwackeln
Juckflechte *(662)*
Juckreiz, weibliche Scham 524 f.

**K**

Kälteempfinden 711
Kälteexposition 658
Kältegefühl *(165)*, 658 f.
Kältemarmorierung 356
Kaffee *(261)*, 286, *(291)*, 582
Kahlköpfigkeit 383–386
Kahnbeinbruch 427
Kala-Azar 241
Kalium-Mangel 702
Kallus 401
Kalziumspiegel, erhöhter 262, *(703)*
Kaposi-Syndrom 359
Karbunkel 371
Kardia, Funktionsstörung *(695)*
Kardiomyopathie 294, 299
Karies 127, *(138, 143)*
Karotinämie 358
Karpaltunnel-Syndrom *(395)*, 428, 430*
Kartoffelnase *(74)*
Karzinoid-Syndrom 149, 246, 667
Katarakt s. Grauer Star
Katarrh 109, 128
Katheter *(274)*
Katzenkratzkrankheit 716
Kauda-Syndrom 260
Kayser-Fleischer-Ring *(19)*
Kehldeckelentzündung *(170)*, 200
Kehlkopf 169*
– Entzündung *(169, 174, 178)*, 180, *(181)*, 322, 331
– Erkrankungen 323
– Krebs *(170)*, 179, 201
– Ödem 117
– Schwellung 331
Keratitis s. Hornhaut, Entzündung
Keratose 188
Ketoazidose *(129, 689)*
Keuchhusten 322
Kiefer 134*
Kiefergelenk 140*
Kiefergelenkarthritis 139
Kieferhöhle 186*
Kiementasche *(173)*, 193
Kindererkrankungen (s. a. Kleinkind) *(199)*, 210 ff., *(266)*, 269, *(322, 408, 440)*, 579, 587 f.
Kinderlähmung *(153, 460)*, 592
Klauenfuß 460
Klauenzehe *(460)*
Kleinkind 603–607
– Auge *(32)*
– Erbkrankheiten 605
– Erbrechen 604
– Erkrankungen, chronische 608
– Ernährung, falsche 603
– Fontanelle *(646, 703)*
– Geborgenheit fehlende 606
– Gewichtsprobleme 603 ff.
– Herzfehler *(608)*, 620
– Infektionen 604, 606
– Knorpelbildungsstörung 608
– Meningitis 606, 659
– Probleme *(135, 157)*, 166, 210 ff.
– Schilddrüsenunterfunktion 604, 608
– Schmerzen und Schreien 605 ff.
– Untertemperatur *(657)*

– Vernachlässigung *(603)*
– Wachstumsstörungen 603 ff.
Klimakterium s. Menopause
Klinefelter-Syndrom 624
Knie 445–452
– Fremdkörper 450
– Schmerzen 445–448
– Verletzungen 449–452
Kniebandverletzung 449
Kniefunktionsblockierung 448
Kniegelenk 451*
Kniegelenksluxation 446
Kniescheibenbruch 447*
Kniescheibenluxation 446, 450 (f.)
Knochen
– Bruch 402, *(406)*
– brüchige 404 ff.
– Deformationen 637
– Entzündung 416, *(427)*, 451
– Erweichung s. Osteomalazie
– geschwollene 401 ff.
– Krebs *(400)*, 403, *(406, 622)*
– Metastasen 330
– Schmerzen 399 f.
– Tumor *(262)*, 403, *(406)*
– Zerstörung *(715)*
Knochenhaut, Bluterguß 401
Knochenkorpelkrebs 403
Knochenmarkentzündung *(406, 651)*
– akute 402
– chronische 402
Knochenschwund *(400)*
Knötchenflechte 124, 188
Knötchen-Prurigo 377
Knollennase 74, *(76)*
Knorpelbildungsstörung 608*
Knorpelentzündung 340, 351
Knorpelgewebsentzündung 451
Knorpelhautentzündung s. Perichondritis
Körnerkrankheit 35, 41, 63 f.
Körperausfluß 382
Körperbehaarung 387 ff., *(507)*
Körpergeruch 382
Körpergröße *(609)*
– Abnahme 637
Körperhaltung, gebückte und steife 634 ff.
Körperhygiene 371
Körperschwellungen 625–628
Körperteile
– Infektionen 628
– Schmerzen 708 ff.
– Schwellungen 628 ff.
– Verletzungen 628
Körpertemperatur, niedrige 553, 557
Kohlenmonoxidvergiftung 676
Kokain *(77)*
Kolik *(218, 268)*
Kolitis 215
Kollabierung *(217)*
Kollaps *(209, 293, 329, 552, 595, 612, 629, 665)*, 682–690, *(703)*, 687 ff., 714
Koma 27, *(208 f., 302)*, 551 ff., *(573)*, 687–690
Konjunktivitis s. Bindehautentzündung
Kontaktlinsen *(22)*
Kontrazeptiva *(699)*
Konvulsionen 558 ff.
Konzentrationsschwäche 554 f.
Kopf 156–168
– Blutgefäße 158
– Größe 156
– Krämpfe *(159)*
– Verformungen 157 f.
– Verletzungen s. Schädelverletzungen
Kopfschmerzen 159–166, 658 f., 675 f.
Kopfwackeln 158
Kopfwendergeschwulst 193
Koplik-Flecken 187
Krätze *(362, 375)*, 474
Kraftverlust, Muskulatur 394
Krampfaderbruch 531, 539, 542
Krampfadern *(210)*, 453, *(462)*, 478
Krampfanfälle 558 ff.
Krebs (s. a. einzelne Krebsarten, z. B. Brustkrebs)
– Nebenwirkungen 629, 632, *(650)*, 652, 672, 682, 694
– Metastasen 400
Kreislaufkollaps s. Kollaps
Kreislaufprobleme 571, *(619)*
Kreislaufzusammenbruch *(287)*
Krummdarm *(249)*
Kupferablagerung 19
Kurzatmigkeit *(289)*, 313–320
Kurzsichtigkeit 58, 70
Kwashiorkor 212
Kyphose *(310, 419)*, 421, *(637)*


**L**


Lähmung *(302, 580)*
– plötzlich einsetzende 589 f.
– langsam einsetzende 590 ff.
Läuse *(362, 375)*, 378
Laryngitis s. Kehlkopf-Entzündung
Laryngospasmus *(302)*
Lasertechnik *(62)*
Lebensmittelvergiftung *(56)*
Leberabszeß *(132)*
Leberentzündung s. a. Hepatitis
– infektiöse 679, 692
Lebererkrankungen *(212, 223, 240)*, 379, *(553)*, 565, 627
Leberhautzeichen *(627)*
Leberkrebs *(247)*
Lebermetastasen 634
Lebertumor 225
Leberversagen 130
Leberzirrhose *(130, 152, 210)*, 218, *(225, 230, 240, 431)*, 481
Lederhautentzündung 23 f., 30, 49

Leerdarm-Divertikel 231
Leishmaniase s. Kala-Azar
Leistenbeugen, Knoten 477–480
Leistenbruch *(237)*, 477, *(542)*, 545
Lepra 75, *(361, 363)*, 467
Leptospirose s. Weil-Krankheit
Leukämie 184, 201, *(f., 361, 537)*, 622, 652, 714
– myeloische 619
Leukoplakie 122, 188, 525
Lichen planus s. Knötchenflechte
Lichen simplex s. Neurodermitis
Lichtblitze 57
Lichtdermatose 349
Lichtempfindlichkeit 51 f., *(573, 659)*
Lichthöfe 59
Lidrandentzündung 40, 43
Lidspaltenfleck 30
Lidumstülpung 32, 38
Linsentrübung s. Hornhauttrübung
Lipom 192, 366, 479
Lippen 115–143
– blaurote 115 ff.
– eingerissene 120–124
– Krebs *(122)*
Lippenherpes 146
Lippenspalte 124
Lispeln 168
Livedo reticularis 356
Ludwig-Angina 180 *(f.)*
Luftröhrenentzündung 322, 331
Luftröhrenfistel s. Ösophagotracheal-fistel
Luftwege
– Fremdkörper 117, 325, 331
– Krebs 201
– Infektion *(138, 181, 198)*, 322, *(661)*, 662*
Lumbalpunktion *(560)*
Lungenabszeß 132, *(325)*
Lungenbläschen, fibrosierende Entzündung 310
Lungenembolie 289, 319, 329, 332, 338, *(629)*, 683
Lungenemphysem, chronisches 620
Lungenentzündung 116, *(132, 148)*, 296, 314, 319, 325, 327, 329, 648
Lungenerguß 309
Lungenerkrankung *(129)*, 341, *(572)*
Lungenfibrose 117
Lungeninfektion 644
Lungenkollaps s. Pneumothorax
Lungenkrebs 131, *(310)*, 315, 320, *(323)*, 327, 330, *(341, 526)*, 696
Lungenödem 116
Lungentuberkulose 132
Lungentumor *(25)*
Lyme-Krankheit *(661)*
Lymphangitis 362
Lymphdrüsen 713*
– geschwollene 712–716
– vergrößerte *(25, 81, 83, 142)*, 171, *(191)*, 197–202, 248, *(323)*, 478
Lymphödem *(373, 431)*, 454, *(629)*
Lymphom 202, 367, 713
Lymphstau 629
Lymphsystem, Verstopfung 497

## M

Madenwürmer 223
Männer-Krankheiten 525–545
– Verweiblichung 525 f.
Magen-Darm
– Diät *(216, 617)*
– Entzündung s. Gastroenteritis
– Erkrankung 420
Geschwür 248, *(251, 255)*, 337
Magendurchbruch *(216)*
Magenentfernung, Postoperatives Syndrom *(208)*, 228, 246
Magenerkrankungen 238
Magengeschwür 207, 230, *(615, 679)*, 695*
Magenkrebs *(172)*, 173, *(177)*, 208, *(222, 238, 247, 249, 251, 253, 256)*, 618, 631, *(634)*, 692, 696
Magenoperation 222
Magenpförtnerverengung 208, *(239)*, 632
Magenschleimhaut, Reizung *(685)*
Magenschleimhautentzündung s. Gastritis
Magenschmerzen *(257)*, 613
Magersucht *(502)*, 507, 618, 631, 694
Makuladegeneration 53, 61 f., 68
Mal 355, *(363)*
Malaria *(165, 241, 360)*, 654, 656, 660
– Schutzmaßnahmen 660
Mallory-Weiss-Syndrom 250
Mammographie *(493 f.)*
Mandelentzündung *(83, 95, 129, 137 f.)*, 141, *(167, 171, 177)*, 179, *(181, 187)*, 198, *(322)*, 644, 712
Mandeln, Krebs 97
Mangelernährung *(617)*, 627, 681
Manie (s. Überaktivität) *(579)*, 584 f.
Marfan-Syndrom 625
Marmorknochen-Krankheit 406
Masern *(36)*, 52, *(100, 103)*, 187, 647 *(f.)*
– Schutzimpfung 647
Mastdarm
– Krebs 217, *(221, 238)*
– Schmerzen 232, *(514)*
– Vorderwandsenkung 259
Mastdarmvorfall 521
Mastitis s. Brustdrüsenentzündung
Mastoiditis 95, 106
Masturbation *(489)*
Mattigkeit 676
Meckelsches Divertikel 231, 249*, *(252)*
Medikamente
– Entwässernde s. Diuretika
– Gerinnungshemmende 270

– Kortikoidhaltige 37
– Nebenwirkungen
– Atmung 313, 323
– Auge *(26)*, 54
– Blut 622
– Durst 701
– Geschlechtsorgane 485, *(498)*, 525, 529 f., 537
– Gesicht 151
– Gewicht 699
– Haar 386, 388
– Hals
– Harnapparat 261, 264, *(274)*, 277
– Haut 360, 369, *(376)*, 379, 616, 621
– Herz 287, 292, 298
– Kollaps *(682)*
– Kopfschmerzen 162
– Nase 77, 80,
– Nervensystem 550, 564, *(572)*, 578, 585
– Mund 123 f., 131
– Muskelsystem 397, 467
– Ohr 101, 103, 108
– Schwitzen 665
– Untertemperatur 658
– Verdauung 230, 235–251
Medizinische Fachbegriffe 11–13
Medusenhaupt *(210)*
Megakolon, angeborenes *(212)*
Meibomsche Drüse s. Hagelkorn
Melaninbildungsstörung s. Albinismus
Melanom 264, 355, 367
Menarche s. Menstruation, erste
Menière-Krankheit *(99)*, 107, 110, 569
Meningeom 565
Meningitis 24, 52, *(56, 100, 103, 141)*, 162, *(165)*, 196, *(552, 556, 559)*, 561 *(f.)*, 584, *(592)*, 606, 646, *(648)*, 659
Meningokokken-Septikämie 370
Meniskus lateralis, Einriß 450
Meniskus medialis, Einriß 449
Meniskus, scheibenförmiger 450
Menopause 149, 160, *(419)*, 481f., *(491)*, 502, 511 f., 514 f.
Menstruation
– Beschwerden 160, *(265)*, 423, *(428)*, 500, 515 f.
– Blutungen, starke 623
– Blutverlust *(614)*
– erste 506 ff.
– Regelstörungen *(481 f.)*
– Schmerzen 512 f.
– Stärke 508–511
– Unregelmäßigkeit 511 f.
Mepacrin *(360)*
Metastasen 367
Methämoglobinämie 357
Methylalkoholvergiftung 67
Migräne 57, 60, 66, 155, 160, 207, 675
Milben 362, *(375)*, 378
Milchgang
– Erweiterung 499
– Krebs 499
– Papillom 498
Milroy-Krankheit *(454)*
Milzerkrankung 241
Milzriß *(689)*
Milzvergrößerung *(199, 669)*
Minderwuchs 607 f.
Mißhandlungen *(603)*, 609
Mitesser *(346)*
Mitralklappenerkrankung 149, 296
Mitralstenose 296, 328
Mittelmeeranämie 615
Mittelohrentzündung 87 f., 92, 99, 102, 111
Mittelohrerkrankung s. Otosklerose
Mittelohrknocheneiterung 92
Mittelschmerz, Menstruation 423
Molluscum contagiosum 473
Mondgesicht *(699)*
Mongolenfleck 356
Mongolismus s. Down-Syndrom
Mononukleose *(181)*, 199
Morbus Bechterew s. Spondylitis ankylosans
Morbus Crohn s. Crohn-Krankheit
Morbus Hodgkin *(670)*, 713
Morphaea 374
Morton-Neuralgie 459* f.
Motoneuron-Erkrankung *(154)*, 176, 395, 591
Müdigkeit 554, 670 676
Mukoviszidose s. Zystische Fibrose
Multiorgan-Erkrankung 397, *(414)*
Multiple Sklerose *(25)*, 28, 34, 56, *(66, 141, 168)*, 176, 259, *(462)*, 464, *(529 f.)*, 591, *(639)*
Mumps *(36, 100, 103)*, 138 *(530, 545)*, 645*
– Schutzimpfung 645
Mumpsorchitis 543
Mund 115–143, 182 f., 187 f.
– Geschwüre 123 *(f.)*, 130, 182 ff.
– Hautblässe 125
– Hygiene *(122)*, 126
– Krebs *(130)*, 183, 201
– Infektionen 137 f.
– Trockenheit 135 f.
– weiße Flecken 187 f.
Mundausschlag *(138)*, 187 f.
Mundboden-Phlegmone s. Ludwig-Angina
Mundgelenk, Probleme 138 ff.
Mundgeruch 125 135, *(382)*
Mundschwamm 121
Mundsoor 187, *(379)*
Mundwinkel, eingerissene 118 f.
Muskel 391–399
– Erkrankungen *(389)*, 682
– Schmerzen 396 ff., 416
– Zittern *(398)*
– Zuckungen 639 f.
Muskelschwäche 39, *(171, 175)*, 398 f., *(408, 478)*

Muskelschwund 394 ff., *(591)*, 641
Muttermal (s. Nävus) *(355)*, 356, *(368)*
Myasthenia gravis s. Erb-Goldflam-Krankheit
Myasthenie (Muskelschwäche, Augenlid) 39
Myelom 184
Myokarditis *(288)*, 293
Myxödem 374, *(430)*

**N**

Nabelbruch 237
Nachtblindheit *(35)*, 70, *(374)*
Nachtschweiß *(650, 665)*, 668 f.
Nackenbereich 189 f., 194–197*–202
Nackensteife, akute 194
Nackentrauma 194
Nackenverspannung 675
Nackenverstauchung, akute 194
Nährstoffmangel *(610)*
Nävus 356
Nagelfalzentzündung s. Paronychie
Nahrungsmittelallergie 580
Narkolepsie *(574)*
Nasale Sprache 81, *(150, 167, 301)*
Nase 74–86, *(165)*, 184 ff.
– Fremdkörper 77, 80, 663
– gerötete 75 f.
– kribbelnde 85
– laufende 76 ff.
– Schmerzen 84
– Tumor 663
– verstopfte 44, 83 f.
Nasenbeinbruch *(74)*
Nasenbluten 78–81
Nasenbohren 79
Nasendeformierung 74
Nasenkatarrh *(77, 83)*
Nasenkrebs 75, 78, 81, 186
Nasennebenhöhlen 79*, 128*
Nasennebenhöhlenentzündung 663
Nasenpolypen 77, *(84)*, 186, 663
Nasen-Rachen-Raum 82*
Nasenscheidewand
– Abweichung 167
– Beeinträchtigung 84
– Gewebeerkrankung 74 f.
Nasenschleimhautentzündung, allergische *(663)*
Nasensekretion *(74)*, 128, 322
Nebenhodenentzündung 541
Nebenhodenzyste 540
Nebenhöhlenentzündung 45, 77, 80, *(84, 86, 94)*, 128*, 160, *(165)*, 185, *(322)*
Nebenmandelabszeß *(139, 142)*, 200
Nebenniere 388*
Nebennierenerkrankung 503, 532
Nebenniereninsuffizienz s. Addison-Krankheit
Nebennierenmark, Tumor 667
Nebennierenrinde *(262)*
– Unterfunktion *(358)*
Nebenschilddrüse, Überfunktion 703
Nekrotisches Geschwür *(75)*
Nephritis *(145)*
Nephrotisches Syndrom 145, 627
Nervenerkrankung 464, 682
Nervenfasergeschwulst s. Akustikusneurinom
Nervenlähmung, Auge 73
Nervenquetschung 590
Nervenreizung 337
Nervensystem 547–598
– Erkrankung *(278, 411)*
Nervenverletzung *(395, 417)*, 467
Nervenzusammenbruch *(38)*
Nervöse Anorexie s. Magersucht
Nervus ulnaris s. Ellenbogennerv
Nesselsucht s. Angioneurotisches Ödem, Urtikaria
Netzhaut *(53, 62)*
– Ablösung 54, 57 f., 65
– Arterienverschluß 64
– Venenverschluß 65
– Verletzung 58, 67, 71
– Verzerrung 55
Neugeborene 600–607
– Abnormalitäten 602
– Herzfehler 620
– Untergewicht 600–604
Neuralgie *(348)*
Neurodermitis 376
Neurofibromatose *(358)*
Neurogene Muskelatrophie 641
Neurologische Erkrankungen *(141)*, 168, *(274)*, 529
Nierenbeckenentzündung *(252)*
Nierenentzündung 266, 277, 455, 626, 646
– akute *(271)*
– chronische 268
Nierenerkrankung *(148)*, 239 *(316)*, 317, *(379, 553)*, 565, *(608, 625, 627)*, 633, 672, 681
– degenerative 44
Nierenfunktionsstörungen *(615)*
Niereninsuffizienz 641
– chronische 702 706
Nierenkrebs *(210)*, 269
Nierenschmerzen 270
Nierensteine 243, *(248)*, 268, *(271, 274)*, 277, *(408)*, 536
Nierentumor 268
Nierenversagen 208, *(317, 408)*, 706
Niesen 85
Nikotin *(109, 159)*, 286, *(291, 325)*
Nystagmus *(33)*

**O**

O-Beine 444, 452
Oberarmbruch 413

Oberschenkel
- Gelenkkopfbruch 446 f.*
- Schmerzen *(444)*
Oberschenkelbruch 237, 414*
Ochronose 357
Ödem *(148)*, 170, *(454)*, 629
Ösophagotrachealfistel
Ösophagusatresie, angeborene 172
Ösophagusvarizen *(208)*, 230
Östrogenspiegel *(483, 505 514)*
Ohnmacht *(289, 292 f., 296, 558)*, 576 f., 611, 683
Ohren 87–111, *(165)*
- äußerliche Erkrankungen 90 f., 98, 106
- Ausfluß 91 ff.
- Blutgeschwür 88 f.
- Blutungen 87 f.
- Geräusche 105 f.
- Infektionen 106, 644
- Jucken 104
- Klingeln *(100)*, 107 f.
- Krebs 88, (96)
- Polypen 88, 92
Ohrensausen *(98, 105)*, 107 f. *(569)*
Ohrenschmalz 94, 97, 99, 102, 111
Ohrenschmerzen 93–97
Ohrmuschel, Knorpelgewächse 90
Operationen, Folgen 277
Ophthalmoskop *(63)*
Orangenhaut *(382)*
Orchitis *(543)*
Orgasmus-Probleme *(464)*, 489 f.
Orientierungsverlust *(560)*
Osgood-Schlatter-Krankheit *(448)*
Osler-Rendu-Weber-Krankheit *(123)*
Osteoarthritis (s. Gelenkentzündung) *(407, 411 f., 427, 429)*, 439, *(442)*, 450
Osteochondritis dissecans 451
Osteodystrophia deformans s. Paget-Krankheit
Osteamalazie *(400, 405)*, 420, *(452)*
Osteomyelitis s. Knochenmarkentzündung
Osteomyelofibrose 241
Osteoporose *(399 f.)*, 404, *(408)*, 419, *(482, 635, 637)*
Osteosarkom *(637)*
Osteosklerose 99, *(107)*, 111

**P**

Paget-Krankheit 101, 108, 155, *(f., 158)*, 359, *(403, 405, 452)*, 499, 635, 637*
Palmaerythem 359
Panarteritis 323
Pankreasentzündung *(217)*
Pankreatitis s. Bauchspeicheldrüsenentzündung
Papillom 366
Paraphimose s. Spanischer Kragen
Parasiten *(200)*, 362, *(454, 545)*, 632, *(660)*
Paratyphus 649
Parenchymschäden *(278)*
Parkinson-Krankheit *(141)*, 151 *(f., 168)*, 176, *(564)*, 568, 635, 638
Parodontose *(125)*
Paronychie 433*
Paroxysmale Tachykardie 291
Partnerschaftsprobleme 490
Pellagra 351
Pemphigus s. Bläschensucht
Pendelnystagmus *(33)*
Penis
- Ausfluß 534, *(541)*
- Durchblutungsstörungen *(528)*
- gebogener s. Penisdeviation
- Größe 537
- Infektion 536
- Krebs 535
- Schmerzen 536
- Verletzungen 533
Penisdeviation 533 f.
Perichondritis 95
Perikarderguß 190
Perikarditis 190, *(288)*, 297, *(320)*, 338, 342
Perniziöse Anämie (s. bösartige Blutarmut, Vitamin-$B_{12}$-Mangel) *(615 f.)*, 634, 709
Periode (s. Menstruation)
- Probleme 501–506
- Zwischenblutungen 504 ff.
Pentonitis *(216)*
Peritonsillarabszeß s. Nebenmandelabszeß
Persönlichkeitsspaltung *(562)*
Persönlichkeitsveränderungen *(575)*, 592 f.
Perthes-Erkrankung 440
Pest 656
Peyronie-Erkrankung 533, 536
Pfeiffer-Drüsen-Fieber 673, 680, 712
Phäochromozytom 149, 551
Phenylketonurie *(361)*
Phimose s. Vorhautverengung
Phlegmasia alba dolens 361
Physiotherapie *(416, 455)*
Pickel *(346)*
Pickwick-Syndrom 302
Pigmentbildung *(52)*
Pilonidalzyste 234
Pilzinfektionen 104, 122, 178, 233, 351, 367, *(376, 380, 461, 430, 518)*
Pinguecula s. Lidspaltenfleck
Pityriasis rosea 376
Plattenepithel *(92)*
Plattenkarzinom 367
Plattfüße 457
Plazentaabnormalität *(517)*
Plenvahöhle, Luft in s. Pneumothorax
Pleuritis *(319)*
Pneumothorax 319, 332 337, 684
Poliomyelitis s. Kinderlähmung
Polyarthritis s. Rheumatische Arthritis
Polymyalgia rheumatica 709

Polymyositis 397
Polypen (s. Nase, Ohr usw.) 230
Polyzystisches Ovarial-Syndrom 387
Polyzythämie 572
Poren, verstopfte 346 f.
Porphyrie (s. Stoffwechselstörung) 250, *(349)*
Postinfektiöse Erschöpfung 568
Potenzstörungen 527 ff.
Präeklampsie 626
Prämenstruelle Schwellung 625
Prämenstruelles Syndrom 675
Präputium s. Vorhaut-Erkrankungen
Priapismus s. Dauererektion
Progeria infantilis s. Zwergwuchs
Prolaktinspiegel *(498)*, 502
Prolaps der Gebärmutter s. Gebärmuttervorfall
Prostata *(237, 258, 261)*, 265, 268, 272, *(275)*, 277
– Entzündung 268, *(271, 274 f.)*, 526, *(651)*
– Krebs 268, *(273)*, 527, *(543)*
– Operation 529
Proteinmangel *(71, 672, 681)*
Proteinstoffwechselstörung *(625)*
Pruritus 377–380
Pseudobulbärparalyse s. Bulbärparalyse
Pseudo-Zyste *(240)*
Psoriasis *(199)*, 385, 524
Psychiatrie *(561)*
Psychosomatische Krankheiten (s. Seelische Ursachen) *(67)*
Pterygium s. Flügelfell
Pubertät *(346)*, 531 f.
– Wachstum 624
Puls *(642)*
Pupillen 24–28
– Abweichung, normale 27 f.
Pyelonephritis, akute s. Nierenbeckenentzündung
Pylorusstenose s. Magenpförtnerverengung

**Q**

Q-Fieber 649
Q-Tips *(94)*
Quaddeln 364
Quetschungen *(264)*, 278

**R**

Rachen 168–180
Entzündung 141, *(160, 171)*, 178, *(181)*
– Infektion 95
– Krebs 183, 186
– Probleme *(171)*
– Verhornung 188
– weiße Flecken 187 f.
Rachenmandelentzündung 83
Rachitis 304, *(400, 402)*, 420, *(452)*, 636
Räude *(362)*
Ramsay-Hunt-Syndrom *(89)*, 96, *(154)*
Rauchen *(85)*, 127, 133, 141, 169, *(181, 183, 324)*, 600, 636
Raucherhusten *(131, 325)*
Raynaud-Krankheit 711
Raynaud-Syndrom *(361, 363, 374, 462)*, 711
Regenbogenhautentzündung 20, 25 *(f.)*, 28, 51
Regurgitation 172 ff., (209)
Reiter-Krankheit 409
Reizbarkeit 583 f.
Reizkolon 215 *(f., 220 f., 227, 244)*
Reizleitungssystemstörung 293
Resorptionsstörungen 617
Respirationstrakt, Erkrankungen s. Luftwegsinfektion
Retina *(55, 62)*
Retinitis pigmentosa *(60)*, 63, 70
Rheumatische Arthritis 195 *(395, 400)*, 408, *(411, 413, 428 ff.)*, 437, 441
Rheumatische Gelenkentzündung *(615)*
Rheumatische Purpura *(370)*
Rheumatisches Fieber *(410, 650)*
Rheumatismus *(297)*
Rheumatoide Arthritis 652, 674
Rippenschmerzen 495
Rocky-Mountain-Fleckfieber *(657, 661)*
Röntgenuntersuchung *(101)*
Röteln 37, 103, 194, 645, 648
Rötelntiter *(37)*
Rollendes »R« 168
Ross-River-Fieber 649
Rotatorenmanschetten-Ruptur s. Drehmuskelriß
Rotfinnen s. Akne rosazea
Rubela s. Röteln
Rucknystagmus *(33)*
Rücken 415–424
– Buckel *(415)*
– Knoten 421 f.
– Krebs 422
– Schmerzen 415–420
  – bei Frauen 423 f.
– Tumor 420
Rückenmark
– Auflösung *(475)*
– Degeneration *(396)*, 467
– Erkrankungen 570, *(591)*
– Tumor 196
– Verletzungen 260, *(274, 278, 537)*
Rückfallfieber 655 f.
Rückgratverkrümmung *(303)*
Rülpsen *(256)*

**S**

Säugling s. Kleinkind
Samen, Blut im *(504)*, 527

Samenerguß, vorzeitiger s. Ejakulation, vorzeitige
Sarkoidose *(171, 262)*, 715
Schädelbruch 101
Schädeltrauma *(107)*
Schädelverletzungen 86, 119, 553, *(558)*, 573, *(584)*, 586, *(588, 590)*, 593, *(639)*, 663
Schallwellen *(87)*
Schamhaarausfall 480 f.
Schanker s. Syphilis
Scharlach *(125)*, 646
Scheckhaut 360, *(363)*
Scheide
– Ausfluß *(491, 517)*, 518 ff., 522f.
– Blutungen 516 ff., *(527)*
– Entzündung 490, 506, 517, 519
– Infektion 519, *(522)*, 523 f.
– juckende *(376, 491)*, 524 f.
– Krampf 491
– Menstruationsprobleme 507
– Schmerzen 523
– trockene 491
Scheidenhaut, dünne 514, *(523)*
Scheidensoor 518, *(524)*
Scheidenvorfall 521
Scheinpubertät *(389)*
Schenkelbruch s. Schenkelhernie
Schenkelhalsbruch *(440 f.)*
Schenkelhernie 478
Schiefhals *(158)*, 195
Schielen *(36)*, 72 f.
Schienbeinverletzung 448
Schilddrüse 192*
Schilddrüsenknoten 192 f.
Schilddrüsenüberfunktion 29 *(56, 228, 262)*, 292, 295, 483, 503, *(510)*, 550, *(624)*, 632, *(638)*, 666, 671, 680, 697
Schilddrüsenunterfunktion 145, 299, *(381)*, 385, 430, 484, 503, *(510)*, 557, 565 *(568)*, 585, 604, 608, 610 *(f.)*, 636, 658, 671, 680, *(695)*, 711
– angeborene *(104)*
– schwere 684
Schildrüsenvergrößerung 192 f.
Schilddrüsenzyste 193
Schimmelpilze *(313)*
Schizophrenie 550, 562, *(575)*, 585
– frühzeitige 568, 578, 594
Schläfenarterienentzündung 161, *(165)*
Schläfenbein, Schleimhautentzündung s. Mastoiditis
Schläfenlappen- Epilepsie 579
Schläfrigkeit 572 ff.
Schlafanfall s. Narkolepsie
Schlafapnoesyndrom 574
Schlaf-Bedürfnis 582
Schlafkrankheit s. Trypanosomiasis
Schlaflosigkeit 582 f.
Schlafstörungen *(582)*
Schlaganfall *(65)*, 68, *(119)*, 153, *(163, 176, 236)*, 259, *(274)*, 302, 552, 556, *(558)*, 564, 577, 587 *(f.)*, *(593, 639, 682)*, 688
Schleimbeutelentzündung 410, 426
Schleimhautgeschwulst 230
Schleimhautriß *(250)*
Schleudertrauma 194
Schluckauf 707
Schlucken
– Beschwerden 171–180
– Krebs 174
Schlüsselbeinbruch 413
Schmerz
– Körperregionen, verschiedene 708 ff.
– Kollaps 689
– Schweißabsonderung 665
Schmetterlingserythem *(653)*
Schnarchen 82, *(127)*, 301
Schnupfen 184
– allergischer 185
Schock 116, *(217)*, 278, *(361)*, 595 ff., 687, 690
– allergischer 597
– emotionaler 595, *(611)*
Schonlein-Henoch-Purpura 370
Schorf 121, 352 f.
Schüttelfrost *(165, 654)*, 658 f.
Schulter
– Buckel *(415)*
– Luxation 413 f.*
– Schmerzen 412 ff.
– Steife 421
Schuppen *(385)*, 386
Schuppenflechte *(349, 351)*, 352, *(354)*, 385
Schwächegefühl 611, 676
– lang andauerndes 680 ff.
– plötzliches 677 ff.
Schwangerschaft 215, 292, *(364)*, 385, 496 (f.), 501, 601, *(673)*, 678
– Erkrankungen:
  – Atmung 309,
  – Blutarmut 614
  – Fortpflanzungsorgane *(473)*
  – Frühgeburt 602
  – Haut 357, 379, *(611)*
  – Knochen 379, *(428)*, 429 *(f.)*
  – Nacken *(200)*
  – Nerven *(559)*
  – Ohren 103, *(134)*
  – Röteln *(645)*
  – Verdauungsorgane 207 *(225)*, 235, *(255)*
– Infektion 602
– Komplikationen 517
– Medikamente *(103)*
– Mehrfach- *(602)*
– Mehrlings- *602*
Schweißausbrüche 483
– starke 666 f., 700
– Veranlagung 666
Schweißfüße 382

Schwerhörigkeit *(92, 94)*, 98–104, *(406, 569)*
Schwiele, Hornhaut 372 f.
Schwimmende Punkte, Auge 58
Schwindel
– Anfall 569 f.
– Gefühl *(92, 98 f.)*, 109–111, 569 f.
Schwitzen 664 ff., 704
Screening-Test *(604, 608, 618)*
Seborrhoenische Warze 357
Seelische Ursachen
– Atmung 309, *(333, 341)*
– Fortpflanzungsorgane *(480)*, 488 f., *(496, 501, 508, 515)*, 522, 528, 532
– Gesicht *(156)*
– Harnapparat 702
– Haut 379
– Herz 287, 291
– Nervensystem *(550)*, 570, 579, 581, 592, 594
– Ohr 108
– Verdauung *(211)*
Sehnenentzündung 436
Sehnenscheidenentzündung 436
Sehschädigung *(72)*
Sehschwäche, altersbedingte *(62)*
Sehstörungen 675 f.
Sehvermögen 33
Selbstmißachtung *(562)*
Senile Purpura 369
Seniler Pruritus 379
Sensibilitätsverlust *(260)*
Sepsis s. Blutvergiftung
Septum *(84)*
Septumdeviation 167
Sexualtherapie *(532)*
Sexualverbrechen *(353)*
Sexuelle Erfahrungen, negative 488, *(549)*
Sexuelle Praktiken 490
Sexueller Mißbrauch *(488)*, 520
Sichelzellenanämie 409, *(537)*, 709
Sick-Sinus-Syndrom s. Sinusknotensyndrom
Siebentagefieber s. Dengue-Fieber
Sinoatrialknoten *(289)*
Sinusarrhythmie 289
Sinusitis s. Nasennebenhöhlenentzündung
Sinusknotensyndrom 289, 299
Sjøgren-Syndrom 46, 137
Skelett 399–405*–470
Skleritis s. Lederhautentzündung
Sklerodermie 151, 177, 374
Sklerotische Cholangitis 226
Skoliose *(419)*, 422
Skorbut *(119, 125, 370, 610)*, 622 f.
Skotom *(68)*
Skrotum s. Hodensack
Sodbrennen *(254, 257)*
Sommersprossen *(353)*, 358
Somnolenz *(646)*
Sonnenstich 381
Spaltungsirresein *(562)*
Spanischer Kragen 535
Spannungskopfschmerz 160
Spastische Zuckungen *(640)*
Spastischer Schiefhals 640
Speicheldrüse 136*
Speicheldrüsengang, Steinchen 192
Speicheldrüsentumor 193
Speichelfluß *(119)*, 141 f.
Speichelsteine 136
Speiseröhre
– Entzündung *(171)*, 173, 178 207, 251, *(255)*, 336, 696
– Fremdkörper 175
– Krampf 178
– Krebs *(142, 172)*, 173, *(175 f.)*, 179 *(f., 256, 632)*
– Verengung 176
Spider naevi s. Leberhautzeichen
Spina bifida *(411)*, 422, *(457, 460)*
Spinnennävus 363
Spirale *(510, 517 f.)*
Spondylitis *(407)*
Spondylitis ankylosans 419, 635
Spondylose 195, *(417)*
Sport
– Schwitzen 664
– Verletzungen 269, 291, *(413, 447)*, 449
Sportarm s. Tennisarm
Sprachprobleme *(124)*, 167–171
Sprue s. Darmschleimhautentzündung
Spulwürmer 223
Sputum *(131 f.)* 184 ff.
Stabile Seitenlage 683
Staphylokokken-Infektion 75
Staublunge 118, 310, 326
Steißbeinfistel *(234)*
Steißbeinschmerzen 418
Steißgeburt *(442)*
Steroidhormone *(699)*
Stevens-Johnson-Syndrom *(148)*
Still-Syndrom 408
Stillzeit *(497)*, 502
Stimmbänder 169*
Stimmbandknötchen 170
Stimme, Krebs 170
Stimmlosigkeit 168 f.*
Stirnhöhle 186*
Stoffwechselerkrankung 37, 553, 557, 560
Stoffwechselstörung *(56)*, 250, *(253, 316, 357, 361, 431, 588)*
Storchenbiß 359
Stoßblasensucht 350
Stottern *(167)*
Strahlentherapie 170
Streptokokkenrheumatismus 652
Streß *(109, 120, 166, 211)*, 259, *(309, 383 f., 482)*, 501, *(515, 640)*, 665, 691
– emotionaler *(678)*, 694
Stridor *(302)*
Strychnin-Vergiftung 140
Stuhl *(214 f., 217)*, 224–228

– blutiger *(621, 623, 632)*
– Fett- *(632)*
– teerähnlicher *(224, 248, 612)*
– Weißlich-bleicher 224
Stupor *(551)*
Subarachnoidale Blutung 163, 589
Subdurale Blutung 163
Subdurales Hämatom s. Hirnblutung
Subluxation 442
Subphrenischer Abszeß 669
Suprakondyläre Fraktur 447* f.
Supraspinatus-Syndrom 412
Synalgie 155
Syphilis 28, 39, 60, *(63, 66, 100, 122)*, 123, *(134)*, 183 *(410 f., 462)*, 475, 540, 566, *(588)*, 639, 653, 710
– Sekundärstadium 715
Systemischer Lupus *(150, 177, 410)*
Systemischer Lupus erythematodes (SLE) *(161)*, 653

**T**

Tabak *(69, 71)*
Tachykardie *(296, 397, 672)*
Talgzyste 191, *(199)*, 365
Tampon 520, 522
Taubheit *(92, 94)*, 97–104
Tee *(261)*, 286
Teleangiektasie, angeborene 123 *(374)*
Telogene Alopezie 385
Temporallappen-Epilepsie 572
Tennisarm 425
Tetanus 139, *(150)*, 398
Tetrazyklinfärbung *(133)*
Thalassämie s. Mittelmeeranämie
Thorax
– Infektion 185
– Tumor 189
Thrombose *(21)*, 29, 50, *(56)*, 431, *(462)*
Tierhaarallergie *(118)*
Tinea 360, *(363)*, 385
Tinea pedis 461
Torticollis *(158)*
Torticollis spasticus s. Spastischer Schiefhals
Tourette-Syndrom 641
Toxoplasmose *(63)*, 200, 714
Trachom s. Körnerkrankheit
Tränendrüsenentzündung 42, 45
Tränenkanal, verstopfter 32
Tranquilizer *(151)*
Tremor 638
Trichinose *(222)*
Trichomonaden *(524)*
Triefnase *(77)*
Trigeminusneuralgie 96, 155 f.*
Trigger-Finger 437
Tripper 32, 271, 273, 520
Tripper-Arthritis 409
Trichomoniasis 519
Trommelfell *(87, 102)*
Trommelfellriß 92 f., *(644)*
Trommelschlegelfinger *(315)*, 432*, *(627, 674)*
Tropen-Krankheiten *(224, 643)*, 654–657, 660
– Schutzimpfungen 656
Trypanosomiasis 655, 657
Tubenkatarrh 93 f., 97, 105
Tuberkulose 184, *(190)*, 201, *(297)*, 315, 325, *(395, 400, 403, 414, 420, 422, 429)*, 540, 632, 651, 665, 669, 696, 714
Tumor
– Auge 29, 34, 36, 45, 73
– bösartiger *(168)*, 189, 193, *(439)*
– Brust 333
– gutartiger 80, *(84, 168)*, 176, *(190)*, 403, *(439)*
– Hüfte *(439)*
– Nase 80, *(84)*
– Ohr 91, 480, 494
– Schilddrüse 193
– Speiseröhre 176
– Stimme *(168)*
– Thorax 189 f.
Tunnelsichtigkeit 59 ff.
Turner-Syndrom 388, *(607)*
Typhoides Fieber 657, 661
Typhus *(165, 228)*, 246, 649, 654

**U**

Übelkeit 141, *(257)*
Überaktivität 554, 579 f., 584
Überanstrengung 670
– akute 416
– chronische 416
Überarbeitung 677
Überbein 366, 428
Übergewicht *(302)*
Uhrglasnägel 432, *(699)*
Ulcus pepticum 685, 695*, *(697)*
Ulzeration *(356)*
Umwelteinflüsse 322 *(f., 549)*
Unfruchtbarkeit *(423, 485)*, 486 ff., *(510, 513, 517, 519 f., 526)*, 530 f., *(538 f., 542, 544 f.)*
Unscharfes Sehen 53 f.
Unterernährung *(137, 602)*, 672, 681
Untergewicht *(211)*
– Neugeborene 600–604
Untertemperatur 115, 657 f., *(700)*
Urämie *(276, 360)*, 379, *(381)*
Urin
– Ausscheidung, erhöhte *(286)*
– blutiger 265 270, *(621, 623)*
– dunkler 263 f.
– Eiweiß im *(626)*
– konzentrierter 263, *(703)*

– schlieriger 271 f.
Urtikaria *(364)*, 375
UV-Strahlen *(354 f.)*, 636

V

Vagina, Krebs 523
Vagina, Tumor 520
Vaginalblutungen *(621, 623)*
Vaginismus *(491)*
Varikozele s. Krampfaderbruch
Vasomotorische Rhinitis 77, *(84 f.)*, 184
Veitstanz 565
Venen
– Entzündung *(373)*, 454, *(462)*
– Geschwüre 357
– hervortretende *(445)*
– Thrombose 453, 629
Venerisches Lymphgranulom *(476)*
Verbrennungen *(121)*
Verdauung 203–257
– Insuffizienz 627, 632, 696
– Störungen 173, *(183)* 254* f. 287, *(336, 612, 617)*, 697
Verdauungstrakt 254*
Vergiftung 69, 278
Verkehrsunfall *(329)*
Verletzungen
– Atmung 329
– Bluterguß 609
– Haare 385
– Harnapparat 269, 277 f.
– Haut 347, *(352)*, 353
– Knochen 399, 430, 453
– Muskeln 394, 396
Verrenkung, unvollständige s. Subluxation
Verschleimung s. Sputum
Verstauchung 427
Verstopfung 211 *(f.)*, 214, 220 f., 235 f., 254
Verwirrtheit 555 ff., *(578, 595)*
– senile 555
Vestibulitis 33, 110
Vincent-Angina 129, 137
Virus
– Erkrankung 644, *(659)*, 673
– Infektion *(359)*, 407, 647, 677
– Erholungsphase 671, 680
Vitamin-$B_{12}$-Mangelanämie s. Perniziöse Anämie
Vitaminmangel *(35, 507)*, 588, *(614)*, 622 f., *(672 f., 681, 692)*
– A 70, 374, *(381)*
– B *(66)*, 119, *(179, 465)*
– $B_1$ *(33, 293)*, 628
– $B_3$ *(351)*
– $B_{12}$ *(467, 515, 564)*, 566, 591
– C *(119, 125, 610)*
– D *(304, 420, 636)*
Vitiligo 360, *(363)*
Völlegefühl 222
Vorhaut
– Beschneidung *(535)*
– Entzündung 534
– Erkrankungen 534 ff.
– Verengung 534 *(f.)*
Vorhofflimmern *(294 ff.)*
Vorhofseptumdefekt 297
Volkmann-Krankheit *(438)*

W

Wachstum, übermäßiges s. Akromegalie
Wachstumshormone
– Mangel 608
– Überschuß 624
Wachstumsstörungen *(211, 406, 526, 531, 588)*, 614, 624, *(673)*
Wahn 561 ff.
Wahnvorstellungen *(560)*, 561 ff., *(568, 575)*
Wangenbrand 137
Warze 90, *(364)*, 366, 475
Wasserbruch, Hoden 544
Wasserkopf s. Hydrovephalus
Wasserkrebs 137
Wasserlassen
– Probleme 261 f., 270–274
– ungewolltes s. Inkontinenz
Wattestäbchen *(94)*
Watschelgang *(441)*
Wechseljahre *(149, 359)*, 385, 388, *(427, 430, 481 f.)*, 667
Weil-Krankheit *(165)*, 660
Weisheitszahn 139
Weißfleckenkrankheit *(363, 376)*, 377
Weitsichtigkeit 25
Wesensveränderungen 592 f.
Wilms-Tumor 269
Wilson-Erkrankung *(19, 218, 431)*
Winde 214, 220 f., *(256)*
Windpocken *(147, 348, 352, 418)* 645
Wirbelsäule
– Erkrankungen *(529)*, 635
– Krebs 419
– Tuberkulose 636
– Verbiegung s. Skoliose
– Verkrümmung s. Kyphose
Wolff-Parkinson-White-Syndrom *(293)*
Würmer 222 ff.
Wolfsrachen *(124)*
Wulstnarbe 373
Wundrose 76, 145
Wundstarrkrampf s. Tetanus
Wurmerkrankungen *(616, 698)*

X

Xanthelasma, Auge 18 f., *(354)*
Xanthom 354
X-Beine 452, *(457)*

## Z


Zähne 125 ff., *(128 f., 165)*
– abnormale 133 f.
– Abszeß *(144)*
– Empfindlichkeit 143
– Infektion *(138, 165, 181)*, 199
– Knirschen 134
– Pflege *(126)*
– Probleme 95, 135, 142, 154
– Prothese *(122)*, 128
– Schmerzen *(143)*
– Verfall *(143)*
Zahnen 135
Zahnfleisch
– blutendes *(125, 621, 623, 681)*
– eiterndes *(129)*, 137, *(143)*
– Erkrankungen 127, *(129)*
Zappelphilipp-Syndrom 579
Zeckenbiß *(649, 655)*
Zehen 462–469
– abnormale Formen *(625)*
– Juckreiz 468 f.
– kalte *(466)*
– kribbelnde *(468)*
– Sinnesempfindungen 466 f.
– Taubheitsgefühl 463–466, 468 f.
Zehennagel, eingewachsener 461
Zellulitis 382
Zerebrale Lähmung *(460, 558)*, 587
Zestoden s. Bandwürmer
Zinkmangel *(119)*, 122
Zittern 638 f., 658 f.
Zöliakie 211, *(227, 349, 627, 632)*
Zuckerkoma *(317)*, 689
Zuckerkrankheit 37, 54, 62, *(65 f.)*, 129, *(232)*, 234, 262, *(316)*, 317, *(371, 395, 411, 462, 467, 519, 524)*, 528, *(550, 553)*, 556, *(571, 597)*, 612, *(625)*, 631, 672, *(682)*, 702, 705
Zuckungen, krampfartige 558 ff.
Zunge
– Entzündung 179, *(181)*
– Geschwüre *(96)*
– Krebs 96
Zwangsvorstellungen 594
Zwerchfell 707*
– Hernie s. Hiatushernie
– Krebs *(218)*
Zwergwuchs *(636)*
Zwillinge *(602)*
Zwölffingerdarm *(229, 248)*
– Geschwür 693, 695*
– Schleimhautreizung *(685)*
Zyanose *(116 f., 131, 172, 305 f., 312, 334, 356)*, 359
Zyste 121, 33, 475
Zystische Fibrose 132, 211, 326, *(493)*
Zystitis *(261)*